看護生理学

桑名　俊一　編著

理工図書

看護生理学

編集者

桑名俊一　植草学園大学　保健医療学部　教授

執筆者　(50音順)

荒田　昌子　兵庫医科大学　医学部　生理学　生体機能部門　准教授
（第10章）

有冨　桂子　株式会社 エコトキシコロジー研究所　試験主任
（第1章、第12章）

石橋　　仁　北里大学　医療衛生学部　生理学研究室　教授
（第3章、第8章）

角　　友起　茨城県立医療大学　医科学センター　准教授
（第2章、第6章）

加藤　昌克　東京医療学院大学　保健医療学部　（元）教授
（第15章）

桑名　俊一　植草学園大学　保健医療学部　教授
（第1章、第9章、第11章、第13章、第14章）

小西　美ゆき　植草学園大学　保健医療学部　講師
（コラム関係）

杉野　一行　つくば国際大学　医療保健学部　理学療法学科　教授
（第7章）

中村　和弘　名古屋大学　大学院医学系研究科　統合生理学分野　教授
（第16章）

本間　典子　国立看護大学校　看護学部　教授
（第17章）

松川　寛二　広島大学　名誉教授
（第5章）

松田　　輝　中部大学　生命健康科学部　理学療法学科　准教授
（第4章）

水村　和枝　中部大学　生命健康科学部　理学療法学科　（元）教授
（第4章）

村松　　憲　杏林大学　保健学部　リハビリテーション学科　教授
（第6章）

看護生理学

はじめに

　生理学はからだのなかの機能がどのように発現し、維持され、調節されているかを明らかにする学問です。医療の対象の多くはからだの構造や機能の変化をもつ人々であり、医師をはじめすべての医療従事者は正常な人体の構造と機能を理解する必要があります。看護師においても例外でなく患者の状態を正確に評価し、適切なケアを提供するためには、生理学の知識が不可欠です。本書は、「メデイカルスタッフ専門基礎シリーズ　新版　生理学」を基に、看護学生を対象に改訂したものです。内容については、高いレベルの生理学知識を平易にしかも系統的に記述するという方針は変えていませんので、看護実践者においても十分活用できると思います。

　編者は、長年にわたり高校を卒業したばかりの看護学生に生理学を教えてきましたが、生理学と専門の看護学の間に隔たりがあるため、生理学に対して興味を失う学生が少なからずいることを実感してきました。この隔たりをなくすため、本書では「成長と老化」という章を設け、胎児から老人までのそれぞれのライフステージの生理機能の特徴を記載しました。これにより、看護専門分野の母性看護学、小児看護学、成人看護学、老年看護学との関連性が理解できるはずです。また、看護と生理学との関係を意識させるために、臨床で必要な知識・技術に関する知見をコラムに追加しました。

　看護学生の皆さんが、本書を通じて生理学の知識を深め、看護学の専門分野そして将来の看護実践に自信を持って臨めるよう願っています。

　最後に本書の執筆計画から出版までご尽力いただいた理工図書株式会社の皆さんに深く感謝いたします。

　令和6年9月

編者　桑名俊一

目　　次

第1章　生理学の基礎／1

1 細胞とその環境／2
1.1 生命の基本単位／2
1.2 生体の機能的構成／2

2 恒常性の維持と調節機構／4
2.1 恒常性の維持／4
2.2 調節機構／4

3 細胞の機能的構造／5
3.1 細胞膜／6
3.2 細胞内小器官／8
3.3 核／10

4 核酸と遺伝子／10
4.1 核酸の種類と構造／10
4.2 DNA と遺伝子／12
4.3 遺伝情報の複製／12
4.4 タンパク質合成／13
4.5 ヌクレオチドの代謝／17
4.6 遺伝的異常／19

5 幹細胞と再生医療／20
5.1 幹細胞とは／20
5.2 ES 細胞／21
5.3 iPS 細胞／22
5.4 iPS 細胞の臨床応用／22

問　題／23

第2章　神経系の基本的機能／27

1 神経細胞／28

1.1 神経細胞の構造／28

1.2 神経接続の基本的構成／29

1.3 神経細胞のイオン組成と細胞膜の構造／29

1.4 神経の静止電位／31

2 神経信号の発生／33

2.1 活動電位の発生／33

2.2 閾膜電位と全か無かの法則／35

2.3 相対不応期と絶対不応期／36

3 神経信号の伝わり／37

3.1 有髄神経と無髄神経／37

3.2 興奮の伝導（活動電位の伝導）／38

3.3 神経伝導速度／40

4 神経の連絡と神経信号の伝達／42

4.1 シナプス伝達／42

4.2 　興奮性シナプスと抑制性シナプス／43

4.3 神経伝達物質／46

4.4 シナプスの性質／49

4.5 シナプス接続と神経回路／50

問　題／52

第3章　神経系の機能／55

1 概要／56

2 末梢神経系／57

2.1 脳神経／57

2.2 脊髄神経／60

3 自律神経系／61

3.1 交感神経系／62

3.2 副交感神経系／62

3.3 自律神経系の化学伝達物質とその受容体／64

3.4 自律神経節後線維の神経終末部／66

3.5 自律神経系による内臓支配／66

3.6 内臓求心性線維／67

3.7 自律機能の反射性調節／67

4 中枢神経系／68

4.1 脊髄の構造と機能／68

4.2 脳の構造と機能／69

5 睡眠と覚醒／82

5.1 脳波／82

5.2 睡眠・覚醒／83

6 学習と記憶／86

6.1 陳述記憶／87

6.2 手続き記憶／88

6.3 学習と記憶のメカニズム／88

6.4 臨界期／89

問　題／90

第4章　感覚の生理／93

1 感覚総論／94

1.1 適刺激、様式／94

1.2 刺激の強さと感覚の大きさの関係／94

1.3 受容変換部位／96

1.4 色々な条件下での感覚／97

2 体性感覚・内臓感覚／97

2.1 皮膚感覚／97

2.2 深部感覚／104

2.3 内臓感覚／106

2.4 痛覚と痒み／107

3 化学感覚（味覚、嗅覚）／114

3.1 味の種類と受容体、味の受容器／114

3.2 味覚の伝導路／116

3.3 味覚が関与する反射／117

3.4 においの種類とその受容器／118

3.5 嗅覚の伝導路／119

4 視覚／119

4.1 眼の構造と役割／119

4.2 眼の遠近調節／119

4.3 眼に入る光の量の調節／121

4.4 網膜／121

4.5 視覚の伝導路／123

5 聴覚、平衡感覚／123

5.1 音とは／123

5.2 音が神経の信号に変えられるまで／125

5.3 聴覚の伝導路／126

5.4 平衡感覚の受容器／127

5.5 平衡感覚の伝導路／127

問　題／129

第5章　筋肉・運動の生理／131

1 筋肉の種類と性質／132

1.1 筋肉の構造と分類／132

1.2 骨格筋・心筋・平滑筋の構造と特性／132

1.3 骨格筋・心筋・平滑筋の機能的特性／134

2 骨格筋の生理機能／135

2.1 骨格筋に分布する神経と血管／135

2.2 羽状筋と平行筋／136

2.3 筋収縮タンパクの微細構造／136

2.4 運動神経と神経筋接合部と運動単位／138

2.5 筋収縮の仕組みと ATP エネルギー／140

2.6 ATP の合成機構／142

2.7 骨格筋の機械的特性／146

2.8 筋線維の分類：TypeI 細胞と TypeⅡ細胞／150

2.9 筋肉の委縮と肥大／151

2.10 筋血流量の調節／152

問　題／155

第6章　運動の制御機構／159

1 運動の実行／160
1.1 運動単位／160

1.2 筋張力の制御／162

2 運動の制御指令／163
2.1 基本的な運動のプログラム／163

2.2 上位運動中枢と運動指令の伝導路／168

2.3 大脳皮質運動野／170

2.4 大脳基底核／172

3 運動の調節／177
3.1 小脳による運動調節／177

問　題／180

第7章　血液の生理／183

1 血液の構成／184

2 有形血液成分／185
2.1 造血／185

2.2 赤血球／186

2.3 白血球／194

2.4 血小板／196

2.5 白血病／198

3 液体血液成分／198
3.1 血漿タンパク質／198

3.2 血液凝固因子／199

3.3 免疫物質／202

3.4 脂質／203

3.5 糖質／203

3.6 ミネラル／203

問　題／205

第8章　生体防御／209

1 リンパ組織／210

2 自然免疫／211

  2.1 食細胞による貪食／211

  2.2 補体／211

  2.3 好酸球と抗塩基球／212

  2.4 ナチュラルキラー細胞（NK 細胞)／212

  2.5 樹状細胞と抗原提示／213

  2.6 サイトカイン／214

  2.7 トル様受容体／215

3 適応免疫／215

  3.1 T リンパ球／216

  3.2 B リンパ球と抗体産生／219

  3.3 抗体の役割／221

  3.4 免疫記憶と予防接種／222

4 炎症／223

5 免疫の異常／224

  5.1 アレルギー／224

  5.2 自己免疫疾患／225

問　題／228

第9章　循環の生理／231

1 循環系の概要／232

2 心臓／234

  2.1 心臓の機能的構造／234

  2.2 心筋細胞の興奮と伝導／234

3 心電図／236

  3.1 心電図の記録法／237

  3.2 心電図の見かたと異常心電図／240

4 心臓のポンプ作用と心周期／242

  4.1 心周期／243

4.2 心音／244

5 心拍出量／245

6 血管系／245

6.1 動脈／247

6.2 毛細血管系／250

6.3 静脈系／253

7 心臓・血管の調節機構／255

7.1 心臓機能の調節／255

7.2 血管運動の調節／256

8 特殊領域の循環／260

8.1 肺循環／260

8.2 冠状循環／261

8.3 胎児の血液循環／262

8.4 脳循環／263

9 リンパ管系／263

問　題／264

第10章　呼　吸／268

1 呼吸器／269

1.1 気道／269

1.2 肺／270

2 呼吸運動／271

2.1 胸郭運動／271

2.2 呼吸筋／272

3 肺機能／274

3.1 肺気量／274

3.2 気道抵抗と換気障害／276

3.3 肺コンプライアンス／278

4 体内のガス交換／282

4.1 肺のガス交換／282

4.2 血液による O_2 運搬／284

4.3 血液による CO_2 の運搬／288

5 末梢の受容器・反射／289

5.1 末梢性化学受容器／289

5.2 肺の機械容器／290

6 呼吸の神経性調節／292

6.1 呼吸の運動制御について／292

6.2 呼吸中枢／293

6.3 中枢性化学受容／294

6.4 安静時の換気量の調節機構／294

7 呼吸の随意性調節／295

7.1 呼吸の随意性調節／295

7.2 発声－呼吸連関／295

8 特殊呼吸、環境と呼吸／296

8.1 異常呼吸の種類／296

8.2 特殊環境の呼吸への影響／297

8.3 運動と呼吸／298

問　題／299

第11章　消化・吸収／303

1 消化・吸収の概要／304

1.1 消化器系の構造／304

1.2 消化管運動の役割と様式／306

1.3 自律神経系の働き／307

1.4 三大栄養素の消化／307

2 口腔での消化／309

2.1 そしゃく（咀嚼）／309

2.2 唾液／309

2.3 嚥下／310

3 胃での消化／312

3.1 胃の運動／312

3.2 胃液／313

4 小腸での消化と吸収／317

4.1 小腸の運動／317

4.2 膵液／318

4.3 胆汁／320

4.4 小腸での消化・吸収／321

4.5 消化管ホルモンによる消化の調節／324

5 大腸／324

6 排便／325
問　題／327

第12章　栄養・代謝／329

1 概要／330

1.1 栄養と栄養素／330

1.2 代謝とは／331

2 エネルギー代謝／331

2.1 エネルギー量とカロリー／331

2.2 呼吸商（呼吸比）／332

2.3 基礎代謝／333

2.4 食事誘発性熱産生／334

2.5 身体活動とエネルギー消費／334

3 栄養素の代謝／339

3.1 糖質代謝／339

3.2 タンパク質代謝／342

3.3 脂質代謝／343

3.4 絶食時の代謝／346

4 血糖の維持と糖尿病／347

4.1 血糖の維持／347

4.2 糖尿病／347

5 ビタミン／350

5.1 脂溶性ビタミン／351

5.2 水溶性ビタミン／354

6 ミネラル／356

6.1 ナトリウム（Na）／357

6.2　カリウム（K))／357

6.3 カルシウム (Ca)／357

6.4 鉄 (Fe)／359

問　題／360

第13章　腎臓の生理／363

1 腎臓の機能的構造／364

1.1 ネフロン／365

1.2 腎循環系の特徴／366

2 尿の生成とその機序／367

2.1 糸球体濾過／368

2.2 再吸収される物質／370

2.3 分泌される物質／376

2.4 水素イオンの分泌と体液 [H^+] 調節／376

2.5 クリアランス／378

3 排尿／380

3.1 尿管／380

3.2 膀胱／380

3.3 排尿反射／381

問　題／383

第14章　体液の恒常性／385

1 体液の浸透圧濃度／386

1.1 溶液の濃度／386

1.2 体液の浸透圧濃度／387

2 体液量と体液の組成／388

2.1 体液量とその区分／388

2.2 体液の組成／390

3 体液浸透圧の調節機構／391

3.1 調節の概要／391

3.2 血漿量の調節／393

3.3 血漿 Na^+量の調節／395

4 体液［H^+］と pH／398

4.1 水素イオン濃度と pH／398

4.2 酸と塩基／399

4.3 緩衝作用／399

4.4 血液の緩衝系／400

5 血液［H^+］の調節機構／402

6 アシドーシスとアルカローシス／404

6.1 呼吸性アシドーシスと呼吸性アルカローシス／404

6.2 代謝性アシドーシスと代謝性アルカローシス／404

7 代償作用／406

問　題／410

第15章　内分泌／416

1 ホルモン／417

1.1 ホルモンの種類と受容体／417

1.2 ホルモン分泌の調節／422

1.3 視床下部ホルモンと下垂体／422

1.4 副腎髄質ホルモン／428

1.5 甲状腺刺激ホルモンと甲状腺ホルモン／429

1.6 膵臓と糖代謝／430

2 骨とカルシウム代謝／433

2.1 骨とカルシウム／433

2.2 カルシウム代謝／433

3 生殖とホルモン／434

3.1 精子形成／435

3.2 卵子の形成と排卵／436

3.3 妊娠と分娩／438

問　題／441

第16章　体温の調節／443

1 体温とは／444

1.1 核心温と外層温／444

1.2 検温／445

1.3 核心温の限界／446

2 体温のリズム／447

2.1 概日リズム／447

2.2 概月リズム／448

3 熱の移動／448

3.1 非蒸散性熱損失／448

3.2 蒸散性熱損失／449

4 体温調節反応／449

4.1 自律性体温調節反応／449

4.2 行動性体温調節反応／454

5 自律性体温調節のメカニズム／454

5.1 体温調節の2つの制御様式／455

5.2 体温調節中枢からの指令伝達メカニズム／458

6 発熱／460

6.1 発熱とうつ熱／460

6.2 発熱の生理的意義／460

6.3 発熱のメカニズム／463

問　題／464

第17章　成長と老化／467

1 ヒトのライフコース／468

2 受精から着床まで（＝母体の妊娠成立まで）／471

2.1 先体反応から受精まで／471

2.2 受精から着床まで／472

2.3 妊娠の成立／472

3 胎芽期と胎児期＝母体の妊娠期／472

3.1 胎児付属物／472

3.2 胎芽期／476

3.3 胎児期／478

3.4 妊娠中の母体変化／478

4 分娩／480

  4.1 分娩と出生／480

  4.2 分娩後の母体の変化／482

5 個体の成長／482

  5.1 身長・体重の経時的変化／483

  5.2 各器官系の成長パターン／483

  5.3 　器官系の発達と成長／484

6 個体の加齢・老化に伴う変化／491

  6.1 細胞レベルの老化／493

  6.2 組織レベルの老化／493

  6.3 器官系レベルの老化／494

7 個体レベルの老化／501

8 死／502

  8.1 死の受容／502

  8.2 臨死期の生体の変化／502

  8.3 死を含む状態／503

  8.4 死後の生体の変化／504

9 健康フロンティアとホメオスタシス／504

  問　題／509

生理学の基礎

第 1 章

第1章　生理学の基礎

　我々は誰しも自分の身体の不思議さについて興味や疑問をもったことがあると思う。例えば、なぜ息をしているか？　なぜ緊張すると心臓がどきどきするのか？　などの疑問である。一度考え始めると次々と疑問が湧き上がってくるはずである。生理学（Physiology）とは、このような身体の仕組みについての疑問に対する答えを見つける学問である。一般に、病気や疾病は身体の仕組みが変化したために起こるので、専門的な医療を展開するためには正常な身体の仕組みを理解することが必要不可欠となる。このことから生理学は医療に携わる者が必ず学ぶものとなっている。また、最近の科学の進歩から、生理学の対象は目に見えない細胞や遺伝子のレベルまで広がっている。本章では、生命の基本となる細胞の機能と遺伝子の働きについて説明する。

1 細胞とその環境

1.1 生命の基本単位

　地球に生命が生まれた約38億年前から現在に至るまで、生物は多様に進化してきた。生命の基本的な単位は**細胞**（cell）である。海に漂う単細胞動物は、**図1.1**に示すように外界の水溶液（外部環境）から栄養素と酸素（O_2）を取り入れ、それを細胞内で利用し、エネルギーを取り出す。そして生じた代謝産物と二酸化炭素（CO_2）を外界へ排出している。細胞は取り出したエネルギーを利用して細胞自体の運動や分泌、あるいは構成要素の合成を行う。

　ヒトを含む陸上で生活する多細胞動物においても、個々の細胞は生命活動を維持するために、単細胞動物と同じように外界から栄養素とO_2を摂取し、エネルギーを産生し、代謝産物を排出しなければならない。ただし、細胞が集まり体が大きくなるにつれて、個々の細胞は単細胞動物のようにエネルギー源を直接外界から摂取することができなくなってくるので、外界と細胞まで物質を運ぶ特別な運搬系が必要になってくる（**図1.2**）。ヒトの場合、その働きを担うのが、循環系（心臓血管系）であり、外部環境と細胞間を結んでいる。生体の個々の細胞を直接取り囲んでいる体液を間質液あるいは組織液という。間質液と血液をあわせて細胞外液という。単細胞動物を取り囲んでいるのが外部環境であり、ヒトの体の場合、これに相当するものが細胞外液であって、これを特に**内部環境**という。

1.2 生体の機能的構成

　我々の体を構成している物質を化学的に見ると原子でありそれが結合した分子を

形成する。次にこれらの分子が集合し、生命の基本単位である細胞となる。多細胞動物では、同じ種類の細胞が集まって**組織**（tissue）となり特定の機能を行う。これは上皮組織、筋組織、神経組織、結合組織の4種類に分類される。これらの組織が組み合わさって心臓や肝臓などの器官（organ）となる。さらに器官が協調して特別な機能をもつようになる。この一群の器官を**系統**（system）といい、例えば、心臓、血液、血管が協調して循環系を形成する。これらの系統が統合されてヒト特有の構造と機能をもつ**個体**（organism）へとなる（図1.3）。

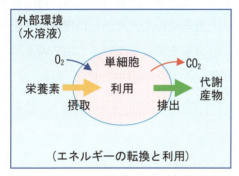

図1.1　水中に生息する単細胞動物

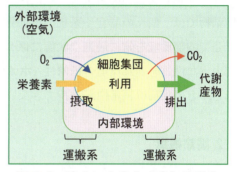

図1.2　陸上に生息する多細胞動物

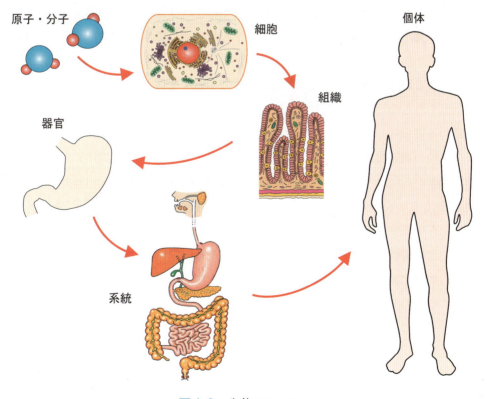

図1.3　生体のレベル

第1章　生理学の基礎

2 恒常性の維持と調節機構

2.1 恒常性の維持

　単細胞動物も多細胞動物も、細胞を取り巻く環境が安定していれば生命活動を維持することができる。しかし、外部環境は常に変化しているため、単細胞動物は生命活動を長期にわたって持続することは難しい。一方、多細胞動物では外部環境が大きく変化しても内部環境を一定に保ちさえすれば、生命活動は維持される。多細胞動物では、個々の器官や系統が単に集まったものでなく、たがいに協調して全体として内部環境を常に最適な状態に保つという目的を果たしている。生体のもつこのような性質を内部環境の**恒常性**（**ホメオスタシス**（Homeostasis））の維持という。ほとんどの疾病は恒常性が維持できない結果と考えられる。

2.2 調節機構

　先に述べたように、我々は常に外界と物質を交換している。体内の色々な値（正常値あるいは基準値、変化する値なので変数ともいう）を一定にするには、入ってくる量（入力）と出ていく量（出力）を同じにすればよい。例えば、体内の水分量は、尿や発汗などで水分が失われるが、その量に応じて水を摂取すれば、水分量は一定に保たれる。このように、出力が変化した場合、それに応じて入力を変化させたり、あるいはその逆に入力の変化に応じて出力を変化させ一定の値に保つ。生体では、これらの正常値や入力量、出力量の情報を伝え合って恒常性を維持する機構が備わっており、情報を伝える役割を担っているのが神経系や内分泌系である。

　恒常性の調節機構は、調節されている色々な値（変数）の他に少なくとも3つの構成要素からなっている。それは、**受容器**（receptor）、**中枢**（control center）、**効果器**（effector）とよばれるものである。受容器とは検知器のことであり、血圧の変化を感受する圧受容器や、血液中の物質の変化を感受する化学受容器などである。これは変数を監視し、その情報を中枢に送る。中枢では受け取った情報を解析して適切な応答や作用を決定する。効果器は中枢からの情報によって実際に応答を実行するものである。応答の結果がフィードバックされて変数に影響を与える。これらの関係は、部屋の暖房システムを考えるとわかりやすい。部屋を暖めるストーブ（効果器）により部屋の温度（変数）が上昇する。温度計（受容器）で温度を測り、その温度が設定値より上昇するとサーモスタット（中枢）が働きストーブ（効果器）のスウィッチを切るようになる。部屋の温度の調節と同じように、生体の調

節機構を模式的に示すのに図1.4のようにブロックダイアグラムとして表現することができる。情報の流れる方向は矢印で示してあり、実線はその前後の関係が比例（促進）的に、破線は反比例（抑制）的に変化することを意味する。例えば、この図で変数から受容器への関係が実線で示してあるのは、変数が増加したとき

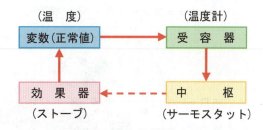

（　）内は室温の自動調節の場合を記入してある。実線は比例関係、破線は反比例関係を示す。

図 1.4　負のフィードバック機構

には受容器からの情報が増加することを意味している。中枢から効果器への関係は破線であるが、これは中枢の働きが増加すると効果器の働きが減少することを意味している。その結果、増加した変数はもとの値に戻るようになる。このような一周のフィードバックループの中に反比例関係（破線）が奇数個あるものを負の**フィードバック機構**（negative feedback mechanism）という。すなわち、何らかの原因で変数が上昇（減少）した場合、そこからループをもとに戻ってくると、変数は低下（上昇）してもとの値に戻るように調節される。恒常性維持の調節機構のほとんどは負のフィードバック機構による。正のフィードバック機構（positive feedback mechanism）というのは、ひとつのフィードバックループに反比例関係（破線）がゼロあるいは偶数個あるものである。これは、変数が変化するとそれを増幅させてさらに大きくさせることになる。生体内ではきわめてまれであるが、爆発的に変化が起こり持続的な調節を必要としない場合に使われる。神経の活動電位の発生や血液凝固などは正のフィードバック機構で行われている。

3　細胞の機能的構造

　我々の体は約37兆個の細胞から構成されているといわれている。形も大きさもさまざまであるが、細胞はすべて同じ基本となる共通の機能を行う構造をもっている。一般的には、どの細胞も3つの領域あるいは構成部分をもっている。それは核、細胞質、そして細胞膜である。細胞質内には、ミトコンドリア、ゴルジ装置、小胞体、リボソーム、リソソーム、中心体など微細構造がある（図1.5）。これらを細胞内小器官という。細胞の形や大きさだけでなくこれらの細胞内小器官の量や機能によって、さまざまな細胞の個性が出ることになる。

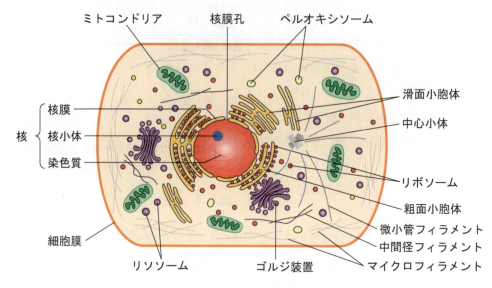

図 1.5 一般的な動物細胞の模式図

3.1 細胞膜
(1) 細胞膜の構造

　細胞膜（plasma membrane）は細胞の表面にあって細胞の内外を区切っている膜であり、形質膜ともよばれる。厚さは 10 nm[*1]以下ときわめて薄く、成分の約 80% はリン脂質であり、残りはタンパク質や糖脂質、糖タンパク質である。図 1.6 に示すように、細胞膜はリン脂質の二重層になっており、膜の外側が親水性、内側が疎水性になっている。したがって、脂溶性の物質は細胞膜を拡散によって通過できるが、水溶性の物質は簡単に通過できない。このため、膜のところどころにタンパク質が埋め込まれており、水溶性の物質はこれらのタンパク質内を通って移動する。これらのタンパク質は特定のイオンを通す**チャネル**、物質の**運搬体**（担体ともいう）あるいはホルモンと結合する**受容体**の働きをもつ。このように細胞膜は、単なる細胞内外を仕切る膜としての働きだけでなく、物質の移動の制限や細胞外の情報を細胞内に伝えるなど、細胞のさまざまな機能を調節することができる。

(2) 細胞膜を介する物質の移動

　細胞膜を介して物質が移動することを透過といい、物質によって透過様式が異なっている。透過様式には大別して、受動輸送と能動輸送がある（図 1.7）。**受動輸送**（passive transport）は、電気化学的ポテンシャルに従って移動する様式のことである。具体的には、細胞膜をはさんで濃度差（濃度勾配）があった場合、濃度の高

***1　nm（ナノメートル）**：小さい数は m（ミリ）＝ 10^{-3}、μ（マイクロ）＝ 10^{-6}、n（ナノ）＝ 10^{-9} などの接頭語を使う。1 nm は 1×10^{-9} m を意味する。

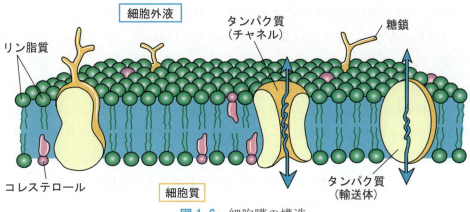

図1.6　細胞膜の構造

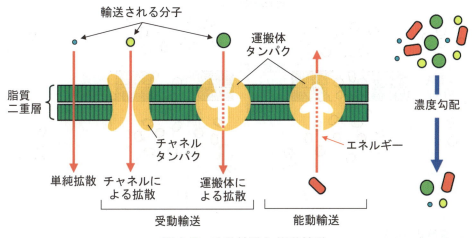

図1.7　受動輸送と能動輸送

い方から低い方へ物質が移動する拡散である。単純拡散は、特定の運搬体を必要としない。これに対して、特定の運搬体を介して、濃度の高い方から低い方へ物質が移動する拡散を促通（あるいは促進）拡散という。濃度勾配に従ってイオンが特定のイオンチャネルを通って移動したり、グルコースやアミノ酸が特定の輸送体を介して移動する様式がこれに相当する。

能動輸送（active transport）はATPのエネルギーを使って細胞膜を物質が移動する様式のことである。具体的には、濃度差にかかわらず一定方向に物質を移動させることができるため、濃度の低い方から高い方へ物質を移動させる場合に使われる。能動輸送には一次性能動輸送と二次性能動輸送とがある。一次性能動輸送にはNa^+、K^+、Ca^{2+}、H^+などのイオンを電気化学的ポテンシャルに逆らって移動させるものがあり、ポンプ輸送とよばれる。その代表的なものにNa^+ポンプがある。Na^+ポンプは、ATPの加水分解によるエネルギーを用いて、細胞内から細胞外へ3個の

Na$^+$を汲み出すと同時に2個のK$^+$を細胞外から細胞内へ汲み入れる。このためNa$^+$ポンプは**Na$^+$-K$^+$ポンプ**あるいは**Na$^+$-K$^+$ATPase**ともいわれる。すべての細胞にこのポンプが備わって働いているため、細胞内にはK$^+$が多く細胞外にはNa$^+$が多くなるというイオンの不均等が起こっている。

二次性能動輸送は、Na$^+$ポンプの働きで生じた細胞内外のNa$^+$濃度差を利用して他の物質を移動させる輸送である。Na$^+$と同じ方向に物質を輸送する輸送体は共輸送体とよばれ、グルコースやアミノ酸はこの共輸送体を使って細胞内に取り込まれる（図1.8）。逆に、Na$^+$と反対方向に物質を輸送する輸送体が逆輸送体とよばれ、H$^+$やCa^{2+}は逆輸送体を使って細胞外に汲み出される。

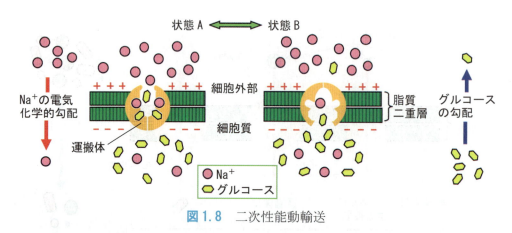

図1.8　二次性能動輸送

3.2　細胞内小器官

(1) ミトコンドリア

ミトコンドリア（mitochondria）はソーセージ状の形をした小体で、内外の二重膜で覆われている。内膜は内側にクリスタとよばれる突起構造になっている。内膜および内膜で囲まれている部分（マトリックス）には多くの酵素が含まれている。特に、内膜には電子伝達系や酸化的リン酸化に関与する酵素群が存在し、この部分でATPが合成される。ATPは高エネルギー化合物であり、これが分解されるときエネルギーが放出される。このエネルギーはあらゆる細胞活動に使われるが、筋肉や肝臓の細胞などでは多量のエネルギーを必要とするため、他の細胞に比べてミトコンドリアの密度が高くなっている。ミトコンドリアは原始真核細胞に寄生した細菌に起源をもつといわれており、後に述べる核内のDNAとは別に独自のDNAをもっている。

(2) リボソーム

リボソーム（ribosome）は小型の粒子であり、RNAの一種であるリボソームRNA

とタンパク質からできている。リボソーム上で伝令RNAと運搬RNAが結合し、タンパク質が合成される。

(3) 小胞体

　小胞体（endoplasmic reticulum）は細胞液の入った小さな管が網目状につながった構造をしており、膜は核膜とつながっている。小胞体には形態と機能面から2つのタイプがある。そのひとつは**粗面小胞体**で小胞を覆っている膜にリボソームが付着しているものである。リボソームで合成されたタンパク質が粗面小胞体内腔に蓄えられている。これに対し、リボソームが付着していない小胞体は滑らかな膜に包まれているので**滑面小胞体**とよばれる。滑面小胞体内腔の内容物は細胞で異なっている。筋細胞ではCa^{2+}が貯蔵され、副腎皮質ではステロイドホルモンが合成されている。

(4) ゴルジ体

　ゴルジ体（golgi apparatus）はゴルジ装置ともよばれ、袋状の小管が幾重にも並んだものであり、粗面小胞体から運ばれてきたタンパク質の濃縮、糖の付着を行う。ホルモン産生細胞では、ゴルジ体から遊離した小胞が細胞膜と融合し内容物を細胞外へ開口分泌する（エクソサイトーシス）。

(5) リソソームとペルオキシソーム

　リソソーム（lysosome）はゴルジ体からつくられる球形の顆粒で内部にさまざまな物質の分解酵素を含んでいる。リソソームは、細胞が食作用や飲作用（エンドサイトーシス）で取り込んだ物質を分解する。リソソームが細胞内に多量にある白血球は、顆粒の多さから顆粒球とよばれる。

　ペルオキシソーム（peroxisome）は内腔に酸化酵素を含み、脂質の酸化や有害物質の処理を行う顆粒である。肝臓の細胞では、コレステロールから胆汁酸塩を産生する。

(6) 細胞骨格

　細胞は、一般的には一定の形をもつが、変形したり移動したりする細胞もある。細胞が一定の形を維持するためにはその梁となる**細胞骨格**（cytoskeleton）が必要になってくる。また、細胞骨格を変形させることにより細胞を変形させたり移動させたりすることが可能となってくる。これらの細胞骨格は細いものからマイクロフィラメント、中間径フィラメントおよび微小管の3種類に分類されている。マイクロフィラメントは細胞の形の維持や変形に重要である。骨格筋細胞のマイクロフィラメントはアクチンというタンパク質からなり筋収縮に使われている。中間径フィラメントは、皮膚細胞のように形を強固に維持するために使われる。微小管は細胞分裂の過程および線毛・鞭毛をもつ細胞において重要である。

第 1 章　生理学の基礎

(7) 中心小体

中心小体（centriole）は核の近くに存在する 2 個の円柱状のものである。内部は細い微小管からなっており、細胞分裂の際には紡錘体の 2 つの極となる。線毛や鞭毛をもつ細胞では中心小体から微小管を出して線毛や鞭毛の形を維持すると同時に線毛運動や鞭毛運動に関与する。

3.3 核

核（nucleus）は細胞膜と同じような二重膜に包まれた球形状の構造をしている。核膜は多数の穴（核膜孔）が開いており、この穴を通して核内と細胞質の間で物質が移動する。核内には濃く染色される核小体があるが、これはリボソームが集合したものであり、リボソームは核膜孔を通って細胞質内に移動していく。核内には個人の遺伝情報をもつ DNA が含まれている。非分裂期において DNA はタンパク質と結合し、突起をもつ糸状のものが折りたたまれた構造をしている。これをクロマチンという。細胞分裂時にはクロマチンが凝集し、染色体として出現してくる。ヒトでは 22 対の常染色体と 2 本の性染色体の合計 46 本の染色体が出現する。

4　核酸と遺伝子

4.1 核酸の種類と構造

核酸（nucleic acid）とは、細胞の核から単離された酸性物質であることから命名され、**DNA** と **RNA** をさす。DNA とは、**デオキシリボ核酸**（<u>d</u>eoxyribo<u>n</u>ucleic <u>a</u>cid）を略した名前で、2 本の鎖がお互いに絡まりあった「**二重らせん構造**」をもつ。一方、RNA は**リボ核酸**（<u>r</u>ibo<u>n</u>ucleic <u>a</u>cid）を略した名前で、1 本鎖である（図 1.9）。各々の鎖は、**ヌクレオチド**とよばれる単位の繰り返し（重合体）になっている（図 1.10）。

ヌクレオチドは、**糖、リン酸、塩基**の 3 つの成分で構成されている。糖は、5 つの炭素を使った糖（五炭糖、**ペントース**）で、DNA では**デオキシリボース**、RNA では**リボース**となる（図 1.11）。塩基は、核酸の機能において最も重要な部分であり、DNA の塩基は**アデニン**（A）、**チミン**（T）、**グアニン**（G）、**シトシン**（C）の 4 種類である。RNA ではチミン（T）が**ウラシル**（U）に置き換わる。塩基のうち、A と G はプリン環をもつので**プリン塩基**、C と U と T はピリミジン環をもつので**ピリミジン塩基**とよぶ。DNA と RNA の構成成分をまとめると図 1.11 となり、両者の構造の違いをまとめると次の 4 点となる。①DNA は 2 本鎖、RNA は 1 本鎖である。②RNA の鎖の長

10

さは DNA と比べてはるかに短い。③糖の部分は DNA ではデオキシリボース、RNA ではリボースである。④RNA の塩基はチミン (T) がウラシル (U) に置き換わっている。

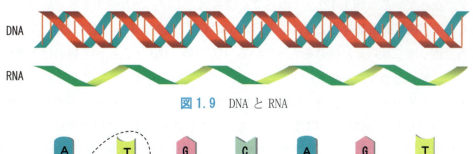

図 1.9　DNA と RNA

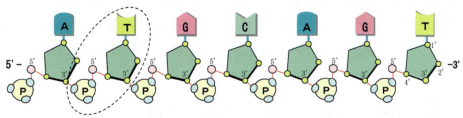

図 1.10　ヌクレオチドと核酸の構造

DNA と RNA の構成成分				
塩基	プリン	ヌクレオチド / ヌクレオシド	アデニン(A)、グアニン(G)	アデニン(A)、グアニン(G)
	ピリミジン		チミン(T)、シトシン(C)	ウラシル(U)、シトシン(C)
糖（ペントース）			デオキシリボース	リボース
リン酸		×	○	○

a) プリン環とピリミジン環の構造　　b) デオキシリボースとリボースの構造

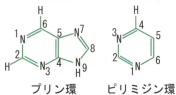 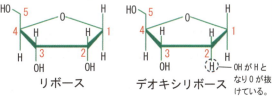

c) ヌクレオシドとヌクレオチドの構造

　ヌクレオチドからリン酸基を除いた部分をヌクレオシドとよぶ。
　ペントースに塩基が結合すると、ペントースの5つの炭素の表記は1'〜5'に変わる。

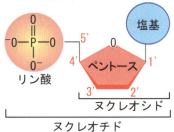

図 1.11　DNA と RNA

4.2 DNA と遺伝子

　DNA の 2 本の鎖は、4 種類の塩基によって結合し、必ず A と T あるいは G と C がペアになっている（図 1.12）。このペアを**塩基対**とよび、一方が決まると他方も決まるので、**相補的塩基対**とよばれる。2 本の鎖は互いに向きあい（図 1.12）、逆向きに寄り添って二重らせん構造をとっている（図 1.9）。DNA 上には、生物の体の構築や生命活動に必要なさまざまなタンパク質の設計図が並んでいる。この設計図の部分のことを**遺伝子**という。例えば図 1.13 では、DNA 上に 3 つの遺伝子があり、それぞれ A、B、C の 3 つのタンパク質をつくるための設計図になっている。ヒトのすべての細胞の DNA には約 22,000 の遺伝子があり、1 つの個体の体細胞はどれも同じ DNA をもっている。細胞 1 つの DNA の長さは約 2 m もあり、その中で遺伝子の部分は、DNA 全体の数パーセントに過ぎないと考えられている。

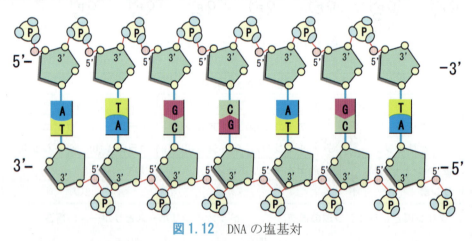

図 1.12　DNA の塩基対

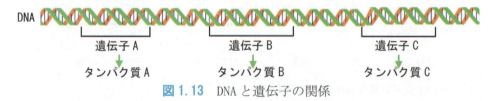

図 1.13　DNA と遺伝子の関係

4.3 遺伝情報の複製

　遺伝子は細胞から細胞へと伝えられなくてはならない。しかし、細胞分裂のときにそのまま遺伝子を分けると、分裂後の細胞がもつ遺伝子は半分に減ってしまう。そこで各々の細胞は、分裂の前に細胞がもつすべての DNA をコピーして、2 倍にしておく。そうすれば、分裂後も DNA の量は変わらず、細胞の親子は同じ遺伝子をもつことができる。　DNA が自分のコピーをつくることを、DNA の**複製**という。複製には DNA の二重らせん構造が重要な役割を果たす。最初に、DNA の 2 本の鎖が離れて、

各々の鎖が鋳型となって新しい鎖をつくる。塩基対の組み合わせは常にAとT、GとCと決まっているので、複製後の2本のDNAは同じ塩基の配列をもつことになる。そして、複製後のDNAの一方の鎖は必ず分裂前の細胞がもっていた鎖で、もう一方の鎖は新たにつくられた鎖となる。このような複製の仕方を、**半保存的複製**とよぶ（図 1.14）。

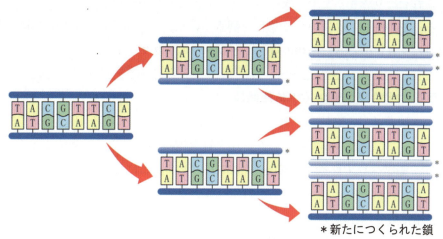

図 1.14　DNA の複製

4.4 タンパク質合成

タンパク質の設計図である遺伝子はどのように読み取られて機能するのか？ まず、細胞の核の中で、DNA 上の遺伝子のコピーが作られる。このコピーが RNA である。RNA には、**伝令 RNA**（messenger RNA：**mRNA**）、**運搬 RNA**（transfer RNA：**tRNA**）、**リボソーム RNA**（ribosomal RNA：**rRNA**）の3種類がある（表 1.1）。DNA 上の遺伝子のコピーは mRNA で、mRNA が作られる過程を**転写**という（図 1.15）。

表 1.1　3種の RNA の役割

mRNA	事実上のタンパク質を作るための設計図のコピー
tRNA	タンパク質合成に必要な材料（アミノ酸）を運んでくる
rRNA	タンパク質合成工場であるリボソームを構成している成分（リボソームは rRNA とタンパク質で作られている）

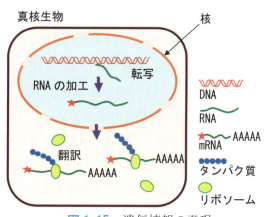

図 1.15　遺伝情報の発現

第1章　生理学の基礎

遺伝子のコピーである mRNA は加工され、核に開いた小さな穴を通って核の外に出る。核の外には、タンパク質の製造工場である**リボソーム**がたくさんあり、mRNA はこのリボソームと結合する。mRNA 上の塩基 3 つが 1 個のアミノ酸を指定する。この塩基 3 つによる暗号のことを**コドン**とよぶ。例えば、AUG はメチオニン、UGG はトリプトファンの暗号となる。この暗号で指定されたアミノ酸を tRNA がリボソームに運ぶ。これを繰り返すことで、設計図の通りにアミノ酸がつながれ、タンパク質が作られる。このタンパク質を作る過程を**翻訳**という。このように、DNA から RNA を経てタンパク質に至る遺伝情報の流れを**セントラルドグマ**とよぶ。

コラム　mRNA ワクチン（mRNA 医薬品）

mRNA 医薬品は、タンパク質の設計図（DNA）のコピーである mRNA を人工的に作成し、これを投与して特定のタンパク質を体内で作らせる医薬品である（**図1.16**）。新型コロナウイルス感染症（COVID-19）の流行に伴い、米ファイザー社、独ビオンテック社などが開発した新型コロナウイルスワクチンは、mRNA 医薬品の実用化第一号となった。

ウイルスはスパイクタンパク質を介してヒトの細胞表面にある受容体と結合して感染を起こす。新型コロナウイルスワクチンの有効成分は、スパイクタンパク質をコードする mRNA で、接種により細胞に取り込まれると、新型コロナウイルスのスパイクタンパク質が一時的に発現する。体内ではこれに対する中和抗体が産生されるとともに、T 細胞などの細胞性免疫応答が誘導され、感染予防効果を発揮する（**図1.17**）。

mRNA 医薬品のコンセプトは 1990 年代からあったが、mRNA は生体内ですぐに分解されてしまう・自然免疫を誘導する（免疫原性）などの性質をもつため、実用化の壁となっていた。しかし近年、ドラッグデリバリーシステム（DDS）などの技術が発展したことで、研究開発が進展した。新型コロナウイルスワクチンでは、コード領域に変異を挿入して中和抗体を産生しやすくし、DDS には LNP（lipid nanoparticle；脂質ナノ粒子）を使うことで、すぐに分解されることなく細胞に送達され、高い効果を発揮できるようになった。

mRNA 医薬品が期待されるポイントのひとつは、短期間で比較的簡単に設計することが可能である点である。新型コロナウイルスワクチンの開発ではウイルスのゲノム配列が公開されてから 1 年以内という前例のないスピードで実用化にこぎつけた。DNA を使った遺伝子治療と異なり、核内に送達する必要がないのでゲノムを変異させるリスクがなく、安全性に優れるとされる。理論上はどんなタ

ンパク質でも治療のターゲットとすることが可能で、感染症ワクチンだけでなく、がん治療用ワクチン、再生医療などでも開発が進められている。

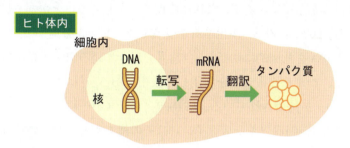

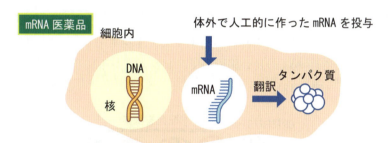

mRNA 医薬品のコンセプト：設計図を投与しタンパク質を作らせる

出典）AnswersNews　https://answers.ten-navi.com/pharmanews/20483/ を参考に作成

図 1.16　mRNA 医薬品とは

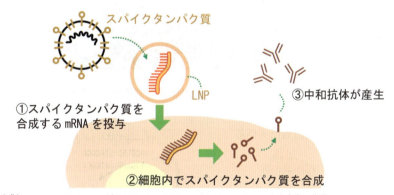

出典）AnswersNews　https://answers.ten-navi.com/pharmanews/20483/ を参考に作成

図 1.17　新型コロナ向け mRNA ワクチンの働き

> **コラム　ゲノム編集**
>
> 　ゲノムとは、遺伝子（gene）と染色体（chromosome）から合成された言葉で、それぞれの生物の設計図の全体、つまり遺伝情報の1セットのことをさす。遺伝情報は DNA を構成する4種類の塩基（A、T、G、C）の並び順によって暗号化され

て保存されており、ヒトのゲノム DNA は約 32 億塩基対から構成されている。

　DNA は自然の放射線や紫外線などによって切断されることがある。生物はそれを修復する仕組みをもっているが、まれに修復ミスが起こることがあり、これが突然変異である。2020 年ノーベル化学賞を受賞した「ゲノム編集」は、「はさみ」を使ってゲノム DNA を意図的に切断し、自然界で起きている突然変異を狙った部位に起こさせる、つまり修復ミスを利用した技術である。「はさみ」としては主に「CRISPR/Cas9」が利用されている。CRISPR（クリスパー）はゲノムの狙った位置にくっつく RNA、Cas9（キャスナイン）はその横を切るハサミの役割を果たす酵素で、DNA の塩基配列を目印にして結合し、そこで DNA を切断する。CRISPR は特定の 20 塩基にくっつくように設計されているが、この配列になる確率は約 1 兆分の 1 ときわめて低く（ATGC のうち 1 つが 1/4 の確率で 20 個連続するので、1/4 の 20 乗となる）、DNA の長い鎖の中で、ピンポイントで狙った配列を切断することができる（図 1.18）。

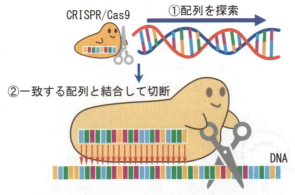

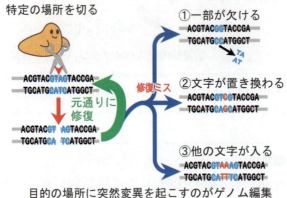

出典）農林水産会議リーフレット「ゲノム編集〜新しい育種技術」より

図 1.18　ゲノム編集技術

従来の遺伝子組換え技術では、ある生物のゲノムの中に他の生物の遺伝子を挿入して、欲しい機能を得るため、想定しない機能をもつ生物を生み出す可能性や、新たな病気を引き起こす危険性など、安全面や倫理面の課題が実用化の妨げとなっていた。一方、ゲノム編集はあくまでその生物がもつ DNA の狙った場所を切断して編集するため、遺伝子組換えと比較して安全性が高く、実用化が進んでいる。例えば、植物では、GABA（γ-アミノ酪酸：アミノ酸の一種で脳機能改善効果や高血圧を改善する作用が認められている）を、元品種の 4〜5 倍含むトマトが作られた。魚では、ミオスタチンという筋肉量に関係する遺伝子を抑制することを目的にゲノム編集を実施し、可食部が約 2 割増加したマダイが作られた。このような食品は、従来の品種改良法を用いても時間をかけて改良していけばいつかはできるものであるが、辛抱強くやって約 100 年かかるかもしれないものが、ゲノム編集では数年で商用化にこぎつけるというように、時間とコストを大幅に削減できる。

ゲノム編集は、自然界で起き得るような変異を加速させる技術であり、食糧危機克服や難病治療など、さまざまな分野で恩恵をもたらすことが期待されている。

4.5 ヌクレオチドの代謝

ヌクレオチドは DNA および RNA の合成原料であるとともに（**図 1.19** の A）、**補酵素**の成分として代謝に関与したり、**ATP**（アデノシン三リン酸）などとしてエネルギー授受も担っている（第 12 章参照）。このようにヌクレオチドは重要な物質であるため、生体内では、リボース 5-リン酸（ペントースリン酸経路から供給される）およびアミノ酸などを原料として、合成することができる。これらの原料をもとにヌクレオチドを新たにつくる経路を、**新生経路（de novo 経路）**（B）という。一方、分解過程で生じる塩基を再利用してヌクレオチドをつくる経路があり、これを**再生経路（サルベージ経路）**（C）とよぶ。サルベージ経路を利用することにより、エネルギーを節約することができる。

細胞が増殖するためには DNA の複製が必要であり（**図 1.14**）、DNA の複製にはヌクレオチドが必要なので、DNA 合成阻害薬やヌクレオチド合成阻害薬は**抗がん薬**として使われる。例えば、抗がん薬のメトトレキサートは、ビタミン B 群のひとつである葉酸を活性型葉酸にする酵素の働きを阻止することにより、DNA 合成を阻止し、細胞増殖を抑制する（第 12 章参照）。

ヌクレオチドの分解により生じるプリン塩基やピリミジン塩基は、すべてサルベージ経路で再利用されるわけではなく、一部はさらに分解される（E、F）。プリン塩

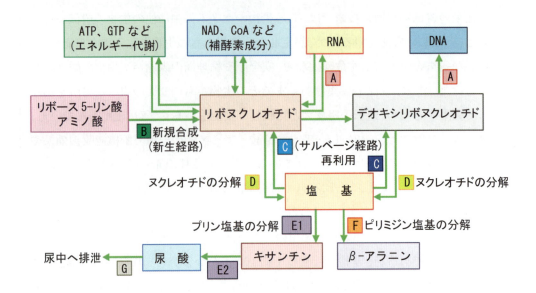

図 1.19　ヌクレオチドの代謝

基はキサンチンを経由して最終産物の尿酸に代謝され（E1、E2）、大部分は尿中へ排泄される（G）。

　尿酸の産生過剰または排泄低下によって、尿酸の血中濃度が増加した状態（7.0 mg/dL 以上）を**高尿酸血症**という。尿酸は溶解度が低いため、高尿酸血症が持続すると結晶となって関節内に析出し、激痛を伴う炎症が起こる。この急性の関節炎を**痛風**とよび、足の親指の第 2 関節に好発する。尿管で起こった場合は尿管結石、膀胱で起こった場合は膀胱結石とよび、これらをあわせて尿路結石とよぶ。高尿酸血症や痛風・尿路結石は、男性に圧倒的に多い（男女比約 20：1）。尿酸値は女性ホルモンにより調節されるため、閉経後の女性ではやや増加する。

　尿酸の生成（E2）を阻害する物質（アロプリノール）、あるいは排泄（G）を促進する物質（ベンズブロマロンなど）は痛風の治療薬として使われる。アロプリノールは、キサンチンを尿酸に酸化する酵素であるキサンチンオキシダーゼ（E2 の過程を触媒する）を阻害し、尿酸の産生を抑制する。

4　核酸と遺伝子

4.6 遺伝的異常

　遺伝的異常は、**染色体異常**と**遺伝子異常**に大別される（**図1.20**）。染色体異常は、染色体の過剰または欠損によるもので、ダウン（Down）症候群やターナー（Turner）症候群などがある。

　遺伝子異常は、**単一遺伝子異常**と**多遺伝子異常**に分けられる。単一遺伝子異常では、その遺伝子が設計図になっているタンパク質の異常により、細胞・組織の異常が生じ、疾患として発症する。遺伝子異常の結果として、ほとんどが酵素欠損による代謝異常（**先天性代謝異常**）となる。多遺伝子異常では、複数の遺伝子異常に加えて、環境因子が関与して発症する。例えば、2型糖尿病では、複数の遺伝子に加えて、過食、運動不足などの環境因子が関与する。

遺伝的異常

染色体異常
- ダウン症候群：約95％の原因が21トリソミーで精神遅滞などのさまざまな異常が生じる。
- ターナー症候群：女性のみに見られる疾患で、2本のX染色体のうち1本が部分的あるいは完全に欠けている。低身長や性器発達異常が見られる。

遺伝子異常
- 単一遺伝子異常：先天性代謝異常症（フェニルケトン尿症など）
- 多遺伝子異常：2型糖尿病、本態性高血圧など

図1.20　遺伝的異常

コラム　お酒の強さと一塩基多形（SNP）

　お酒の主成分である**エタノール**（エチルアルコール）は、主に**肝臓**でアルコール脱水素酵素（ADH）によりアセトアルデヒドに酸化される。アセトアルデヒドはアルデヒド脱水素酵素（ALDH）により酢酸に酸化され、酢酸は最終的には二酸化炭素と水に分解される。アセトアルデヒドは毒性が強く、血中濃度が上昇すると、顔面紅潮、頭痛、悪心、嘔吐などの症状が現れる。常用飲酒ではアセトアルデヒドにより肝細胞が傷害され、アルコール性肝硬変など重篤な疾患を招く恐れがある。ALDHには、ALDH1とALDH2の2つの**アイソザイム**（働きは同じであるが構造が違う酵素）が存在し、飲酒で生成するアセトアルデヒドは、主にALDH2により代謝され、無毒の酢酸になる。

　ALDH2酵素タンパク質は、遺伝子の塩基配列に基づいてアミノ酸が連結されることによりつくられる。この酵素タンパク質のアミノ酸のひとつが、グルタミン酸からリシンに置き換わると、アミノ酸が1個置き換わっただけにもかかわらず

19

酵素活性が消失し、アセトアルデヒドを酢酸に変えることができない。グルタミン酸のALDH2はALDH2*1、リシンのものはALDH2*2と名付けられている。遺伝子は両親から受け継ぐので、両親からともに*1の遺伝子を受け継ぐと「*1/*1」、ともに*2の遺伝子を受け継ぐと「*2/*2」、*1と*2の遺伝子を受け継ぐと「*1/*2」となり、「*1/*1」は酒が飲めるタイプ、「*2/*2」は全く飲めないタイプ、「*1/*2」は飲むことはできるが、すぐ顔に出るタイプとなる。日本人は「*2/*2」型が10%（白人では1%）、「*1/*2」型と「*2/*2」型を加えて40%いるといわれている。また、東北、南九州では*1遺伝子をもつ人が多く、日本中部（中国、北陸、近畿、中部地方）では*2遺伝子の人が多いといわれている。

　遺伝情報はDNAの塩基配列によって書かれている。遺伝情報はすべての人が同じではなく、個人ごとに違っている部分があり、この違いを遺伝子多型とよぶ。多型には色々な種類があるが、ALDH2のように、1塩基のみが置き換わっているものを**一塩基多型**（single nucleotide polymorphism：SNP、スニップ）とよぶ。近年では、SNPが糖尿病などの生活習慣病への罹りやすさや、薬への応答性に関係していることがわかってきた。SNPに基づく患者個々の体質に応じたより適切な医療は、「**テーラーメイド医療**」とよばれ、実用化と普及が期待されている。

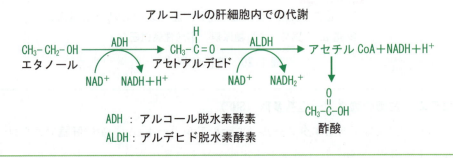

アルコールの肝細胞内での代謝

5 幹細胞と再生医療

5.1 幹細胞とは

　ヒトの体は約37兆個の細胞が集まってできているが、その中には「細胞を生む」ことができる細胞があり、それを幹細胞（stem cell）という。**幹細胞**は「**自己複製能**」と「**分化能**」の2つの能力をもつ。つまり、分裂して「自分と同じ幹細胞」と「他の細胞に分化する細胞」を同時に作ることができる。幹細胞には、もともと体内に存在しているものと、人工的に作成されたものがある。

　体内で実際に働いている幹細胞は**成体幹細胞**とよばれ、神経幹細胞、肝幹細胞、

造血幹細胞などがある。それぞれ決まった場所に存在し、限られた種類の細胞を作っている。例えば、骨髄の**造血幹細胞**は、赤血球や白血球などの血液細胞を作っている。胎児の血液に含まれる幹細胞は臍帯血幹細胞とよばれ、白血病などの治療に使われている（**表1.2**）。一方、人工的に作成される幹細胞の代表は iPS 細胞と ES 細胞で、成体幹細胞と異なり、体を構成するすべての種類の細胞に分化できる「多能性」をもつので、**多能性幹細胞**とよばれる。

5.2 ES 細胞（embryonic stem cell；胚性幹細胞）

ES 細胞は、初期胚（胚盤胞）から細胞を取り出し、あらゆる細胞に分化できる能力（多能性）をもったままで培養し続けることができるようにしたものである（**図1.21**）。1981 年、イギリスのエヴァンス（Martin John Evans）によるマウス ES 細胞樹立を受けて、さまざまな動物に応用され、1998年にはアメリカのトムソン（James Thomson）らがヒトでも樹立に成功した。

ES 細胞の実験的応用としては、シャーレの中で遺伝子操作をした細胞を受精卵に注入した後、母親の子宮に移植し、個体に発生させることで、ある特定の遺伝子を破壊した遺伝子欠損マウス（ノックアウトマウス）を作成することができる。ある遺伝子を欠損したマウスを通常のマウスと比較することで、破壊した遺伝子の機能を推定することができる。また、再生医療への応用が注目されてきたが、ES 細胞は他者の受精卵に由来するため**拒絶反応**の対象となることに加えて、ヒトの受精卵（胚）を破壊して作るという**倫理問題**を含んでいるためさまざまなハードルがある（**表1.2**）。

表1.2 幹細胞の種類と比較

	ES 細胞	iPS 細胞	臍帯血幹細胞	成体幹細胞
由　来	胚	体細胞	胎児の血液	体内に存在
多能性	あり	あり	なし	なし
倫理問題	あり	なし	なし	なし
拒絶反応	起こりやすい	起こりにくい	起こりにくい	起こらない
医療応用上の課題	腫瘍を作りやすい	腫瘍を作りやすい	白血病の治療に用いられている。採取できる細胞数に限りがある。	体外で増殖・維持するのが難しい

ES 細胞（embryonic stem cell、胚性幹細胞）、ips 細胞（induced pluripotent stem cell、人工多能性幹細胞）、臍帯血幹細胞（cord blood stem cell）、成体幹細胞（adult stem cell）。成体幹細胞は体性幹細胞（somatic stem cells）、組織幹細胞（tissue stem cell）ともよばれる。

資料）「幹細胞ハンドブック」京都大学　物質-細胞統合システム拠点　ips 細胞研究センター［CiRA］より改変

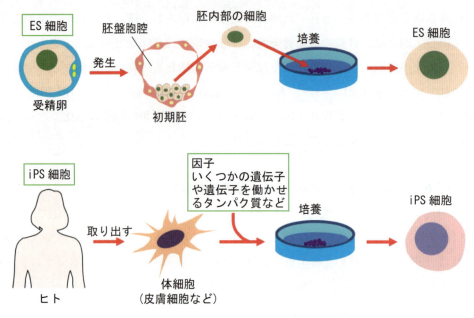

資料）「幹細胞ハンドブック」京都大学　物質-細胞統合システム　iPS 細胞研究センター[CiRA]より改変

図 1.21　ES 細胞と iPS 細胞の作製手順

5.3 iPS 細胞（induced pluripotent stem cell）

　皮膚などの細胞に数種類の因子を導入し、培養することによって、さまざまな組織や臓器の細胞に分化する能力と、ほぼ無限に増殖する能力をもつようになった細胞のことで、人工多能性幹細胞または、誘導多能性幹細胞ともいわれる（**図 1.21**）。2006 年に山中伸弥教授（京都大学）が世界で初めてマウス体細胞を用いて樹立に成功し、2012 年に**ノーベル医学生理学賞**を受賞した。iPS 細胞は胚の破壊にかかわる倫理問題がないうえ、患者自身の体細胞から作製できるため拒絶反応が起こりにくく、再生医療の本命として注目されている（**表 1.2**）。

5.4 iPS 細胞の臨床応用

　病気や怪我で正常な働きが損なわれた人体の組織や臓器の機能を、患者自身や他人の細胞の再生力を利用して回復させる治療法を再生医療という。この切り札として期待される iPS 細胞の作成に成功して 10 年以上たち、実用化に向けた臨床研究が本格化している。iPS 細胞の「多能性」を利用すれば、必要な細胞や組織を人工的に作成できる可能性があり、従来の臓器移植におけるドナー（臓器提供者）不足問題などを克服できる画期的な医療技術のひとつとなる。さらに、iPS 細胞を新薬開発に役立てる「iPS 創薬」への期待も高まっている。

　理化学研究所は 2014 年、世界初の臨床応用として、iPS 細胞から作成した網膜の

細胞を目の難病である「加齢黄斑変性」の患者に移植した（図1.22）。

厚生労働省は2018年5月、大阪大学の心臓病の臨床研究計画を了承した。虚血性心筋症で重症心不全になった患者の心臓にiPS細胞から作製したシート状の心筋細胞を貼り付け、機能の回復を促す。

京都大学は2018年8月、パーキンソン病の患者に対し、iPS細胞を使った治療の臨床試験（治験）を開始した。神経伝達物質のひとつであるドーパミンを産生するドーパミンニューロンの変性がパーキンソン病を引き起こすことが知られているが、治験ではドーパミンを出す神経細胞をiPS細胞から作り、患者の脳に移植する。

この他、脊髄損傷、角膜や血小板の疾患などへの応用も進んでいる。実用化に向けて、特に安全面に関して慎重な検証が求められるが、iPS細胞をはじめとする万能細胞研究の裾野が広がり、前進することが期待される。

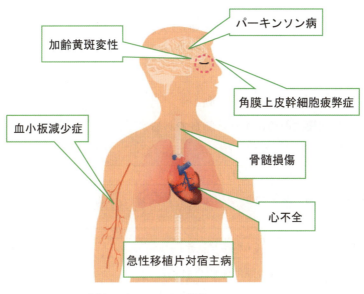

出典）ビジュアルニュース解説　nikkei4946.com

図1.22 ES細胞で治療を目指す疾患

問　題

A. 多肢選択問題

1 正のフィードバック機構はどれか。

a. 血圧上昇時の心拍数減少

b. 体温上昇時の発汗

c. 分娩時の子宮収縮

d. 多飲時の尿量増加

第1章　生理学の基礎

2　タンパク合成が行われる細胞内小器官はどれか。

a. 核　　b. リボソーム　　c. リソソーム　　d. ミトコンドリア　　e. ゴルジ装置

3　細胞内におけるエネルギー産生や呼吸に関与する細胞内小器官はどれか。

a. ミトコンドリア　　b. リボソーム　　c. ゴルジ装置　　d. 小胞体　　e. 核

4　Na^+-K^+ポンプについて誤っているのはどれか。

a. エネルギーを必要とする。

b. 能動輸送である。

c. 濃度勾配に逆らってイオンを動かす。

d. 拡散によってイオンを動かす。

5　イオンチャネルについて正しいのはどれか。

a. ATP を必要とする。

b. 特定のイオンを通す。

c. 濃度勾配に逆らってイオンを動かす。

d. 成分は細胞膜に埋め込まれた脂質である。

6　RNA に含まれないのはどれか。

a. チミン　　　b. グアニン　　　c. シトシン　　　d. ウラシル　　　e. アデニン

7　遺伝子について正しいのはどれか。

a. DNA は、体細胞分裂の前に複製される。

b. DNA は、1 本のポリヌクレオチド鎖である。

c. DNA の遺伝子情報からmRNA が作られることを翻訳という。

d. RNA の塩基配列に基づき、アミノ酸がつながることを転写という。

8　核酸で正しいのはどれか。

a. mRNA がアミノ酸をリボソームへ運ぶ。

b. DNA は1本のポリヌクレオチド鎖である。

c. DNA には遺伝子の発現を調節する部分がある。

d. RNA の塩基配列によってアミノ酸がつながることを複製という。

| 9 | 遺伝で正しいのはどれか。 |

a. 細胞は器官によって異なる遺伝情報をもつ。

b. 3つの塩基で1種類のアミノ酸をコードする。

c. 動物と植物の DNA は異なる塩基をもつ。

d. 遺伝情報に基づき核内で蛋白合成が行われる。

| 10 | ヌクレオチドの代謝について正しいのはどれか。 |

a. RNA は排泄される。

b. DNA は RNA として再利用される。

c. 分解された塩基はすべて排泄される。

d. プリン塩基の一部は尿酸として排泄される。

解答

(1) c (2) b (3) a (4) d (5) b (6) a (7) a (8) c (9) b (10) d

B. 記述式問題

(1) クーラーを使って室温を一定に保つときの調節機構について、フィードバックのブロックダイアグラムを用いて説明せよ。

(2) 細胞内小器官の名称をあげて、それぞれの機能を説明せよ。

(3) 物質が細胞膜を受動的に通過できるかどうかを決定する細胞膜の構造的特性を2つ述べよ。

(4) タンパク質合成において DNA と RNA が果す役割について説明せよ。

神経系の
基本的機能

第2章

神経信号の発生と伝わりのメカニズムについて学ぶ。神経信号は細胞体で発生し、軸索という神経突起を通って別の神経に伝えられる。神経細胞同士は直接物理的にはくっついておらず、軸索先端から放出される神経伝達物質によって次の神経細胞に情報を受け渡す。神経信号の発生には細胞内外のイオン組成およびイオンを通過させる通り道が重要な役割を果たす。

1 神経細胞

1.1 神経細胞の構造

神経細胞は**ニューロン**（neuron）ともよばれる。細胞体の中心には核があり、細胞内には細胞内小器官が存在する。ニューロンの機能的特徴の最たるものは、細胞体において神経信号が発生するということである。その神経信号を他のニューロンに伝えるために用いる神経伝達物質も、この細胞体で合成される。神経信号や神経伝達物質については後述する。

ニューロンは他種の細胞とは異なる構造的特徴をもっている（図2.1）。細胞体から伸びる**軸索**（axon）はそのひとつである。軸索は細胞体で生じる神経信号を他のニューロンや筋肉に伝える伝送ケーブルの役割をもち、ヒトの身体において最も長いもので1mに達する。細胞体からは軸索だけではなく細い突起が多数出ていて、樹の枝のような形をしているところから**樹状突起**（dendrite）とよぶ。

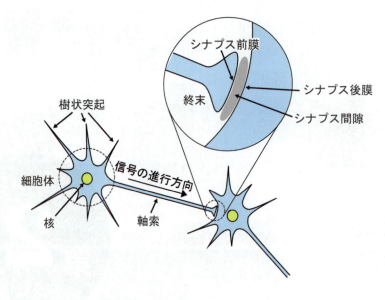

図2.1　ニューロンとシナプス

1.2 神経接続の基本的構成

ニューロンの細胞体で発生した神経信号は軸索を伝導し、別のニューロンに伝えられる。軸索の先端（軸索終末とよぶ）と別のニューロンとの接続部を**シナプス**（synapse）とよぶ。シナプスにおいて2つのニューロンの細胞膜は**シナプス間隙**（synaptic cleft）というわずかな空間により隔てられているため、ここでの神経信号の伝達は化学物質（神経伝達物質）の授受によりなされる[*1]。神経信号（神経伝達物質）を送る側の細胞をシナプス前ニューロン、受け取る側をシナプス後ニューロンとよぶ。また、シナプス間隙に面したシナプス前ニューロン、シナプス後ニューロンの細胞膜は、それぞれ**シナプス前膜**、**シナプス後膜**とよばれる（図2.1）。

シナプスの接続様式は大きく分けて、①軸索-細胞体、②軸索-樹状突起、③軸索-軸索の3種類がある（図2.2 ①②③）。通常はシナプス接続といえば①または②の型である。神経の細胞体の大きさは0.1 mm以下と小さいため、樹状突起を大きく張り巡らせることでシナプスの場を広げている。すなわち樹状突起は神経信号を受け取るアンテナの役割を果たしている。

③の軸索-軸索タイプは軸索終末が別のニューロンの軸索終末に接続する特殊な型であり、その詳細は後述する。

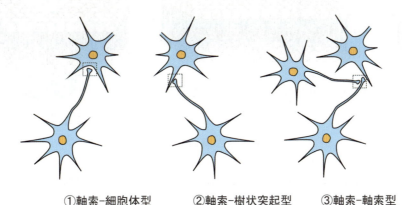

①軸索-細胞体型　　②軸索-樹状突起型　　③軸索-軸索型

図2.2 シナプスの接続様式

1.3 神経細胞のイオン組成と細胞膜の構造

ニューロンの内外はさまざまなイオンを含んだ水溶液で満たされているが、細胞の内側と外側とでは各種イオンの濃度が違う（表2.1）。細胞内に高濃度に存在する

[*1]：シナプス間隙が存在しないで細胞膜同士が物理的に連結しているシナプスも存在する（電気シナプス）。そのため神経伝達物質を介するシナプスを化学シナプスとよぶこともあるが、通常はシナプスといえば化学シナプスを意味する。

のは**カリウムイオン**（K$^+$）である。一方細胞外液に多く含まれるイオンは**ナトリウムイオン**（Na$^+$）、**カルシウムイオン**（Ca^{2+}）、**塩素イオン**（Cl$^-$）などである。具体的には、ヒトの場合の細胞外液では 150 mM 程度の Na$^+$、細胞内液では 100 mM 程度のK$^+$が含まれている。

　ニューロンも細胞の一種であるので、細胞膜はリン脂質二重層でできている（図2.3）。水、イオンやタンパク質などの親水性物質は細胞膜を通過することはできな

表 2.1　神経細胞内外のイオン組成

	細胞外濃度 mM	細胞内濃度 mM	濃度比 外：内
K$^+$	5	100	1：20
Na$^+$	150	15	10：1
Ca^{2+}	2	0.0002	10,000：1
Cl$^-$	150	13	11.5：1

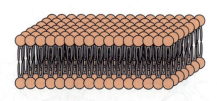
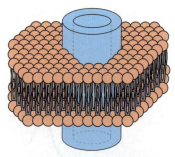

リン脂質分子　　　　リン脂質二重層　　　　イオンチャネルの模式図

図 2.3　細胞膜の構造とイオンチャネル

いが、膜上に設置されたチャネル（あるいはチャンネル）とよばれるトンネルのようなタンパク質を通って細胞内外を出入りすることができる。ニューロンにとって特に重要なチャネルは**イオンチャネル**（ion channel）である。イオンチャネルは特定の種類あるいは価数のイオンのみを通過させる孔である。チャネルを通したイオンの移動は受動的であり、濃度勾配による拡散力や電気力によって細胞内外を移動する。

　細胞内外における Na$^+$、K$^+$ の組成（濃度差）は、後述する膜電位や活動電位の発生に重要な役割を果たす。この2つのイオンの細胞内外での濃度差は、神経細胞の膜上に設置された **Na$^+$-K$^+$ポンプ**によって恒常的に維持されている（図2.4）。これは3つの Na$^+$ を細胞外に汲み出し、その代わりに2つの K$^+$ を細胞内に汲み入れるイオン輸送装置である。Na$^+$-K$^+$ポンプは細胞内の領域に **Na$^+$-K$^+$ATPase** という ATP（ア

1 神経細胞

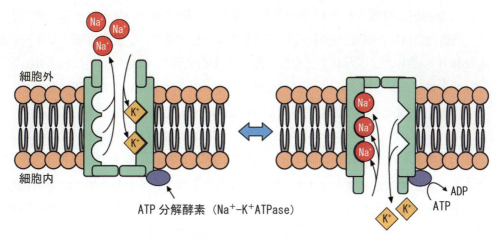

図 2.4　Na^+-K^+ポンプ

デノシン 3 リン酸）の分解酵素を備えており、ATP を分解して生まれるエネルギーをもとにポンプを駆動している。すなわち、Na^+-K^+ポンプによるイオンの交換輸送はイオンチャネルのような受動輸送ではなく、エネルギーを消費する能動輸送である。

1.4 神経の静止電位

　神経が電気信号を発生することは、17 世紀イタリアのガルバーニによって発見された。神経細胞は信号を発生する電池のようなものであり、その信号を伝える軸索はいわば電線である。電池にプラス、マイナス（極性）があるように、神経細胞も電気的な極性があり、細胞の内側の電位が外側に比べて**約 −70 mV** になっている（分極している）。この細胞内外での電位の差を**膜電位**（membrane potential）という。細胞が静止状態（神経信号を発生していない）のときの膜電位を**静止膜電位**（resting membrane potential）とよぶ（図 2.5）。静止膜電位は細胞内外のイオン組成の差によって生み出され、特に K^+ の寄与が大きい。その仕組みを以下に述べる。

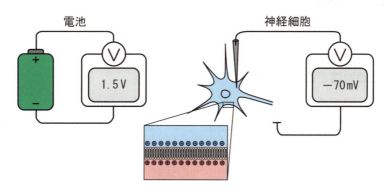

図 2.5　静止膜電位

31

K⁺は細胞膜に設置されたK⁺チャネルを通り、細胞内外をわりと自由に往来できる。細胞内にはK⁺が細胞外に比較して高濃度に存在するため、濃度勾配によってK⁺を細胞外へ流出させる力が発生する（図2.6 ①白矢印）。細胞内と外はいずれも陽イオンと陰イオン（図2.6内のA⁻）の数のバランスが取れているが、陽イオンであるK⁺が濃度勾配に従って細胞外へ流出すると細胞内は陰イオンが余剰となるため、細胞内はマイナスの電位を示すようになる。マイナス電位はK⁺を細胞内に引き戻す電気力（図2.6 ②黒矢印）を生み出し、濃度勾配によるK⁺の駆動力に逆らうこととなる。K⁺流出の持続によりマイナス電位の程度はより大きくなるため、K⁺を細胞内に引き入れる電気力もさらに大きくなり、やがて濃度勾配と電気力という2つの力は拮抗し、K⁺の移動はみかけ上停止する（＝平衡状態に達する　図2.6 ③)。このときの膜電位を**カリウム平衡電位**（equilibrium potential for K⁺）という。カリウム平衡電位は細胞内外のK⁺濃度を使った以下の式で表現される。

$E_K = 62 \log [K]o/[K]i$　（温度が37℃の場合）

単位はmVである。$[K]i$が$[K]o$の20倍くらい濃度が濃いとすると、細胞内電位は-80 mVとなる。

実際の細胞では少量のNa⁺の細胞内流入が発生しており、それに対抗するようにK⁺の流出が起きている。そのため、膜電位はカリウム平衡電位より若干浅くなり、約-70 mVとなっている。

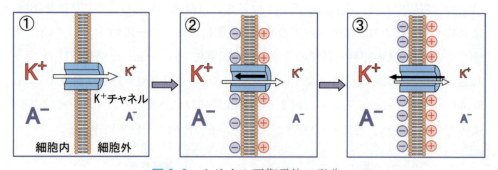

図2.6 カリウム平衡電位の発生

コラム　細胞膜と電気的二重層

平衡電位がマイナス電位だからといって、細胞内がどこでもマイナス電位になっているわけではない。K⁺の流出によって細胞内に取り残された陰イオンは、プラス電荷を取り戻そうとしてK⁺を細胞内に引きつける。引きつけておく場所は細胞膜である。つまり平衡状態にある細胞膜では、内側に陰イオン（マイナス電荷）、外側にK⁺（プラス電荷）が張りついた**電気的二重層**を形成している。

2 神経信号の発生

2.1 活動電位の発生

　神経細胞が発生する電気信号の正体は、ごく短時間で終了する膜電位の逆転、すなわち静止状態ではマイナスであった膜電位が瞬間的にプラスに変化する現象である。この現象を**活動電位**（action potential）という。活動電位は**興奮**（excitation）、**インパルス**（impulse）などと言い換えられることもある。

　活動電位は発生から終了まで2ミリ秒程度のごく短時間の現象であるが、そのわずかな時間の中でさまざまなメカニズムが働いている（**図 2.7**、**図 2.8**）。活動電位の発生過程は以下に述べる3つの相[*2]に分けられる。

　第1相は他の神経細胞からの信号を受け取る（シナプス入力が入る）ことで始まる。前述のように、神経細胞同士の信号の受け渡しは神経伝達物質により行われる。シナプス前ニューロンが放出した神経伝達物質は、シナプス後ニューロンの細胞膜に設置された**伝達物質作動性 Na^+ チャネル**に結合し、その Na^+ チャネルを開く。細胞外には Na^+ が高濃度に存在するので、開口したチャネルを通って細胞内に Na^+ が流入する。すると Na^+ のもつ正の電荷によって膜電位は正の方向に偏移し、細胞内外の電位差が減少する（**脱分極**（depolarization））。

　第1相においてシナプス前ニューロンからの信号入力が十分に強く、膜電位が $-50\,mV$ 付近まで脱分極が進むと、細胞膜の上に多数存在する**膜電位依存性 Na^+ チャネル**が一斉に開口し、第1相よりも遥かに多くの Na^+ が細胞内に流入する。それによって急激な脱分極が起こり、膜電位はついには $0\,mV$ を超過して $+30\,mV$ 付近まで急上昇する（オーバーシュートする）。これが第2相である。

　第3相は膜電位が静止状態まで回復する過程である。第2相において膜電位が $+30\,mV$ 付近まで上昇した直後より、Na^+ の膜透過性が急激に減少する（**図 2.8** 内の赤線は Na^+ の透過性を表している）。さらにタイミングを同じくして**膜電位依存性 K^+ チャネル**が開口するため、K^+ の細胞外流出が起こり、膜電位は静止電位に向かって

[*2]：第1相つまりシナプス入力による脱分極現象は活動電位の「前段階」であり、正しい意味での活動電位は第2相以降をさす。しかし「ある神経が別の神経からの信号を受け取ることで自らも信号を発生させる」ということが神経回路機能の本質であることを考えると、シナプス入力とそれに続く活動電位を切り離して理解することは望ましくなく、初学者はワンセットとして頭に入れておくべきである。明確なシナプス入力がなくとも自発的に活動電位を発生させる細胞も確かに存在するが、それは高い学問レベルにおける例外事項である。また、シナプス入力があったとしても活動電位を起こさないことや、逆に活動電位が起こりづらくなることもあるが、それについては後で詳しく述べる。

（正確にはカリウム平衡電位に向かって）急降下する。この電位下降を**再分極**（repolarization）とよぶ。膜電位が静止レベルに近づくにつれてK$^+$透過性は減少するが、静止電位に回復して以降もK$^+$の細胞外流出が持続することがあり、その場合は一過性の過分極、すなわち静止電位より低い電位となる**後過分極電位**（after-hyperpolarization potential）をもたらす（図2.8内の青線はK$^+$の透過性を示す）。

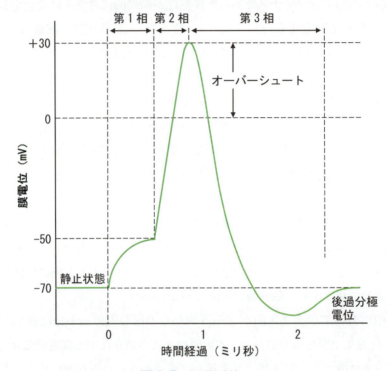

図2.7　活動電位

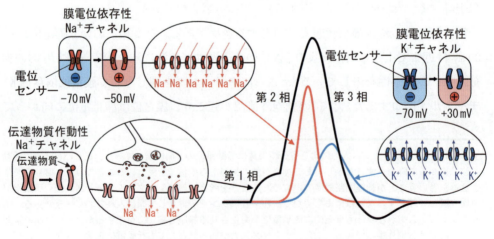

図2.8　活動電位発生におけるイオンチャネルの開閉

> **コラム "膜電位依存性" の意味**
>
> 　膜電位依存性 Na^+ チャネル／K^+ チャネルは細胞内領域に膜電位を感知するセンサー機構を備えており、膜の脱分極を検出してチャネルを開口する仕組みとなっている。先の通り膜電位依存性 Na^+ チャネルが開く電位の閾値は $-50\,mV$ 付近であり、K^+ チャネルはそれと同じか、わずかに正側の電位で開口する。すなわち活動電位の発生に際して膜電位依存性 Na^+ チャネル／K^+ チャネルはほぼ同時に開口するのだが、K^+ チャネルの方が開口のスピード（単位時間当たりに開口状態に移行するチャネルの数）が遅く、K^+ 透過性の増加が緩やかなため、前半では Na^+ 流入が優位となるので電位が上昇し、後半は K^+ 流出が優位となるため再分極が進む。2種類のイオンチャネルが絶妙なタイミングで開口・閉鎖する仕組みをもつことによって、持続時間わずか1ミリ秒という高解像度の信号生成が可能になっている。

2.2 閾膜電位と全か無かの法則

　シナプス入力により脱分極が $-50\,mV$ に達すると、膜電位依存性 Na^+ チャネルが開口して活動電位が発生する。つまり $-50\,mV$ という電位が活動電位の発生の閾値（境界値）となっている。この電位のことを**閾膜電位**（threshold potential）という。もしシナプス入力による脱分極が $-50\,mV$ に達しなかった場合はどうなるのか。答えは「活動電位は発生せず、静止電位に戻る」である。脱分極（シナプス入力）があったとしても、必ずしも活動電位が起こるわけではないことに注意してもらいたい。

　シナプス入力によって閾膜電位に達しさえすれば、細胞は常に同じサイズの活動電位を発生させる。つまり膜電位は必ず一定値までオーバーシュートする。これはシナプス入力による脱分極のスピード（シナプス入力の強さを反映している）に依存しない。すなわち活動電位は「出るか出ないか」という2択しか取り得ない現象であり、これを**全か無かの法則**（law of all or none）という（図2.9）。

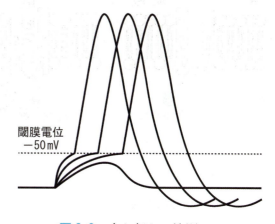

図2.9　全か無かの法則

2.3 相対不応期と絶対不応期

いったん活動電位を発生した直後は、シナプス入力があったとしても活動電位の発生が制限される期間がある。この期間のことを**不応期**（refractory period）という。不応期には**相対不応期**（relative refractory period）と**絶対不応期**（absolute refractory period）がある。

相対不応期は活動電位が発生しにくい期間である。活動電位終了後は膜電位依存性K^+チャネルの開口が持続しており、K^+の細胞外流出が続いている（その結果、後過分極電位を呈する）。そのためシナプス入力によるNa^+流入効果が打ち消され、脱分極が大きくならない。この場合、K^+流出の影響を打ち消すくらい大きなシナプス入力があれば、細胞は閾膜電位まで脱分極し、活動電位を発生させることができる。相対不応期は活動電位終了から数ミリ秒間続く。

絶対不応期は活動電位が発生できない期間である。活動電位の発生の項でも述べたとおり、膜電位がオーバーシュートした直後よりNa^+の膜透過性が急激に減少していく。これは膜電位依存性Na^+チャネルの閉鎖ではなく、Na^+チャネルのもつ**不活性化ゲート**（inactivation gate）によるイオン通路の遮断が原因である（図 2.10）。不活性化ゲートによるNa^+チャネルの遮断作用は活動電位終了後も一定期間持続し、この間は次の活動電位発生が完全に抑制される。伝達物質作動性Na^+チャネルは通常と同じ状態のため、シナプス入力による脱分極は起こすことができる。しかし閾膜電位に達しても、膜電位依存性Na^+チャネルは遮断されているため、活動電位が発生しないのである。

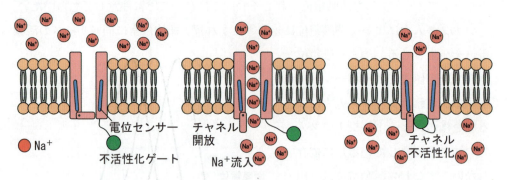

図 2.10　活動電位発生におけるイオンチャネルの開閉

> **コラム　不応期の意義**
>
> 相対不応期・絶対不応期ともに、その開始時点は活動電位の終了より前であることに注意してもらいたい。もし不応期という性質がなく、静止電位に戻る前に

2 回目の活動電位を発生してしまったら、前と後の 2 つの活動電位は融合してしまい、それぞれの見分けがつかなくなってしまう。もともと 2 つの信号だったものがくっついてひとつに見えてしまったら、情報は誤伝達されたことになる。2 種類の不応期によって連続する 2 つの信号は明確に区別され、神経情報伝達の時間分解能が保たれている。ちなみに最も不応期の短い細胞の不応期は 1 ミリ秒以下で、1 秒間に 1,000 回（1,000 Hz）の活動電位発生が可能である。

3 神経信号の伝わり

3.1 有髄神経と無髄神経

　神経の軸索を顕微鏡で観察すると、多くの軸索が海苔巻のような構造で包まれている。この構造を**髄鞘**（myelin sheath）という（図 2.11）。髄鞘はミエリンあるいはミエリン鞘とよばれることもある。髄鞘の正体はグリアという細胞の一種であり、軸索に何重にも取り巻いて絶縁体の役割を果たしている。中枢神経系における髄鞘はオリゴデンドログリア、末梢神経系ではシュワン細胞というグリア細胞が髄鞘を形成する。髄鞘は一定間隔ごとに途切れて軸索の細胞膜が露出している部分があり、発見者の名前をとって**ランビエ絞輪**（node of Ranvier）と名付けられている。このように髄鞘をもつ神経線維を**有髄神経**あるいは**有髄線維**という。一方で髄鞘をもたないものを**無髄神経**あるいは**無髄線維**という。我々を含む脊椎動物では有髄線維が多く、イカやタコのような無脊椎動物は無髄線維しかもたない。

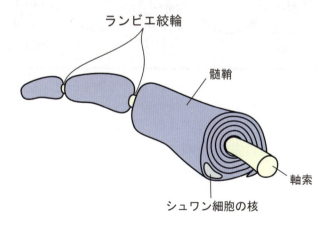

図 2.11　末梢神経における髄鞘の構造

3.2 興奮の伝導（活動電位の伝導）

活動電位の発生部位はニューロンの細胞体である（厳密には軸索の根元に近い部位）。細胞体で発生した活動電位は軸索を**伝導**（conduction）して軸索終末に至る。活動電位の伝導様式は無髄線維と有髄線維で若干異なる。まずは無髄線維における興奮伝導の仕組みについて述べる。

軸索を左から右に向かって活動電位が進行していると考えよう（図2.12）。いま活動電位が起きている部位ではNa^+の流入によってプラス電荷量が高まっている（＝電位が上昇している）。興奮部位より前方にある未興奮部位の膜の内側はマイナス電荷が張りついているので、興奮部位のプラス電荷はマイナス電荷に引きつけられて移動し、マイナス電荷を中和することで電位を上昇させる（＝脱分極を起こす）。未興奮部位の膜電位はやがて閾膜電位に達し、活動電位を発生する。このようにしてある部位の興奮が別の部位の脱分極を促し、そこが興奮してまた別の部位の脱分極・・・という連鎖現象が起こるため、あたかも活動電位が軸索を移動しているように見える。ちなみに活動電位の伝導方向は常に細胞体→軸索終末と決まっており、逆行することはない。これは一旦興奮した軸索膜は不応期に入る（2.3参照）ため、軸索終末側で発生している活動電位（過ぎ去った興奮）によって興奮できないからである。

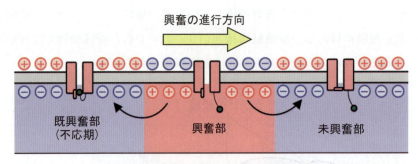

図2.12 無髄神経における興奮伝導

次に有髄線維における興奮伝導を考える（図2.13）。3.1のとおり髄鞘に覆われた部位では細胞内と細胞外は完全に絶縁されており、細胞膜はランビエ絞輪部でのみ細胞外液に接している。そのため膜電位依存性Na^+チャネルを通したNa^+の軸索内流入が可能なのはランビエ絞輪部のみとなり、活動電位の発生もこの部位に限られる。活動電位は途中の髄鞘部位を飛ばして次のランビエ絞輪に移動するように見えるため、この伝導様式を**跳躍伝導**（saltatory conduction）とよぶ。跳躍伝導のおかげで有髄線維における**神経伝導速度**（conduction velocity）は無髄線維のそれに比べて圧倒的に速い。

3 神経信号の伝わり

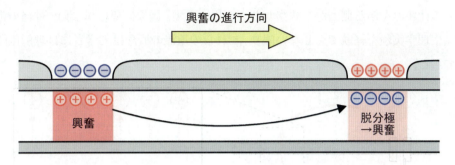

図 2.13　有髄神経における跳躍伝導

> **コラム　興奮伝導と局所電流**
>
> 　興奮伝導のメカニズムは軸索内外を流れる電流によって説明されるのが一般的である。この電流の要素は 4 つあって、①興奮部における電位依存性 Na^+ チャネルを通した電流、②軸索外において未興奮部から興奮部へ流れる電流、③軸索内で興奮部から未興奮部へ流れる電流、④未興奮部において膜の内側から外側へ流れる電流、である。この 4 つの電流は全体としてひとつの電流ループ（電気回路）を形成しており、これを興奮伝導における局所電流とよぶ（図 2.14）。
>
> 　電流とはすなわちプラス電荷の移動のことである。生体内では陽イオンがプラス電荷の運び屋となるため、陽イオンの移動がすなわち電流となる。そして電流は電位の高いところから低いところに向かって流れる性質がある。これらを踏まえて上記の 4 つの電流の正体を紐解いてみる。①の電流の正体はいうまでもなく Na^+ の移動である。そのためこの電流は内向きナトリウム電流とよばれる。この内向き電流はプラス電荷が軸索内へ吸い込まれているという見方もできる。その吸い込み口へのプラス電荷の供給路となっているのが②の電流である。③は興奮部－未興奮部間の電位差によって生じるプラス電荷の移動であり、本文ではそのように説明している。最後の④については若干ややこしい。③のプラス電荷の移動によって未興奮部の膜の内側のマイナス電荷が中和され、そのマイナス電荷に引きつけられていた膜の外側のプラス電荷が解き放たれる。プラス電荷が膜の内側へやってきて、そして膜の外側から離れていくので、全体的に見ると膜の内側から外側に電流（外向き電流）が流れているとみなせる。さて、多くの教科書では「外向き電流によって脱分極が起こり、やがて閾値に達する」と説明している。しかしながら未興奮部の脱分極において本質的なことは、先の電流③の正体である「興奮部から未興奮部へのプラス電荷の移動」と、それによる「未興奮部の膜の内側のマイナス電荷の中和＝電気的二重層の解消」である。外向き電流はそれ

39

らの仕組みをある側面から観察したものに過ぎず、因果関係にはない。神経の電気生理学実験を経験でもしない限り、これらの電流の概念は初学者には理解困難である。

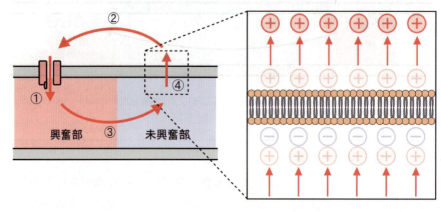

図 2.14　興奮伝導における局所電流

3.3 神経伝導速度

活動電位が軸索を伝導する速度を規定する要因のひとつは、上述した髄鞘の有無である。有髄線維における活動電位は跳躍伝導するため、無髄線維に比べて圧倒的に伝導速度が速い。もうひとつの重要な要因は軸索の太さである。軸索の断面積が大きい方が興奮部位から未興奮部位への Na^+ の移動がスムーズに行われ、脱分極の連鎖がより速くなるためである。イオンの移動を水の流れに例えるとわかりやすい。管の中を流れる単位時間当たりの水の量は、管が太い方がより多くなることが容易に想像できるだろう。

神経伝導速度をより速い方から順番に並べて、最も伝導速度が速いカテゴリーからA、B、Cと文字を割り当てたものを神経線維の**文字分類**という（**表2.2**）。伝導速度が速いカテゴリーほど軸索直径が大きいこともこの表からわかる。そしてこのカテゴリーは神経線維の機能に対応している。神経線維のうち感覚神経だけを抽出し、神経伝導速度順に並べてローマ数字でカテゴリー化したものを**数字分類**という（**表2.3**）。Ⅰaは「ワンエー」あるいは「いちエー」と読む。アルファベットのⅠ（アイ）ではないので注意してもらいたい。生理学の成書において各神経線維の機能を論ずるとき、文字分類あるいは数字分類のカテゴリー名称を用いることが多く、またどちらを用いるかは統一されていない。例えば、運動神経線維は「Aα線維」あるいは「α運動神経」と文字分類の名称でよばれることが多く、筋紡錘から伸びる感覚神経は文字分類のうえでは運動神経と同じAαであるが、「Ⅰa神経」のように数字分類

が用いられるのが一般的である。今後さまざまな場所で神経の分類名が登場すると思われるが、その名称が指し示す神経線維の種類を即座に思い浮かべられるように、2つの分類表には親しんでもらいたい。

表2.2 神経線維の文字分類

分類名	機能	直径（μm）	伝導速度（m/秒）	髄鞘
Aα	体性運動、固有感覚	12～20	70～120	有
Aβ	触圧覚	5～12	30～70	有
Aγ	錘内筋運動	3～6	15～30	有
Aδ	鋭い痛覚、冷覚	2～5	12～30	有
B	交感神経節前線維	<3	3～15	有
C	鈍い痛覚、交感神経節後線維	0.3～1.3	0.7～2.3	無

表2.3 神経線維の数字分類（感覚神経）

分類名	機能	文字式分類
Ⅰa	筋紡錘のらせん終末	Aα
Ⅰb	ゴルジ腱器官	Aα
Ⅱ	触圧覚	Aβ
Ⅲ	鋭い痛覚、冷覚	Aδ
Ⅳ	鈍い痛覚、温覚	C

コラム　神経軸索の再生

　軸索の途中を切断や傷害すると、それより下流（末梢）側は変性し消える。しかし、もしその傷害部位が細胞体から十分下流であれば細胞体が軸索を再び伸ばし、もとの通りにつながることがある。すなわち、神経軸索は再生が可能である。ただし、軸索の伸びる速度は1mm/日程度である。したがって、再びつながって機能が復活するまでに数カ月を要する。ところで、神経や筋肉は本来細胞分裂しないので細胞体自身が傷害されると再生することはなく死滅する。ただし、他の神経細胞から軸索が伸びてきて、末梢の運動や感覚が回復することもある。以上は末梢神経の場合であるが、中枢神経（脳や脊髄）の神経細胞では今のところ再生は不可能とされている。しかし、再生できない分、他の細胞が代償することがある。例えば、左脳で失われた言語中枢の機能を右脳が代償することがある。その際のリハビリテーションの意義は大きい。

4 神経の連絡と神経信号の伝達

4.1 シナプス伝達

　軸索の先端は他のニューロンや筋肉とシナプス接続するが、その接続部はシナプス間隙によって隔てられており、電気的現象である活動電位を直接伝えることはできない（1.2参照）。シナプスでの情報伝達は**神経伝達物質**（neurotransmitter）によって行われる。

　軸索終末の内部には、神経伝達物質を包んだ**シナプス小胞**（synaptic vesicle）が存在する。活動電位が軸索を伝導して終末に到着すると、シナプス小胞が細胞膜に口を開いて神経伝達物質を放出する。この過程を**開口放出**という（図2.15）。放出された神経伝達物質はシナプス間隙を拡散し、シナプス後膜の受容体、すなわち伝達物質作動性イオンチャネルに結合し、膜電位変化をもたらす。このようにして、シナプスでは電気信号→化学物質→電気信号と形態を変えつつ情報を伝達する。なお、シナプス間隙には神経伝達物質に対する分解酵素が存在する。神経伝達物質は受容体に結合して作用するとともに、この分解酵素で分解され作用を終了する。

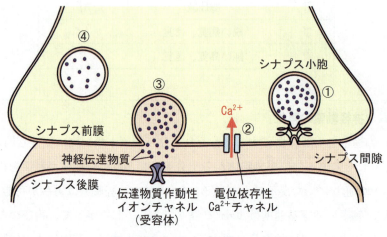

図2.15　開口放出のしくみ

コラム　Ca^{2+}シグナルと神経伝達

　活動電位が軸索終末に到達すると、終末部の細胞膜上に存在する膜電位依存性Ca^{2+}チャネルというイオンチャネルが開口する。細胞内のCa^{2+}は細胞外に比べて低濃度であるため、Ca^{2+}はチャネルを通って細胞内に流入する。静止状態においてシナプス小胞はシナプス前膜近傍に特殊なタンパク質を介してつなぎ止めら

れているが、活動電位の到達によって Ca^{2+} が流入し細胞内の Ca^{2+} 濃度が上昇すると、シナプス小胞膜はシナプス前膜と融合を果たし、開口放出に至る（シナプス小胞膜と細胞膜は同じ構造のため、両者は容易に融合する）。伝達物質を解き放った後に残った小胞膜は再び細胞内に取り込まれ、新たな神経伝達物質を充填して次の活動に備える。

4.2 興奮性シナプスと抑制性シナプス

これまでシナプス入力で生じる脱分極について詳しく述べてきた。しかし、シナプス作用には脱分極ではなく過分極（膜電位を下げる）をもたらすものもある。脱分極をもたらすシナプスを**興奮性シナプス**（excitatory synapse）とよぶ一方、過分極をもたらすものは**抑制性シナプス**（inhibitory synapse）とよばれる。過分極性の電位変化は膜電位を閾膜電位から遠ざけることになり、細胞が興奮しないように（興奮を抑えるように）働くため、抑制性という表現が使われる。興奮性シナプスの作用による脱分極現象を**興奮性シナプス後電位**（excitatory postsynaptic potential：EPSP）、抑制性シナプス作用による過分極現象を**抑制性シナプス後電位**（inhibitory postsynaptic potential：IPSP）とよぶ。

興奮性作用・抑制性作用を決める要因のひとつは、伝達物質作動性イオンチャネルの種類である。興奮性シナプスによって作動するイオンチャネルは、これまでにも再三登場してきた伝達物質作動性 Na^+ チャネルである。一方で抑制性シナプスによって作動するのは**伝達物質作動性 Cl^- チャネル**である。シナプス入力（＝神経伝達物質の作用）によって伝達物質作動性 Cl^- チャネルが開口すると、細胞外に豊富に存在する Cl^- が細胞内に流入し、膜電位の低下をもたらす（図2.16）。

シナプス作用の興奮・抑制を規定するもうひとつの因子は、神経伝達物質の種類である。ニューロンが神経伝達物質として用いる物質は、原則として1種類である。そのため、そのニューロンの信号伝達機能（シナプス接続先に対してどのような作用をもたらすか）は、保有・放出する神経伝達物質によって決まる。

神経伝達物質は興奮性に作用するもの（すなわち伝達物質作動性 Na^+ チャネルを開口させるもの）と抑制性に作用するもの（すなわち伝達物質作動性 Cl^- チャネルを開口させるもの）があり、それぞれ**興奮性伝達物質**（excitatory neurotransmitter）、**抑制性伝達物質**（inhibitory neurotransmitter）とよばれる。また、興奮性伝達物質をもつニューロン（すなわち相手に興奮をもたらすニューロン）は**興奮性ニューロン**（excitatory neuron）とよばれる。同じく抑制性伝達物質をもつニューロンは**抑制性ニューロン**（inhibitory neuron）に分けられる。

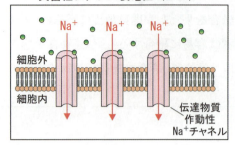
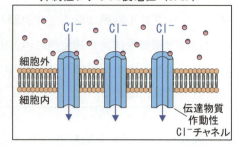
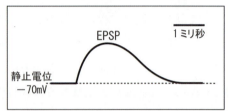
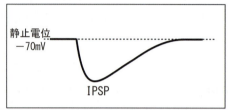

図 2.16 興奮性シナプス後電位と抑制性シナプス後電位

興奮性伝達物質の代表は**グルタミン酸**（glutamate）である。抑制性伝達物質では**γ-アミノ酪酸**（gamma-aminobutyric acid：GABA）、**グリシン**（glycine）などがある（図 2.17）。同種の神経伝達物質でも、作用相手やその受容体の性質によって興奮性に働く場合と抑制性に働く場合がある。例えば、ドーパミンはそれを受け止めるドーパミン受容体の型によって作用が反対になり、D1 受容体では興奮性、D2 受容体では抑制性の電位変化をもたらす（第 6 章 2.4 参照）。

ニューロンの機能的分類名として、そのニューロンがもつ神経伝達物質の種類を冠した〇〇作動性ニューロン（例：グルタミン酸作動性ニューロン）という言葉がある。前にも登場した「伝達物質作動性イオンチャネル」と同じ「作動性」という言葉がついているが、その意味は全く反対であることに注意が必要である。伝達物質作動性イオンチャネルが「伝達物質によって動き出すイオンチャネル」であるのに対し、グルタミン酸作動性ニューロンは「グルタミン酸を放出するニューロン」という意味である[*3]。

[*3]：伝達物質作動性イオンチャネルでは「作動性」という言葉が機能自体を示しているため、直感的に受け入れやすいと思われる。一方で〇〇作動性ニューロンについてはその意味と「作動性」という言葉が一致・対応しておらず、初学者にとっては大変わかりづらい。英語では伝達物質作動性は transmitter-gated、直訳では「伝達物質によって開閉される」という意味であり、まさに名は体を表している。一方で、グルタミン酸作動性ニューロンは glutamatergic neuron という。「-ergic」は神経伝達物質に関する事柄でしか用いられない特殊表現であり、「関与する」という曖昧な意味をもつ。この英語に対して「作動性」という和訳が充てられた経緯は不明だが、日英いずれにしても名と体が一致しているとはいいがたい。日本語の「作動性」については「グルタミン酸ニューロン」「GABA ニューロン」のように省略されることも多く、この言葉の必然性はそれほどないといえる。したがって、初学者が学習するうえでは、この言葉は無視してしまってもさして問題はない。

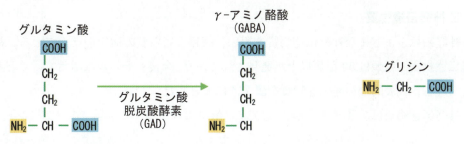

図 2.17　グルタミン酸、γ-アミノ酪酸、グリシン

> **コラム　IPSPとシナプス前抑制**
>
> 　シナプス接続様式において軸索-軸索型シナプスを紹介したが、このタイプは抑制性シナプスである。すなわち軸索終末部でCl^-チャネルを開口させ、IPSPをもたらす。この抑制形式を**シナプス前抑制**（presynaptic inhibition）という。上述の通り、シナプス前終末に興奮が到達して電位依存性Ca^{2+}チャネルが開口することが神経伝達物質放出の必要条件となる。シナプス前抑制による過分極はシナプス終末に到達した興奮を弱めるあるいは打ち消す作用をもたらすので、伝達物質の放出にストップをかけることになる。この抑制形式の意義は「特定のシナプスの信号伝達を弱める」ことである。シナプス前抑制の実例は脊髄内の運動実行の神経回路にみられる（図 2.18）。皮膚感覚神経は脊髄内で運動神経細胞に対する間接的な）シナプス接続をもっているが、脊髄内の抑制性ニューロンがこの接続をシナプス前抑制によって遮断している。運動実行の際に不要な感覚をシャットアウトする意義があると考えられている。
>
>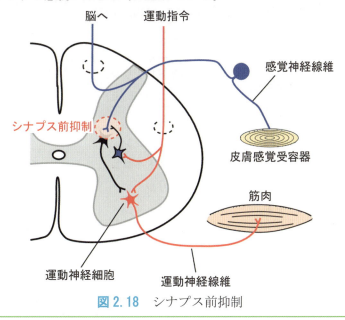
>
> 図 2.18　シナプス前抑制

4.3 神経伝達物質

　神経系はさまざまな神経伝達物質を用い、複雑多彩な脳の機能を支えている。神経伝達物質の種類は50種類以上が発見されており、今後もその数は増えていくと考えられる。代表的な神経伝達物質を**表2.4**にまとめた。

　神経伝達物質は、①アミノ酸、②アミノ酸に由来するアミン類（モノアミン）、③アミノ酸から構成されるペプチド、④アセチルコリン、のいずれかに分類される。グルタミン酸、グリシン、γ-アミノ酪酸（GABA）はアミノ酸系の神経伝達物質である（**図2.17**）。グルタミン酸とグリシンは生体のタンパク質の構成要素でもあり、神経細胞以外の体細胞にも共通して存在する、ごくありふれたアミノ酸である。一方でGABAは神経細胞に特有の物質であり、神経伝達物質としてのみ機能する。GABAはグルタミン酸を材料に合成され、その合成にはグルタミン酸脱炭酸酵素（glutamic acid decarboxylase：GAD）がかかわっている。つまり、GADはGABA作動性ニューロン特有の酵素ということである。

　モノアミンはドーパミン、ノルアドレナリン、アドレナリン、セロトニン、ヒスタミンといった神経伝達物質の総称である。モノアミンはひとつのアミノ基（–NH₂）が芳香環とつながる化学構造をもつ。モノアミン類のうちドーパミン、ノルアドレナリン、アドレナリンはアミノ酸のひとつであるチロシンに由来しており（チロシ

表2.4　神経伝達物質の種類

分　類	名　称
アミノ酸	グルタミン酸
	γ-アミノ酪酸（GABA）
	グリシン
モノアミン	カテコールアミン（アドレナリン、ノルアドレナリン、ドーパミン）
	セロトニン（5-HT）
	ヒスタミン
ペプチド	バソプレッシン
	コレシストキニン
	ガストリン
	エンケファリン
	βエンドルフィン
	ソマトスタチン
	サブスタチンP
アセチルコリン	

ン→L-ジヒドロキシフェニルアラニン→ドーパミン→ノルアドレナリン→アドレナリン)、カテコール基という化学構造を有するため、カテコールアミンとよばれる(図2.19)。大脳基底核における変性疾患の代表格であるパーキンソン病では、中脳黒質という場所のドーパミン作動性神経が消失することが原因である(第6章)。またドーパミン快楽感情や学習などの高次の脳機能にも重要なかかわりをもつ。ノルアドレナリンは交感神経節後ニューロンが用いる伝達物質であり、交感神経系の機能発現に不可欠である(第3章)。また脳内の広範囲にノルアドレナリン作動性ニューロンが存在している。アドレナリンは副腎髄質から血中に放出されるホルモンとしての存在感が大きい物質であるが(第15章)、中枢神経系でも脳幹を中心にアドレナリン作動性ニューロンが存在することが知られている。

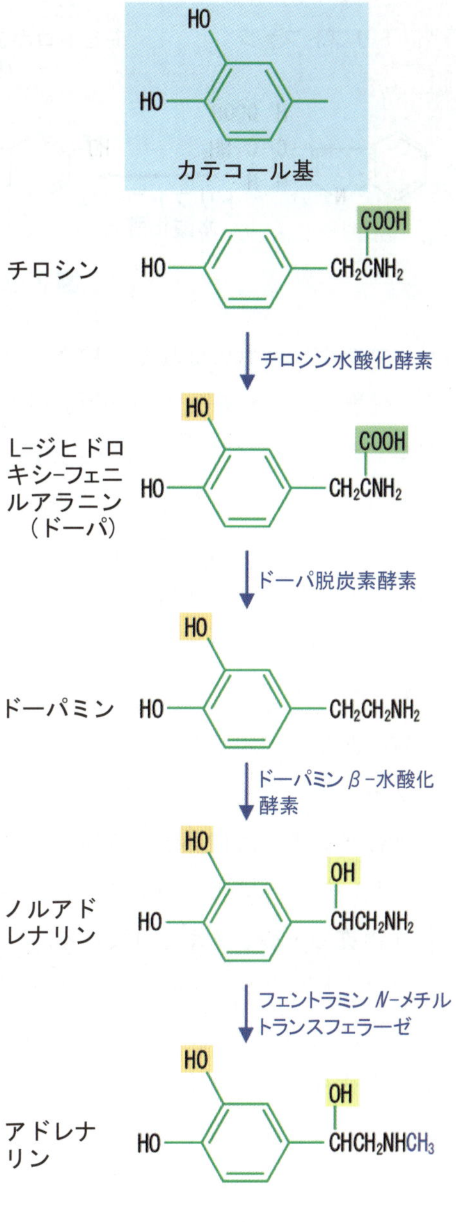

セロトニンはアミノ酸のトリプトファンから合成されるモノアミン系神経伝達物質である(図2.20)。セロトニンは正式には5-ヒドロキシトリプタミン(5-hydroxy-tryptamine)といい、5-HTと略されることがある。セロトニン作動性ニューロンは主として脳幹に多数存在し、脳内の広範囲に

図2.19 モノアミン類

対してセロトニンを送り出している。セロトニンは不安障害や気分障害(うつ病)といった精神疾患との関連が指摘されており、セロトニンによるシナプス効果を持続させる薬剤である選択的セロトニン再取り込み阻害薬(SSRI)は、精神科臨床でよく用いられている。

ペプチドはアミノ酸が連結したものであるため、神経伝達物質の4つの分類の中でその分子は最も大きい。神経伝達物質としてのペプチドは神経ペプチド(ニュー

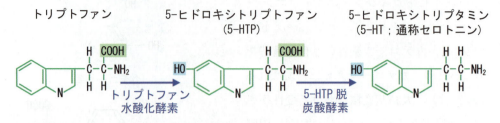

図 2.20　セロトニン

ロペプチド）ともよばれる。神経ペプチドの中にはバソプレッシンなどのホルモンとして既によく知られている物質がある。第 15 章の内分泌で詳しく学ぶが、下垂体後葉においてバソプレッシンを血中に放出している細胞は視床下部に存在し、その実態はニューロンであるため、神経内分泌系といわれる。近年、神経内分泌系のニューロンはその放出物質（ホルモン）を神経伝達物質としても用い、別のニューロンへの情報伝達にも利用していることがわかってきている。同じような例として、消化管運動を調節するホルモン（コレシストキニン、ガストリンなど）も神経伝達物質としての役割をもっていることがわかっている。また、麻酔や鎮痛に関係する物質であるオピオイド（β-エンドルフィン、エンケファリンなど）も神経ペプチドである。

　神経ペプチドは神経伝達物質としては比較的新しい概念ではあるが、近年、続々と新しい神経ペプチドが発見・同定されており、実態としては最も数・種類が多い伝達物質であると考えられている。

　アセチルコリン（ACh）は運動神経がもつ伝達物質であり、神経筋接合部において骨格筋に向かって放出され、筋収縮の引き金となる。それとは別に、アセチルコリンは自律神経系（交感神経・副交感神経節前ニューロン、副交感神経節後ニューロン）がもつ伝達物質でもある。また脳内ではアセチルコリンをもつニューロン（コリン作動性ニューロン）は多数存在し、脳のさまざまな機能に深く関与している（第 3 章、第 5 章参照）。

　アセチルコリンはニューロンの軸索終末において、アセチル CoA とコリンから合成される（図 2.21）。またコリン作動性ニューロンはアセチルコリンを分解する酵素であるアセチルコリンエステラーゼ（acetylcholinesterase：AChE）をアセチルコリンとともにシナプス間隙に放出する。シナプス終末から放出されたアセチルコリンは AChE によって酢酸とコリンに分解される。分解されたコリンはコリン輸送体によってシナプス終末内に運ばれ、アセチルコリンの合成に再利用される。

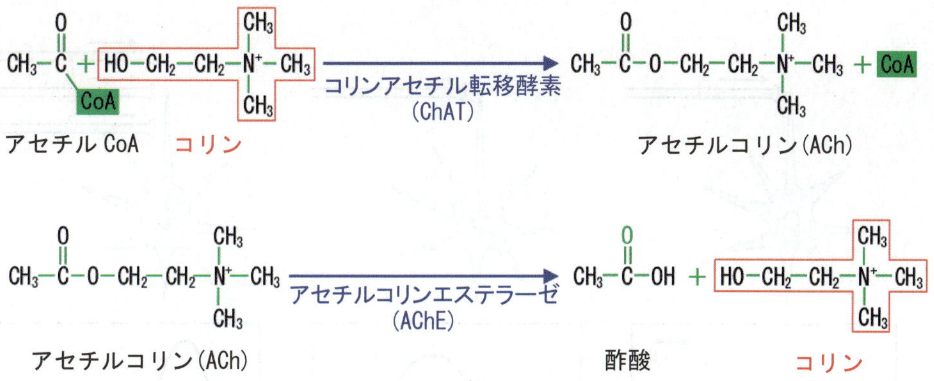

4　神経の連絡と神経信号の伝達

図 2.21　アセチルコリン

コラム　アセチルコリンと地下鉄サリン事件

　1995 年（平成 7 年）3 月 20 日午前 8 時頃、東京都内の帝都高速度交通営団（現東京メトロ）丸ノ内線、日比谷線各 2 編成、千代田線 1 編成、計 5 編成の地下鉄車内において、化学兵器として使用される神経ガス・サリンがオウム真理教信者により散布された。この行為により、乗客や駅員ら 14 人が死亡、負傷者数は約 6,300 人に上り、戦後最大最悪のテロ事件となった。サリンはアセチルコリンエステラーゼを阻害することで神経機能を障害する毒物である。アセチルコリンが分解されずシナプス作用（運動神経作用、副交感神経作用）の異常な増強・持続が起こるため、被害者には全身の筋痙攣や呼吸筋麻痺（呼吸停止）、瞳孔括約筋（副交感神経支配）の持続収縮による瞳孔系の縮小（縮瞳）といった症状が見られた。

4.4 シナプスの性質

　シナプス前ニューロン側の一発の活動電位とそれに続くシナプス作用のみでは、シナプス後ニューロン側に起こる EPSP の大きさが不十分で、閾膜電位に達しない場合がある。しかし、次々と活動電位が到着してシナプス入力が連続すると、EPSP が重積して大きくなり、興奮が引き起こされる。このような膜電位変化の積み重なりをシナプスの**時間的加重**（temporal summation）という。また 1 個のニューロンに対して通常複数のニューロンがシナプス接続しているが、それらのシナプス入力が同時に起こった場合、ひとつのシナプス入力に比べてより大きな EPSP を発生させる。これをシナプスの**空間的加重**（spatial summation）という（図 2.22）。中枢神経系では 1 対 1 のシナプスのみで信号伝達が決定されることはまれであり、空間的加重による信号伝達の調節は神経回路の機能的多様性を担っている。2 つのシナプス加重は興奮性に限ったものではなく、抑制性伝達（IPSP）にも同様のことが起こり得る。

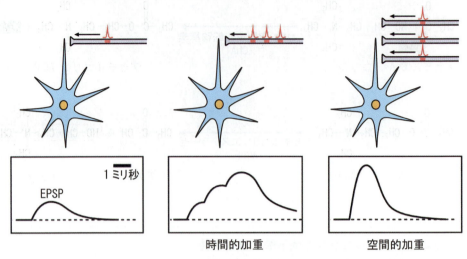

図 2.22　シナプス入力の時間的加重と空間的加重

> **コラム　シナプスの易疲労性**
>
> 　カエルの坐骨神経を腓腹筋につながったまま取り出した神経筋標本において、その坐骨神経に対して繰り返し電気刺激を行ってみる。刺激開始当初は腓腹筋に大きな収縮が見られるが、時間経過とともに収縮はどんどん小さくなり、やがて収縮しなくなる。まるで筋肉が疲労して動かなくなったように見える。しかし、腓腹筋自体を直接電気刺激してみると、最初と同じように大きな収縮を見せる。すなわち、筋肉は疲労してはいない。しかし、この標本の神経筋のつなぎ目（神経筋接合部）を電子顕微鏡で観察してみると、シナプス小胞が大幅に減少していることが見出せる。すなわち、繰り返しの興奮によって神経伝達物質が枯渇してしまい、腓腹筋への信号伝達ができなくなっていたのである。過度の運動によるいわゆる「疲労」には、神経筋シナプスにおける信号伝達不全が無関係ではないと考えられる。労働に伴う精神的疲労（中枢性疲労）においても、脳内のシナプスにおける機能不全が関与していることも示唆される。

4.5　シナプス接続と神経回路

　通常 1 個のニューロンの軸索は分岐して複数の神経に同時に情報を伝える。このような接続様式を**発散**（divergence）という。また、シナプス入力を受ける 1 個のニューロンから見ると、多くの場合複数のニューロンの軸索が接続している。このような神経回路の様式を**収束あるいは収斂**（convergence）という。このようにして、ニューロン同士は互いに複雑な接続をして神経回路網を形成している（図 2.23）。

別のニューロンを介して自分自身に情報を戻す回路もあり、このような神経回路を**反回**（recurrent）という。具体的には、下肢の筋を支配する運動ニューロンにおいて軸索の分枝が脊髄内でひるがえり、抑制性ニューロン（図中のグレーの神経）を介してもとの運動ニューロンにシナプスする例がある。この抑制性ニューロンは発見者の名前を取って**レンショウ細胞**（Renshaw cell）、この回路様式を**レンショウ抑制**（Renshaw inhibition）とよぶ。

別のニューロンを介して自分以外の周囲のニューロンを抑制する回路形式を**側方抑制**（lateral inhibition）とよぶ。視覚系を初めとする感覚系神経回路によく見られ、感覚信号の流れる道を狭めて興奮する場所と興奮しない場所のコントラストを高める（図2.24）。

神経の興奮は興奮性シナプスだけで生じるわけではない。抑制性シナプスを介し

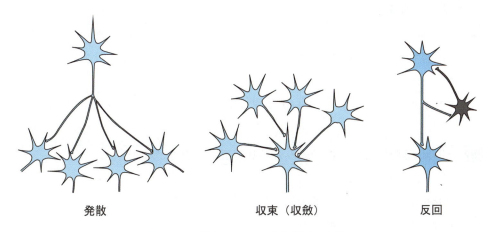

図 2.23　神経回路の基本様式（1）

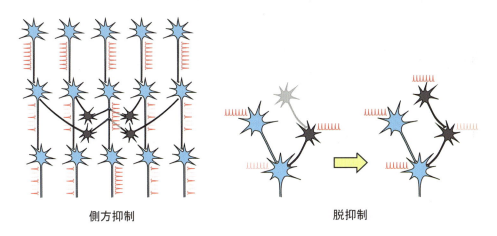

図 2.24　神経回路の基本様式（2）

第2章　神経系の基本的機能

て興奮を引き起こすこともできる。あるニューロンAにシナプスしている抑制性ニューロンBが別の抑制性ニューロンCによって抑制を受ければ、Aに対するBの抑制が解除され、Aは興奮できるようになる。このようなメカニズムを**脱抑制**（dis-inhibition）という。我々の神経系の中で脱抑制が用いられているケースは珍しくなく、例えば大脳基底核の緻密な神経回路（第6章2.4参照）はその最たるものである。

問　題

A．多肢選択問題

1　骨格筋の細胞膜には（　　）に対する受容体がある。自己抗体がこの受容体の働きを阻害すると骨格筋は収縮できなくなる。（　　）に入る神経伝達物質として正しいのはどれか。

a．アセチルコリン　　b．アドレナリン　　c．ドーパミン　　d．ノルアドレナリン

2　神経伝達物質と効果器の組み合わせで正しいのはどれか。

a．γ-アミノ酪酸（GABA）— 気　管

b．アセチルコリン— 瞳孔括約筋

c．アドレナリン — 血　管

d．セロトニン — 心　筋

e．ドーパミン — 汗　腺

3　神経伝達物質はどれか。

a．アルブミン　　b．フィブリン　　c．アセチルコリン　　d．エリスロポエチン

4　運動神経の神経伝達物質はどれか。

a．ドーパミン

b．ヒスタミン

c．セロトニン

d．アドレナリン

e．アセチルコリン

問　題

5　神経伝達物質でカテコールアミンはどれか。

a.　ドーパミン　b.　セロトニン　c.　γ-アミノ酪酸（GABA）　d.　アセチルコリン

6　活動電位について正しいのはどれか。

a.　脱分極が閾値以上に達すると発生する。

b.　細胞内が一過性に負（マイナス）の逆転電位となる。

c.　脱分極期には細胞膜のカリウム透過性が高くなる。

d.　有髄神経ではプルキンエ細胞間隙を跳躍伝導する。

7　正しいのはどれか。

a.　神経細胞内は細胞外に比べて Na^+ が多い。

b.　イオンチャネルのイオン移動は能動的に行われる。

c.　Na^+-K^+ ポンプは Na^+ を細胞内に取り込み、K^+ を細胞外に排出する。

d.　Na^+-K^+ ポンプは ATP によって駆動される。

8　正しいのはどれか。

a.　活動電位は発生から終了までが 1 秒程度の現象である。

b.　膜電位が上昇して細胞内外の電位差が減少することを過分極という。

c.　活動電位において膜電位が正に逆転することを脱分極という。

d.　活動電位の後半で膜電位が下降してもとの状態に戻る過程を再分極という。

9　正しいのはどれか。

a.　神経伝達物質による脱分極は伝達物質作動性 K^+ チャネルの開口による。

b.　脱分極が -50 mV 付近に達すると膜電位依存性 Na^+ チャネルが開く。

c.　再分極は K^+ の細胞内への流入による。

d.　後過分極電位は膜電位依存性 Na^+ チャネルの開口の持続による。

10　1 本の神経線維を電気刺激した場合の興奮伝導の説明で正しいのはどれか。

a.　興奮は一方向に伝わる。

b.　興奮は減衰せずに伝わる。

c.　興奮は細い線維ほど速く伝わる。

d.　興奮は並走する別の線維に伝わる。

解答

(1) a (2) b (3) c (4) e (5) a (6) a (7) d (8) d (9) b (10) b

B. 記述式問題

(1) 静止電位と活動電位発生の機序を説明せよ。

(2) シナプスでの興奮の伝達の機序を説明せよ。

(3) 神経線維の分類と機能について説明せよ。

(4) 主な神経伝達物質とその機能について説明せよ。

神経系の機能

第3章

1 概要

神経系は、**中枢神経系**（central nervous system）と**末梢神経系**（peripheral nervous system）に大きく分けることができる。中枢神経系は脳と脊髄から構成され、末梢神経系は脳または脊髄から発して全身に分布する。末梢神経系には、運動や感覚のように意識することができる機能を担う**体性神経系**（somatic nervous system）と、循環の調節や消化の調節など意志とは無関係に働く**自律神経系**（autonomic nervous system）がある。末梢神経系は、情報を伝える方向で分類することもできる。受容器から中枢神経系へ情報を伝える神経を**求心性神経**（afferent nerve）、中枢神経系から効果器へ情報を伝える神経を**遠心性神経**（efferent nerve）という。体性神経系の求心性神経は感覚の情報を中枢へ伝えるので**感覚神経**（sensory nerve）とよばれ、体性神経系の遠心性神経は、骨格筋を制御して運動を起こすので**運動神経**（motor nerve）とよばれる（図 3.1）。

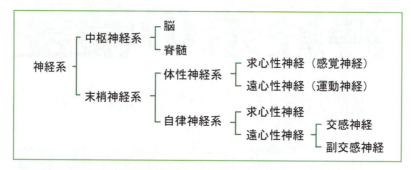

図 3.1　神経系の機能的分類

神経系は、神経細胞（ニューロン）とグリア細胞から成り立っており、基本的な情報処理はニューロンが行っている。個々のニューロンは活動電位を発生させて神経伝達物質を放出しているだけのようであるが、多数のニューロンが緻密なネットワークをつくることによって、感じたり、学んだり、記憶したりすることができる。一方、ヒトの脳にはニューロンの約 10 倍のグリア細胞（神経膠細胞）が存在する。

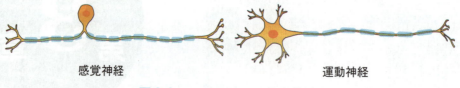

図 3.2　ニューロンの基本構造

第 2 章で述べたようにグリア細胞の一種であるオリゴデンドログリア（希突起膠細胞）は、中枢神経系で髄鞘を形成し、軸索を電気的に絶縁して神経の伝導速度を速めている。脳内には、その他にミクログリア（小膠細胞）やアストログリア（星状膠細胞）が存在する。ミクログリアは脳内の免疫機構を担当し、脳内で最大数を占めるアストログリアはニューロンに栄養を与えてニューロンを保護することでニューロンの働きを助けていると考えられてきた。しかし、最近の研究から、これらのグリア細胞はニューロンが置かれた状況をモニターしながらグリア同士で情報をやりとりしたり、ニューロンのシナプス形成を制御したりするなど、積極的に脳機能に影響を与えていることが明らかとなっている。

2 末梢神経系

末梢神経系は、機能的には体性神経系と自律神経系に分けられるが、形態的には脳から出る脳神経（cranial nerve）と脊髄から出る脊髄神経（spinal nerve）に分けられる。

2.1 脳神経（表 3.1）

脳神経は脳に出入りする 12 対の末梢神経で、前から順に I～XII の番号がつけられている。第 I 脳神経（嗅神経）は嗅球に入力し、第 II 脳神経（視神経）は視索の延長上にあるが、その他の 10 対の脳神経は脳幹から出る（図 3.3）。すべての脳神経は頭蓋底の開口部や孔を通って頭蓋の外に出る。

(1) 嗅神経（第 I 脳神経、olfactory nerve）

嗅覚を担う。嗅神経は、嗅上皮から嗅球までの無髄神経で、12 対の脳神経の中で最も短い脳神経である。嗅細胞の軸索が嗅神経を構成する。

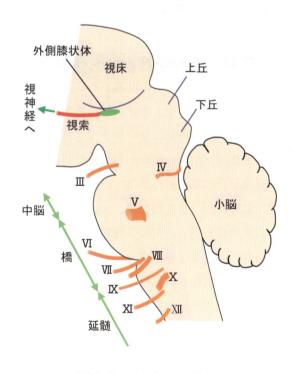

図 3.3　脳神経の起始部

第3章　神経系の機能

表3.1　脳神経の分類

	神経線維の機能		
	体性遠心性繊維	体性・内臓求心性線維	副交感神経
Ⅰ　嗅　神　経	—	嗅覚	—
Ⅱ　視　神　経	—	視覚	—
Ⅲ　動眼神経	眼球運動	—	瞳孔の縮小
Ⅳ　滑車神経	眼球運動	—	—
Ⅴ　三叉神経	咀嚼運動	顔面・口腔の感覚	—
Ⅵ　外転神経	眼球運動	—	—
Ⅶ　顔面神経	表情筋の収縮	味覚（舌前 2/3）	唾液分泌（舌下腺、顎下腺）、涙腺、鼻腺からの分泌
Ⅷ　内耳神経	—	聴覚・平衡感覚	—
Ⅸ　舌咽神経	咽頭筋の収縮	頸動脈洞・頸動脈小体の感覚、中耳の感覚、舌・咽頭の感覚、味覚（舌後 1/3）	唾液分泌（耳下腺）
Ⅹ　迷走神経	嚥下運動、声帯の運動	胸部・腹部内臓の感覚、味覚（喉頭蓋）	胸部・腹部臓器の運動消化液の分泌
Ⅺ　副　神　経	頸部と背部の運動	—	—
Ⅻ　舌下神経	舌の運動	—	—

(2) 視神経（第Ⅱ脳神経、optic nerve）

　視覚の伝導路としての役割がある。網膜の神経節細胞の軸索が視神経を構成する。眼球内で髄鞘はなく、眼球から出ると有髄線維となる。視神経は末梢神経に分類されているが、視神経に髄鞘を形成するのはシュワン細胞ではなくオリゴデンドログリアである。左右の眼球からの視神経は視交叉で半分ずつ交叉し、交叉線維と非交叉線維が合して左右の視索となり外側膝状体に達する。

(3) 動眼神経（第Ⅲ脳神経、oculomotor nerve））

　眼球運動を担う。主に4種類の外眼筋（眼球の向きを変える筋肉）を支配する運動線維から構成され、瞳孔括約筋および毛様体筋を支配する副交感神経も含んでいる。瞳孔括約筋の収縮は縮瞳を起こすので、強い光が瞳孔に入ると反射的に瞳孔が縮瞳する対光反射に動眼神経が関与する（図 3.11）。対光反射は、光をあてた眼球（直接対光反射）だけでなく反対側の眼球でも起こる（間接対光反射）。動眼神経または中脳・橋の障害により対光反射は消失する。

(4) 滑車神経（第Ⅳ脳神経、trochlear nerve）

眼球運動を制御する上斜筋を支配する運動神経で、中脳に神経核（ニューロンの細胞体が集まっている部位）がある。脳幹の背側から出る唯一の脳神経である。眼を外下方に転じる。

(5) 三叉神経（第Ⅴ脳神経、trigeminal nerve）

12対の脳神経の中で最大の脳神経で、橋の外側面から出る。求心性線維と遠心性線維を含む。求心性神経の細胞体は三叉神経節にあり、ここから3本の枝（眼神経、上顎神経、下顎神経）が出て顔面領域の感覚を司る。遠心性線維（運動神経）は、下顎神経に合流して咀嚼筋を制御する。

(6) 外転神経（第Ⅵ脳神経、abducens nerve）

外側直筋を支配する運動神経である。橋の外転神経核から生じ、橋と延髄の境目で脳幹を出る。眼球の外転運動を制御する。

(7) 顔面神経（第Ⅶ脳神経、facial nerve）

顔面の表情筋を支配する運動神経、舌の前2/3の味覚を伝える求心性線維を含む。唾液腺（顎下腺、舌下腺）や涙腺を支配する副交感神経も含んでいる。

(8) 内耳神経（第Ⅷ脳神経、vestibulocochlear nerve）

平衡感覚を司る前庭神経と聴覚を伝える蝸牛神経の2つの求心性神経から構成される。

(9) 舌咽神経（第Ⅸ脳神経、glossopharyngeal nerve）

延髄より出て舌と咽頭に分布する神経である。咽頭の筋を支配する運動神経、咽頭の感覚を伝える感覚神経、舌の後ろ1/3の味覚を伝える求心性線維、唾液腺（耳下腺）を支配する副交感神経を含む。

(10) 迷走神経（第Ⅹ脳神経、vagus nerve）

延髄より出る神経線維で、腹部内臓の運動を司る副交感神経、嚥下運動にかかわる咽頭・喉頭の筋を支配する運動神経、内臓の感覚を伝える内臓求心性線維から構成される。喉頭蓋からの味覚情報も迷走神経が担う。迷走神経は、右は鎖骨下動脈、左は大動脈弓の前面を越える際に、**反回神経**（nervus laryngeus recurrens）を分枝する。反回神経は、声門より下の咽頭粘膜に分布して粘液分泌を制御するとともに、発声に関与する筋を支配して発声を司る。

(11) 副神経（第Ⅺ脳神経、accessory nerve）

咽頭の筋、胸鎖乳突筋（頸部の筋）、僧帽筋（肩・首から背部の筋）を支配する運動神経で構成される。

(12) 舌下神経（第XII脳神経、hypoglossal nerve）

舌筋を支配し、舌の運動を制御する。

2.2 脊髄神経

脊髄神経は 31 対あり（図 3.4）、左右の椎間孔から1本ずつ出ている。脊柱の分節に対応して 8 対の頸神経（C_1～C_8）、12 対の胸神経（T_1～T_{12}）、5 対の腰神経（L_1～L_5）、5 対の仙骨神経（S_1～S_5）、1 対の尾骨神経（Co）がある。1 本の脊髄神経は、①骨格筋へ向かう遠心性線維（運動神経）、②内臓へ向かう遠心性線維（自律神経節前線維）、③皮膚や筋からの体性求心性線維（感覚神経）、④内臓からの求心性線維（内臓感覚神経）、から構成される。

脊髄から出る遠心性の線維は**前根**（ventral root）を通り、脊髄に入る求心性線維は**後根**（dorsal root）を通る（図 3.5）。前根と後根は合流して 1 本の脊髄神経となり脊柱を出て、すぐに前枝と後枝に分かれる。前枝は後枝より太く胸腹壁や四肢を支配する。後枝は背側の皮膚と背面の筋を支配する。脊髄神経の分布は規則的で、特に皮膚からの感覚神経は規則的な分節が見られる。脊髄の各分節に入る体性求心性線維（感覚神経）と皮膚の支配領域との対応関係を**皮膚分節**（dermatome）という（図 3.6）。

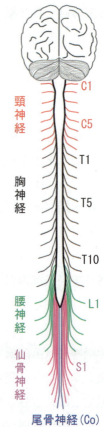

図 3.4　脊髄神経

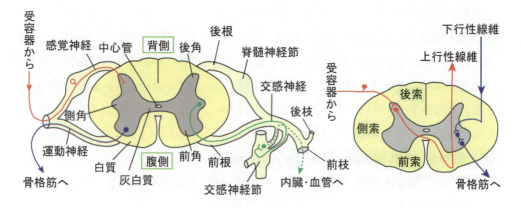

図 3.5　脊髄

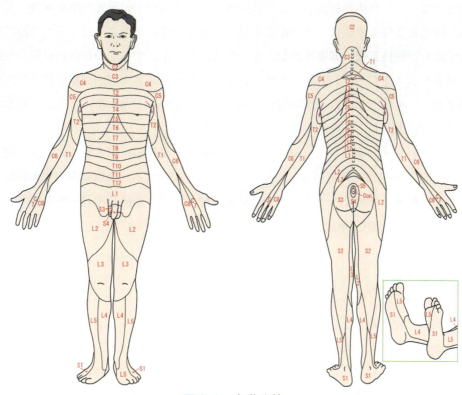

図 3.6　皮膚分節

3 自律神経系

　自律神経系は自律機能にかかわる神経系で、内臓、血管平滑筋、心筋、腺などを制御し、循環、消化、体温調節など基本的な生命維持機能を調節している（図 3.7）。自律神経系の働きは通常は無意識的であり、体性神経系の場合とは異なり随意的な制御は受けない（**不随意性**、**自律性**）。自律神経系には、**交感神経系**（sympathetic nervous system）と**副交感神経系**（parasympathetic nervous system）の 2 系統があり、交感神経系は身体の活動に働き、副交感神経系は身体の休息に働く。多くの内臓器官は両方の神経に支配されており（**二重支配**）、交感神経系と副交感神経系の作用は拮抗的で（**拮抗支配**）、ある器官に対して一方が促進的に作用すれば他方は抑制的に働く。二重支配を受けず、交感神経系のみの支配を受けるのは、瞳孔散大筋、副腎髄質、立毛筋、汗腺、多くの血管がある。瞳孔括約筋は副交感神経のみの支配を受ける。また、唾液腺を支配する交感神経は粘液性の唾液分泌を促進し、副交感神経は漿液性の唾液分泌を促進する。

　骨格筋を制御している体性運動神経は脳からの指令を受けない限り活動電位を発

第3章　神経系の機能

生させないが、自律神経系の遠心性線維は絶えずある一定の興奮状態を維持しており、常にある程度の頻度で活動電位を発生させている。このような自発性の持続的な活動を**持続性支配（緊張性支配、トーヌス）**とよぶ。すべての自律神経遠心性線維がトーヌスをもっているわけではないが、交感神経系および副交感神経系の両神経系でトーヌスは見られ、活動電位の頻度を増減させることによって支配する器官に対して促進的および抑制的な両方向の制御を可能にしている。

　体性神経系とは異なり、自律神経系は中枢を出て効果器に至るまでに自律神経節（autonomic ganglion）を形成して、ニューロンを交代する。中枢から出て神経節までを**節前線維**、神経節から臓器までを**節後線維**とよぶ。節前線維は有髄線維であるが、節後線維は無髄線維である。

3.1　交感神経系

　交感神経系は、脊柱の左右両側に神経節を形成し、上下の神経節は数珠のようにつながって神経幹を形成している（図3.7）。交感神経系の節前線維は前根を通り、一旦脊髄神経に含まれるが、脊柱管を出たところで脊髄神経と分かれ、白交通枝となって交感神経幹に入る。交感神経幹に入った交感神経節前線維は、①神経節でニューロンを変えて直ちに臓器に分布するもの、②神経節でニューロンを変えた後に灰白交通枝を通って再び脊髄神経に合流するもの（図3.5）、③交感神経節でニューロンを変えずに傍交感神経節で節後ニューロンに情報を伝えるものがある。神経節では、1本の節前線維が多数の節後線維へ連絡するため情報の発散が起こる。交感神経系は、神経節が脊髄の近くに存在し、節後線維も数が多く広い範囲に分布するため発散の効果が大きい。さらに、例外的に交感神経節前神経が直接支配する副腎髄質は、交感神経系の伝達物質を血中に分泌してその作用を全身に及ぼす。

　交感神経系の機能的な特徴は、血圧の上昇、組織への血流増加、血糖値上昇など、全身性に作用して身体がエネルギーを消費する方向に働くということである。このため、"闘争・逃走の神経"とも例えられ、ストレスに対応する神経系である。興奮したり緊張したりすると心拍数が増加するのは、交感神経系の働きのためである。

3.2　副交感神経系

　副交感神経系の節前線維は脳幹または仙髄から起始する（図3.7）。頭部を支配する副交感神経系の神経節は、脳神経の走行中に形成された小さな膨らみとして存在する。胸部・腹部を支配する副交感神経系は、標的臓器のすぐ近くで神経節を形成するのと、臓器内（壁内神経節）で神経節を形成するものがある。このため、副交

3　自律神経系

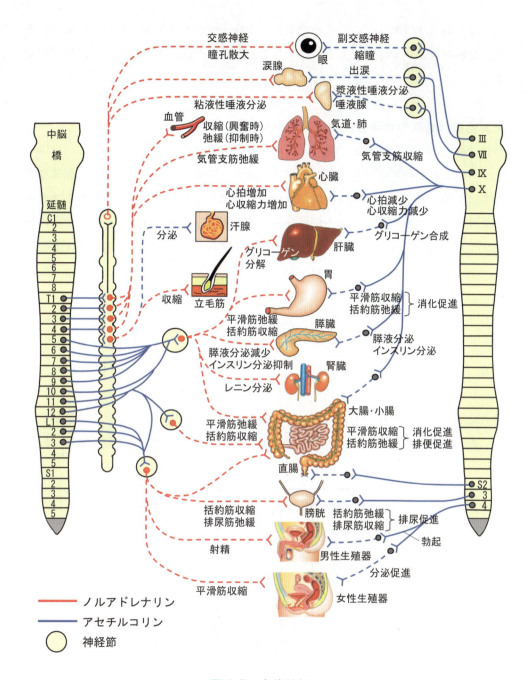

図 3.7　自律神経系

感神経系の節後線維は、交感神経系の節後線維より短い。副交感神経系も、1本の節前線維は多数の節後ニューロンとシナプスを形成して情報が発散されるが、神経節が標的臓器のすぐ近くにあるため発散の影響は臓器内に留まる。副交感神経系の機能的な特徴は、消化吸収の活動は高まり、血圧は低下するなど、身体がエネルギ

ーを蓄えるように働くということであり、安静・休息状態で働く神経といえる。また、交感神経系が全身性であるのに対して、副交感神経系の作用は一般に局所的である。

3.3 自律神経系の化学伝達物質とその受容体

　自律神経系の節前線維と節後ニューロンの間、節後線維と効果器の間には化学シナプスがあり、神経伝達物質がシナプスにおける情報伝達を担う。また、副腎髄質からは交感神経系の化学伝達物質が血液中に分泌される。中枢から起始する運動神経と同様に、中枢から起始する交感神経節前線維と副交感神経節前線維は、その神経終末部からアセチルコリンを放出する。副交感神経節後線維の神経終末部からもアセチルコリンが放出される（図3.8）。アセチルコリンを放出する神経は**コリン作動性神経**（cholinergic nerve）とよばれる。交感神経節後線維終末部からはノルアドレナリンが放出されるが、汗腺を制御する交感神経節後線維は例外的にアセチルコリンを放出する。ノルアドレナリンを放出する神経は、**ノルアドレナリン作動性神経**（noradrenergic nerve）とよばれる。副腎髄質からは主に**アドレナリン**（adrenaline）が放出されるが、ノルアドレナリンや微量ではあるがドーパミンも放出されることが知られている。なお、アメリカではアドレナリンのことをエピネフリン、ノルアドレナリンのことをノルエピネフリンとよぶが、どちらも同じ物質である。

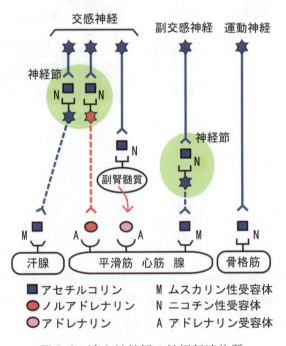

図3.8 遠心性神経の神経伝達物質

(1) アセチルコリン受容体

アセチルコリン受容体には、**ニコチン性受容体**と**ムスカリン性受容体**の2種類がある。ニコチン性受容体は、自律神経節後ニューロンと副腎髄質に存在している。ムスカリン性受容体は、自律神経支配の効果器に存在している。ムスカリン性受容体にはM_1～M_5型の5種類の亜型が知られており、それぞれ作用が異なる。

ニコチン性受容体は、それ自身が陽イオンを通すチャネルを内蔵しており、アセチルコリンが結合するとチャネルを開いてEPSPを発生させる。一方、ムスカリン性受容体は細胞内の**GTP結合タンパク質（Gタンパク質）**と共役しており、アセチルコリンによって活性化されると、細胞内の情報伝達系を介して効果を発現する（図3.9）。このムスカリン性受容体のように、細胞内の情報伝達系を介してその機能を発揮する受容体は代謝型受容体ともよばれる。

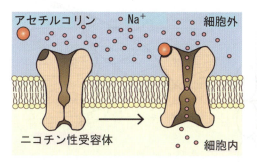 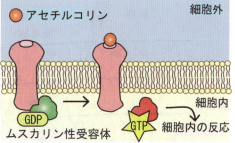

図3.9　アセチルコリン受容体

(2) アドレナリン受容体

アドレナリン、ノルアドレナリンが結合する**アドレナリン受容体**（表3.2）は、α_1、α_2、β_1、β_2、β_3の亜型が知られている。これらの受容体にはイオンチャネルを内蔵したものはなく、すべて代謝型でGタンパク質共役型の受容体である。心臓では主にβ受容

表3.2　アドレナリン受容体

受容体	存在部位	作用
α_1	平滑筋、括約筋	収縮
α_2	神経終末部	神経伝達物質放出抑制
β_1	心筋 腎臓	収縮力増強、心拍数増加 レニン分泌促進
β_2	気管支平滑筋 肝臓	弛緩（気管支拡張） グリコーゲン分解促進
β_3	脂肪細胞	脂質分解促進

体、瞳孔散大筋ではα受容体というように受容体の分布は臓器によって異なっている。また、アドレナリンはα受容体とβ受容体どちらにも強く作用するが、ノルアドレナリンのβ_2受容体に対する作用は劣っていることから、交感神経系の臓器に対する反応は発現する受容体に依存して複雑になる。

3.4 自律神経節後線維の神経終末部

骨格筋を支配する運動神経の軸索は、末端部に近づくと髄鞘を失って多数に分枝し、神経終末部を形成して運動終板のくぼみにはまり込んでいる。このような骨格筋でみられる神経筋接合部は平滑筋には存在せず、平滑筋を支配する自律神経線維は枝分かれして筋線維の表面に散在し、多数のふくらみ（膨隆部、varicosity）をもっている（図3.10）。それぞれの膨隆部には神経伝達物質を含んだ小胞があり、神経が興奮すると膨隆部の膜に小胞が融合して神経伝達物質が放出される。神経伝達物質は各々の膨隆部から放出されるので、1個のニューロンが多数の平滑筋細胞を支配できる構造になっている。

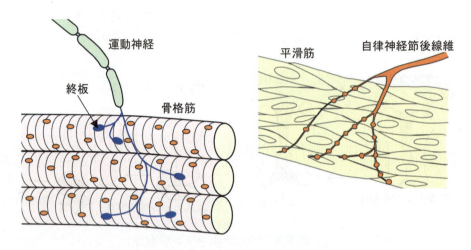

図3.10 運動神経と自律神経節後線維の神経終末部

3.5 自律神経系による内臓支配

骨格筋は運動神経の活動に応じて収縮するが、自律神経系の支配下にある心臓は神経からの刺激がなくても収縮・弛緩を繰り返す。心臓の自発的な活動は、心臓を構成する心筋自体に自動能があるためである。腸管も、臓器外からの神経（外来神経）である交感神経系や副交感神経系の活動がなくても自発的な運動が見られ、これにはカハールの介在細胞（interstitial cells of Cajal）が関与していると考えられている。カハールの介在細胞で自発的に発生した活動電位が隣接する平滑筋細胞へと伝えられ、消化管の自発運動が生じる。また、腸管壁にはアウエルバッハ神経叢とマイスネル神経叢とよばれる独自の内在神経系があり、これらの神経系も腸管の自発的な活動に関与するのではないかと考えられている。自律神経系は、このような自発的に発生する臓器の機能をその時々の環境変化に応じて調節し、生体恒常性を維持する役割を担っている。

3.6 内臓求心性線維

　自律神経系には内臓からの求心性線維が含まれている。これらは、内臓求心性線維（内臓感覚神経）とよばれており、交感神経や副交感神経と並行して上行し、脊髄と脳幹に投射する。例えば、迷走神経束はその約70％以上は求心性線維であり、内臓感覚神経として機能していることが知られている。このような求心性神経によって各臓器の状態がモニターされ、自律神経反射により、生体恒常性が維持されている。内臓の受容器は、血管壁や胸腔、腹腔、骨盤腔の器官内にあり、物理的情報や化学的情報を伝えている。これらの求心性情報の大部分は、感覚としては意識にのぼらない。

3.7 自律機能の反射性調節

　自律機能のほとんどが、脳幹や脊髄を介して反射性に調節される。自律神経系の関与する反射には3種類あり、いずれも受容器—求心性線維—中枢—遠心性線維—効果器で構成される反射弓をもっている。内臓求心性線維を求心路とし自律神経系を遠心路とする内臓—内臓反射、体性求心性線維を求心路とし自律神経系を遠心路とする体性—内臓反射、内臓求心性線維を求心路として体性運動神経を遠心路とする内臓—体性反射がある。自律機能は、これら3つの反射のうち2つまたは3つすべてが干渉しあったり、統合されたりすることによって調節される。

(1) 内臓—内臓反射

　循環調節をはじめとする多くの臓器の機能調節がこの内臓—内臓反射によって行われる。動脈血圧の上昇を検知して反射性に血管や心臓を支配する自律神経系の出力を調節して血圧を一定範囲に保つ圧受容器反射や（第9章参照）、膀胱壁伸展受容器が膀胱の尿量増加を検知して膀胱を収縮させる排尿反射（第13章参照）などがこの内臓—内臓反射に含まれる。

(2) 体性—内臓反射

　体性感覚からの入力により自律神経系遠心路が臓器反応を引き起こす反射であるが、視覚や聴覚などの特殊感覚からの入力によって生じる反射もこれに含める。光刺激によって縮瞳が起こる対光反射（図3.11）、痛みによる血圧上昇、寒冷による皮膚血管収縮などが体性—内臓反射である。

(3) 内臓—体性反射

　内臓に分布する感覚神経を求心路、骨格筋を支配する運動神経を遠心路とする反射で、呼吸におけるヘーリング・ブロイエル（Hering-Breuer）反射や（第10章参照）、胃炎などで臓器が刺激された際に腹筋が収縮して腹壁を固くし、内臓を防御し

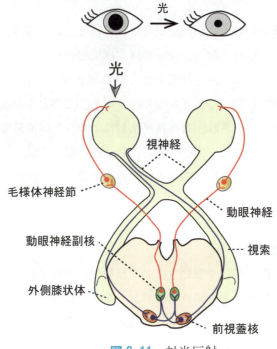

図 3.11　対光反射

ようとする反射などがある。

　反射ではないが、内臓に生じた痛みを特定の皮膚領域の痛みとして感じることがある。通常は内臓の感覚は意識できないが、異常のある内臓からの求心性線維と同じ脊髄分節に入る体性神経が分布する皮膚や筋に痛みを生じることがあり、これを関連痛という（第4章参照）。狭心症に伴う左肩の痛みや虫垂炎による臍の周りの痛みなどがよく知られている。

4　中枢神経系

　中枢神経系は脳と脊髄に分けられ、脳は大まかに大脳、間脳、中脳、橋、延髄と小脳に分けられる。脳と脊髄は、堅い骨で覆われて**脳脊髄液**（cerebrospinal fluid）で満たされた空間に浮かんだ状態で存在している。脳脊髄液は、脳や脊髄に加わる衝撃をやわらげたり、細胞外液の排出路などとして機能している。

4.1　脊髄の構造と機能

　脊髄は、脊柱管の中にあって末梢神経系である脊髄神経が出入りする。脊髄神経は31対あるので、これに対応して脊髄も31個の分節（髄節）に分かれている。脊

髄は2カ所で大きく膨らんでおり、頚膨大部からは上肢を支配する神経が出入りし、腰膨大部からは下肢を支配する神経が出入りする。

脊髄の横断面を見ると、外側に白色の**白質**（white matter）、内側にH字型をした灰色の**灰白質**（gray matter）がある（**図3.5**参照）。灰白質の中心には**中心管**（central canal）が貫いており、第4脳室につながっている。白質には主として有髄線維が存在し、灰白質にはニューロンの細胞体や樹状突起が存在する。灰白質の腹側への突出部を**前角**（ventral horn）、背側への突出部を**後角**（dorsal horn）という。灰白質の形態は脊髄のレベルによって異なっており、第2胸髄から第1腰髄にかけては前角と後角の間に側角（lateral horn）がある。脊髄から末梢組織へ向かう遠心性神経は腹側の**前根**（ventral root）を通り、末梢の受容器から脊髄に入る求心性神経は背側の**後根**（dorsal root）を通る。すなわち、前根は運動性であり後根は感覚性である。このことを**ベル・マジャンディー**（Bell-Magendie's low）**の法則**という。

灰白質の機能は部位によって異なっている。前角には**運動ニューロン**が存在し、その軸索が前根を通って骨格筋の収縮を制御する。一方、後角には感覚ニューロンの求心性線維が後根を通って入ってくるので、後角にはこの感覚情報を受容するニューロンが存在する。末梢の受容器から脊髄に情報を送る感覚ニューロンは、**脊髄神経節（後根神経節）**（dorsal root ganglion）に細胞体が存在して末梢と脊髄に軸索を送っている。側角には交感神経節前ニューロンが存在し、その軸索は前根から出て神経節で節後ニューロンに接続し、節後線維が内臓や血管などの機能を制御する。仙髄には側角のような突起は見られないが、側角に相当する部分に副交感神経節前ニューロンが存在する。

脊髄には、皮膚、筋肉、内臓諸器官にあるさまざまな受容器からの感覚入力を受けて脳に情報を送る上行性線維（上行路）と、脳からの指令を脊髄の各部位に伝える下行性線維（下行路）があり、これらの線維は白質を通っている。頭方に向かうにつれて上行性線維が増え、足方へ向かうにつれて下行性線維が白質を離れていくので、白質の占める割合は頭方へ向かうにつれて増加する。これら上行性線維や下行性線維を介して、脊髄は脳へ情報を送ったり脳からの情報を末梢へ伝えたりする役割を果たしている。脊髄の重要な機能として脊髄反射もある（第6章参照）。

4.2 脳の構造と機能

脊髄では神経細胞の細胞体は内部の灰白質に集まっている。大脳は表面が灰白質で内部が白質であるが、脳の内部にもニューロンの細胞体が塊状に集まっている部

第3章 神経系の機能

位があり、これを神経核という。例えば、延髄背側部には舌下神経の細胞体が集まった舌下神経核や、迷走神経の細胞体が集まった迷走神経背側核などの神経核が存在する。

(1) 脳幹の構造と機能 （図3.12、図3.13）

脊髄の上部にある**延髄**（medulla oblongata）、**橋**（pons）、**中脳**（midbrain, mesencephalon）をあわせて**脳幹**（brain stem）という。脳幹には、嗅神経と視神経以外の10対の脳神経が出入りする。脳幹は、脊髄と同様に脳と身体を連絡する機能をもっているが、脊髄に比べて脳幹の構造と機能は複雑である。例えば、脊髄では遠心性ニューロンは前角または側角に集まっているが、脳幹の遠心性ニューロンはいくつかの運動性の神経核に分かれて存在する。脳幹には呼吸中枢や、意識レベルの調節にかかわる部位など、生命にとって重要な領域が存在する。

延髄は脊髄から続く部分で、腹側面には**錐体**とよばれる隆起があって大脳皮質からの運動指令を伝える**錐体路**が通る。延髄の下方には**錐体交叉**とよばれる左右に交叉する線維が見られ、これより下が脊髄となる。錐体の外側に見られる小さな隆起は**オリーブ**とよばれ、内部に下オリーブ核が存在し、下オリーブ核からの線維は小脳へ向かう。橋は、中脳と延髄の間にある隆起部で、背側面には第4脳室がある。腹側には多くの神経細胞が存在して橋核を形成する。橋核からの神経線維は中小脳脚へ向かい、小脳へ連絡する。中脳は脳幹の最上部にあり、腹外側面には大脳脚があり大脳半球の深部へとつながっている。中脳の背側面には2対の隆起があり、それぞれ上丘と下丘という。上丘は視覚の反射に関与し、下丘は聴覚の中継核としての機能がある。

脳幹の背側部には、神経線維の間にニューロンの細胞体が散在して白質にも灰白質にも分類されない構造がある。これは**脳幹網様体**（reticular formation）とよばれ、中脳から延髄に存在して脳幹全体に広がっている。脳幹網様体には、末梢から各種の感覚入力が入るとともに、大脳皮質や小脳からの投射もある。脳幹網様体は、上行性に脳の広範な領域に神経線維を送るとともに、脊髄にも下行性神経線維を送っている。脳幹網様体からは、大脳全体を活性化させて覚醒レベルや注意力をあげる上行性神経線維が出ており**脳幹網様体賦活系**とよばれているが、その本体は長年不明であった。近年の研究から、この脳幹網様体賦活系は、ノルアドレナリン線維、セロトニン線維、アセチルコリン線維などから構成されていることが明らかとなっている。これらの神経線維の細胞体は、網様体内部には位置していないが、軸索は網様体を通って脳の広い範囲に投射している。橋の青斑核にはノルアドレナリンニューロン、縫線核にはセロトニンニューロンが存在しており、これらのモノアミン

ニューロンの軸索は枝分かれを繰り返して広い領域に達していることから脳の広い領域の活動を同時に調節することができる。脚橋被蓋核や外背側被蓋核にはアセチルコリンニューロンが存在し、視床に投射している。中脳にはドーパミンニューロンも存在して広範に投射している。腹側被蓋野のドーパミンニューロンは報酬や動機づけに関連した行動に、黒質のドーパミンニューロンは運動の制御に関連している（第6章参照）。

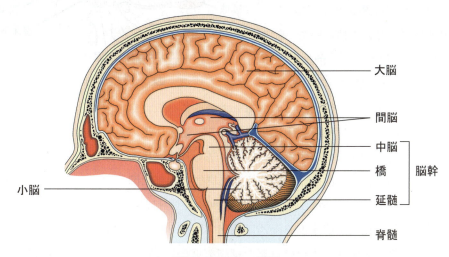

図 3.12　脳の構造

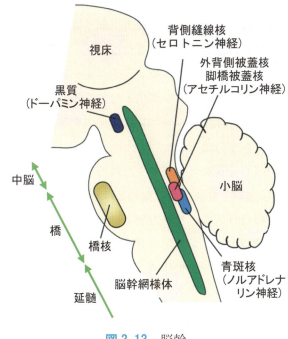

図 3.13　脳幹

(2) 間脳の構造と機能（図3.14）

間脳（diencephalon）は中脳の上部に位置し、**視床**（thalamus）、**視床下核**（subthalamic nucleus）、**視床上部**（epithalamus）、**視床下部**（hypothalamus）を含む。

視床は間脳の約80％を占める中枢神経系で最大の神経核で、第3脳室の左右に位置し、前核群、内側核群、外側核群に分けること

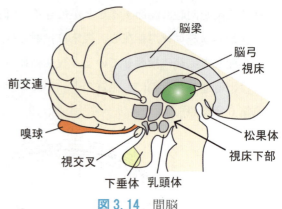

図3.14　間脳

ができる。視床は、下位脳からの情報を大脳皮質へ伝える中継核の役割を担っており、嗅覚を除く感覚情報が視床に集められる。視床に集められた情報は、視床皮質路を介してその情報に対応する大脳皮質に送られる（第4章参照）。視床下核は、機能的には大脳基底核と結びつきが強く運動機能の制御に関与する（第6章参照）。

視床下部は多くの神経核からなり、自律神経系や内分泌系の中枢として機能する。体温調節中枢、血糖調節中枢、浸透圧調節中枢などの生命に不可欠の中枢が存在して、体内環境の恒常性の維持に重要な役割を果たしている。例えば、視床下部腹内側核にはブドウ糖を感知するニューロンが存在し、この部位を破壊すると摂食量が増加することから、この部位は食後の血糖値の上昇を感知して摂食量を制限する満腹中枢であると考えられている。一方、視床下部外側野を破壊すると摂食が抑制されることから、この部位は摂食中枢とよばれる。

視床下部の一部のニューロンはホルモン産生ニューロンであり、下垂体前葉からのホルモン分泌を制御するホルモンを産生・分泌する。また、バソプレッシン産生ニューロンやオキシトシン産生ニューロンは、軸索を下垂体後葉へ送って下垂体後葉からこれらのホルモンを分泌する。

視交叉の真上に位置して視交叉上核とよばれる小さい神経核は体内時計としての役割を果たしており、睡眠−覚醒のような約24時間サイクルのリズムを作り出している。このリズムを**概日リズム（サーカディアンリズム）**といい、睡眠−覚醒だけでなく深部体温、脈拍やホルモン分泌など多くの生理機能の内因性リズムを作り出している。視床上部に存在する松果体は、視交叉上核から交感神経を介して連絡を受けてメラトニンを合成・分泌する。分泌されたメラトニンは全身に時刻情報を伝えているが、その分泌量は夜間に高くなる。メラトニンは、ヒトに対しては軽い催眠作用や体温低下作用がある。網膜で光を感じることはメラトニン合成・分泌に対

して抑制的な刺激となるが、深夜まで照明にさらされるとメラトニン分泌が抑制されて体内時計が乱れる原因となる。海外旅行で経験する時差ボケは、渡航先の環境の昼夜などが体内時計と一致しないことにより生じる。

(3) 小脳の構造と機能

小脳 (cerebellum) は、脳幹の背側に位置して、脳幹と小脳脚で連絡している。表面は灰白質の小脳皮質で、内部に白質がある。小脳皮質は、外側から分子層、プルキンエ細胞層、顆粒層の3層構造になっている。小脳内部の白質に囲まれて4対の神経核（室頂核、球状核、栓状核、歯状核）があり、これらは小脳核とよばれる（第6章参照）。小脳核は小脳皮質からの出力線維の中継核として機能する。小脳への入力は、主に延髄下オリーブ核からの登上線維と脊髄・脳幹網様体・橋核などからの苔状線維によって行われ、これらの求心性線維は小脳核でシナプスを形成するとともに小脳皮質へも投射する。小脳皮質からの出力はプルキンエ細胞が担うが、この軸索は小脳核や前庭神経核に終止する（図3.15）。したがって、小脳核は、小脳皮質へ入力する情報とそれを処理した小脳皮質からの情報を統合して、他の脳部位へ情報を送り返していると考えられる。なお、小脳へは、登上線維と苔状線維の他に脳幹からのモノアミン神経の入力もある。

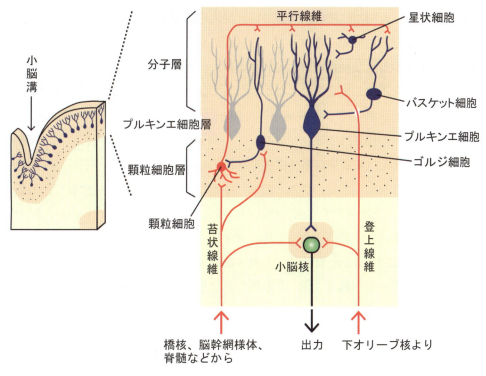

図3.15　小脳

第3章　神経系の機能

　小脳は、さまざまな感覚情報と大脳からの運動指令を統合して、身体の平衡を保って姿勢を制御し、運動の大きさや方向を制御する。そのため、小脳が損傷を受けると、平衡障害や筋緊張の低下などが生じて、さまざまな運動障害が起こる。また、小脳は運動に関する学習と記憶に関与すると考えられている。例えば、生まれつき自転車に乗れる人はいないが、練習により習得すると何も考えずに自動的に自転車に乗れるようになる。このようなことができるのは小脳の働きによるところが大きい。

(4) 大脳の構造と機能

　大脳（終脳）(telencephalon、cerebrum) は、外見的にはほぼ眼球より上部の頭蓋内に収まっており、表面は**大脳皮質**（cerebral cortex）で覆われ、内部には**大脳基底核**（basal ganglia）がある。大脳は左半球と右半球に分かれており、両大脳半球はみかけ上ほぼ同じ形をしているが機能的には異なった役割を担っている。大脳の表面には、多数のしわがあり、溝（脳溝）と、溝と溝の間の隆起部（脳回）がある。このようなしわは、大脳半球の表面積を拡大して大脳皮質の容積を増大させている。脳溝の中でも、中心溝、外側溝（シルビウス裂）、頭頂後頭溝は深くて明瞭であり、大脳半球を、**前頭葉**（frontal lobe）、**側頭葉**（temporal lobe）、**頭頂葉**（parietal lobe）、**後頭葉**（occipital lobe）に分けている（**図 3.16**）。左右の大脳半球は大脳内部で**脳梁**（corpus callosum）とよばれる神経線維が集まった太い束でつながっている。大脳基底核は、大脳皮質と視床との間に位置し、大脳皮質から入力を受けてその出力を視床へと送っている。単に基底核とよばれることもある。大脳基底核を構成する主な神経核として、線条体と淡蒼球があるが、これらの神経核は機能的には視床下核や黒質とのつながりが強く随意運動の制御に重要な役割を果たしている（第6章参照）。大脳皮質と下位脳をつなぐ上行性・下行性神経線維は、大脳基底核と視床の間にはさまれており、この部分を内包という。内包には、運動の指令を送る錐体路（皮質脊髄路や皮質延髄路）も通っている。

　大脳皮質は、運動、感覚、認知、記憶、学習などの高次脳機能の中枢である**新皮質**（neocortex）と、情動や本能行動にかかわる**辺縁皮質**（limbic cortex）に分けることができる。新皮質は、表面から、分子層（Ⅰ層）、外顆粒層（Ⅱ層）、外錐体細胞層（Ⅲ層）、内顆粒層（Ⅳ層）、内錐体細胞層（Ⅴ層）、多型細胞層（Ⅵ層）の6層構造になっている（**図 3.17**）。この基本となる6層構造はほぼ同じであるが、部位によって各層の厚さやニューロンの密度などが異なっていることから、ブロードマン（Korbinian Brodmann）は大脳皮質を52の領域に区別して数字でその部位を表した（**ブロードマン領野**、欠番も存在する）。例えば、後頭葉の17野では内顆粒層が厚く、一方、前頭葉の4野では内顆粒層は薄いが内錐体細胞層は厚く、この内錐

74

体細胞層には巨大な錐体細胞（ベッツの錐体細胞）が見られる。このように、ブロードマン領野は細胞構築の差異に基づく分類であるが、各領野の細胞構築の特徴はその機能を反映していると考えられており、実際、いくつかの領野で機能局在が知られている。

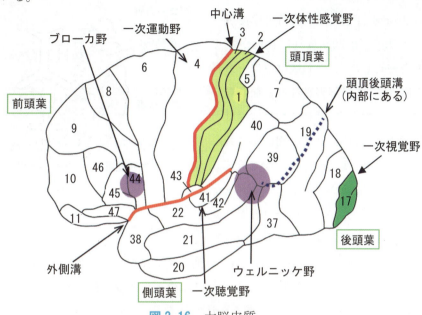

図 3.16 大脳皮質

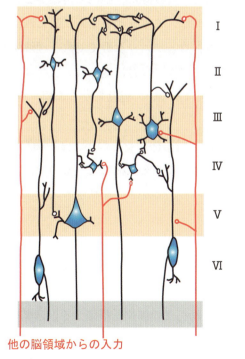

図 3.17 大脳皮質の層構造

1) 新皮質の機能
(i) 言語機能

大脳皮質に機能局在があることを初めて明確に示したのはブローカ（Pierre Paul Broca）で、失語症患者の脳を調べて左半球の下前頭回後部に損傷があることを報告した。この領域は**ブローカ野**とよばれ、ここが障害されるとなかなか話すことができず、話せても片言程度となる運動性失語症になる。聞いたり読んだりした言葉は理解することができる。ブローカからやや遅れてウェルニッケ（Carl Wernicke）が、ブローカ野より後部の側頭葉が障害されると、多弁で流暢

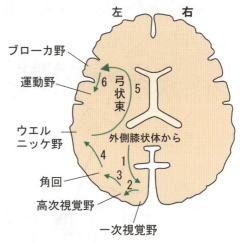

図 3.18 見たものの名称を口に出して言うときの脳内活動様式

に話すがその内容に意味がなく、話し言葉や書かれた言葉も理解できなくなる感覚性失語症になることを報告した。この領域は**ウェルニッケ野**とよばれ、言葉の理解に重要な役割を果たしていると考えられている。

目で見たものを口に出して言う際に、脳内で情報が伝わる経路は、以下のように考えられる。目で見た情報は、まず一次視覚野に送られ、そこから角回を介してウェルニッケ野に送られる。ウェルニッケ野で対象を理解するための処理が行われ、その情報は弓状束を介してブローカ野に送られる。ブローカ野で発話するための言語処理が行われ、その情報に基づいて運動野から末梢へ発話のための指令が出る（図3.18）。

ヒトの約90％は左半球に言語機能をもつが、言語機能のある大脳半球は優位半球とよばれる。左半球は身体の右側を支配しているので、多くの場合、優位半球は利き手側の身体を支配している。しかし、左利きの人も言語機能は左半球にあることが多い。

(ii) 運動野

中心溝のすぐ前の脳回を中心前回といい、局所的に弱い電流で刺激すると手足の運動や指の運動などを誘発することができる。この部位は、**一次運動野**（4野、primary motor area）とよばれ、この部位を損傷すると運動麻痺が生じる。一次運動野内の異なる小領域が、それぞれ身体の異なる部位を制御していることが知られており、支配領域は正中から順に、下肢、体幹、上肢、顔となっている（第6章参照）。

(iii) 視覚野（図 3.19）

網膜からの視覚情報を最初に処理する一次視覚野（primary visual area）は後頭葉にあり、ブロードマンの 17 野に相当する。この一次視覚野は、視床の外側膝状体から直接入力を受ける。一次視覚野は、後頭葉の多くの領域や脳の他の領域に投射している。一旦、一次視覚野に集められた視覚情報は、形態、色、運動などに関する情報に分解されて他の領域に送られ、そこで並列処理され、最終的にそれらの情報が統合されてひとつのまとまった視覚イメージを認識する。例えば、動きの処理は MT（V5）野が行っており、そこが障害を受けると見るものがコマ送りのようになる。また、色の処理は V4 野が担っており、この部位が障害を受けると見るものが白黒になる。すなわち、視覚の場合、外部から入ってきた情報は一旦構成要素ごとにバラバラに分解され、それぞれの要素は専門の神経回路で処理され、処理された結果が最終的にひとつにまとめられて意識にのぼると考えられる。情報処理の過程は意識にはのぼらない。なぜ脳がこのような複雑なことを行うことができるのかについては解明されていないが、これらのことなどから視覚は目の前に存在しているものをカメラやビデオと同じように客観的に映しているわけではなく、脳がさまざまな情報を統合して見たものを理解しようとしていると考えられる。そのため、錯覚が生じることがあり、その例を図 3.20 に示す。

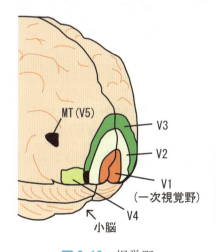

図 3.19　視覚野

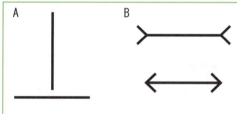

A は同じ長さの線であるが、縦線の方が長く見える。
B も同じ長さの線だが、外側に矢羽をつけた方が長く見える。

図 3.20　錯覚の例

(iv) 体性感覚野

中心溝のすぐ後方を中心後回という。この領域は**一次体性感覚野**（primary sensory area）でブロードマンの 1 野、2 野、3 野に相当し、視床（後外側腹側核や後内側腹側核）からの入力を受ける。一次体性感覚野に入力する感覚情報は、中心後

回に沿って、上方が足、下方が頭という配列になっている（図3.21）。身体各部位を担当する体性感覚野の領域の広さは、身体部位の大きさに比例するのではなく、その身体部位の使用状態に比例している。例えば、体幹を担当する皮膚感覚野は狭いが、手や口を担当する領域は非常に広い。なお、感覚ニューロンからの痛みの情報を受容した脊髄後角の二次ニューロンは、対側の白質を上行して視床に到達するので、例えば右足で感じる痛みの情報は左脳の一次体性感覚野が処理する。

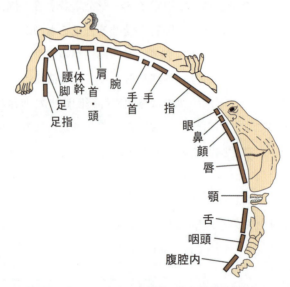

図3.21　一次体性感覚野の体部位局在

(v) 聴覚野

耳からの聴覚情報を処理する一次聴覚野（41野・42野、primary auditory area）は側頭葉にあり、内側膝状体からの入力を受ける。左右の聴覚野とも両側の内耳からの情報を受ける。一次聴覚野内では、領域により対応する音の高さが異なり、前外側部は低音に後内側部は高音に対応する。ブロードマンの22野は聴覚情報の処理に関与するが、言語処理に際しては右半球より左半球の22野が活発に活動する。

(vi) 連合野

これまで述べた体性感覚野、聴覚野、視覚野、運動野を除いた新皮質領域を**連合野**（association area）といい、関係する他の脳領域と連絡をとって情報を統合することにより高次脳機能（認知、行動制御、記憶、言語など）を担っている。連合野は、前頭連合野、頭頂連合野、側頭連合野の3つに区分される。感覚野は入力が多く内顆粒層（Ⅳ層）が発達し、運動野は出力が多いので内錐体細胞層（Ⅴ層）が発達しているが、連合野は情報の出力も入力もあるため皮質6層がすべて発達して

いる。このような部位は後頭葉にもあるが、後頭葉は視覚機能に特化していることから連合野には含めないことが多い。

① 前頭連合野

運動野より前方の領域で、目標を設定して行動を起こすための意欲を引き出し、実行計画を立てるなどの遂行機能を担う。また、性格や社会性も担うので、この領域を損傷すると、人格の変化や意欲の喪失などを生じる。

② 頭頂連合野

体性感覚野の後方から視覚野の前方までの領域で、位置や距離などの空間知覚や自らの身体意識にかかわる。すなわち、この領域を損傷すると眼を閉じた状態で物に触っても形や大きさがわからなくなったり、現実感覚を失って自分の体の境界がはっきりわからなくなったりするなどの症状が生じる。通い慣れた駅までの道順もわからなくなることがある。右頭頂葉の損傷では、左側の空間に存在するものを無視するようになり、あたかも左側には何もないかのように行動する半側空間無視が起こる（図3.22）。

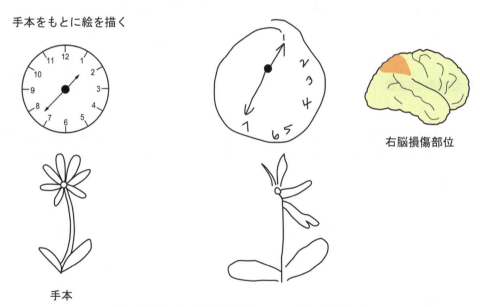

図3.22　右頭頂葉損傷による半側空間無視

③ 側頭連合野

側頭葉の腹側に位置する聴覚野を除いた領域で、上部は聴覚認知、下部は視覚認知にかかわる。すなわち、側頭連合野は物体認知にかかわり、この領域の損傷では、ものは見えているがその物体が何であるかわからないという物体失認や、よく知っているはずの人の顔を見ても誰であるか特定できないという相貌失認、音を聞いて

も何の音かわからない聴覚失認などが生じる。なお、海馬に至る側頭葉内側面は記憶に重要で、その損傷により記憶することが困難な症状が現れる。

(vii) 連合線維・交連線維・投射線維

大脳皮質の神経細胞は、他の領域に存在する神経細胞と密に連絡をとっている。同一皮質の異なる領域をつなげる連合線維、脳梁のように左右の半球を連絡する交連線維、皮質と下位脳をつなげる投射線維がある（図 3.23）。

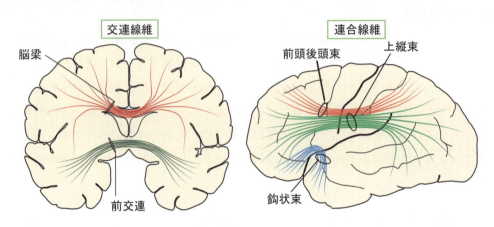

図 3.23　交連線維と連合線維

2）辺縁系の機能

系統発生学的に古い皮質は大脳半球の下面や内側に位置している。辺縁系の定義については現在でも議論があるが、一般に脳の内側面で基底核の外側を取り囲むように存在する領域をさし、帯状回、海馬、扁桃体、乳頭体などから構成される。

（i）嗅脳

嗅覚を担当する領域を嗅脳といい、嗅球、嗅索、嗅三角、前梨状皮質などから構成される。鼻腔上部の嗅上皮で受容した匂い情報は、嗅細胞の軸索（第Ⅰ脳神経）が嗅球に伝え、嗅糸球体で二次ニューロンに伝達される。二次ニューロンの軸索が嗅索を形成して前梨状皮質、扁桃体、視床下部などに情報を伝える（第4章参照）。

（ii）海馬

海馬は、側頭葉内側面にあり（図 3.24、図 3.29）、内部に特徴的な層構造をもっている。海馬を含む側頭葉内側面を手術で除去された患者は、手術後の出来事をほとんど覚えていなかったが、子供の頃の出来事はよく憶えていた。このように、海馬は記憶の形成に重要な領域と考えられており、覚えた記憶は時間経過とともに海馬から大脳皮質に徐々に移され、最終的には大脳皮質に保存されるのではないかと考えられている。

(iii) 扁桃体（図 3.24、図 3.29）

扁桃体は、アーモンドの形に似ていることから命名された神経核で、さまざまな脳領域から入力があり、それらを統合して**情動**や**本能行動**をを制御していると考えられている。情動という言葉は一般には聞き慣れない言葉であるが、私たちが抱く、喜び、怒り、恐れ、悲しみ、快・不快などの感情とそれに伴う身体反応

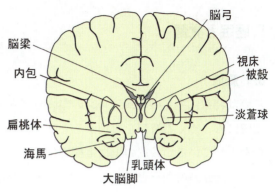

図 3.24　大脳の冠状面

を情動とよぶ。山道を散策中に突然クマやイノシシに出会ったら、緊張感が高まるとともに心拍数や血圧が上昇し、恐怖感を抱くであろう。このような身体反応や感情を情動という。

ヒトの扁桃体を電気刺激すると、恐れや怒りの感情が誘発される。一方、動物の扁桃体を破壊すると、元来恐れていたものを恐れなくなったり、敵に近づいていったりするようになる。これらのことから、扁桃体は主に対象物の情動的な評価にかかわっていると考えられている。扁桃体と視床下部は密接に連携しており、感情の変化による身体反応（情動表出）には視床下部が深くかかわっている。視床下部は自律神経系および内分泌系の中枢であり、扁桃体からの入力によって、心拍数、呼吸、発汗などさまざまな変化を引き起こす。本能行動には、摂食・飲水行動、性行動、睡眠などが含まれると考えられるが、ヒトの場合は高次脳機能が発達していることから何を本能行動と考えるのかは必ずしも明確ではない。

> **コラム　脳梗塞患者の看護**
>
> 　脳梗塞は、脳の動脈が閉塞・狭窄して血流が悪くなり、神経細胞に十分な酸素や栄養が行き渡らなくなることで神経細胞の一部が壊死することにより起こる疾患である。脳梗塞が起きて障害された脳の部位により、言語障害、運動障害、感覚障害、視覚障害などの症状が現れる。発症直後は梗塞の再発や拡大、脳浮腫による頭蓋内圧亢進などに注意し、バイタルサインや頭痛、めまい、嘔気、けいれんなどの症状、脳梗塞による症状の変化を注意深く観察する。回復期には障害の状態に応じて日常生活行動を補助する援助やリハビリテーションを実施するが、誤嚥防止や転倒予防など安全への配慮を常に行う。また、発症直後から継続して、患者と家族は不安な状況にあり、心理社会的な支援が重要である。

5 睡眠と覚醒

5.1 脳波

　脳は非常に多くのニューロンの集まりであり、ニューロンは電気的な活動を行って脳に入ってくる情報を処理するとともに、その結果に基づいて効果器に向けて指令を出している。頭皮の上に電極を置くと、大脳皮質を構成する多数のニューロンの電気活動の総和を記録することができ、これを脳波（electroencephalogram：EEG）という。脳波は、大脳皮質の神経細胞に発生するシナプス後電位（EPSPやIPSP）が細胞外に形成する電場の総和を記録しているのではないかと考えられているが、具体的に神経細胞の何の活動を記録しているのかは詳細には解明されていない。一方、脳波は、脳の活動をリアルタイム記録したものであるから、脳波の変化を観察することで脳活動の変化を知ることができる。脳波の波形は、電極の部位、被験者の状態（睡眠中か、覚醒時か）や疾患の有無などによって変化する。

(1) α波（アルファ波）

　周波数が8～13Hzで、振幅が20～50μVの規則正しい波で、後頭部に最も顕著に現れる。α波は、覚醒しているが眼を閉じていて、何かに集中しているわけではなく安静にしている状態のときによく現れる。何かに注意が向けられるとα波は消失してβ波にとってかわられるが、この現象はαブロッキング（α遮断）とよばれ、あらゆる感覚刺激により生じる（図3.25）。

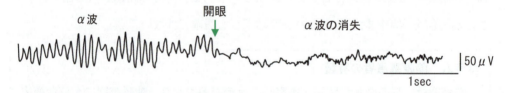

図3.25　安静覚醒時の脳波のαブロッキング

(2) β波（ベータ波）

　周波数が14～30Hzで、振幅の小さな（5～30μV）波である。α波よりも周波数が高く、速波といわれており、算数の問題を解くなど開眼して何かに集中しているときに見られる。

(3) θ波（シータ波）

　周波数が4～7Hzの波で、振幅はα波よりも大きく（40～80μV）、徐波といわれ、睡眠に入ったときに見られる。

(4) δ波（デルタ波）

周波数が 0.5〜4 Hz で、θ波よりも振幅が大きい徐波であり、より深い眠りのときに見られる。

5.2 睡眠・覚醒

睡眠とは、脳が病的ではなく活動レベルを低下させている状態で、何らかの刺激により速やかに覚醒状態に移行することができ、病的に意識レベルが低下する意識障害とは全く異なっている。睡眠は**レム（REM）睡眠**と**ノンレム（non-REM）睡眠**に分類することができ、後者のノンレム睡眠は**徐波睡眠**ともよばれ、さらに 4 つの段階に分けられる（図 3.26）。

ヒトが眠ると、まず睡眠初期の段階 1（ステージ 1）に入る。このときの脳波はα波の出現が減少して低振幅でさまざまな周波数が混在した不規則な波形を示し、周波数 4〜7 Hz のθ波が出現して全体がさざ波のような感じとなる。また、瘤波（頭蓋頂鋭一過波）とよばれる鈍く尖った高振幅の徐波が単発性あるいは数個連なって現れる。この瘤波は頭頂部で顕著である。

段階 2（ステージ 2）では、中等度振幅の徐波の脳波を背景に周波数 12〜14 Hz の睡眠紡錘波や高振幅 2 相性の K 複合波が現れる。

段階 3（ステージ 3）では、睡眠紡錘波の出現が減り、高振幅のδ波が増えてくる。

段階 4（ステージ 4）では、高振幅徐波が連続し、睡眠紡錘波は見られなくなる。

このように、睡眠の特徴は入眠直後の低振幅徐波から高振幅徐波に移行することであり、高い振幅はニューロンが同期して活動していると考えられることから、深い睡眠中は同期化した徐波を特徴としているといえる。なお、睡眠中にθ波やδ波が出現することは正常であるが、それらが覚醒中に現れる場合には、脳機能障害の可能性がある。

睡眠中の脳波は、高振幅徐波から低振幅速波に周期的に入れ替わる。この低振幅速波の期間は、急速眼球運動（rapid eye movement）が生じていることからレム睡眠とよばれ、睡眠が中断されたわけではなく、外部からの刺激を行っても覚醒させにくいことが知られている。また、睡眠中にもかかわらず脳波が低振幅速波となることから**逆説睡眠**（paradoxical sleep）ともよばれている。

レム睡眠中のヒトを起こすと、夢を見ていたということが多いことから、レム睡眠中には夢を見ていると考えられている。なぜレム睡眠中に眼球がきょろきょろと動くのかは解明されていないが、夢の画像を追って眼球が動いているのではないかという説がある。

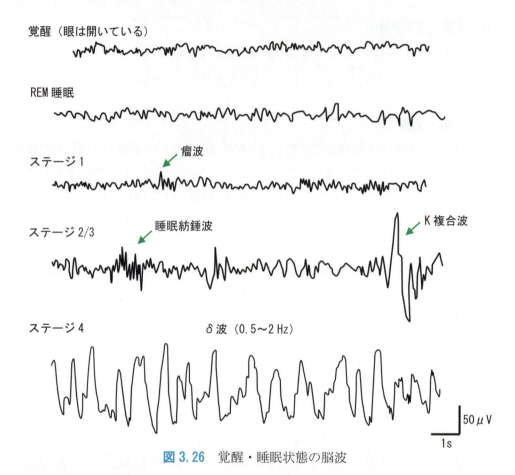

図 3.26　覚醒・睡眠状態の脳波

(1) 睡眠中の生理機能

睡眠中にはさまざまな生理機能の変化が見られる。例えば、入眠直後に成長ホルモンの分泌が盛んになり、起床が近づくにつれて副腎皮質刺激ホルモン（ACTH）の分泌が高まる。ノンレム睡眠期間中は、心拍数は減少し血圧も下がって安定するが、レム睡眠期間中は心拍数・血圧も変動して一過性の大きな血圧上昇を示すこともある（図 3.27）。

骨格筋の活動はノンレム睡眠に入ると徐々に低下するが、レム睡眠期間中は姿勢維持に重要な抗重力筋の緊張が消失する。ノンレム睡眠時は覚醒時に比べ正常呼吸の規則性は増し、一方、レム睡眠時は呼吸のパターンは不規則になる。睡眠の深い段階、特にレム睡眠のときに呼吸停止が生じる疾患として、睡眠時無呼吸症候群 (sleep apnea syndrome) がある。二酸化炭素に対する感受性の低下などから中枢からの呼吸の指令がなくなる中枢性睡眠時無呼吸と、睡眠時に気道の緊張が低下して気道が押しつぶされたり狭くなったりすることにより生じる閉塞性睡眠時無呼吸がある。多くの症例は後者で、肥満した人にみられることが多い。睡眠中の気道の緊

張低下は健常な人にも生じるが、肥満に伴い気道の径が縮小したことと気道の緊張低下が重なることなどによって気道の閉塞が生じると考えられている。

(2) 睡眠のリズム

成人では、1回の睡眠時間はおよそ7～8時間で、一定の時間帯（夜間）に起こる。成人の睡眠中は、徐波睡眠とそれに続くレム睡眠を1サイクルとして、1サイクル70～110分程度（およそ90分）、一晩に4～6サイクル出現する。入眠直後にステージ3やステージ4の深睡眠が多く、朝方になるとレム睡眠が長くなる傾向にある（図3.28）。

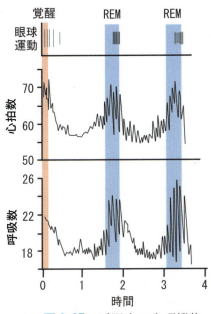

図 3.27　睡眠中の生理機能

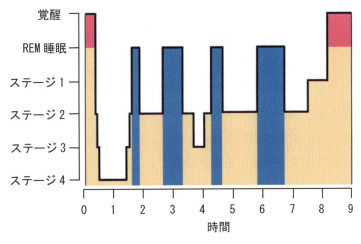

図 3.28　ノンレム睡眠－レム睡眠のサイクル

第3章　神経系の機能

(3) 睡眠・覚醒のメカニズム

　睡眠のメカニズムについてはさまざまな研究が行われており、覚醒中に眠りを促す睡眠物質が脳内に蓄積して神経細胞の活動を変化させて入眠を促すのではないかという説や、脳幹網様体賦活系から大脳皮質への入力が減少することにより睡眠を生じさせているのではないかという説などがあるが、睡眠のメカニズムは完全には解明されていない。睡眠が生じるメカニズムに、睡眠物質のひとつとして考えられているアデノシンが覚醒中に脳内に蓄積し、視床下部の睡眠中枢を刺激することによりノンレム睡眠を誘発するという説がある。コーヒーに含まれるカフェインはアデノシン受容体を抑制することから、これがコーヒーやお茶をたくさん飲むと眠れなくなる原因ではないかとも考えられている。

　覚醒に関しては、古くから上行性脳幹網様体賦活系が関与していると考えられてきた。アセチルコリン、ノルアドレナリン、セロトニンなどの神経伝達物質を含んだニューロンは、覚醒に関与していると考えられており、これらのニューロンは脳幹に起始核を有し脳のほぼ全体に投射している。また、視床下部に存在するオレキシンを含んだニューロンも覚醒レベルの維持に重要な役割を果たしていることがわかっている。

6　学習と記憶

　学習とは伝聞や経験などを通して新しい情報や技術を習得することで、記憶とは学習を通して獲得した情報が蓄積されて想起される過程である。日常生活を送るうえで学習・記憶の果たしている役割は非常に大きく、食物とは何か、いかにして危険を避けるか、母親の名前は何かなど、生きていくためにはあらゆることを学習して記憶する必要がある。突然、学習して記憶する能力を失ったら社会生活を送ることは困難になる。

　記憶を分類する方法として、記憶するものの内容による分類と記憶している期間による分類がある。過去の体験、人やものの名前など、意識的に想起され言葉によって再生することができる記憶を**陳述記憶**とよび、自転車の乗り方や水泳の泳ぎ方など技能や技術に関する記憶を**手続き記憶**とよぶ。陳述記憶は、これまでの経験や日々の出来事などに関する**エピソード記憶**（出来事記憶）と、固有名詞や言葉の意味などに関する意味記憶に分けられる。記憶している期間による分類では、短期間だけ保持される記憶（**短期記憶**）と長期にわたって保存される記憶（**長期記憶**）がある。短期記憶は、ワーキングメモリー（**作業記憶**）ともよばれ、電話をかけると

86

きに電話番号を覚えたり、つり銭をお客に渡す際にその金額を覚えたりするなど、新しい事柄を一時的に記憶に留める過程のことで、そのままではすぐに忘れてしまう。繰り返し作業を行うことなどによって短期記憶の情報が固定されると、その情報は普段は意識することがなくても必要があれば思い出せる長期記憶になる。短期記憶と長期記憶では脳内の異なった神経システムが関与していると考えられている。

6.1 陳述記憶

(1) エピソード記憶

　昨日の夕食をどこで誰と何を食べたか、今日の朝挨拶した人は誰だったか、昨年の友人との海外旅行はどこへ行ったか、などのエピソード記憶には海馬が重要な役割を果たしている。海馬を含む側頭葉内側部がエピソード記憶に重要であることは、重度のてんかん発作の治療のために、側頭葉内側部の摘出手術を受けた一人の男性 H. M. の症例などから明らかになってきた。1953 年に両側の側頭葉内側部の摘出手術を受けた後、H. M. には重篤な記憶障害が現れ、手術前の古い出来事は覚えているものの手術後に起きた出来事を新たに記憶することができなくなった。しかし、H. M. の人格、知覚・認知機能、知能指数は正常であった。このことがきっかけとなり記憶機能における海馬の役割が精力的に研究されるようになり、脳内でものごとを新たに記憶する過程と、記憶を保存して引き出す過程は別の部位で行われていることなどがわかってきた。

　記憶に関係するのは海馬だけではない。エピソード記憶に重要な神経回路に、海馬－脳弓－乳頭体－視床前核－帯状回－海馬傍回－海馬という **Papez 回路（パペッツ回路）** がある（図 3.29）。この Papez 回路は情動に関する神経回路として提唱されたが、エピソード記憶にも重要な役割を果たしていると考えられるようになっている。一方、間脳性の記憶障害も古くから知られており、アルコール中毒やビタミン B_1 欠乏によって生じるコルサコフ症候群（Korsahov's syndrome）では、視床背内側核や視床下部乳頭体などに障害が生じて新しい出来事を記憶することが困難となる。

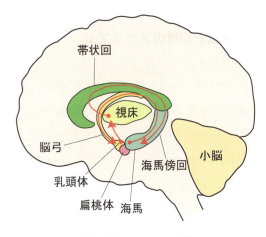

図 3.29　Papez 回路

(2) 意味記憶

意味記憶は一般的な知識や情報に相当する記憶で、言語の使用にとって必要不可欠な記憶であり、語句や記号とその意味（概念）、対象物の名前や意味、社会的ルールなど、体系的な知識に関する記憶である。いつ、どこで、何をした、というエピソード記憶とは異なり、その知識を学習した際の時間的・空間的な情報は消去され、あたかも体内にある辞書のように登録されているのが特徴である。対象の名前や色や形だけでなく、その対象には何らかの意味が付与されている。

例えば、「スイカ」がどのようなものであるかという知識は意味記憶のひとつで、私たちは、初めて見たり触ったり食べたりしたときの状況は忘れてしまっているが、それがスイカという名前を有する果物の一種で、夏に生産され、中身は赤い色をしており、触ったときの感触や噛んだときの感じ、食べると甘く感じるなどの情報を記憶している。意味記憶は、対象とするモノの認知に重要であり、対象の認知には少なからず意味記憶が働いている。したがって、意味記憶に障害が起こると対象の理解にも何らかの障害が発生することになる。意味記憶に関する脳部位としては、側頭葉が重要な役割をしていると考えられている。

6.2 手続き記憶

自転車に乗れるようになるなどの手続き記憶には、大脳基底核と小脳が中心的な役割を果たしていると考えられている。一旦、手続き記憶が形成されると意識することなく機能し、長期間にわたって保存される。大脳基底核の障害により発症するパーキンソン病や小脳変性疾患において、手続き記憶が障害されることが知られている。

6.3 学習と記憶のメカニズム

記憶のメカニズムは完全には解明されていないが、現在、記憶のメカニズムと考えられているのはシナプス伝達の効率の変化である。1960年代、海馬に向かう神経線維に高頻度の電気刺激を短時間与えると、海馬のシナプス反応が劇的に増強され、しかもそれが長く続くことが発見された。単発刺激に対するシナプスの電気的反応が高頻度刺激を与える前より大きくなる現象は、現在では長期増強（long-term potentiation：LTP）とよばれ、学習・記憶に関するメカニズムの有力な候補となっている（図3.30）。

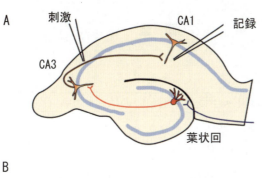
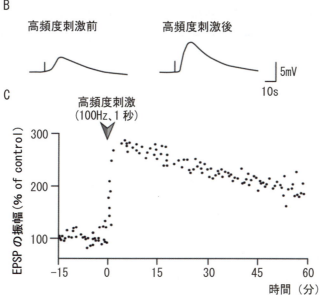

図 3.30　海馬シナプスの長期増強

6.4　臨界期

　学習して記憶することは一生にわたって可能であると考えられているが、視覚や聴覚などの感覚機能は生後の限られた時期に集中的に形成され、この時期を臨界期という。これは、遺伝情報によってつくられた神経ネットワークを自分が存在する環境に適応するために修正するプロセスであり、臨界期に外部から情報が入ってこない神経ネットワークを排除して、環境に適した神経ネットワークをつくりあげる過程と考えられる。例えば、日本人には英語の「L」と「R」の区別ができない人が多いが、これは日本の環境では英語の「L」と「R」を区別していないためで、臨界期には自分自身が生存する環境に最も適した神経回路を形成していると考えられる。絶対音感にも臨界期があることが広く知られており、臨界期の存在は幼児教育に影響を与えている。

問　題

A. 多肢選択問題

1　脳神経とその機能の組み合わせで正しいのはどれか。

- a. 顔面神経 ———— 顔の感覚
- b. 舌下神経 ———— 舌の運動
- c. 動眼神経 ———— 眼球の外転
- d. 三叉神経 ———— 額のしわ寄せ

2　副交感神経を含む脳神経はどれか。**2つ選べ。**

a. 動眼神経　　b. 三叉神経　　c. 内耳神経　　d. 迷走神経　　e. 舌下神経

3　副交感神経の作用はどれか。**2つ選べ。**

- a. 瞳孔の散大
- b. 発汗の促進
- c. 心拍数の低下
- d. 気管支の拡張
- e. 消化液の分泌亢進

4　アセチルコリンで収縮するのはどれか。**2つ選べ。**

a. 心　筋　　b. 排尿筋　　c. 腓腹筋　　d. 立毛筋　　e. 瞳孔散大筋

5　視床下部の機能で正しいのはどれか。**2つ選べ。**

- a. 感覚系上行路の中継核
- b. 長期記憶の形成
- c. 摂食行動の調節
- d. 飲水行動の調節
- e. 姿勢の調節

6　運動性言語中枢はどれか。

a. 中心後回　　b. 大脳基底核　　c. ブローカ野　　d. ウェルニッケ野

| 7 | 後頭葉にあるのはどれか。 |

a. 嗅覚野　　　b. 視覚野　　　c. 聴覚野　　　d. 体性感覚野

| 8 | 成人のノンレム睡眠の特徴はどれか。 |

a. 体温が上昇する。

b. 急速な眼球運動がある。

c. 加齢に伴い時間が長くなる。

d. 睡眠周期の前半に見られる。

| 9 | 成人の睡眠で正しいのはどれか。 |

a. レム睡眠中は骨格筋が弛緩する。

b. 入眠前の喫煙は睡眠導入時間を短くする。

c. ノンレム睡眠中はエネルギー代謝が亢進する。

d. 睡眠周期は90分のレム睡眠と数分のノンレム睡眠を繰り返す。

| 10 | 誤っている組み合わせはどれか。 |

a. 扁桃体 ― 情動行動

b. 海馬 ― 手続き記憶

c. 視床下部 ― 摂食行動

d. 延髄 ― 循環機能の制御

e. 視床 ― 感覚の中継

解答

(1) b (2) a, d (3) c, e (4) b, c (5) c, d (6) c (7) b (8) d (9) a (10) b

B. 記述式問題

(1) ベル・マジャンディーの法則とは何か説明せよ。

(2) 自律神経系の二重支配について例をあげて説明せよ。

(3) 睡眠中の脳波の変化について説明せよ。

(4) 側頭葉内側部に損傷が生じると、どのような症状が現れるか説明せよ。

(5) 小脳に損傷が生じると、どのような症状が現れるか説明せよ。

感覚の生理

第4章

第4章　感覚の生理

　我々は、外界からくるさまざまな種類のエネルギー（例えば光、熱、機械的エネルギーなど）を絶えず受けている。また、我々自身も多くの種類のエネルギーを出している。生体はこれらのさまざまな種類のエネルギーを検出し（感覚し）、その生存に都合のよいように反応し、また体の機能を調節している。

1　感覚総論

　感覚には五感といわれる視覚、聴覚、味覚、嗅覚、触覚のように意識に上る（つまり大脳皮質にまで伝えられる）ものの他に、意識に上らない感覚もある。それには筋肉の長さに関する情報を提供する筋紡錘や、動脈血圧、血中の酸素、炭酸ガスのレベル、脳脊髄液の pH に関する情報をもたらす感覚受容器などによる感覚がある。最初に内外からのエネルギーを受け取って、大脳皮質まで伝える神経の信号（インパルス、活動電位）に変える器官を**感覚受容器**（sensory receptor）といい、その補助装置（例えば眼なら虹彩、レンズ、硝子体など）をあわせて感覚器（sensory organ）という。感覚が生じる場所は大脳皮質であり、そこまで感覚受容器からのインパルスを伝えるのが**感覚神経**（求心神経；sensory nerve、afferent nerve）である。

1.1　適刺激、様式
　それぞれの感覚受容器がすべての種類の刺激に反応できるわけではない。それぞれの感覚受容器は、ある特定の**様式（モダリティ）**のエネルギーに敏感に反応できる。例えば、目は光に、耳は音に、といった具合である（**図4.1**）。このように受容器が最も敏感に反応できるエネルギーをその受容器の**適刺激**（adequate stimulus）という。ある感覚受容器またはその伝導路が刺激されると、どのようにまたどこから神経活動が生じたかにかかわりなくその感覚受容器、伝導路が特化している感覚が生じる。例えば、目に激しいパンチを受けて閃光が飛んでいるような図が漫画などにあるが、目が機械的なエネルギーを受けたときに生じる感覚はこの漫画の図のように光の感覚である。この原理は、1835 年に Johannes Müller によって初めて述べられたもので、**特殊感覚エネルギーの法則**（Law of 'specific sensory energies'）とよばれている。

1.2　刺激の強さと感覚の大きさの関係
　適刺激がやってきても、その刺激が非常に弱い場合には感覚は全く起こらない。

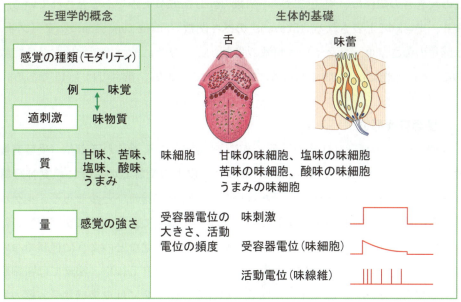

例を味覚にとって示している。感覚の種類（モダリティ）によって、それぞれ適刺激があり、味覚の場合には味物質（化学的エネルギー）が適刺激である。感覚には質と量を区別することができ、味覚の場合には甘味、苦味などが質であり、量は味の強さ（濃さ）がこれにあたる。構造的実体としては味覚を担うのは舌および口腔、咽頭粘膜に存在する味細胞の集合体である味蕾であり、それぞれの感覚の質に対応して、甘味の味細胞、苦味の味細胞などが存在する。それぞれの刺激を受け取ると、刺激の強さに比例した受容器電位が発生し、興奮性の伝達物質を放出する。これが味神経に伝えられると刺激の強さに比例した頻度の活動電位に変換される。

図4.1 感覚の基本的概念とそれに対応する生体的基礎

それぞれの感覚受容器にはある強さ以上のエネルギーでないと反応できないという**閾値**（threshold）がある。それ以上の強さになれば感覚はそれに応じて強くなる。感覚は主観的なものなので、その大きさを評価するのは難しいが、刺激の強さと感覚の大きさの関係を調べると、ある関係を見出すことができる。ここにある強さの刺激 R があるとする。刺激を強くしたり弱くしたりして初めて変化がわかる最小の刺激の変化量を $\triangle R$ とすると、$\triangle R/R = $ 一定という関係が成り立つ。これを **Weberの法則**といい、この比率を Weber 比という。感覚の種類によってこの割合は異なる。Fechner は刺激と感覚の大きさに対数関係があるとした（**Fechner の法則**）。しかし、$\triangle R$ は違いがわかる差であって（**差閾**（differential threshold））、違いがわかる刺激の強さによって生じる感覚がもとの刺激の何倍強いという意味ではない。例えば、星の等級である1等星と2等星は、1等星の方が2等星よりも2倍明るいという意味ではなく、2等星よりも1等星の方が明るい、と違いがわかるだけの明るさの差があるということである（しかし、Fechner の法則から予測されるように、それぞれの等級の明るさの対数と等級とはおおよそ比例関係にある）。刺激の強さと感

覚の大きさの関係は、現在ではベキ関数で表した方が正確であるとされている。つまり、$\Psi = k\Phi^n$ と表される（Stevens のベキ関数（power function））。Ψ（プサイ）は感覚の強さ、Φ（ファイ）は刺激の強さ、k、n はそれぞれの感覚における定数である。n は、光では 0.33 であるのに対し、音では 0.95、重さでは 1.45 である。

1.3 受容変換部位

　刺激のエネルギーが神経の信号（膜電位の変化）に変換される部位（**受容変換部位**（site of sensory transduction））は、皮膚の受容器のように**感覚神経終末**（sensory receptor terminal）である場合（感覚受容器のひとつであるメルケル盤の場合には、感覚神経終末と接しているメルケル細胞において既に受容変換が行われていることが、最近示された）と、視覚や聴覚、味覚などのように神経でない感覚細胞（視覚では杆体と錐体、聴覚では蝸牛管の中の有毛細胞、味覚では味細胞）である場合とがある。図 4.1 には味覚の場合を、図 4.2 には皮膚感覚受容器の場合を図示してある。神経終末においてその受容器の特異的刺激は刺激の強さに比例した段階的な電位（受容器電位（receptor potential））に変換され、それがさらに第一ランビエ絞輪（無髄神経の終末の場合にはどこと特定し難い）において全か無かの法則に従った活動電位に変えられる。その頻度は受容変換部位で生じた段階的電位に比例したものとなる。このようにして生じた活動電位系列は軸索上を中枢終末まで伝えられ、そこで伝達物質の放出を起こし、二次ニューロン、さらには三次ニューロンへと伝達されていく。

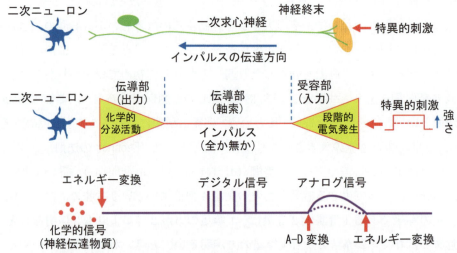

上段に体性感覚の一次求心神経における活動電位の発生と伝搬の方向を示す。下段には各部位における機能を模式的に示している。

図 4.2 感覚神経における受容変換と活動電位の伝搬の模式図

1.4 色々な条件下での感覚

刺激が強くてもその持続時間があまりに短いと感覚は生じない。図4.3 Aに視覚を例にとって光感覚を生じるために必要な光の強さと光の持続時間の関係を示す。0.1秒以下の短い光を見せた場合、光を見せている時間が短いほど、感覚を生じさせるために必要な光が強くなる。言い換えれば、弱い光でも長い時間与えれば感覚が生じる。これを感覚の**時間的加重**という。逆に、同じ刺激を長く与えると、やがて感覚が弱くなりついには生じなくなる。これを感覚の**順応**（adaptation）という。においは順応が強く、痛みは順応が弱い（刺激が長く続くと痛みはむしろ強くなる）。痛みは生体の異常を知らせる警告信号である。順応が弱いということは異常がある間は警告が続くということであり、この目的にかなっている。

空間的にも加重が生じる。図4.3 Bの円を見てみよう。大きい円と小さい円では大きい円の方が明るく感じる。実はどちらも同じく白であるが、大きい方が明るく感じる。これが**空間的加重**である。次に図4.3 Cを見てみよう。異なる暗さの灰色の大きな円の中に同じ明るさの小円が置かれている。薄い灰色の大円の中に置かれている小円の方が暗くみえる（**対比の増強**）。このように感覚は刺激の強さと質、刺激の続く時間、周囲の条件に左右されることがわかる。

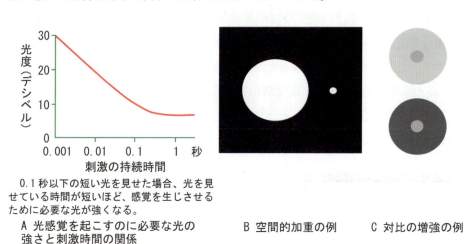

0.1秒以下の短い光を見せた場合、光を見せている時間が短いほど、感覚を生じさせるために必要な光が強くなる。

A 光感覚を起こすのに必要な光の強さと刺激時間の関係　　B 空間的加重の例　　C 対比の増強の例

図4.3　感覚を変える色々な条件

2 体性感覚（somatic sensation）・内臓感覚（visceral sensation）

2.1 皮膚感覚

(1) 受容器

皮膚感覚には温覚、冷覚、触（圧）覚、痛覚がある。手で体のどこを触っても、

触れたということを感じる。しかし、非常に細い馬の毛のようなもの（図4.4 A）で皮膚をつついてみると、全く感じない部分とよく感じる部分（**触点**）がある。また、触れたということは感じないで痛みだけ感じる点もある（**痛点**）。このことから皮膚にはこのような受容点が点在していることがわかる（図4.4 B）。また、冷却だけに感じる点（**冷点**）、加温だけに感じる点（**温点**）もある。全体的には痛点が最も多く、温点が最も少ない。

触点の下には触に感じて活動する受容器が存在する。触に感じる受容器は、マイスナー小体（Meissner's corpuscle）、メルケル盤（Merkel's disk）、ルッフィニ終末（Ruffini ending）、パチニ小体（Pacini corpuscle）、クラウゼ終棍（Krause end bulb）（図4.5）などの小体構造をもったものと、毛包の周りにある神経終末がある。小体構造をもつ受容器は、その中に感覚神経（一次求心神経）がきている。以前はこれらの中に冷覚や温覚を伝えるものがあるとされていたが、現在ではこれらはすべて触・圧覚の受容器であることがわかっている。これらの受容器は皮膚の中における存在部位（図4.5 B）が異なるばかりでなく、反応の閾値や反応パターン（順応の速さ）、分布密度が異なる。順応が速いとは、同じ圧迫刺激を加え続けてもそれに慣れて放電が続かないということであり、順応が遅いとは慣れにくく、放電がある程度の時間続くことである（続く時間は受容器により異なる）。メルケル盤やルッフィニ終末は順応が遅く、マイスナー小体は中程度で、パチニ小体は非常に速く振動に反応する。これらの神経の伝導速度は30〜70 m/秒と速い（図4.6）。

冷・温・痛点からの冷・温・痛覚情報を伝える感覚受容器（一次求心神経）は、触・圧覚の受容器のような特別な小体構造をもたない神経線維の終末である（**自由神経終末**（free nerve ending））。冷受容器（cold receptor）は冷却に反応し、そ

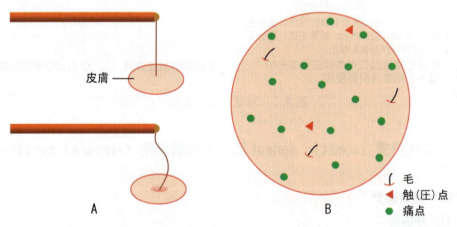

図4.4 感覚点を探すために使われたvon-Frey毛（A）と皮膚における感覚点の分布（B）

2 体性感覚（somatic sensation）・内臓感覚（visceral sensation）

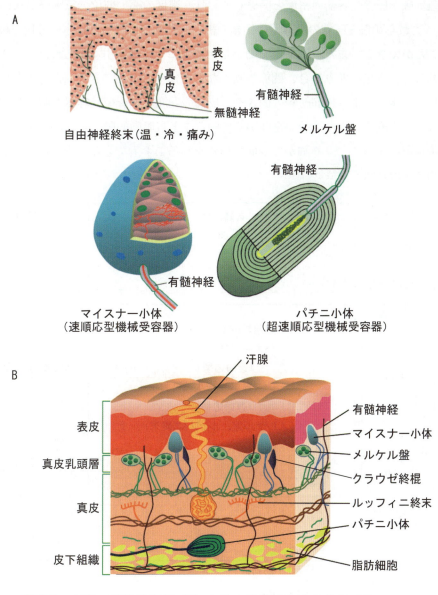

図 4.5　皮膚の感覚受容器（A）とその皮膚における分布（B）

こからの情報を伝える神経線維はA線維の中でも最も細く伝導速度の遅い（2.5〜30 m/秒）Aδ線維である。温受容器線維（warm receptor）は加温に反応し、伝導速度2.5 m/秒以下の無髄神経（C線維）である（図 4.6）。

　2点を同時に圧したときに、2点が圧されたと認識できるには2点間の距離がある程度離れていなければならないが、その距離は体の部位によって異なる。舌先では1 mm、指先では2 mm離れていれば2点であると認識できるが、背中では60 mm以上離れていないと2点と識別できない。これを**二点識別閾（弁別閾）**という。この距

離は触・圧覚受容器の密度と関係しており、密度の高い部位で識別閾が狭い。

　これらの触・圧覚の受容器の働きの組み合わせで、触った物体の形状を識別することができる。また、腕や指を動かした場合にも皮膚が引っ張られたり、圧されたりして、手足の曲り具合、関節の動きなどを知ることができる（関節の角度の認識には、後述のように筋紡錘の働きや、皮膚の遅順応型機械受容器も関係している）。また、意識的に指や接触面を動かして触ること（能動的触（active touch））と二点識別閾によって、より細かな表面の形状を知ることもできる。点字を読めるのもこの仕組みによる。

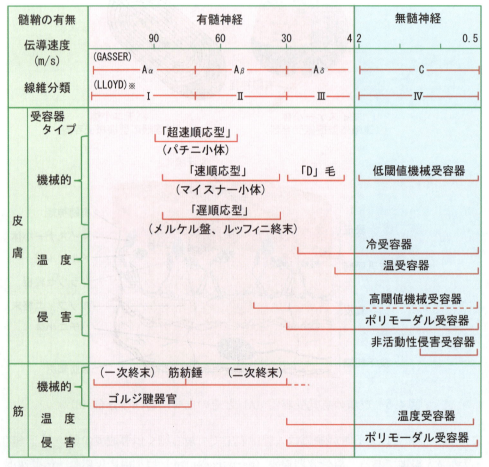

※筋の求心神経の分類には、Ⅰ、Ⅱ、Ⅲ、Ⅳ群線維という分類がよく使われる。伝導速度が最も速い有髄神経がⅠ群線維で、Ⅳ群線維は伝導速度が最も遅く無髄神経である。Ⅰ、Ⅱ、Ⅲ群線維はAα、Aβ、Aδ線維に対応するものであり、Ⅳ群線維はC線維対応する（第2章参照）。Ⅰ群線維の中にはⅠaとⅠbがあり、前者は筋紡錘、後者は腱器官というように、特定の受容器を示している。

図4.6　体性感覚の受容器タイプとそれを伝える神経線維、伝導速度

コラム　皮膚障害の看護

　皮膚は表皮、真皮、皮下組織から構成され、外界からの保護（バリア）機能の
ほか、触覚・温度・痛覚などを感じる感覚器としての機能や皮脂・汗の分泌機能
などをもつ。皮膚に創傷ができたとき、止血期→炎症期→増殖期（血管新生）→
再構成期（上皮化）という治癒過程をたどる。この創傷治癒過程を促進するには、
皮膚を清潔に保つことと湿潤環境を維持することが重要である。一般的には創傷
は水道水で洗浄し、感染していなければ積極的には消毒しない。これは消毒薬に
より、感染防御機能をもつ好中球やマクロファージが障害され、再生した表皮細
胞も損傷を受けるためである。また、湿潤環境を維持するために、ポリウレタン
フィルム、ハイドロコロイドなどのドレッシング材（被覆材）が用いられ、浸出
液の量や治癒過程の進み具合によって選択される。

(2) 触・圧覚、内臓感覚（痛覚以外）の伝導路

　顔面部を除いた体表面からの触・圧覚の情報は、**脊髄神経**を介して**脊髄**に入る。
脳神経以外を介する内臓感覚の情報は、交感または副交感神経の中を通り、その後
脊髄神経に入って脊髄に入る。体性感覚の受容器でも、交感神経の中を通る内臓系
の受容器でも、求心神経の細胞体は後根神経節にある。

　顔面部の情報は**三叉神経**（trigeminal nerve）を介して延髄の**三叉神経主知覚核**
に入る（これは脊髄神経における後索核にあたる）。**図4.7**に経路を図示する。触・
圧覚を伝える脊髄神経の枝の一部は脊髄内に入るとすぐに介在ニューロンや運動ニ
ューロンにシナプスする。下肢からの神経のもう一方の枝は、正中に近い薄束を、
上肢からの神経の枝はその外側にある楔状束を上行し、それぞれ延髄の**薄束核**と**楔
状束核**（2つをあわせて**後索核**という）で二次ニューロンにシナプスする。情報を
受け取った二次ニューロンの軸索は、すぐに交叉して対側の**内側毛帯**（medial
lemniscus）を上行し、間脳の**視床後腹側外側核**に至って三次ニューロンにシナプス
する。

　三次ニューロンは刺激を受けた部位の対側の**一次体性感覚野**（primary somato-
sensory area）などに軸索を送る。一方、三叉神経主知覚核で顔面部からの触・圧
覚情報を受けた二次ニューロンの軸索の多くは交叉し、四肢からの情報と同じく内
側毛帯を通って視床に至り、**後腹側内側核**で三次ニューロンにシナプスする。その
軸索は一次体性感覚野へ投射する。残りの二次ニューロンの軸索は同側を上行して
同側の**視床後腹側内側核**に至る。

第4章　感覚の生理

　視床や大脳皮質体性感覚野などにおいては、それぞれの体の部位が順序だって並んでいる。視床では外側から内側に向かって（ヒト以外では尾）、足（後肢）、胴体、腕、手（前肢）、顔、口腔という順に配列しており（図4.8A）、大脳皮質一次体性感覚野では小人が逆さになったように配列している（図3.21、図4.8B）。また、それぞれの体の部位が脳で占める面積は、その動物が生活するうえでその情報をよく使っている部位が大きくなっている（図4.8 参照）。

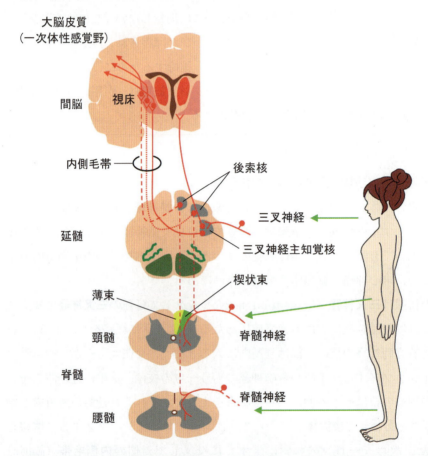

　触・圧覚の一次求心神経の中枢軸索は脊髄の灰白質に入ってその髄節の運動ニューロンなどにシナプスする終枝と、後索に入って延髄の後索核まで上行するものとに別れる。後索の中では、下肢からの入力は最も内側に、体幹、上肢と体の上部に行くに従い外側に配列する。下肢や体幹などの下部胸髄までの入力が入っている部分が薄束であり、それ以上の上肢・頸などからの入力が入っているのが楔状束である。後索核で二次ニューロンにシナプスした後、交叉して対側の内側毛帯に入り、視床へと投射する。
　延髄では顔面領域からの触・圧覚情報は薄束核、楔状束核と並んでいる最も外側の三叉神経主知覚核に終枝し、二次ニューロンにシナプスした後交叉して（一部は交叉せず同側を上行する）、対側を内側毛帯の中を視床へと進む。この時、最も内側に顔面からの情報をもつ軸索が、最も外側に下肢からの情報をもつ軸索が配列している。これに従い、視床では最も中央部に近いところに顔面からの情報をもつニューロンが、それから上肢、体幹、下肢へと外側に配列している（図4.8A 参照）

図4.7　触・圧覚の伝導路

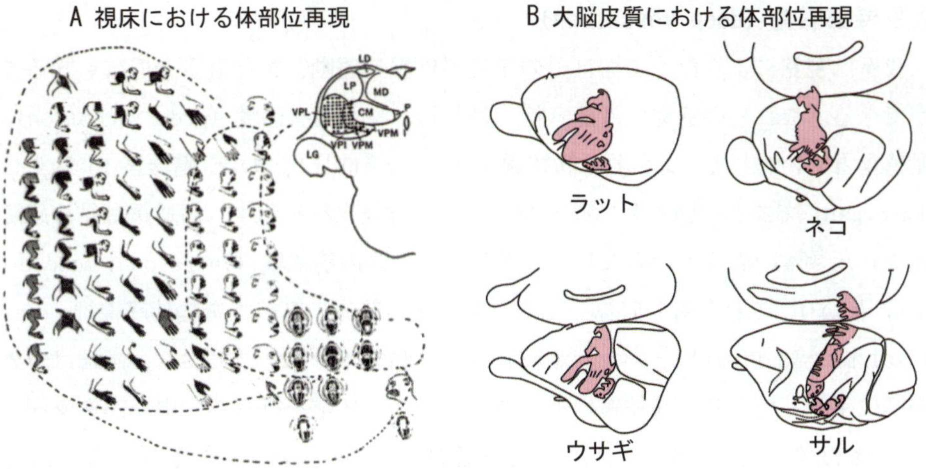

2 体性感覚（somatic sensation）・内臓感覚（visceral sensation）

A 視床における体部位再現

B 大脳皮質における体部位再現

ラット

ネコ

ウサギ

サル

　Aではサルの視床後腹側核において外側から内側に向かって、尾、後肢、体幹、前肢、顔、口腔という順に受容野が配列していることを示す（黒く表されている部位がその部で記録されたニューロンが反応した受容野）。

（Mountcastle 著 'Medical Physiology' 第13版、C.V.Mosby Company, 1974より）

　B 大脳皮質における体部位再現（大脳半球を外側から見た図を下に、正中内側から見た図をその上に折り返して配置している）。一次感覚野は中心溝のすぐ後ろにあり、体部位はちょうど小人が逆さになったように、顔部分が最も下に、尾が頭頂側にくるように配置している。ネコ、サル、ヒトでは、後肢領域は大脳半球の内側表面にある。

（Woolsey, BioLogical and biochemical basis of behavior, Hor low and Woolsey eds, University of Wisconsin Press, 1958より）

図4.8 視床（A）および大脳皮質（B）における体部位再現

コラム　くすぐり感（tickle）

　体の一部がくすぐられたときに生じる感覚。自分でくすぐった場合にはくすぐり感を引き起こすのが難しいことは経験のあることだと思う。最近の機能的磁気共鳴脳イメージング（functional magnetic resonance imaging：fMRI）の研究では、同じくすぐり刺激でも他者によって与えられた方が体性感覚野と前帯状回の活動は大きく、小脳の活動が低いという。この結果から、小脳が動作の結果起こる体性感覚を予測し、動作の結果起こる感覚を抑制するシグナルを出しているため、自分でくすぐった場合にはくすぐり感が弱いと考えられる。神経遮断実験の結果などから、この感覚には痛みを伝える細径求心神経と触を伝える大径求心神経の両者がかかわっていると考えられているが、不明な点もある。

2.2 深部感覚（deep sensation）

我々は視覚によらなくても自分の手足の位置や運動、また重さや抵抗も知ることができる。これらの感覚は深部感覚といわれ、また**固有感覚**（proprioception）、運動感覚ともいわれる。受容器は**筋紡錘**（muscle spindle）、**ゴルジ腱器官**（Golgi tendon organ）である。図4.9に筋紡錘の形態と神経支配を示す。筋紡錘は結合組織に包まれた数本の筋線維からなり、この筋線維を**錘内筋**線維（intrafusal muscle fiber）という。これに対し収縮して力を発生する普通の筋線維を**錘外筋**線維（extrafusal muscle fiber）という。筋紡錘は錘外筋と平行に走っており、両端は錘外筋線維に融合している。筋紡錘は筋の伸展によって放電を行うが、中心部を支配している **Ia 線維**と辺縁部を支配している**II 線維**とでは反応パターンが異なる。Ia 線維は筋が引っ張られつつあるときに大きく反応する（相動性反応が大きい）が、II 線維はそれがほとんどなく、一定の長さのとき、長さに比例した放電を行う。また錘内筋線維には**γ運動ニューロン**という運動神経もきており、その命令によって収縮することができる。錘外筋が収縮した場合、筋紡錘はたるんでしまい、筋にかかる張力を検出できなくなってしまう（図4.10A 中段）。これを防ぐために錘外筋が収縮するときには錘内筋も収縮して（**α-γ連関**）たるみをなくし、筋にかかる張力を検出できるようになっている（図4.10A 下段）。筋肉にはこの他、筋に直列につな

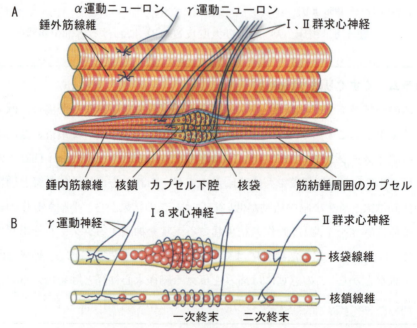

A 筋紡錘と錘外線維の関係とそれぞれの神経支配　B 筋紡錘の神経支配の模式図

図4.9　筋紡錘の構造と神経支配

2 体性感覚（somatic sensation）・内臓感覚（visceral sensation）

がっているゴルジ腱器官というものがある。ゴルジ腱器官は筋の収縮、伸展によって生じる張力を検出する。そこからは **Ib 線維**が脊髄に情報を送っている。ゴルジ腱器官は筋線維と直列に配置されているので、筋が収縮しても放電できなくなることはなく、むしろ張力の増大によって放電を増大させる（図 4.10 B）。

　筋紡錘がかかわっている重要な反射は、シナプスが間にひとつしかない反射（単シナプス反射）である**伸張反射**（stretch reflex）である。これは筋が伸張されるとその筋が収縮するという反射である。例えば、まっすぐに立っているとき、わずかに体が前に傾くと下腿三頭筋が引き延ばされ（筋紡錘が放電する）、伸張反射が働

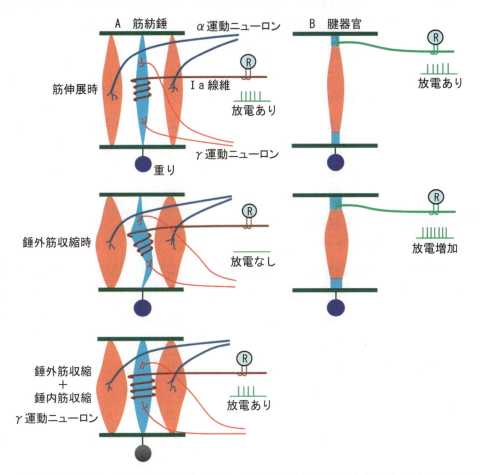

　A は筋紡錘の活動を、B は腱器官の活動を示す。それぞれの上段の図には加重（錘）をかけて筋を伸展した状態を、中段の図には錘外筋線維を支配する運動神経を刺激して収縮を起こさせた状態を示す。R において筋紡錘または腱器官の放電活動を記録している。錘外筋の筋収縮が起こった場合、錘外筋と並列に入っている筋紡錘は放電活動できなくなるのに対し、直列に入っている腱器官はむしろ放電頻度を増大させる。ここに γ 運動ニューロンの活動が加わると錘内筋が収縮し、筋紡錘は伸展を受けるので放電を生じるようになる（下段の図）。

図 4.10　筋線維に並列な筋紡錘と直列な腱器官の活動の違い

第4章 感覚の生理

いて下腿三頭筋が収縮して張力を発生し、傾いた体をもとへ戻す。直立姿勢の維持には、このようにしてこの反射も一部役割を担っている。

関節の位置の感覚と関節運動の感覚をあわせて**キネステジア**（kinesthesia）（**筋感覚**または**運動感覚**）という。我々は眼をつぶっていても、肘や膝がどんな角度に曲がっているか、そのおおよその角度がわかる。また、眼をつぶっていても肘を指示通りの角度に曲げることができる。両感覚は同じ感覚受容器が担っている部分があるが、中枢では別個に処理されていると考えられている。ところで**関節の位置・角度**の感覚には、筋紡錘（Ia、II線維ともに）が重要な役割を担っている。筋紡錘以外には皮膚の遅順応型機械受容器（Ruffini 小体）が、特に手指の関節位置の認識にかかわっている。**関節運動の感覚**にも筋紡錘の一次終末（Ia 線維）がかかわっている。筋が収縮する場合には**γ運動ニューロン**が同時に活動して筋紡錘がたるまないようにしており、したがってこのような状態でも筋紡錘は伸張を検出できる。しかし、関節運動感覚の場合にはこれは不都合である（短縮した、関節が動いたという情報にならない）。運動を起こすときには大脳皮質からの運動の指令（コマンド）が筋紡錘からの情報と同時に使われて（差し引きされて）、関節運動の感覚を起こしているといわれている。

2.3 内臓感覚 (visceral sensation)

内臓感覚には**臓器感覚**と**内臓痛覚**がある。臓器感覚とは臓器表面や内部に入り込んだ機械受容器や化学受容器からの情報によって生じる感覚で、感覚線維は自律神経系の中を走る。しかし、内臓の感覚神経の細胞体は体性感覚、深部感覚などと同じく後根神経節にあり、脊髄後角に投射する（ただし、上腹部、胸部、顔面、頸部の内臓の感覚は、舌咽神経や迷走神経を介する。前者の細胞体は上・下神経節に、後者の細胞体は節神経節（nodosa ganglion）中にあり、ともに弧束核に投射する）。臓器感覚の多くは正常では意識に上らないが、正常でも意識に上るものもある。胃の満腹感、膀胱充満感（尿意となる）、便意などは意識に上る。腸管の動きもときに感じられることがある。渇きは、細胞内外の水分量の減少および浸透圧の上昇と口や喉の粘膜の乾燥などの結果起こる。満腹感は胃の膨満感と血中ブドウ糖濃度などの総和として生じる。吐き気は消化管や延髄にある化学受容器が刺激された結果起こる。意識に上らない多くの臓器感覚は、消化管運動の調節や消化液の分泌、呼吸や循環の調節など多くの内臓機能の調節にかかわっている。内臓痛覚については痛覚の項にまとめて述べる。

2　体性感覚（somatic sensation）・内臓感覚（visceral sensation）

2.4　痛覚と痒み

(1)　速い痛み・遅い痛み

　足先を針でつつくと、最初に鋭い（チクッとした）、どこが刺激されたか明瞭に分かる（局在がよいという）痛みが起こる。それに少し遅れて、鈍く局在が悪い痛みが起こる。前者を**速い痛み**（**一次痛**（first pain））とよび、後者を**遅い痛み**（二次痛（second pain））とよぶ。痛みを伝える神経には、細い有髄神経（Aδ線維、伝導速度3～25 m/秒）と無髄神経（C線維、伝導速度2.5 m/秒以下）とがあり、速い痛みはAδ線維によって、遅い痛みはC線維によって伝えられている。両者の伝導速度が違うために、足先のように脊髄までの距離が長い部位では、明らかに2つの痛みを分けて感覚することができる。

(2)　痛みの受容器（侵害受容器）

　痛みを起こす刺激には、針で刺したりつねったりといった強い機械的刺激や、熱、痛み物質などがあり、他の受容器と違って適刺激のエネルギーが1種類ではない。そこで痛みを起こす、または起こしかねないような刺激をまとめて**侵害刺激**（noxious stimulus）とよび、侵害刺激に反応する痛み受容器を**侵害受容器**（nociceptor）という。痛みの受容器には数種類ある。Aδ神経の中には機械刺激にも熱にも反応するAMHI型（**高閾値機械受容器**）とII型（Aδ神経の**ポリモーダル受容器**）とがあり、また機械刺激にのみ反応する受容器もある。C線維受容器の中には熱に特異的に反応する熱侵害受容器（機械非感受性受容器）と、熱刺激、機械刺激、発痛物質のいずれにも反応するポリモーダル（侵害）受容器がある。この他、正常の組織では活動しておらず、炎症が起こると活動する**非活動性侵害受容器**（silent nociceptor）もある（**図4.6**参照）。

コラム　無痛症の患者さんが教えてくれたこと

　誰でも痛み（pain）はない方がよいと思うだろう。しかし、痛みを感じることができないと大変なことになると、**無痛症**の患者さんが教えてくれている。無痛症の患者さんはケガをしても痛くないのでその部位をかばうことをしない。そのためさらに重ねてケガをしてしまうことも多く、例えば同じ部位の骨折を繰り返して、ひどい変形を起こして歩くことが難しくなったり、舌が裂けたりと、ひどい身体状況になってしまうことが多い。また胃潰瘍や虫垂炎になってもわからず、発見が遅れて生命の危険にさらされることもある。こうした無痛症の患者さんの状態から、痛みは体に危険が迫っていることを知らせる**警告信号**であり、それによって生体の防御機構を動かすものであることがわかる。

コラム　無痛症の原因

　無痛症の原因には何種類かある。ひとつは痛み刺激を受容するC線維ができないタイプで、感覚性C線維がかかわる他の感覚である痒みも起こらないし、温度変化もわからない。また、汗腺を支配する交感神経節後神経（無髄神経）もないので発汗が起こらない。そこから無痛無汗症（congenital insensitivity to pain with anhidrosis：CIPA）とよばれる。

　汗をかけないために夏は体温が上がり過ぎてしまうので屋外に出られず、ずっとエアコンの効いた部屋で過ごす他ない。また、皮膚が非常に乾燥しやすいので、皮膚の保湿に注意しなければならない。これは無髄の神経線維の生存と分化に必須の神経成長因子（nerve growth factor）の受容体であるTrkAの遺伝子が変化したために機能性のTrkAができず、これにより無髄神経が消失してしまったためである。この点を明らかにしたのは、熊本大学小児科の犬童康弘先生である。また、痛み受容器に特異的に発現するNa^+チャネルに異常があるために痛み刺激を受容できないタイプもある。これもNa^+チャネルの遺伝子の変化によるものである。

(3) 痛み受容器の遠心性の作用

　感覚受容器の働きは情報を中枢に伝えることである。痛み（侵害）受容器も感覚受容器であるが、情報を中枢に伝えるだけでなく、末梢で神経ペプチドを遊離してさまざまな作用を及ぼす**遠心性の作用**ももっている。この作用をもつのはC線維の受容器で、**サブスタンスP（SP）**と**カルシトニン遺伝子関連ペプチド**（CGRP）などの**神経ペプチド**（neuropeptides）をもっている。これらのペプチドは血管拡張、血管漏出（ただし、ヒト皮膚では血管漏出は起こらない）といった炎症症状を起こす（**図 4.11**）。神経の活動によって起こる炎症症状であるので、これを**神経性炎症**（neurogenic inflammation）という。また、これは軸索の中だけで起こる（中枢を必要としない）反射と考えることができるので、**軸索反射**（axon reflex）ともいわれる。末梢で炎症により痛み受容器が活動している状態では、本来の炎症にこの神経性炎症が付け加わり、炎症を増悪するのに一役を担っている。したがって、末梢の痛み受容器の活動を抑えれば炎症症状も改善されるので、痛み情報の入り口（つまり感覚受容器）で痛みを抑えることが重要である。なお、C線維のもつペプチドは、脊髄中の中枢終末からも放出されて脊髄における情報伝達を促進する。

2 体性感覚（somatic sensation）・内臓感覚（visceral sensation）

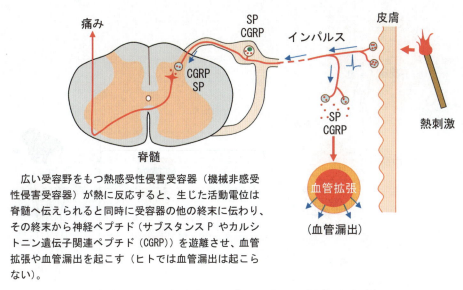

広い受容野をもつ熱感受性侵害受容器（機械非感受性侵害受容器）が熱に反応すると、生じた活動電位は脊髄へ伝えられると同時に受容器の他の終末に伝わり、その終末から神経ペプチド（サブスタンス P やカルシトニン遺伝子関連ペプチド（CGRP））を遊離させ、血管拡張や血管漏出を起こす（ヒトでは血管漏出は起こらない）。

図 4.11 侵害受容器の遠心性作用（神経性炎症）

(4) 痛みの伝導路

痛みの受容器からの情報は、脊髄の後角表層で二次ニューロンに伝えられる。二次ニューロンの軸索はすぐに交叉して、対側の**脊髄視床路**（spinothalamic tract）を上行する（**図 4.12**）。脊髄ですぐに交叉して反対側を上行する点が触・圧覚情報の伝達とは異なる。一部の線維は、上行する途中で下行性抑制系の大縫線核や中脳水道中心灰白質などに投射して終わる。多くの線維は視床で三次ニューロンにシナプスして情報を伝達し、三次ニューロンの軸索は中心溝のすぐ後ろにある一次体性感覚野に投射する。この他、二次体性感覚野や、前帯状回、扁桃体などに直接または介在ニューロンを介して間接的に投射する。

(5) 関連痛

内臓に異常がある場合に、体表および筋に痛みが生じることが多い。これを**関連痛**（referred pain）という。それぞれの内臓によって痛みが出る部位は決まっており、その部位は内臓を支配している神経が出ている同じ脊髄分節で支配されている部位である。この関係は診断に利用されてきた。**図 4.13** に心臓からの関連痛部位を示す。関連痛が起こるメカニズムは次のように考えられている。内臓からの感覚神経は痛み情報の最初の中継点である脊髄後角表層のニューロンにシナプスし、上位中枢に情報を伝える。同じニューロンは皮膚からの感覚神経入力も受けており、これによって興奮することが圧倒的に多く、また視床でも皮膚部位に対応する部位に投射する。そのため、内臓からの入力があっても皮膚からの痛みとして感じる（**収束投射説**）。

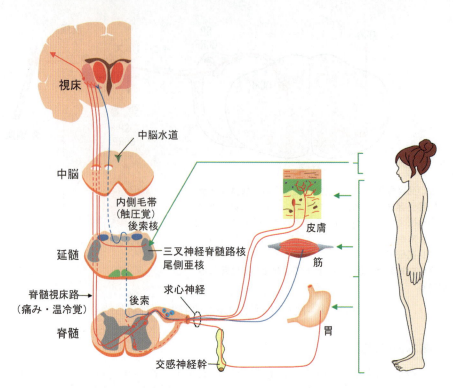

体の各部位からの侵害受容器の中枢終末は、脊髄後角で二次ニューロンにシナプスし、二次ニューロンの軸索は交叉して対側の脊髄視床路を上行して視床へ情報を送る。顔面領域（三叉神経領域）の侵害受容器からの中枢終末は、三叉神経脊髄路核尾側亜核で二次ニューロンにシナプスし、二次ニューロンの軸索は交叉して対側を視床まで上行する。視床で三次ニューロンにシナプスし、三次ニューロンの軸索は大脳皮質に投射する。

図 4.12　痛みと温・冷覚の伝導路

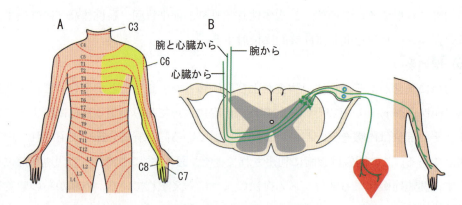

Aには心臓に病変があった場合に関連痛が生じる部位に黄色の影をつけて示してある。Bには関連痛の収束投射説の模式図を示している。心臓からだけ入力を受けている二次ニューロンはきわめて少なく、心臓からの入力を受けているニューロンのほとんどは皮膚からの入力も受けている。そして視床、大脳皮質の対応する皮膚領域に投射するため、脳は心臓からの信号も皮膚からの信号と誤って解釈する。したがって、内臓と同じ脊髄分節に投射している皮膚部位に関連痛は生じる。

図 4.13　関連痛の部位とそのメカニズム

2 体性感覚（somatic sensation）・内臓感覚（visceral sensation）

(6) 痛みの3つの側面とこれらにかかわる脳部位

痛みは感覚であり、それが生じている部位や性質などを脳の働きによりある程度識別することができる（**痛みの弁別的・識別的側面**）。痛みには、不快感やさらには不安や恐怖も伴うことが多く、また痛みから逃れようとする行動を起こす（**痛みの情動的側面**）。また、過去の経験の記憶や色々な感覚情報を比較検討し判断する（**痛みの認識的側面**）。最近の fMRI などの非侵襲的脳機能解析技術の進歩により、これらにかかわる脳部位が明らかになってきた。痛みの弁別的・識別的側面には、一次および二次体性感覚野が、情動的側面には前帯状回や扁桃体が、認識的側面には頭頂連合野がかかわっているといわれている。

(7) 痛覚過敏と異痛

お風呂に入ったときうっかり火傷をした腕を湯に浸してしまい、強い痛みを感じることがある。お風呂の湯は、普通は気持ちのよいものであるが、火傷をした皮膚では同じ温度で痛みが起こってしまう。こういう状態を**痛覚過敏**（hyperalgesia）という。これは火傷やケガなどによる**炎症**によって、痛みの受容器がより弱い刺激からより強く興奮するように変化（**感作**（sensitization））したために生じる。こういうときは脊髄も敏感になっている。

神経が損傷を受けたとき（**神経障害性疼痛**）にも痛覚過敏が起こるが、このときは、柔らかい筆先でさっと撫でるような刺激でも激しい痛みを起こしてしまう。これを**異痛（アロディニア**（allodynia）、**触誘発性疼痛**（touch evoked pain））という。この場合、末梢から痛みを起こす信号を送っている感覚受容器は侵害受容器ではなく、触・圧覚の受容器であることがわかっている。これは中枢神経が敏感になっているためと、ときには脊髄の中の配線が変化してしまっているために、触・圧覚の受容器からの入力で痛みの経路が興奮するために起こるといわれている。

(8) 内因性鎮痛系

運動に夢中になりケガに気がつかないことがある。これは我々の体に備わっている鎮痛系（**内因性鎮痛系**）が働いているからである。この働きに重要なかかわりをもっている部位は、**中脳水道中心灰白質**、青斑核などがある**背外側橋被蓋**や、大縫線核などがある**延髄吻側腹内側部**という部位である（**図4.14**）。そこからの神経がセロトニンやアドレナリンを介して脊髄後角における痛みの情報伝達を抑制する。これらの脳部位はさらに上位の大脳皮質からの影響も受けている。この経路をうまく使うことで、意志によって痛みをある程度コントロールできる。また、それらの中継点で**内因性オピオイド**（endogenous opioids）（内因性のモルヒネ様物質）も働いている。内因性オピオイドには**エンドルフィン、エンケファリン**などがある。

第4章 感覚の生理

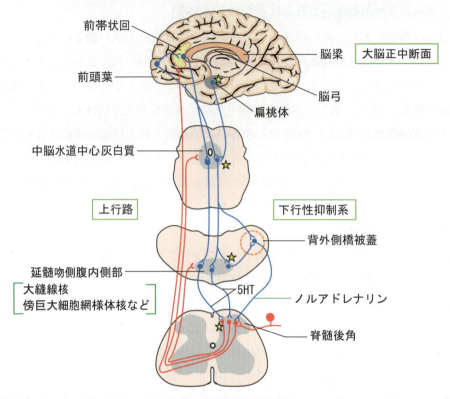

この図は下行性抑制系を示す。下行性抑制を起こす主たる脳部位は、青斑核などを含む背外側橋被蓋といわれる部分と、大縫線核や傍巨大細胞網様体核などを含む延髄吻側腹内側部の2カ所がある。前者はノルアドレナリンを伝達物質として、後者はセロトニン（5HT）を伝達物質としており、脊髄後角において求心性入力を抑制する。この2つの脳部位のさらに上位に中脳水道中心灰白質があり、これはまたさらに扁桃体や前帯状回、前頭葉などから入力を受けている。興味あることに、これらの脳部位は、脊髄後角ニューロンからの入力も受けている。星印の部位では内因性オピオイドも作用している。

図 4.14 痛みの内因性抑制系

> **コラム　痛みの評価**
>
> 　痛みは主観的な感覚である。したがって、ときには痛みが理解されずに患者さんがつらい思いをすることがある。逆に体の反応、顔の表情から見ると相当痛みがあるはずなのに、その人の信念・信条から痛いと訴えない場合もある。また、痛みは病気やケガだけから起こるわけではなく、医療における検査や治療、リハビリに伴ってしばしば起こる。医療従事者としては患者さんの痛みの状態を正しく知って、適切に対処する必要がある。また、治療や鎮痛の効果を正しく知るためにも、痛みを客観的に評価する必要がある。痛みの強さは、線（10 cm）の長さで表す**視覚的アナログスケール**（visual analogue scale : VAS）や、子供や多少認知機能が落ちている場合にも使える**フェイススケール**（face scale）によって評価することがよく行われている（図 4.15）。より実験的には痛みを起こす刺

112

激の強さ（閾値）を測定する方法もある。また、痛みの量的な側面ばかりでなく質も評価し、また日常生活への影響を明らかにするために、色々な**質問紙法（マギル疼痛質問紙、ローランド・モリス障害質問紙**など）も考案されている。口頭でのやり取りができない場合には、血圧や脈拍、呼吸の変化（**仮性疼痛反応**）から痛みの有無を推測することもできる。

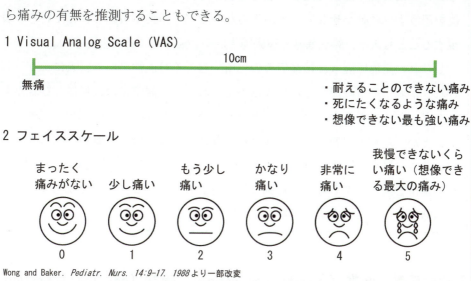

図4.15 痛みの視覚的アナログスケール（1）とフェイススケール（2）

(9) 痒み（itch）

痒みは皮膚と一部の粘膜（眼瞼結膜、鼻粘膜など）だけから起こるひっかき反射を引き起こす感覚である。痒みを伝える末梢神経は痛みと同じく無髄神経（C線維）であるので、以前は同じC線維の弱い活動が痒みを起こすと考えられていた。痒みを起こす物質としては蕁麻疹を起こすヒスタミンがよく知られている。しかし、アトピー性皮膚炎の痒みはヒスタミンによるものではないことが明らかにされており、ヒスタミン以外にも痒みを引き起こす物質がある（代表格はカリクレインなどのタンパク分解酵素）。その受容器線維は機械刺激には反応せず（熱には反応する）、ヒスタミンに選択的に反応し、神経性炎症（発赤、腫脹）を起こすタイプ（機械非感受性C線維受容器）と、熱、機械、化学いずれの様式の刺激にも反応するポリモーダル受容器の2種類が報告されている。前者がヒスタミンによる痒みを、後者がヒスタミン以外の痒みを伝えていると考えられているが、まだ研究途上である。また、脊髄以上の機構についてもまだあまりよくわかっていない。

第4章 感覚の生理

> ### コラム　しびれ
>
> 　しびれという表現に含まれる症状は、触れた感覚（あるいは痛みや温冷の感覚）が鈍いというものから、何も触れていないのにピリピリする、ジンジンするといった異常な感覚を感じる感覚過敏まで、非常に幅広い。さらに、身体部位を思うように動かせない、力が入らないなどの運動障害をしびれていると表現することもあり、感覚異常と運動障害があわせて起こることも多い。
>
> 　しびれの発症原因は、神経伝導の各所で起こる可能性があり、人により「しびれ」が表す症状の捉え方が異なるので、しびれの観察には、単にしびれがあるかどうかを尋ねるのでは不十分となる。該当する箇所に実際に刺激（触れたり、とがったもので軽くつつくなど）を与え、他の箇所との刺激の感じ方の違い（鈍さや異常な知覚）の有無とその程度、具体的な感じ方を尋ねるとともに、その部位を動かしてもらって運動に伴う感じ方（動かしにくさや脱力など）も尋ねること、つまり感覚と運動の双方をあわせて観察することが重要である。

3 化学感覚（味覚（gustatory sensation）、嗅覚（olfactory sensation））

3.1 味の種類と受容体、味の受容器

　すべての味は、塩辛い（塩味）、甘い（甘味）、苦い（苦味）、酸っぱい（酸味）の4種類の組み合わせでつくることができ、これらの4味は他の味に分解できないので、4基本味といわれてきた。最近、これらのどれを分解しても混ぜ合わせてもできない味として新たにうまみが認定され、基本味は5種類となった。さらに脂肪の味（脂肪酸）も新たな味として認識されつつある。塩味は生体に必須な塩分によって、甘味はエネルギー源として必要な糖やアミノ酸、脂肪分によって、うまみはアミノ酸や複数のアミノ酸からなるペプチドなどによって引き起こされる（**表4.1**）。つまり、これらの味覚は食べ物に栄養が含まれているという情報を与えるものである。また酸味は酸性の物質を判定する。酸性の物質とは腐ったものを意味している。

表4.1　味を引き起こす物質

味の種類	味を引き起こす物質
塩　味	食塩（ただし0.01～0.03 Mでは甘く感じる）、リチウム塩
甘　味	多くの単糖、二糖、αアミノ酸（グリシンなど）、各種人工甘味料
苦　味	キニーネなどのアルカロイド、柑橘類の苦味成分リモニン
酸　味	各種の酸
うまみ	グルタミン酸（昆布だし）、イノシン酸（鰹節のだし）

3 化学感覚（味覚（gustatory sensation）、嗅覚（olfactory sensation））

苦みは薬や毒などの味である。ここ10年ほどの間にそれぞれの味に対して受容体が同定された（コラム 甘味とうまみの受容体 参照）。なお、辛み（辛みを起こす物質はカプサイシン）は味細胞で検出されるものではなく、口腔内に分布する三叉神経の自由神経終末によって検出され、主に三叉神経脊髄路核へ伝達され、さらに視床の口腔内領域、大脳皮質へと伝えられる。したがって、通常の味覚には入れられていない。

舌には**味蕾**（taste bud）といって味物質に反応する**味細胞**（taste cell）（上皮細胞の一種）が集まっている蕾のような構造がある（図4.16 C）。味蕾は**茸状乳頭、葉状乳頭、有郭乳頭**という舌の中の構造の中に配置されている（図4.16 B）。ひとつの味細胞には1種類だけの味受容体が発現している。味物質は味細胞上の味受容体と反応し、味細胞に脱分極を起こし、その結果味細胞は伝達物質（ATPまたはセロトニンらしい）を放出し、一次求心神経（**味神経**）を興奮させる。味細胞は約10日で半数が新しい細胞に入れ替わる。そのため、舌に火傷をして傷ついてもすぐにもとに戻る。

古くから舌には特定の味に感じやすい部分（味地図）があるといわれてきたが、

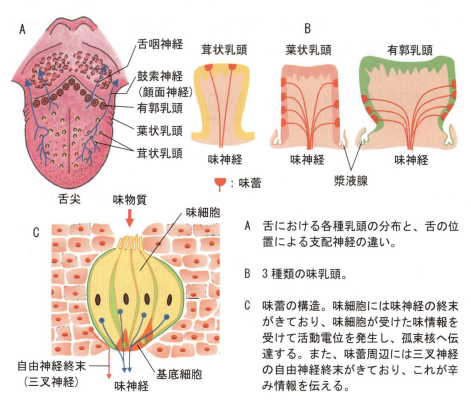

図4.16 舌における味蕾の分布と味蕾の構造

A 舌における各種乳頭の分布と、舌の位置による支配神経の違い。

B 3種類の味乳頭。

C 味蕾の構造。味細胞には味神経の終末がきており、味細胞が受けた味情報を受けて活動電位を発生し、孤束核へ伝達する。また、味蕾周辺には三叉神経の自由神経終末がきており、これが辛み情報を伝える。

第4章　感覚の生理

味受容体の分布には部位差が見られないので、これは疑問視されている。

　なお、口に含んだ食べ物から生じるにおいを感じることによって、食べ物はおいしく感じられる。このようににおいは味覚に大きな影響を与える。鼻かぜをひいて鼻が詰まった状態で食べてもおいしくない理由である。このように味覚と嗅覚は深い関係にある。

コラム　甘味とうまみの受容体

　甘味の受容体は 7 回膜貫通型の G タンパクと共役した受容体であり、T1R2 とT1R3 の 2 種類が知られている。それらは組み合わさって heterodimer となって機能している (T1R2/T1R3)。苦みの受容体も同じく 7 回膜貫通型の G タンパクと共役した受容体 (T2Rs) であるが、40～80 種類も存在するという。これらは 1種類の受容体だけで働ける。うまみの受容体は T1R1 と T1R3 で、両者が組み合わさった heterodimer で働いている。さらに脳の代謝型グルタミン酸受容体の短縮型 taste-mGluR1 と taste-mGluR4 もうまみの受容体として働いていると考えられているが、T1R1/T1R3 が主役を担っているらしい。これらの受容体はみな代謝型受容体であるので、それに味物質がついてもそれによって味細胞に脱分極が起こるわけではない。これらの受容体に味物質がつくと phospholipase C β が活性化されて IP3 の産生が増え、それにより細胞内 Ca ストアから Ca^{2+} が放出され、これにより TRPM5 というチャネルが開き、Na^+ が流入して脱分極が生じる。この結果、味細胞から伝達物質 (ATP) が放出され、味神経へ情報が伝えられる。

　うまみ物質は昆布だしのグルタミン酸と鰹節だしのイノシン酸である。うまみは日本の料理に特有だと思いやすいが、トマトにもグルタミン酸が多く含まれている。ラテン系の料理にトマトがよく使われるが、うまみ物質のグルタミン酸が多く含まれていることが科学的に解明されるずっと以前から、トマトを使えば味がよくなることを人々は経験的に知っていたのである。

　最近、味の受容体は口腔内の味蕾にあるだけではなく、消化管に広く分布していることがわかってきた。これらの受容体は代謝調節に深くかかわっていることが解明されつつある。食物は舌だけではなく、消化管でも味わわれているのかも知れない。

3.2　味覚の伝導路

　味神経は、舌の先の方は顔面神経の枝である鼓索神経、のどに近い方は舌咽神経の枝である（図 4.16 A）。また味蕾は口蓋や咽頭・喉頭部にもあり、前者からの情報

は顔面神経の枝である大錐体神経により、また後者からの情報は迷走神経の枝である上咽頭神経によって伝えられる。味神経の興奮は孤束核で中継され、ヒトやサルでは同側を上行し、視床の後内側腹側核の最も内側部（小細胞部）へ、そしてさらに大脳皮質の一次味覚野（前頭弁蓋と島の境界部）へと伝えられ、味覚を生じる（図4.17）。

3.3 味覚が関与する反射

味覚が関与する反射は多くある。食べ物を口に入れると唾液の分泌が高まる（**唾液分泌反射**）。また、特に辛い物を食べたときに口の周りに発汗を起こす（**味覚性発汗**）。これらの自律神経反射の中枢は脳幹にある。甘味、塩味、酸味に対しては咀嚼運動が引き起こされる。また、それぞれの味刺激に対して特有の表情を示す。この反射の中枢も脳幹にある。

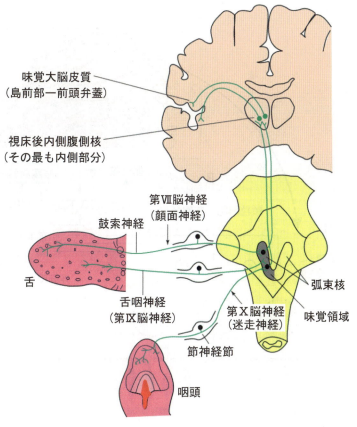

舌や咽頭は部位によって鼓索神経（顔面神経の枝）、舌咽神経、迷走神経によって味情報が孤束核へ伝えられる。孤束核で中継された後、視床の後内側腹側核の最も内側に投射する。そこでシナプスした後、大脳皮質一次味覚野へ投射して味覚を生じる。

図4.17　味覚の伝導路

3.4 においの種類とその受容器

においは鼻で感じる。においの受容器（**嗅細胞**、これは味覚の場合と異なりニューロンである）が集まっている部位は鼻の奥の最も上にある**嗅上皮**である（図 4.18 A）。嗅細胞の細胞体は脳から篩板の骨の穴を通して鼻腔粘膜中に出ている。嗅細胞からの嗅毛は表面を覆う粘液中にあり、粘液に溶けたにおい物質により興奮する。におい物質は100万種類もあるといわれる。においも味覚のようにいくつかの基本臭に分ける試みがされてきた。基本臭には樟脳臭、花の香り、果実臭、麝香、性臭、腐敗臭、石炭酸臭、焦臭、酸臭、糞臭、ニンニク臭などがあげられている。しかし、におい物質の化学構造とにおいの関係は不明である。におい受容体（Gタンパク共役7回膜貫通型受容体）がラットで約1,000種類同定されている。におい受容体はにおい物質の化学構造の一部に反応する。その受容体の組み合わせで数万種類のにおいが識別できると推定されている。ひとつの嗅細胞はただ1種類のにおい受容体を発現している。

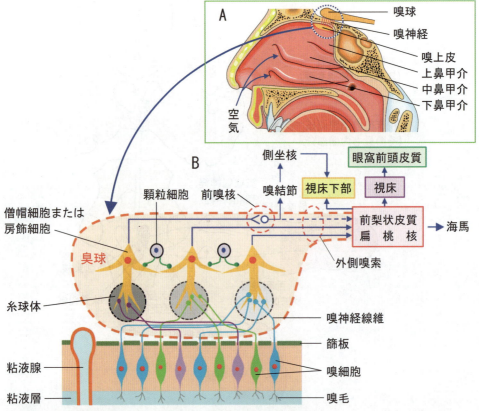

A 鼻腔の構造と嗅上皮の位置　B 嗅上皮、嗅球の構造と嗅覚伝導路。それぞれ異なるにおい受容体を発現する3種類の嗅神経を示す。それぞれが異なる糸球体を形成している。糸球体からの出力は、僧帽細胞と房飾細胞の軸索であり、嗅結節、梨状皮質、扁桃核、嗅内皮質などに投射する。においを識別しているのは、さらにその先の眼窩前頭皮質である。

図 4.18　嗅覚経路

3.5 嗅覚の伝導路

におい物質を受けて嗅細胞は脱分極、さらには活動電位を発生し、それが篩板の篩状孔を通じて中枢側に延びた軸索（第一脳神経である嗅神経）を介して、脳底部の**嗅球の糸球体**において二次ニューロンの**僧帽細胞**または房飾細胞に情報が渡される。同じにおい受容体を発現している嗅神経は同じ糸球体に投射している。そこから大脳皮質の**嗅覚野**（前嗅核、嗅結節、前梨状皮質、扁桃核（体）など）に至り（図4.18B）、そこからさらに視床から眼窩前頭皮質または視床下部、海馬、前頭葉に情報が伝わる。嗅覚の伝導路は、視床を経由せず大脳皮質（嗅覚野）に接続している点が他の感覚系と異なる。扁桃体への経路はおそらく情動反応に関係しているであろう。嗅覚野のニューロンや眼窩前頭皮質中央後部のニューロンは数種類のにおい物質に反応するものが多いが、眼窩前頭皮質の外側後部ニューロンは1種類のにおい物質に反応するものが多い。においを分析する機構がここに備わっていると考えられる。

4 視覚（visual sensation）

4.1 眼の構造と役割

物を見るのは眼による。眼の構造を図4.19 Aに示す。光によって刺激され、それを神経の信号に変える感覚細胞は**網膜**（retina）にある**錐体**（cone）と**杆体**（rod）という細胞である。眼のその他の構造は感覚細胞に光をあてるための補助装置である。**角膜**（cornea）、**前房水**（前眼房を満たす液体；aqueous humor）、**水晶体**（lens）、**硝子体**（vitreous humor）は透明で、全部が集まってひとつのレンズの働きをしており、外界の像をカメラのフィルムにあたる網膜に集める。**虹彩**（iris）は絞りの役目で、光の量や焦点の深さを調節している。角膜で覆われている部分以外は**強膜**（sclera）という光を通さない構造で囲まれている。

4.2 眼の遠近調節（accomodation）

カメラではフィルム上に像を結ばせる（焦点をあわせる）にはレンズを出したりひっこめたりするが、眼では水晶体の弯曲度を変えてこれを行っている。水晶体はレンズのような形をしており、弾性のある膜で包まれたゼリーのようなものである。この膜に細い糸のような毛様体小帯（チン小帯）がついていて、これがさらに毛様体（筋）につながっている。近くの物を見るときは、水晶体の屈折率を高めなければならない。水晶体は通常は毛様体小帯に引っ張られて平たくなっているので、水

晶体の屈折率を高めるには毛様体を収縮させて毛様体小帯を緩めて水晶体を厚くする（図4.19B）。この調節力によって、ふつうの眼の人（正視眼）では、遠方は無限遠まで、近くは10 cmぐらい（近点）まではっきり見える。

　加齢すると水晶体の弾性が減るので、毛様体が収縮し毛様体小帯が緩んでも水晶体の弯曲が増しにくい。そのため近くの物が見にくくなる（老眼）。遠視の人は水晶体の弾性や形はふつうだが、眼の奥行きが短いために、像が網膜の後ろに結んでいる人である（図4.19C）。反対に、近視の人は眼の奥行きが長く、網膜の前に像が結んでしまう。したがって、遠視の人は凸レンズをかけ、近視の人は凹レンズをかけることによってこれを修正できる（図4.19 C）。

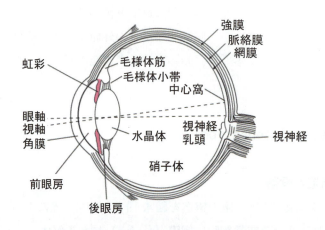

A　眼の構造。水平断面を示す。

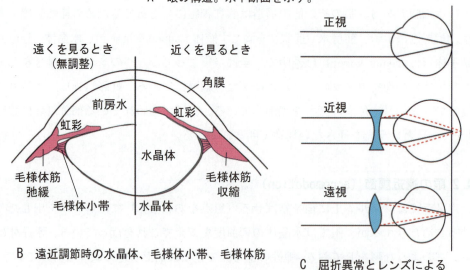

B　遠近調節時の水晶体、毛様体小帯、毛様体筋

C　屈折異常とレンズによるその補正。補正された光路を赤破線で示す。

図4.19　眼の構造と遠近調節

4　視覚（visual sensation）

4.3 眼に入る光の量の調節

　虹彩には交感神経支配の**瞳孔散大筋**と副交感神経支配の**瞳孔括約筋**の2つの平滑筋がある。瞳孔の大きさはこの2つの拮抗する筋の働きによって調節される。光が眼にあたると瞳孔が収縮し（**縮瞳、対光反射**）眼に入る光の量を減少させる。逆に暗いところに行くと瞳孔が開き（**散瞳**）眼に入る光の量が増える。このような瞳孔の大きさの調節により眼に入る光の量は5倍も変化する。しかし、自然界で眼に入る光の量は 10^6 倍も変化するので、この反射だけでは間に合わない。視細胞の明暗順応が大きな役割を担っている（後述）。

　近くのものを見るときには水晶体が厚くなると同時に瞳孔が収縮し、また左右の眼が寄る（輻輳する）。この2つの反射をあわせて**近距離反射**（近見反応）という。

4.4 網膜

　網膜は5種類の細胞からなっている（**図4.20**A）。最外層は**色素上皮層**で、光を吸収し、光の散乱、反射を防いでいる。そのため瞳孔は黒く見える。色素上皮層のひとつ内側には**視細胞**（photoreceptor）（**杆体**と**錐体**）が並んでおり、光が受容される（生体の電気信号に変換される）。視細胞は網膜の最も奥の層に存在するので、光が視細胞に達するまでにこれらの層を通過しなければならない。視細胞で生じた電気信号は、**双極細胞**から**神経節細胞**（これが一次求心神経にあたる）へと網膜の奥から表層へと伝わる。神経節細胞で生じた活動電位は、神経節細胞の軸索（視神経）を通って眼球の外に出る。その前に軸索は視神経乳頭（または視神経円盤）とよばれる部位に集まる。この部位には視細胞がないため**盲点**（blind spot）となる（**図4.19**A、**図4.20**B）。視神経乳頭の少し外側（耳より）には網膜がやや窪んだ場所があり、ここを**中心窩**（fovea centralis）とよぶ。その周辺の直径約1mmの範囲を**黄斑**（macula lutea）とよぶ（**図4.19**A）。中心窩は他の部分よりも視神経以外の層が薄いので、そのため光の散乱が少なく、より多くの光が視細胞に到達するうえ、錐体の密度が最も高い。そのため、この部分が最も空間分解能がよい。注視した視覚像は中心窩に像を結ぶように眼球運動が調節される。

　視細胞には**錐体**と**杆体**の2種類がある。これらの細胞の色素上皮側（外節という）には薄膜の円盤が規則正しく積み重なっており、ここに**視物質**（visual pigment）がある。この視物質が光を吸収して化学変化を起こすことにより、電位変化への変換過程が始まる。**図4.20**Bに見るように錐体と杆体の分布は一様ではなく、中心窩には錐体が多い。杆体は中心窩にはなく、中心窩以外の場所に広く存在するが、中心窩から20度ぐらいのところで最も密度が高い。錐体には3種類（**青錐体、緑錐体、**

121

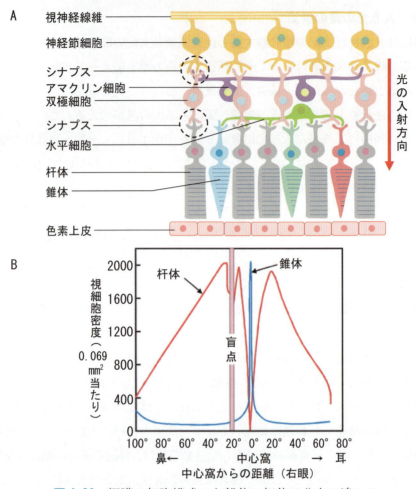

図 4.20 網膜の細胞構成 A と錐体・杆体の分布の違い B

赤錐体、それぞれの最大吸収波長は 420 nm、530 nm、560 nm 付近にある）あり、各錐体がもつ視物質（ヨドプシン）は、最もよく吸収する光の波長が異なっており、**色覚**に関係する。杆体には 1 種類しかなく、500 nm の青緑の光に最も感度が高い視物質（ロドプシン (rhodopsin) という）をもち、どの錐体よりも光感受性が高く、**暗所**の視覚を担う。したがって、暗所で杆体だけで働いているような状況では、色を識別することはできない。

　網膜に達した光は、3 種類の錐体（青錐体、緑錐体、赤錐体）の膜電位の組み合わせという形で色情報（三原色の信号）に変換される。この情報はさらに、明暗に反応する神経節細胞（光刺激で放電を増やす ON 型と、光が消えたときに放電を増やす OFF 型とがある）、黄色光刺激で ON 応答し、青色光刺激で OFF 応答を示す黄－青型神経節細胞、赤色光刺激で ON 応答し、緑色光刺激で OFF 応答を示す赤－緑型神経節細胞という 3 種類の神経節細胞の活動電位の組み合わせという形の色情報（反対

色の信号）に変換され、外側膝状体に送られる。

　視細胞で生じた電気信号は双極細胞から神経節細胞へと伝えられる。神経節細胞は網膜から脳へ光情報を伝える唯一の出力細胞である。水平細胞やアマクリン細胞は主に抑制性のニューロンで、視細胞→双極細胞→神経節細胞へという情報伝達経路の途中で側方抑制をかけることにより、コントラストを強めたり、波長の弁別に大きな役割を担っている。

　明るいところから暗い部屋へ入るとしばらくは暗くてよく見えないが、次第に慣れて見えるようになる。これを**暗順応**という。これには20分以上かかる。明るいところではロドプシンが分解されてしまって存在しないため、突然暗い部屋に入ると、光に反応するロドプシンが存在しないのでしばらくの間見えない。ロドプシンが再生するのに20分以上かかるためである。逆に暗いところから明るいところへ出ると網膜の光の感受性は徐々に低下して、5分ぐらいで慣れる。これを**明順応**という。

4.5 視覚の伝導路

　両眼の網膜を出た視神経のうち、中心窩より右側半分の線維（視野でいうと左半分の情報）は視交叉を経て右側の視索を通り右側の**外側膝状体**へ投射する。中心窩より左半分の線維は視交叉を経たのち左側の視索を通り左側の外側膝状体へ投射する。つまり両眼とも鼻側半分の網膜から出た線維は交叉して対側の外側膝状体へ投射し、耳側半分から出た線維は視交叉で交叉せず、同側の外側膝状体へ投射する（**図4.21**）。外側膝状体でシナプスした後に**視放線**を通って後頭葉の**一次視覚野**へと情報は送られる。したがって、右視野の情報は両眼とも左の脳へ、左視野の情報は両眼とも右の脳へ送られる。このように視野の多くの部分が重なっているために両眼視機能（立体視）が可能となる。

　また、このような伝導経路であるために、視交叉部で交叉する神経が障害されると（例えば、脳下垂体腫瘍で視神経が圧迫されたとき）両側の耳側の視野が欠損する両耳側半盲（bitemporal hemianopsia）が（**図4.21**b）、視交叉以後で神経が障害されると両眼の同じ側が見えなくなる**同名半盲**（homonymous hemianopsia）を生じる（**図4.21**d）。

5 聴覚（audition）、平衡感覚（equilibrium sense）

5.1 音とは

　聴覚とは音の感覚である。ヒトが音として感じるのはおよそ20〜20,000 Hz の粗

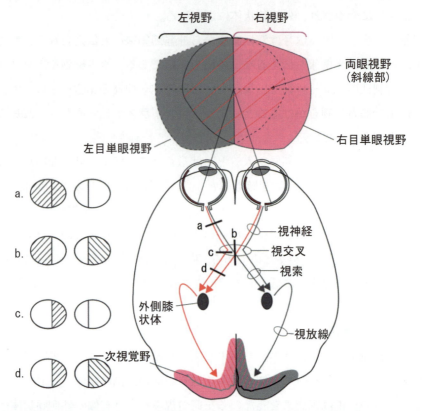

赤で示した部分とそれに続くグレーの斜線部分が右目で見ることのできる視野であり、グレーで示した部分とそれに続く赤の斜線部分が左目の視野である。両眼ともに見える部分を斜線によって示している。網膜の鼻半分からの視神経は視交叉で交叉して反対側の外側膝状体に投射し、網膜の耳側半分からの視神経は交叉せずに同側の外側膝状体に投影する。そこでシナプスしたニューロンは視放線を通って一次視覚野へ投射する。a、b、c、d の線で示された部分で視神経が障害されると、それぞれに対応する視野図 a、b、c、d の斜線部分で示されたような視野欠損が起こる。

図 4.21 視野と視覚伝導部、その障害部位による視野欠損の出方

密波（気体の振動、音波）である。その中でも最もよく聞こえるところは 600～3,200 Hz である。音には単音と複合音とがある。単音とは空気がひとつの振動数で振動しているときに聞こえる音である（例：音叉をたたいたときの音）。複合音とはいくつかの単音が組み合わされてできたものである。これには色々な振動数の単音が規則正しく合成されてできた音（楽音）と、不規則に組み合わされてできた音（雑音）とがある。

　楽音には、高さ、強さ、音色の 3 つの性質がある。高さは振動数で決まり、振動数が多いものほど高く聞こえる。強さは振動の幅の大小によって決まり、大きいものほど強い。音色はその楽音をつくっている色々の単音（部分音）の種類と強さによって決まる。同じ高さの音でもバイオリンの音とピアノの音では違って聞こえるのは、音色が違うからである。

5.2 音が神経の信号に変えられるまで

　音波が外耳道に入ってくると、鼓膜が振動する。鼓膜はその構造が不均一で、緊張の程度も場所によって違うので、どんな高さの音に対してもよく振動することができる（この点、それぞれ決まった周波数の音にしか振動しない一般の膜や弦とは異なる）。鼓膜の振動は**ツチ骨**、**キヌタ骨**、**アブミ骨**という名前のついた**耳小骨**を経て、アブミ骨がくっついている蝸牛の前庭窓（卵円窓）を振動させる（図4.22A、B）。鼓膜と前庭窓の面積比と耳小骨のてこの作用によって、音波のエネルギーは約20倍に増幅され、気体（空気）、固体（鼓膜、耳小骨）、液体（外リンパ）へと伝達される間に失われるエネルギーを補っている（図4.22B）。

　前庭（卵円）窓が入口となっている渦巻き型をした蝸牛は、前庭膜と基底膜によって**前庭階、鼓室階、蝸牛管**という3つの部屋に分けられている（図4.23A）。蝸牛の頂上は盲端で、そこで前庭階と鼓室階はつながっている。前庭階は前庭窓（卵円窓）に始まり、蝸牛の頂上で鼓室階となり、鼓室窓（正円窓）に終わる。この中には**外リンパ**とよばれるリンパ液が入っている。

　蝸牛管の中には**内リンパ**があり、これは平衡感覚に関係する**卵形嚢、球形嚢、三半規管**の内リンパと通じている。蝸牛を伸ばしてみると、図4.23Bのようにアブミ骨がついている前庭窓（卵円窓）がある基部で基底膜の幅が最も狭く、先端に行くほど広くなっている（図4.23B）。蝸牛管の中には**コルチ器**（organ of Corti）といわれる構造があり、基底膜の上に位置している。基底膜の上にはコルチ器の**内外有毛細胞**（inner and outer hair cells；感覚細胞）が並んでいる。前庭窓の振動によって外リンパに伝わった振動は基底膜に伝えられる。しかし、基底膜は全体が一様に振動するのではなく、音の高さの違いによって振動する部位が異なる。高い音ほど蝸牛の基部近くを、低い音ほど蝸牛の頂部近くをよく振動させる（図4.23B）。音が大きくなると基底膜の触れ方が大きくなる。

　基底膜が振動するとその上に並んでいる内外有毛細胞の感覚毛が、おそらく内リンパ液の移動を受けて機械的に刺激されて脱分極し、それによって放出された伝達物質によって蝸牛（聴）神経に活動電位が生じると考えられている。神経の放電の最大頻度は200〜300Hzなので、数千Hzにもなる音の周波数情報を神経の放電頻度で表すことはできない。その代わりに音の周波数情報は、蝸牛管の中でどの部分の有毛細胞が（したがって聴神経が）興奮したかによって表され、音の大きさは蝸牛（聴）神経の活動電位の頻度と、興奮させられた神経線維の数として表される。蝸牛神経の細胞体は蝸牛の軸にあるらせん神経節にある（図4.23A）。

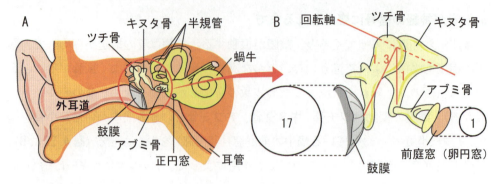

Aの中のまるで囲んだ部分の拡大図をBに示す。Bの鼓膜の中の数字は、卵円窓の面積を1とした場合の鼓膜面積を、また耳小骨のところの数字はてこの比率を示す。

図4.22　耳の構造

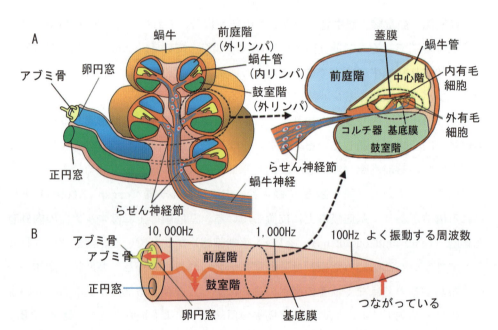

A 蝸牛の構造（左）とその断面図（右）。B 蝸牛を引き伸ばした図。蝸牛管の基底膜は基部で幅が狭く、先端に向かって広くなっている。蝸牛基部では高音に、上部では低音によって最もよく振動する。

図4.23　蝸牛の構造と機能

5.3 聴覚の伝導路

　蝸牛神経に生じた活動電位は、同側延髄にある背側および腹側蝸牛神経核に伝達される。**蝸牛神経核**からは複数の経路を経て聴覚反射の中枢である**下丘**に伝えられ、さらに視床の**内側膝状体**を経て、側頭葉の**一次聴覚野**へ投射する。多くの場合、投射は両側性である。

　音がくる方向を定める（音源定位）には、左右の耳から入ってくる音情報の微妙

5 聴覚（audition）、平衡感覚（equilibrium sense）

なずれが重要で、その情報処理に重要な神経核は**上オリーブ核**である。なお、聴覚野の機能は左右の半球で非対称である。左半球は音声言語に、右半球は音声言語以外の音の分析（音楽の旋律や音の高低、強弱）により深く関与している。

5.4 平衡感覚の受容器

　平衡感覚は空間における身体の位置や運動に関連して生じる感覚である。この感覚には、体性感覚などもかかわるが、平衡感覚に特化した感覚器は**平衡斑**（macula）**（球形嚢と卵形嚢）と三半規管**（semicircular canal）である。三半規管は中に内リンパを入れた互いに直行する3つの半環からできており、その根元の膨れたところ（膨大部）に有毛細胞が存在する（**図4.24** A）。これが感覚細胞である。

　頭が回転すると、頭蓋骨はその通りにすぐ動くが、内リンパは慣性のためにすぐには動かないで止まっていようとするので（電車が動き出したときの体の位置と同じような変化）、内リンパの中に突き出た有毛細胞の感覚毛は頭の回転とは逆方向に傾くことになる。これが刺激になって有毛細胞が脱分極または過分極し（どちらになるかは回転の方向による）、それが**前庭神経**（第Ⅷ脳神経の分枝）に伝えられて活動電位を発生する。脱分極のときには活動電位の数が増え、過分極のときには減少する。回転が同じように続くと、内リンパも骨と同じ方向に動き、有毛細胞の感覚毛もまっすぐになり、回転を感じなくなる。回転が止まるときは、先ほどとは逆の反応が起こる。このことから、三半規管は回転加速度を検出している。

　外側（水平）半規管は水平面上にあるので首を左右に振るなどの水平面上の回転運動に強く反応する。前半規管と対側の後半規管が同一平面上にあるので、最も強く反応する回転運動の面は左右で異なる。

　球形嚢と卵形嚢の中には**平衡斑**があって、中の有毛細胞には**耳石**（平衡砂）がのっている。そのため**耳石器**（otolith organ）ともよばれる（**図4.24** B）。頭部に前後左右、上下の加速度が加わると、重力によって耳石が感覚毛を引っ張る（または圧す）方向や力が変わるので、有毛細胞が脱分極または過分極する。卵形嚢の平衡斑はほぼ水平面上にあり、前後左右の直線加速度を検出する。球形嚢の平衡斑は矢状面に近い面上にあり、上下方向の直線加速度を検出する。有毛細胞の電気的変化は前庭神経の活動電位に変換され、そこから前庭神経核へ伝えられる。

5.5 平衡感覚の伝導路

　前庭神経に伝えられた情報は、**前庭神経核**に伝えられ、小脳、脊髄、延髄、橋、視床へ投射する。これらの経路は、頭が動いてもブレのない明瞭な網膜像を結ぶた

127

めの眼球運動の制御（前庭動眼反射）や、姿勢の制御（迷路反射）において重要な役割を果たす。

　平衡感覚は非常に強い刺激が加えられたときや姿勢の平衡が崩れたとき以外にはあまり自覚されない。平衡感覚には視覚や筋・関節や皮膚からの体性感覚もかかわっている。例えば、頭を右に傾けたときには、半規管・耳石器からの入力、視覚入力、頸部の皮膚や筋からの入力が変化し、それらのいずれもが頭が右に傾いたということを脳に伝える。それらの情報の整合性が取れなくなった場合、例えば乗り物に乗ったときなどに体は動きを感じているのに、視覚が動きを伝えないような場合、乗り物酔いを引き起こしたりする。

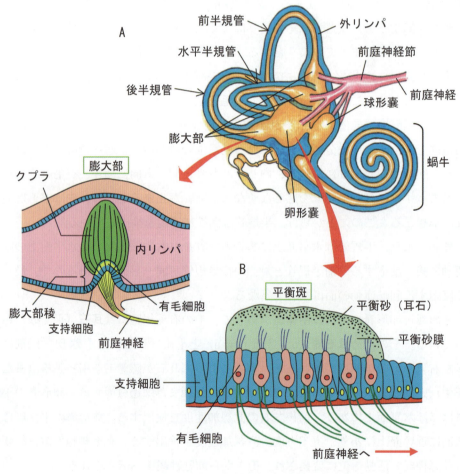

図4.24　三半規管と平衡斑

問　題

A. 多肢選択問題

1　体性感覚はどれか。

a. 視覚　　　b. 触覚　　　c. 聴覚　　　d. 平衡覚

2　眼の遠近調節を行う筋はどれか。

a. 下斜筋　　b. 下直筋　　c. 毛様体筋　　d. 上眼瞼挙筋　　e. 瞳孔括約筋

3　光を屈折する眼の構造はどれか。

a. 結膜　　　b. 角膜　　　c. 強膜　　　d. 網膜

4　近くの物を見るときの反応で正しいのはどれか。

a. 両眼球の外転　　b. 瞳孔の収縮　　c. 水晶体の厚さの減少　　d. 眼圧の上昇

5　感覚受容にリンパ液の動きが関与するのはどれか。**2つ選べ。**

a. 嗅覚　　　b. 聴覚　　　c. 味覚　　　d. 振動感覚　　　e. 平衡感覚

6　内臓痛が生じるのはどれか。

a. 臓器の切開

b. 管腔臓器の受動的な過伸展

c. 細胞内カリウムイオン濃度の上昇

d. 細胞外ナトリウムイオン濃度の上昇

7　左前胸部から頸部や左上肢への放散痛が生じる疾患はどれか。

a. 胃潰瘍　　　b. 狭心症　　　c. 胆石症　　　d. 尿管結石症

8　味覚について正しいのはどれか。

a. 基本味は5つである。

b. 外転神経が支配する。

c. 冷たい物ほど味が濃いと感じる。

d. 1つの味蕾は1種類の基本味を知覚する。

第4章　感覚の生理

9　角加速度を感知するのはどれか。

a. 耳管　　　b. 前庭　　　c. 耳小骨　　　d. 半規管

10　耳の感覚器と刺激との組み合わせで正しいのはどれか。

a. 蝸牛管 ─ 頭部の回転

b. 球形嚢 ─ 頭部の傾き

c. 半規管 ─ 鼓膜の振動

d. 卵形嚢 ─ 骨の振動

解答

(1) b　(2) c　(3) b　(4) b　(5) b, e　(6) b　(7) b　(8) a　(9) d　(10) b

B.　記述式問題

(1) 筋紡錘は筋に加わった張力の検出装置であり、運動の力を出す錘外筋線維に対して直列に配置されている。そのため錘外筋線維が収縮するとたるんでしまい、筋にかかっている張力を検出できなくなる。このようなことが起こることを防止する機構が生体には備わっている。それについて説明せよ。

(2) 関連痛の機構について説明せよ。また、関連痛はどのような意義があるか述べよ。

(3) 触・圧覚の伝導路と痛覚・温度覚の伝導路の違いについて説明せよ。

(4) 瞳孔の大きさの調節機構について説明し、どのような場合に働くか述べよ。

(5) 視覚伝導路の障害によって視野に欠損が生じる。障害部位によってどのような視野欠損が生じるか述べよ。

筋肉・運動の生理

第5章

第5章　筋肉・運動の生理

　普段何気なく行っている起立・歩行・階段昇降・書字などの日常動作は、骨格筋群（筋力を発揮する車のエンジンに相当）の収縮を必要とする。筋肉は細胞内の化学エネルギーを機械的エネルギーに変換して筋力を発揮する。筋活動以外に、運動遂行のために必須の生体システムは、1）中枢神経系および運動神経（全身の骨格筋群をどのように働かせるかというソフトウエアに相当）、2）骨・関節・靱帯・腱などの構造的要素、3）心肺循環器系および内部臓器系（内部環境および筋肉環境を最適に設定）である。スポーツ選手では、練習により各項目の能力を上昇させ運動機能を最大限に高めている。一方、病態下ではこの生体システムの障害やそれに伴う代償的な変化が起こる。

1　筋肉の種類と性質

1.1　筋肉の構造と分類

　人体の中で興奮できる性質（すなわち活動電位を発生できる能力）をもつ細胞は神経細胞と筋細胞のみである。筋細胞は、神経細胞とは異なり、タンパク質であるアクチンフィラメントとミオシンフィラメントの相互作用で構成される収縮装置をもつ。この筋収縮装置は筋の活動電位により活性化され、筋張力を発揮できる。さらに、筋細胞は骨格筋（skeletal muscle）、心筋（cardiac muscle）および平滑筋細胞（smooth muscle）に分類され、骨格筋は体重の約40％を占め、心筋や平滑筋は約10％を占める。平滑筋は、骨格筋・心臓・脳など全身にある血管系を含めて、すべての臓器や組織に分布する。骨格筋や心筋細胞は収縮タンパク質の規則正しい配列構造（これを横紋という）をもつが、平滑筋はこのような横紋構造をもたない。平滑筋を含めすべての筋細胞において、アクチンおよびミオシンフィラメントが含まれ両者の滑走により筋収縮が起こる。骨格筋・心筋・平滑筋の特徴を表5.1にまとめた。

1.2　骨格筋・心筋・平滑筋の構造と特性

　骨格筋細胞は複数の細胞核をもつ細長い多核細胞であり、直径が10〜100 μmで長さは数mmから20〜30 cmに及ぶ。その両端は腱組織を介して骨に付着し、骨格筋の収縮により筋の長さが短縮する長軸方向に筋力が発生する。心筋細胞は心房壁や心室壁を構成する単核細胞であり、直径が10〜20 μmで長さは0.1〜0.2 mmである。心筋細胞は細長い小さな細胞であり、隣り合う心筋細胞同士は境界板を介して接着している。境界板は、デスモゾームとよばれる隣接する細胞を強固に機械的に接着さ

1 筋肉の種類と性質

表5.1 骨格筋・心筋・平滑筋の特徴

	骨 格 筋	心 筋	平 滑 筋
局在	骨に付着した筋組織	心臓	骨格筋・心筋以外の全身の筋組織（中空性臓器や組織壁にある筋組織、胃腸・血管、膀胱・生殖器など）
生理機能	筋収縮による骨・関節移動、身体運動や体位変化の実行	心臓興奮、心収縮力の発揮、心臓ポンプ機能	管腔内物質の移動、血流抵抗の変化
形態学的特徴 　横紋構造 　細胞核の数 　合胞体 　ギャップ結合 　ミトコンドリア 　筋小胞体	有り 複数（多核） 無し 無し 多い 非常に発達	有り １つ（単核） 有り（機能的合胞体） 有り 非常に多い 中程度に発達	無し １つ（単核） 有り 有り わずか わずかに発達
生化学的特徴 　ミオシン 　ATPase 能	多い	中程度	わずか
収縮機能 （筋力の発生） 　ペースメーカー 　の存在 　刺激応答 　強縮の可能性 　収縮の作動領域	無し 段階的 有り 張力の最大域	有り All or none 無し 張力の上昇域	有り 段階的 有り 長さ―張力曲線が不明
神経性調節	体性運動神経支配 随意的	自律神経支配 不随意的	自律神経支配 不随意的

せる構造とギャップ結合とよばれる膜タンパク質でできた小孔からなる。電解質イオン、糖、アミノ酸など小分子はギャップ結合を自由に通過できるので、１個の心筋細胞で発生した活動電位はすぐに隣接する心筋細胞に伝導する。

平滑筋は血管・胃腸・膀胱・子宮などの中空性の臓器・組織の壁をつくっている単核の筋細胞であり、直径が2〜5 μmで長さは20〜500 μmである。

基本的には、これら筋肉の収縮は筋細胞の興奮すなわち活動電位とその発火頻度（firing rate）により制御される。活動電位の波形、筋力の大きさや時間経過も筋肉の種類に応じて大きく異なる（図5.1）。例えば、骨格筋細胞は、神経細胞と同様に、短い持続（数 ms）の活動電位を発生しわずかな時間遅れで筋力を発揮する。心

133

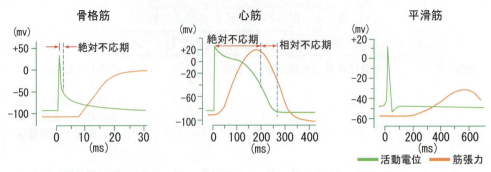

図 5.1　活動電位と筋張力の発生：骨格筋・心筋・平滑筋の比較

房筋・心室筋細胞の活動電位の特徴はプラトー電位をもつことであり、その持続時間は数百 ms に達する。その間に持続的な心室収縮力を発揮し血液を拍出できる。平滑筋の活動電位の波形は平滑筋の種類ごとに大きく異なるが、骨格筋細胞のような 10〜50 ms の持続時間をもつスパイク状の活動電位と心筋細胞のようにプラトー電位をもつ活動電位に分かれる。平滑筋興奮に伴う収縮力の発生には少なくとも 0.5 秒以上の時間がかかり、その持続時間は 0.2〜30 秒と平滑筋ごとに異なる。

1.3 骨格筋・心筋・平滑筋の機能的特性

1 個の骨格筋は数千から数万の細長い筋細胞（筋線維ともいう）から構成されるが、それぞれの筋細胞は隣り合う細胞とギャップ結合をもたず電気的に隔絶されている。他方、心筋細胞や多くの平滑筋細胞は隣接する細胞との間にギャップ結合をもち、一方の興奮が隣の細胞に電気緊張的に伝わる。特に心房筋・心室筋細胞群は、ギャップ結合ならびにデスモゾームという機械的結合を介して、それぞれひとつの機能的合胞体（シンシチウム）として働く。筋収縮の制御機能という面からも、3 種類の筋細胞は大きく異なる。骨格筋細胞は運動神経支配を受け、唯一その興奮に従って活動電位を発生する。1 本の運動神経軸索は複数の筋細胞群を支配する。心筋細胞も心臓自律神経やホルモンによる調節を受けるが、移植心のように自律神経活動を消失した場合でも、心臓自身にあるペースメーカー細胞の興奮とその伝導により律動的な心収縮を行うことができる。平滑筋は単一ユニット平滑筋（内臓平滑筋ともよばれる）と多ユニット平滑筋に分類される。大多数の臓器にある平滑筋は単一ユニット平滑筋であり、機能的合胞体として働きペースメーカーを有する。一方、眼の虹彩などの多ユニット平滑筋は自発的に収縮することはない。これら 2 種類の平滑筋群は、自律神経系のみならずホルモンによる液性調節を受ける。一般的に骨格筋は随意的な制御を受けるが、心筋や平滑筋は随意制御を受けない。以下では、主に骨格筋の生理機能について概説する。

2 骨格筋の生理機能

2.1 骨格筋に分布する神経と血管

人体には 660 個以上の骨格筋がある。骨格筋は体重の 40％以上の湿重量を占め、また基礎代謝の 40％を占める臓器である。ひとつの筋肉はさらに数千から数万という多数の筋細胞（**筋線維**（muscle fiber）ともよばれる）から構成される（図 5.2）。

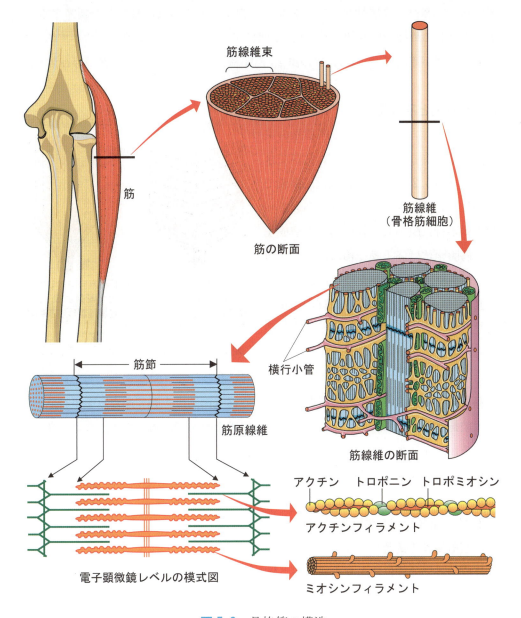

図 5.2 骨格筋の構造

骨格筋細胞の中には収縮要素である**筋原線維**（myofibril；直径1μm）が約1万本以上含まれる。骨格筋に分布する神経は、1）遠心性運動神経（筋線維を支配するα運動神経ならびに感覚受容器である筋紡錘に存在する錘内筋線維を支配するγ運動神経）、2）筋に存在する各種受容器からの求心性神経、3）筋血管の平滑筋を支配し筋血流量を左右する遠心性交感神経である。神経線維の数としては、有髄線維に比較して無髄線維である交感神経や求心性C線維が多数を占める。骨格筋を栄養する分配動脈は筋組織内で数回分岐し、細動脈そして毛細血管となる。抵抗血管として機能する細動脈は、交感神経の支配を受け毛細血管網への血流量配分を調節する。1個の筋細胞の周囲を約5個の毛細血管が取り囲んでいるが、安静時にすべての毛細血管で血液が流れているわけではない。筋組織にはその他に筋膜・腱が存在する。

2.2 羽状筋と平行筋

骨格筋では、150本に至る筋線維の束から筋線維束（muscle fascicle）ができている（図5.2）。各筋線維束は筋周膜で覆われている。さらに筋線維束が数百〜数千本平行に配列して骨格筋腹を構成する。筋腹全体は筋上膜で覆われる。下腿にある骨格筋では（例えば腓腹筋やヒラメ筋など）、筋線維束の長さは筋肉の長さよりも短く、多数の筋線維束が筋腹の長軸方向にある角度（羽状角とよばれる）

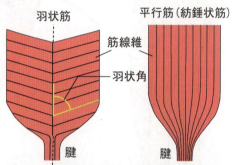

羽状角の筋線維群は筋の長軸方向に対してある角度（羽状角という）をなして配列する。平行筋（または紡錘状筋）では、筋線維群は筋長軸方向と平行に配列する。

図5.3 羽状筋と平行筋（紡錘状筋）

をもって配置されている。これらの筋肉を**羽状筋**とよぶ（図5.3）。一方、筋線維束が筋腹の長軸に沿って平行に配置されている筋（例えば上腕二頭筋）を**平行筋**あるいは**紡錘状筋**とよぶ。羽状筋では多くの筋線維を収納できるので大きな筋力を発揮できるが、発揮張力ベクトルの長軸方向成分のみが有効筋力となる。また筋肥大に伴い羽状角が大きくなる。

2.3 筋収縮タンパクの微細構造

(1) 筋原線維の構造

筋原線維では部位により光屈折率が異なるので、筋の長軸に対して明瞭な横紋が観察される（図5.4）。筋原線維は明るいⅠ帯と暗いA帯という規則正しい繰り返し構造をもち、Ⅰ帯の中央に直角に走る密度の濃い線をZ帯とよぶ。Z帯から隣り合う

Z 帯までの間隔は**筋節（サルコメア（sarcomere））**とよばれ、収縮要素の最小単位である。弛緩した状態で筋節の長さは 2〜2.4 μm である。筋が他動的に伸展されると、筋節の長さは増加する。一方、筋収縮により筋が短縮すると、筋節の長さも減少する。

(2) ミオシンフィラメントとアクチンフィラメント

筋原線維に含まれる直径 15 nm の太いミオシンフィラメントと直径 7 nm の細いアクチンフィラメントは、収縮タンパク質であり筋収縮のための最小要素である。規則的な横紋はこれら 2 種類のフィラメントの配列で生じる。アクチンフィラメントの部分が I 帯を、ミオシンフィラメントの部分が A 帯をなす。太いミオシンフィラ

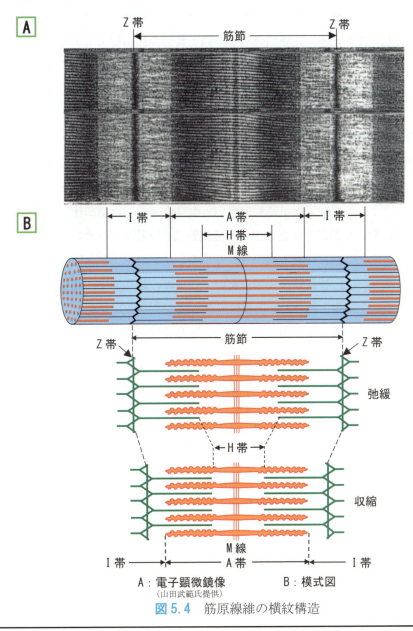

図 5.4　筋原線維の横紋構造

メントは数百のミオシン分子の集合体であり、1個のミオシン分子は分子量が50万でゴルフクラブ様の構造をもち2つの球状の頭部と1本の長い尾部をもつタンパク質線維からなる。ミオシン分子の頭部には、アクチン分子と結合し架橋（クロスブリッジ）をつくる部位と**アデノシン三リン酸**（ATP）を加水分解する触媒部位がある（図5.5）。細いアクチンフィラメントは300〜400個のアクチン分子の二重らせん状重合体であり、その他にトロポミオシンやトロポニンというタンパク分子を含む。トロポミオシンは細長い線維状のタンパク質であり、2本のトロポミオシンは絡み合ってアクチンフィラメント上に存在する。トロポニンは球状タンパク分子でありトロポニンⅠ・トロポニンT・トロポニンCという3つのサブユニットから構成され、一定間隔でトロポミオシンと結合する。静止状態の筋細胞ではトロポニンⅠはアクチンとトロポミオシンに結合してアクチンのミオシン結合部位を覆い、ミオシンとアクチンの相互干渉を抑制する（図5.5）。トロポニンCはCa^{2+}結合部位をもつ。

2.4 運動神経と神経筋接合部と運動単位

(1) 神経情報伝達機構

α運動神経の軸索終末から筋線維に興奮が伝えられる場所は**神経筋接合部**または**終板**とよばれ、そこは神経情報が運動神経から骨格筋細胞へ化学伝達されるシナプスである（図5.6）。脊髄前角にある運動神経細胞（α運動ニューロン）の活動電位が軸索終末に到達すると、神経末端からアセチルコリンがシナプス間隙に放出される。アセチルコリンは、神経筋接合部において筋線維の細胞膜上に高密度に存在するアセチルコリン受容体と結合して興奮性脱分極電位（EPSP）を発生させる。このEPSPは活動電位の閾値よりも十分大きく1回の運動神経の活動電位に応じて1回の筋線維の興奮が生じる。神経筋接合部にあるアセチルコリンは分解酵素であるコリンエステラーゼにより迅速に代謝される。

(2) 運動単位

α運動ニューロンは大型の神経細胞（直径30〜70 μm）で1本の太い軸索（直径10〜18 μm）をもつ。この運動神経軸索は最長1mにも達し数本から数千本へと多数の枝に分かれ、それぞれの軸索分枝は骨格筋線維を支配する。この1個の運動ニューロンとそれが支配する複数の筋線維群をあわせて**運動単位**（motor unit）という。また1個の運動ニューロンに支配される筋線維群の数を**神経支配比**という。微細で巧緻な運動を行う筋（動眼筋・顔面筋・手指筋など）に比べて、粗大な運動を行う筋（体幹筋・上下肢筋など）では神経支配比は大きい（第6章 参照）。大切なことは、同一の運動単位に属する筋線維群はすべて同期して興奮することである。

2 骨格筋の生理機能

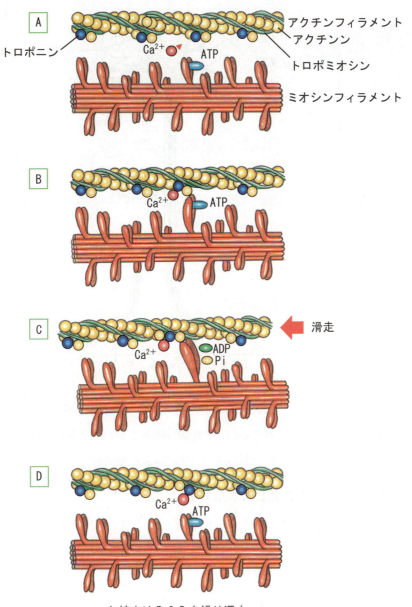

収縮中は B-C-D を繰り返す

A：安静時の筋細胞内 Ca^{2+} 濃度は低い。活動電位により Ca^{2+} が筋小胞体から放出されると、アクチン－ミオシン分子間相互作用を抑制するトロポニンが変化する。

B：Ca^{2+} と結合したトロポニン C は構造変化を行い、アクチン分子－ミオシン分子頭部間の結合抑制がはずれ、アクチン分子と強固な架橋を形成する。

C：ミオシン頭部に結合している ATP が加水分解されると、ミオシン頭部が屈曲し、この時に両フィラメント間の滑走が生じる。

D：ミオシン頭部に新しい ATP が結合すると、アクチン－ミオシン分子間の架橋がはずれる。

(Epstein, 1998 より引用)

図 5.5　アクチン－ミオシン分子間の架橋（クロスブリッジ）とフィラメント滑走

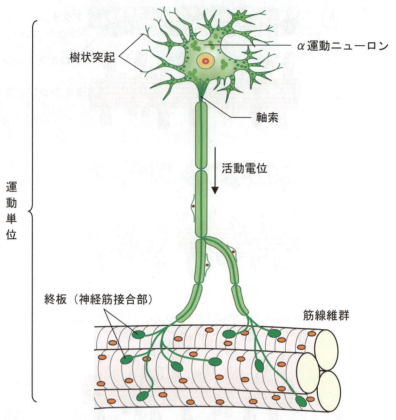

1個のα運動ニューロンとそれが支配する複数の筋線維群をあわせて運動単位 (motor unit) という。

図 5.6　運動ニューロンによる筋線維の支配

2.5 筋収縮の仕組みと ATP エネルギー

　運動神経の興奮から筋収縮が起こるまでのステップを図 5.7 および図 5.8 にまとめる。運動神経の興奮が伝達されて発生した筋活動電位は筋線維の細胞膜に沿って 2 m/秒の速度で伝播する。活動電位は、筋細胞表面から深く陥入する横行小管（または T 管）を経て筋細胞深部に伝播する。T 管膜が脱分極すると、膜電位感受性をもつジヒドロピリジン受容体により Ca^{2+} 貯蔵庫である筋小胞体が活性化される。すると、筋小胞体から Ca^{2+} が筋細胞内へ放出され、細胞内 Ca^{2+} 濃度は約 1,000 倍に上昇する。細胞内 Ca^{2+} 濃度の上昇でトロポニン C と Ca^{2+} が結合すると、トロポニン I とアクチンの結合構造が変化しアクチンのミオシン結合部位が現れる。その結果、アクチンとミオシン頭部の架橋ができ、ミオシン分子頭部の首振りで滑走が起こる（図 5.5、5.8）。続いて ATP がミオシン頭部に結合するとアクチン－ミオシン間の架橋がはずれる。ATP が酵素（ATPase）により加水分解されると、ミオシン分子はもとの静止状態に戻る。ATP がアデノシン二リン酸（ADP）と無機リン酸（Pi）に加水

2 骨格筋の生理機能

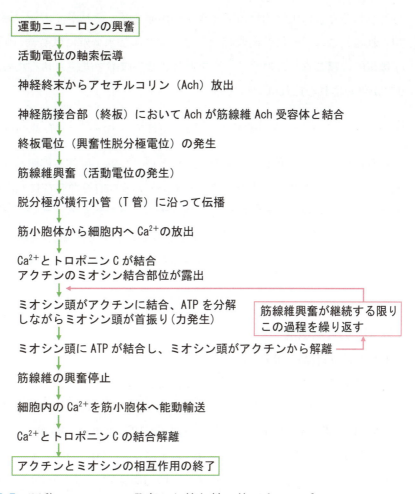

図 5.7　運動ニューロンの興奮から筋収縮の終了までのプロセス

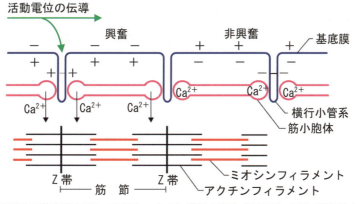

筋細胞の活動電位は基底膜を通して伝導し、さらに横行小管系（T管系）を経て筋細胞内部に伝導する。T管膜の脱分極により筋小胞体から Ca^{2+} が細胞内に放出される。細胞内 Ca^{2+} 濃度の増加でトロポニンとアクチン分子間の構造変化が生じ、アクチン分子とミオシン分子頭部の架橋が形成される。ミオシン頭部の首振りでアクチン－ミオシンフィラメント間の滑走が起こる。

図 5.8　興奮－収縮連関

分解されるときに化学的自由エネルギーが発生し、それがミオシン頭の首振りに利用される。このように、筋収縮ならびに ATP の加水分解には酸素（O_2）を必要とせず嫌気的に起こる。このサイクルを持続させ筋収縮を継続させるためには、Ca^{2+} と ATP が供給されなければならない。

$$ATP + H_2O \xrightarrow{\text{ATPase}} ADP + Pi + 自由エネルギー（7.3kcal）$$

活動電位の発生が停止した場合、細胞内 Ca^{2+} は筋小胞体へ能動輸送され再貯蔵される。それゆえ ATP はミオシン分子の滑走という筋収縮ならびに Ca^{2+} の能動輸送に必要であり、筋収縮と弛緩の両方に関係することがわかる。さて、筋細胞内に存在する ATP 濃度（$5\mu mol/g$ 筋組織）はきわめてわずかであり、約 10 回の筋収縮に相当する程度である。そのため筋収縮を継続するには、ATP を合成し続けなければならない。

2.6 ATP の合成機構

(1) PCr 分解と嫌気的解糖系

ATP 合成機構として次の 3 種類の化学反応がある。

1) クレアチンリン酸（PCr）の分解：PCr＋ADP → Cr（クレアチン）＋ATP
2) 嫌気的解糖（無酸素的）：グルコース＋2ATP → 2 乳酸＋4ATP
3) 好気的解糖（有酸素的）：グルコース＋2ATP → $6CO_2$＋$6H_2O$＋40ATP

$$パルメチン酸（脂肪酸）→ CO_2＋H_2O＋140ATP$$

細胞質内（cytoplasm）の酵素反応で生じる ATP 合成として、**クレアチンリン酸**（PCr）の分解と**グルコースの嫌気的解糖**がある（**図5.9**）。PCr（$25\mu mol/g$ 筋組織）はその分解により約 50 回の筋収縮が可能となる ATP を合成できる。また PCr の分解は迅速に起こる。嫌気的解糖の燃料は、主にグルコース（そして脂肪由来のグリセロール）である。グルコースは、血漿中に溶けているグルコース、ならびにその重合体として肝臓や骨格筋内に貯蔵されているグリコーゲンを分解して得られる。血漿中のグルコースはトランスポーターとよばれる輸送タンパク質を介して骨格筋細胞内へ輸送される。また筋グリコーゲンを分解してもグルコースを得ることができる。嫌気的解糖系による ATP 合成反応は短時間で起こるが、ATP 合成量は少ない。この嫌気的過程の最終生成物質であるピルビン酸は乳酸に分解される。短時間（10〜20 秒）の最大仕事（例えば短距離走）を行う場合には、以上のような PCr 分解と嫌気的解糖系により必要な ATP を賄っている。

2 骨格筋の生理機能

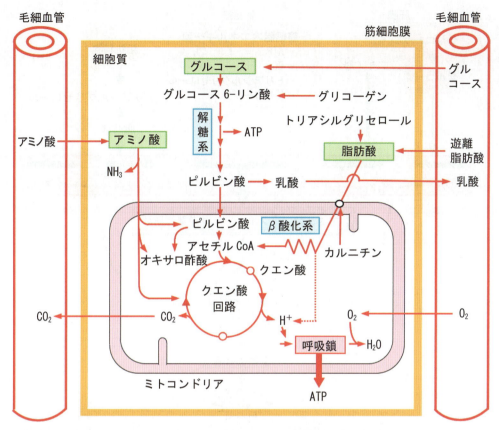

グルコースやグリコーゲンを燃料として細胞質内の嫌気的解糖反応でATPを合成する。次に、ピルビン酸、脂肪酸やアミノ酸を燃料として、ミトコンドリア内の好気的酸化反応（クエン酸回路という）でATPを酸素の存在下に大量に合成する。

図5.9　筋線維のATP合成反応

(2) TCA回路

　また、嫌気的過程の最終生成物であるピルビン酸は**好気的解糖過程**（クエン酸回路またはトリカルボン酸（TCA）回路とよばれる）の燃料としても使われる（図5.9）。ミトコンドリア内に存在するクエン酸回路は、酸素（O_2）の存在下に複雑な脱水素反応と脱炭酸反応を経て、ピルビン酸をCO_2とH_2Oに完全に酸化還元し、同時にATPを大量に合成できる。運動を長時間持続する場合には好気的ATP合成が重要となる。60分という長距離走に必要なATP量の95％は好気的代謝で得られる。

　このような好気的ATP合成は、糖代謝のみならず脂質の代謝で行われ、ATP合成の燃料は主に脂肪から分解された**遊離脂肪酸**（FFA）とグルコースである（図5.9、5.10）。特に、脂質は単位重量当たり糖質の2倍ものエネルギーをもつ（2倍量のATPを合成できる）。前述のように、筋グリコーゲンはグルコース貯蔵庫として働く。同様に、筋細胞内の脂肪トリアシルグリセロール（中性脂肪：TG）は遊離脂肪酸の貯

143

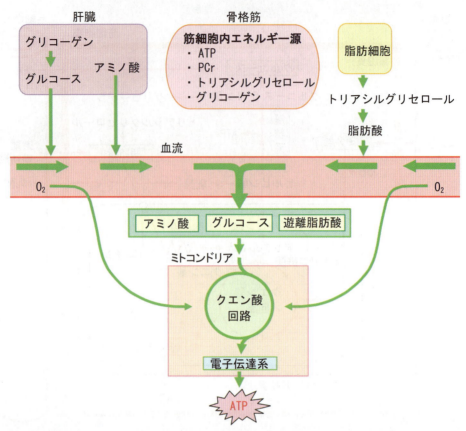

有酸素運動におけるエネルギー源を表す。グルコース・遊離脂肪酸・アミノ酸がミトコンドリアのクエン酸回路において酸化されるときに、ATPを合成する。肝臓はグルコースやアミノ酸を血中に供給し、脂肪細胞は脂肪酸を血中に供給する。これらは筋線維内に取り込まれて燃料として使われる。その他に、筋細胞内に存在するATP、クレアチンリン酸（PCr）、トリアシルグリセロール、グリコーゲンなども燃料として使用される。

図 5.10　筋線維におけるエネルギー源の獲得方法

蔵庫として働き、細胞内で脂肪酸とグリセロールに分解される。脂肪細胞はTGを大量に含み、放出されたTGは血液中でたんぱく質やリン脂質で取り囲まれたリポタンパク質を形成して運搬される。筋組織中にある酵素により、血漿由来TGは遊離脂肪酸とグリセロールに分解される。また血漿中の脂肪酸はアルブミンなどのタンパク質と結合して運搬されるが、結合がはずれた遊離脂肪酸は筋細胞中に入る。

　前述のように筋細胞内にある脂肪酸は好気的ATP合成の燃料として使われる。一方、グルコースは嫌気的解糖過程の燃料として使われる。遊離脂肪酸はミトコンドリア内で酸化され（β酸化という）アセチルCoAというクエン酸回路の中間代謝物へ化学変化されクエン酸回路で燃焼される。脂肪酸の大きな特徴は、グルコースと比較して、脂肪酸の燃焼できわめて大量のATPが得られることである（第12章参照）。
図 5.11 は有酸素運動の強度（最大酸素摂取量に対する比）と筋肉エネルギー消費

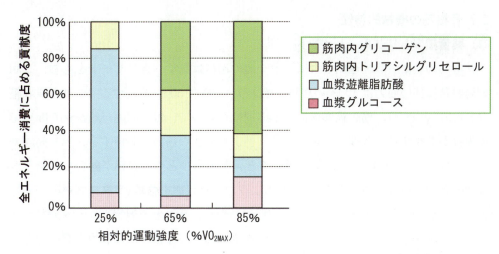

最大酸素摂取量（VO₂MAX）の25%、65%、85%という有酸素運動におけるエネルギー消費に占める糖質および脂質の割合を示す。血漿グルコースや遊離脂肪酸の他に、筋細胞内に存在するトリアシルグリセロールおよびグリコーゲンが燃料として使用される。

図 5.11 有酸素運動のエネルギー消費における糖質・脂質の貢献度

に占める脂質と糖質の割合を示す。低運動強度では、血漿由来の脂肪酸の燃焼でほとんどのATPが合成され、血漿由来のグルコースおよび筋細胞内TGの貢献は少ない。運動強度の増加とともに、血漿由来の脂肪酸の燃焼が相対的に減少し筋肉内TGおよびグリコーゲンの役割が重要となる。特に高強度運動ではグリコーゲンの燃焼が大きい。血漿由来のグルコースの燃焼は運動強度にかかわらずあまり変化しない。

運動強度とともにATP合成量は増加するが、激しい筋活動時にはクエン酸回路によるピルビン酸の消費が足りずピルビン酸は乳酸に代謝される。その結果、細胞質内で増加した乳酸は血漿中へと流出する。また組織内pH緩衝能力を超えて乳酸が蓄積すると、細胞内pHの低下が起こりATP合成に必要な酵素活性が抑制されATP不足が起こり筋疲労の一因となる。

> **コラム　酸素負債**
>
> 運動中に好気的過程で使用された酸素量は**酸素消費量**として計測できる。筋活動の終了後にも、酸素消費量はしばらくの間増加する。その理由として、1) 筋細胞内ATPやクレアチンリン酸を補充回復すること、2) 肝臓で嫌気的に生じた乳酸の処理を行い乳酸からグルコースの合成あるいはグリコーゲンにして肝臓に蓄えることがある。運動終了後の酸素摂取量の増加を**酸素負債**（Oxygen debt）といい、1) の過程は分オーダーで起こり、2) の過程は運動強度や持続時間に依存して数十分オーダーで起こる。

2.7 骨格筋の機械的特性

(1) 興奮頻度とリクルートメント

　骨格筋の興奮−収縮連関とよばれる一連の過程は驚くべきスピードをもち、1回の筋興奮に伴い筋力は 10 ms の潜時で始まり、100〜150 ms 持続する（これを**単収縮**（twitch）という）。筋収縮機構には不応期はないので、短い間隔（約 8〜10 Hz）で筋線維が興奮すると収縮の加重が起こり、より大きな筋力を発揮する。単一筋線維を高頻度（60〜100 Hz）で電気刺激すると、ひとつひとつの収縮が融合して滑らかな曲線となり最大筋力が得られる。このような収縮状態を**強縮**（テタヌス（tetanus））という。（図 5.12）。しかしながら、随意運動や歩行時などで観察されるα運動ニューロンの興奮頻度は高々40 Hz であり、テタヌスのような滑らかな筋力を発生できないと思われる。しかし、実際の筋力の総和は個々の運動単位の**興奮頻度**（発火頻度（firing rate））と参画する**運動単位の数**（動員、リクルートメント（recruitment））の積となる。また、実際の運動時には、人工的な電気刺激のような同期的な一斉興奮が起こるわけではなく、個々の運動単位は非同期的に興奮しているので、低い発火頻度であっても筋力の総和は平滑化される。

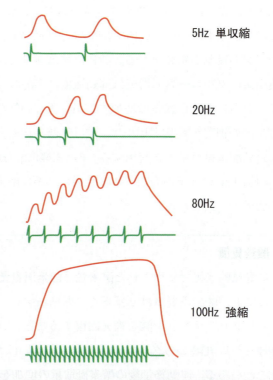

上のトレースは発揮張力を、下のトレースは運動単位の活動電位を表す。

図 5.12　1個の運動単位の発火頻度と発揮張力

(2) 筋長と筋張力の関係

　弛緩している筋肉を外力で引き伸ばすと、筋弾性により張力が発生する。伸展が大きくなればなるほど、張力も多くなる。この張力を**静止張力**という。筋長を色々な長さに固定しながら、運動神経を電気刺激し筋収縮を起こす。筋収縮により発揮された張力を**活動張力**といい、**全張力**は静止張力と活動張力の和となる。**図 5.13**のように、活動張力は筋長に依存した凸形の曲線を示し、ほぼ自然長に対応する筋長（これを**至適長** L_0 という）の際に最大となる。筋肉の長さが至適長よりも長くなっても短くなっても、活動張力は減少する。その分子機構として、筋原線維の筋節（サルコメア）の長さとミオシン－アクチンフィラメント間の架橋形成能が関係する。筋が伸展されるとミオシンとアクチンフィラメントの重なりが少なくなり、架橋の数も減少する。至適長の伸展で架橋の数が最大となる。逆に、筋が短縮すると、架橋の形成が困難となる（5.13）。

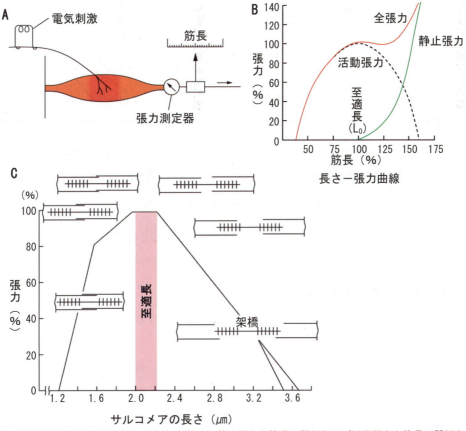

A：運動神経－筋肉の抽出標本の張力計算。B：静止張力と筋長の関係および活動張力と筋長の関係を表す。活動張力が最大となる筋長を至適長（L_0）という。L_0 の活動張力を 100％とおき相対表示した。
C：筋線維の筋節（サルコメア）の長さと活動張力の関係を表す。

図 5.13　骨格筋の長さ－張力の関係

> **コラム　骨格筋と心筋のちがい**
>
> 　骨格筋では、活動張力は至適長 L_0 の折に最大となり、自然な姿勢時における筋の長さはほぼ至適長 L_0 に近い。すなわち、活動張力が大きく得られる動作範囲は自然長を中心とした範囲にある。一方、心筋細胞においても活動張力と筋長の関係は骨格筋と同様であるが、その動作範囲は異なる（図 5.14）。心筋細胞の動作範囲は最大活動張力時よりも低い範囲をとる。そのため、心筋細胞は伸展されればされるほど（拡張期に心室が血液で充満されればされるほど）、活動張力は大きくなる（心収縮力が強くなり一回心拍出量が増加する）。これを**スターリングの心臓の法則**（第9章参照）という。
>
>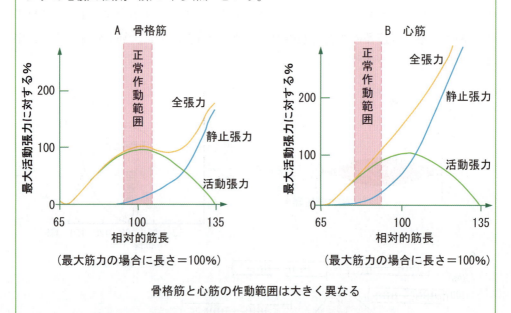
>
> 骨格筋と心筋の作動範囲は大きく異なる
>
> 図 5.14　筋長－活動張力の関係：骨格筋と心筋の違い

(3) 等尺性および等張性収縮

　筋肉の長さが変化しない状態で起こる筋収縮を**等尺性収縮**（isometric contraction）という。実際の運動では同じ姿勢や体位で運動を行った場合に相当し、これらの運動は**静的運動**（static exercise）ともよばれる。錘をもち同じ姿勢を支持する運動は等尺性運動である（図 5.15A）。これに対して、筋肉の長さがリズミックに変化しながら筋収縮が起こる場合を**動的運動**（dynamic exercise）という。日常時の歩行・走行・階段昇降などの運動がこれに相当する。同じ負荷（錘）をもって移動させるような運動（筋長は変化する）を**等張性運動**（isotonic exercise）という（図 5.15B）。一定負荷で行う自転車運動は等張性運動に相当する。

2 骨格筋の生理機能

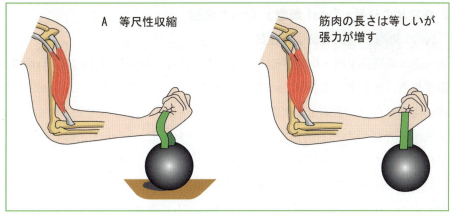

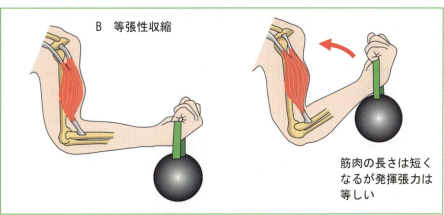

図 5.15 等尺性収縮と等張性収縮

> **コラム　遠心性収縮と求心性収縮と収縮速度の関係**
>
> 　動的運動は、収縮筋の長さが変化する方向から**求心性運動**（concentric exercise）と**遠心性運動**（eccentric exercise）に分類される。求心性運動は収縮筋が短縮する方向（shortening contraction）の運動をさし、遠心性運動は収縮筋が伸展する方向（lengthening contraction）の運動をさす。無負荷の場合（伸展方向に加わる外力がない場合）、最大速度の求心性収縮が起こり、この短縮速度は負荷量（外力）の増加とともに減少する。最大活動張力に等しい負荷が加わると、筋長の変化速度はゼロとなる（すなわち等尺性収縮となる）。さらに、負荷量を増やすと、筋は伸展されながら遠心性収縮が生じる。このような遠心性収縮は日常生活時には階段を降りる際に見られる。下腿伸筋群は伸展されながら筋力を発揮し体重を支える。遠心性収縮時には大きな外力が加わるにもかかわらず活動張力は保持したままなので、筋・腱・靱帯に他動的な力が加わり傷害を引き起こしやすい。

2.8 筋線維の分類：TypeI 細胞と TypeII 細胞

(1) TypeI 細胞と TypeII 細胞の性質

　筋線維は組織化学的・生理学的な特性により 3 群（TypeI、TypeIIa、TypeIIb）に分類される（表5.2）。筋線維内のミトコンドリアにおける好気的 ATP 合成にかかわる酵素活性ならびに毛細血管密度は TypeI ＞ TypeIIa ＞ TypeIIb の順に高い。逆に、嫌気的解糖系にかかわる酵素活性は TypeIIb ＞ TypeIIa ＞ TypeI の順に高い。また TypeI 筋線維はその収縮速度は遅く発揮張力も小さいが、疲労しにくく持久力に優れている。TypeIIb 筋線維は収縮速度や発揮筋力が大きいが、疲労しやすいという特徴をもつ。TypeIIa 筋線維は、TypeI と TypeIIb 筋線維の中間的な性質をもつ。実際の筋肉はこれら 3 種類の筋線維群の混成物であるが、TypeI 筋線維を多く含む筋肉（例えば下腿のヒラメ筋）は赤筋あるいは遅筋とよばれる。また TypeIIb 筋線維を多く含む筋肉（例えば下腿腓腹筋）は白筋あるいは速筋とよばれる。速筋または遅筋は筋力の発揮速度と関係し、筋肉の色は筋肉に含まれるミオグロビン量（myoglobin）と関係し、ミオグロビン量が多いと赤く見える。ミオグロビンは赤血球に含まれるヘモグロビンと同様に酸素分子を結合し、一時的な酸素の貯蔵庫として働く。大切な点は、同じ運動単位に所属する筋線維群がすべて同じ筋線維タイプであることである（第 6 章参照）。

表5.2　筋線維の分類

	特　徴	Type I	Type IIa	Type IIb
形態学的	色	赤	白/赤	白
	筋線維の直径	小さい	中	大きい
	毛細血管密度	高い	中程度	低い
	ミトコンドリア密度	高い	中程度	低い
生化学的	ミオシン ATPase 能	低い	高い	高い
	嫌気的解糖能	低い	高い	高い
	好気的酸化能	高い	中程度	低い
収縮機能	収縮速度	遅い	速い	速い
	易疲労度	低い	中程度	高い
	張力の大きさ	小さい	中程度	大きい

(2) 筋線維の特性

　筋線維の特性は、α 運動ニューロンの性質（構造的・電気生理学な性質ならびに興奮活動の特徴）と一致する。TypeI 筋線維群を支配する運動ニューロン（Slow fatigue-resistant (S) 運動単位という）は軸索直径が小さく伝導速度も遅い。また、運動ニューロンの細胞体サイズも小さく（容易に脱分極しやすい）興奮性シナプス密度が高いので、大きな興奮性シナプス電位 (EPSP) を発生し興奮しやすいという特徴をもつ。一方、typeⅡb 筋線維を支配する運動ニューロン（Fast fatigable (FF) 運動単位）は細胞体サイズや軸索直径が大きく伝導速度も大きいが、興奮活動が起こりにくい。TypeⅡa 筋線維に対応した運動単位を Fast fatigue-resistant (FR) 運動単位という。運動強度に比例して運動ニューロン群を動員（リクルートメント）する場合には、S 型→FR 型→FF 型運動単位の順で、また筋線維では TypeⅠ→TypeⅡa→TypeⅡb 筋線維の順に動員される。丁度、サイズの小さな運動ニューロンから大きな細胞体サイズの運動ニューロンに動員がかかるので、この原則は**サイズの原理**（size principle）とよばれる（図 6.3 参照）。

> **コラム　遅筋と速筋の動員**
>
> 図 5.16 は、ネコの姿勢変化からゆっくりとした歩行、走行、ジャンプにおいて、遅筋であるヒラメ筋（SOL）と速筋である内側腓腹筋（MG）の発揮張力を表す。姿勢変化やゆっくりとして歩行での SOL 筋力は発揮されるが、MG は動員を受けない。走行・ギャロップ・ジャンプは大きな筋力を必要とし、MG は動員され大きな筋力を発揮する。
>
>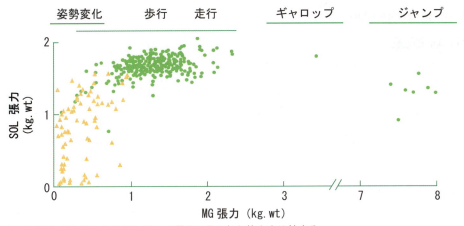
>
> ネコの MG と SOL 筋力を計測し種々の運動で見られた筋力を比較する。姿勢変化や歩行では SOL が働き、走行やジャンプでは MG が大きな筋力を発揮する。
>
> **図 5.16**　運動タイプと下腿腓腹筋（MG●）とヒラメ筋（SOL▲）の動員

2.9 筋肉の委縮と肥大

(1) 筋肉の委縮

筋容積は筋線維の数とその平均断面積の積である。**筋委縮**（muscle atrophy）は

筋容積の減少を示し、加齢や廃用（disuse）による委縮と病態に伴った委縮がある。ここでは加齢による筋委縮と廃用性筋委縮について述べる。加齢に伴い総筋断面積が減少し、同時に筋線維の総数も低下する（図5.17）。また運動ニューロンの総数も減少し、支配する筋線維の数も減少する。特にTypeⅡ筋線維数が減少し相対的にTypeⅠ線維数の割合が増加する。廃用性萎縮とは、関節固定・ギブス固定による不動や長期臥床など運動量の低下により起こる筋委縮をいう。この場合、TypeⅠおよびTypeⅡ筋線維の平均断面積が減少するが、顕著なのは姿勢保持筋に多いTypeⅠ筋線維である。しかし筋線維の総数は変化しないと思われる。

(2) 筋肉の肥大

筋肥大（muscle hypertrophy）は筋容積の増加をさす。瞬発性筋力トレーニングにより総筋横断面積が増加し筋肥大が起こる。その場合TypeⅡ線維がまず肥大しその後にTypeⅠ筋線維が肥大する（図5.18）。それゆえ、TypeⅡ/TypeⅠ筋線維の断面積比は増加する。しかし、この場合も筋線維の総数は変化しないと思われる。一方、持久性トレーニングを行っても、筋肥大はわずかでありTypeⅡ/TypeⅠ筋線維の断面積比も変わらない。しかし、TypeⅠ筋線維では毛細血管数、ミトコンドリア量、好気的解糖系酵素活性が増強する。したがって、TypeⅠ筋線維当たりの毛細血管数は持久性トレーニングにより増える。

2.10 筋血流量の調節

(1) 筋血流量

安静時に、人体の骨格筋へ流れる血流量は心拍出量（5 L/min）の20%である。しかし筋組織重量当たりの血流量は低く、筋血管系の血管抵抗は高いことがわかる。最大運動時には、心拍出量は大きく増加し（20～25 L/min）その80%が活動筋へ供給される。その際に筋血管抵抗は安静時の約20分の1にまで減少する。このように、筋活動は筋血管系に大きな影響を与える。

(2) 血管抵抗の変化

骨格筋の血管系に入る太い栄養動脈は筋組織内で数回分枝し小動脈・細動脈に至る。これらの細い動脈は抵抗血管として働く。その血管口径が減少すると（**血管収縮**）、血管抵抗は増加し筋血流量は減少する。逆に、血管口径が増加すると（**血管拡張**）、血管抵抗は減少し筋血流量は増加する。このような血管抵抗変化は血管平滑筋の収縮・弛緩によって能動的に起こり、それは下流側にある毛細血管網に供給する血流量を変えることになる。毛細血管は、平滑筋を有さず血管内皮細胞からなるので収縮性をもたない。

2 骨格筋の生理機能

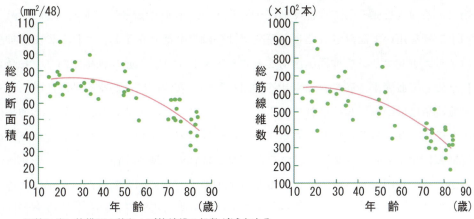

加齢に伴い筋横断面積および筋線維の総数が減少する。
（グラフの縦軸 100 は、面積が 100×48＝4800mm² となる。）

図 5.17　加齢に伴う大腿外側広筋の総横断面積および筋線維数の変化

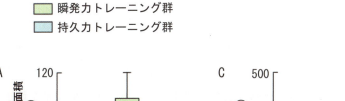

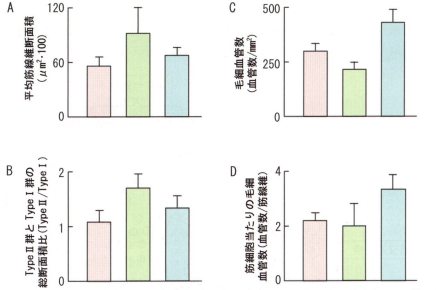

瞬発力トレーニングは筋肥大、特に Type II 筋線維を肥大させるが、毛細血管密度には影響しない。
持久力トレーニングは毛細血管密度を増加させるが筋肥大を起こさない。

図 5.18　運動トレーニングが筋線維および毛細血管数に及ぼす効果

(3) 抵抗血管運動の調節因子

抵抗血管運動の調節因子として、1）交感神経性調節（骨格筋血管には**交感神経**のみが分布する）、2）ホルモンによる液性調節、3）局所性調節（筋収縮に伴う代謝産

物による血管拡張そして血流や血圧の変化に伴う自動的調節）がある（図5.19）。微小電極を用いて記録されたヒト筋交感神経は自発活動を示し、これらの交感神経はノルアドレナリンを神経伝達物質とするアドレナリン作動性線維であり、α受容体を介して血管平滑筋を収縮させる作用をもつ。安静時には筋交感神経活動により筋血流量は低い値に維持されている。アドレナリン作動神経以外に、筋交感神経はアセチルコリンを伝達物質とするコリン作動性神経を含む。コリン作動性神経は血管拡張作用をもち、運動開始時に筋血流量を神経性に増やす働きをもつと予想されるが、その証明は残されている。重要なホルモンとして副腎髄質から分泌されるアドレナリンがある。アドレナリンはα受容体よりもβ受容体に結合し、筋血管拡張作用を示す。

　運動時の筋血管拡張は筋収縮に伴う代謝産物に大きく依存する。代謝産物としては、H^+、K^+、アデノシン、リン酸、乳酸、プロスタグランジンなどの候補がある。これらの物質が複合的に働くと考えられている。動脈血圧が低下した場合には、血圧低下が筋血管拡張を引き起こすことで血流量を一定に保つ働きがある（これを**自動能**（autoregulation）という）。自動能とは別に、動脈血圧の増加などで筋血流量が増えた場合には流量増加に比例して血管内皮細胞から一酸化窒素（NO）が産生される。NOは抵抗血管の平滑筋を弛緩させ血管拡張を起こし、より血流量を増加させる働きをもつ。

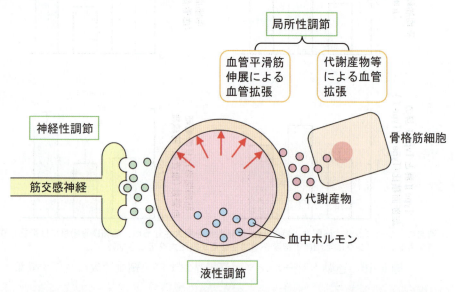

小動脈・細動脈は抵抗血管とよばれ、その血管直径の変化は血流抵抗を変え毛細血管への血流量を増減させる。血管直径の調節には、筋収縮などに伴う代謝産物や血管平滑筋伸展という機械的刺激による局所性調節、血管運動神経による神経性調節、アドレナリンなど血漿ホルモンによる液性調節がある。

図5.19 抵抗血管直径の調節

(4) 心臓血管系の調節

運動遂行のために人体は心臓血管系を統合的に調節する。筋活動を行うために、筋血管を拡張させ筋血流量を増加させるが、この筋血管拡張は末梢血管抵抗を低下させる。一方、心拍出量の増加には制限があるので、これは動脈血圧の低下を起こしかねない。動脈血圧が低下すれば、全身の臓器への血流量も低下する。このような状態を防ぐため、主に交感神経活動の増加により内臓器や非活動筋の血管抵抗を上昇させ血圧低下を防ぐ（図 5.20）。このような心臓血管系の統合的調節は中枢神経系で行われる。

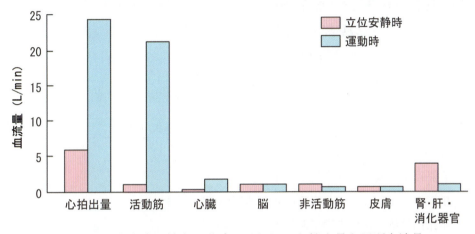

図 5.20 安静時と最大運動時に見られる心拍出量と局所血流量

問　題

A. 多肢選択問題

1　TypeⅠとTypeⅡb筋線維おける比較で正しいのはどれか。

a. TypeⅠは疲労しやすい。
b. TypeⅠはミトコンドリアの量が少ない。
c. TypeⅡbは抗重力筋に多い。
d. TypeⅡbは単収縮の速度が遅い。
e. TypeⅡbはミオグロビン量が少ない。

第5章 筋肉・運動の生理

---

2 骨格筋と比較した場合の平滑筋の特徴はどれか。

a. 単核細胞である。

b. 横紋が見られる。

c. 体性神経支配である。

d. 電気刺激閾値が低い。

e. 運動は随意的である。

---

3 筋収縮で正しいのはどれか。

a. 筋収縮に伴いミオシンが短縮する。

b. アクチンにATP分解酵素が存在する。

c. α運動ニューロンは筋紡錘を興奮させる。

d. 筋小胞体からカルシウムイオンが放出される

---

4 筋の種類と特徴で誤っているのはどれか、**2つ選択せよ**。

a. 骨格筋線維束は絶縁伝導を示す。

b. 心筋は横紋筋であり合胞体を示す。

c. 横紋筋に比較して、平滑筋の収縮速度は速い。

d. 平滑筋は体性神経支配である。

e. 心筋および一部の平滑筋はペースメーカーをもつ。

---

5 筋張力の説明で誤っているのはどれか。

a. 活動張力と静止張力の和を全張力という。

b. 静止張力は筋長とともに増加する。

c. 発揮できる活動張力は筋横断面積に比例する。

d. 求心性運動は遠心性運動よりも大きな張力を発揮できる。

e. 求心性運動では速度が速いほど、筋張力が小さい。

---

6 骨格筋の構造で正しいのはどれか、**2つ選択せよ**。

a. 筋細胞の細胞膜を筋周膜という。

b. A帯を明帯という。

c. A帯は筋収縮時に短縮する。

d. I帯の中央部にZ帯がある。

e. 隣り合うZ帯の間を筋節という。

| 7 | 骨格筋の収縮について正しいのはどれか。 |

a. 筋収縮のエネルギー源は ADP である。

b. 収縮力は関節が伸展した状態で最大となる。

c. 骨格筋は副交感神経の指令を受けて収縮する。

d. ミオシンとアクチンが互いに滑走して筋収縮が起こる。

| 8 | 筋生理について誤っているのはどれか。 |

a. 赤筋は白筋に比べて長時間にわたる収縮が可能である。

b. 筋湿重量の 70%はタンパク質である。

c. 神経筋接合部での興奮伝達は神経から筋への一方向である。

d. 活動電位は筋収縮に先行して発生する。

e. 乳酸の蓄積は筋疲労の化学要因のひとつである。

| 9 | 骨格筋の特徴で正しいのはどれか、2 つ選択せよ。 |

a. ミオグロビン含有量により色が異なる。

b. 内臓筋に比べて電気刺激閾値が高い。

c. 自律性をもつ。

d. 内臓筋に比べて疲労しにくい。

e. 支配神経の性質により筋線維のタイプが決まる。

| 10 | 骨格筋について誤っているのはどれか。 |

a. 筋線維は横紋構造をもつ。

b. 筋線維は細胞膜をもつ。

c. 運動神経からの伝達物質はノルアドレナリンである。

d. 筋線維の活動電位は Na^+ によって生じる。

e. 筋原線維は主としてアクチンとミオシンからなる。

解答

(1) e (2) a (3) d (4) c, d (5) d (6) d, e (7) d (8) b (9) a, e (10) c

B. 記述式問題

(1) 骨格筋・心筋・平滑筋収縮の調節様式を比較し論述せよ。

(2) 運動神経興奮から骨格筋の収縮筋力の発生に至る過程を説明せよ。

第5章 筋肉・運動の生理

(3) ATP 合成回路に関して、嫌気的過程と好気的過程の特徴をそれぞれ説明せよ。

(4) TypeI 筋線維と TypeII 筋線維の特徴を比較し説明せよ。

(5) 筋肉の長さ−活動張力関係について、骨格筋および心筋の違いをまとめ論述せよ。

(6) 加齢による筋萎縮と廃用性筋萎縮の違いを説明せよ。

運動の制御機構

第6章

第6章 運動の制御機構

　神経機能による運動制御の仕組みについて学ぶ。運動を実行する最小単位の神経回路、単純な反射、歩行など自動運動の神経回路は脊髄に存在する。これらの神経回路を駆動するため、脳はさまざまな指令をつくり出して脊髄に送っている。脳から脊髄への運動指令の伝導経路は複数あり、それぞれに役割や担う運動機能がある。大脳には一次運動野を始めとする複数の運動関連領域があり、階層的・強調的に働いて随意運動の発現を担っている。運動を調節するシステムとして大脳基底核や小脳は重要な存在である。両者が障害されるとそれぞれ特徴的な症状をもたらす。

1 運動の実行

　我々の身体には多数の骨と筋肉があり、筋が収縮して骨を動かすことで全身のあらゆる動作・運動が起こる。しかし、筋収縮がそれ単独で起こることはなく、筋を支配している運動ニューロンの活動電位を受けて初めて力を発揮する。いうなれば活動電位は筋収縮を促す"合図"であり、筋に対する合図がどのようなタイミング・頻度で下されるかによって、実行される運動が決まる。本節ではこの"運動の実行系"の仕組みを解説する。

1.1 運動単位
(1) 運動単位とは

　中枢神経系から出力される運動指令は必ず、α運動ニューロンを経由して末梢の骨格筋に至る。この特徴からα運動ニューロンは"最終の共通路"とよばれている。単一のα運動ニューロンは複数の筋線維を支配するが、どの筋線維も複数のα運動ニューロンから二重の支配を受けることはない。したがって、"ひとつのα運動ニューロンとそれによって支配される筋線維群"は運動を生じさせる独立した最小の機能単位であり、**運動単位**(motor unit)とよばれる（図6.1）。"ひとつのα運動ニューロンが支配する筋線維の数"を**神経支配比**とよぶ。神経支配比は外眼筋や手指の筋など小さな力を発揮する筋において小さく、太腿の筋のように大きな力を発揮する筋では大きい。

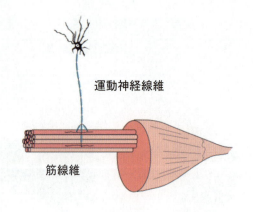

図6.1 運動単位の概略図

(2) 運動単位の機能分化

骨格筋は、収縮特性や疲労耐性によって TypeI（遅筋）、TypeIIa（速筋）、TypeIIb（速筋）線維が混在していることは既に5章で述べたが、α運動ニューロンはどのようにしてこれらの筋線維を支配するのであろうか。単一のα運動ニューロンが支配する筋線維の収縮・疲労特性はすべて同じという特徴がある。例えば、あるα運動ニューロンが TypeI 筋線維と TypeII 筋線維を同時に支配することはない。また、小型のα運動ニューロンは遅筋を支配し、大型のα運動ニューロンは速筋を支配する傾向にあることも明らかにされている。

つまり、運動単位を構成する運動ニューロンとそれに支配される筋線維群には明瞭な機能分化が認められるということである。この機能分化に従って、小型のα運動ニューロンとそれによって支配される遅筋群（TypeI）をS型の運動単位、中型のα運動ニューロンとそれによって支配される速筋群（TypeIIa）をFR型の運動単位、大型のα運動ニューロンとそれによって支配される速筋群（TypeIIb）をFF型の運動単位とよんでいる。各運動単位が発生する筋張力はFF型＞FR型＞S型の順に大きく、収縮・弛緩時間もFF型＞FR型＞S型の順に短い。一方、疲労耐性はS型＞FR型＞FF型の順に高い。

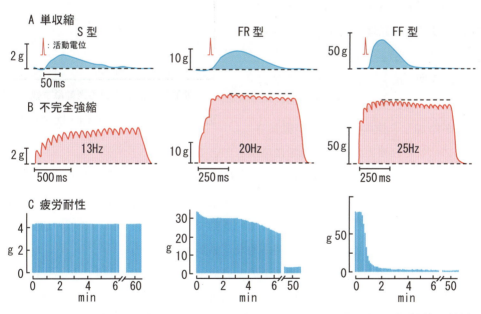

各運動単位の収縮・疲労耐性を示す。S型の運動単位に比べてF型の運動単位の方が収縮・弛緩時間が短く、筋張力も大きいことがわかる。一方、疲労耐性はS型の運動単位が圧倒的に高く、F型の運動単位の出す張力が数分から10数分で失われるのに対し、S型の運動単位の出す張力は1時間が経過しても、ほとんど変化がない。

出典）PRINCIPLES OF NEURAL SCIENCE 4th edition 一部改変

図6.2 運動単位の収縮・疲労特性

運動単位の機能分化がどのような機序によって実現されているのか、詳細は不明である。しかし、ネコのヒラメ筋（遅筋）を支配する神経と長指伸筋（速筋）を支配する神経を手術的に継ぎ換えるとヒラメ筋が速筋化し長指伸筋が遅筋化することから、基本的に筋線維は自身を支配する運動ニューロンに対して従属的な立場を示すものと考えられている。

1.2 筋張力の制御

筋張力の制御とはすなわち運動単位の制御であり、中枢神経系から運動単位に下される制御指令によってなされている。具体的には、動員される運動単位数の増減と、運動単位の活動頻度の増減、という2つの制御様式がある。

(1) 運動単位の動員による筋張力の制御（ヘンネマンのサイズの原理）

中枢神経系によって動員される運動単位の数が増えれば、筋張力も上昇する。このとき、運動単位の動員はまずS型の運動単位から始まり、次にFR型、FF型という順番で動員が生じる。この運動単位の動員様式を発見者に因んで**ヘンネマンのサイズの原理**（size principle）という（図6.3）。運動単位の発揮する張力はS型が最も小さいため、張力が小さいときには筋張力の増加が緩やかで、張力が増加しF型の運動単位が動員さ

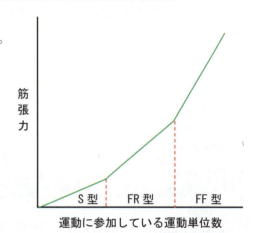

図6.3 運動単位の収縮・疲労特性

れるにつれて筋張力の増加は急激に増加していく。

サイズの原理に従った運動単位の動員には、以下の2つの利点がある。

① 疲労耐性の低いF型の運動単位は大きな張力を必要とする運動のときしか動員せず、小さな張力しか要求されない運動では疲労耐性の高いS型の運動単位を利用することで、長時間の持続的な運動が可能となる。

② 小さい張力の発生時は運動単位の動員による張力の増加が少ない。この特徴は指先の動作のように張力は小さいが精緻さを要求される運動の制御において有利である。

(2) 運動単位の活動頻度による調節

運動単位の活動頻度（α運動ニューロンの活動電位の発生頻度）が増加すると、筋収縮の加重が起こる。収縮の荷重による張力変化の幅は大きく、完全強縮時に発

揮される筋張力は単収縮の数倍に達する（図 6.4）。すなわち、運動単位の活動頻度の増減によって筋張力の制御が可能となっている。

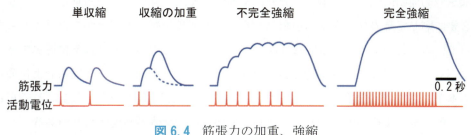

図 6.4　筋張力の加重、強縮

(3) 運動単位の動員 VS 活動頻度

　運動単位の動員と運動単位の活動頻度の増加は、いずれの場合も結果的に筋張力の増加をもたらす。2 つの制御方法のうち、どちらが優先されるかは筋によってまちまちである。例えば、手の背側骨間筋は最大張力の 40％程度の筋出力でほとんどすべての運動単位を動員させてしまい、以後の筋張力増加は運動単位の活動頻度によるものである。一方、上腕三頭筋は最大張力の 95％程度まで新たな運動単位の動員が観察されることが知られている。運動単位の活動頻度による制御を優先させると各運動単位の出す筋張力の細かな制御が可能である。このような制御方式は手指の筋のような巧緻性が求められる筋には適しているかもしれない。また、運動単位の積極的動員はやや滑らかさには欠けるだろうが、迅速な筋張力増加が期待できるため、上腕三頭筋のようなおおざっぱな運動を行う筋には適しているかもしれない。

2　運動の制御指令

　"運動の実行系"において、運動ニューロンの合図の発信はそれ自身が勝手に行っているわけではない。脳や脊髄といった中枢神経系で編成され運動ニューロンに下されるさまざまな制御指令が、運動ニューロンが発すべき合図の内容を詳細に決定している。本節では中枢神経系による運動制御指令の生成の仕組みを解説する。

2.1　基本的な運動のプログラム

　目の前に置かれたコップを手に取るために必要な運動制御について考えてみよう。コップを手に取るためには上肢運動についてはもちろん、上肢を支える体幹の運動や、目標に視線を固定するための眼や頸部の運動の制御指令も必要である。この一連の運動指令すべてを逐一生成していては、中枢神経系の情報処理量が過大となり

第6章　運動の制御機構

非効率的である。後者のような半ば無意識に行う運動や、単純な反射運動などは、運動が比較的定型化されているため制御指令のバリエーションが少ない。このような定型的運動に関しては脳幹や脊髄に基本的な運動プログラムが用意されており、必要に応じてそのプログラムを駆動することで運動を起こすことができるようになっている。このような基本的な運動プログラムを司る中枢神経系は**下位運動中枢**とよぶ（これに対して非定型的で複雑な運動プログラムを司る中枢神経系を**上位運動中枢**とよぶ）。下位運動中枢に存在するプログラムには、伸張反射に代表される単純な脊髄反射、歩行のようなリズム運動、姿勢調整や身体平衡反応などがある。

(1) 脊髄反射

下位運動中枢が司る最も単純な運動プログラムは**脊髄反射**（spinal reflex）である。ここでは代表的な脊髄反射をいくつかあげて説明する。

1）伸張反射

伸張反射（stretch reflex）は、骨格筋の内部に存在する**筋紡錘**（muscle spindle）とよばれる受容器から始まる反射である。筋紡錘は筋線維の長軸に沿って存在する紡錘形をした器官で、外側を取り囲むコラーゲン線維の膜とそれに内包される特殊に分化した数本～十数本の**錘内筋線維**からなっている。錘内筋線維はさらに**核袋線維**と**核鎖線維**に分類される（**図4.9**参照）。伸張反射に関連する**Ia群求心性線維**は錘内筋線維の中央部にらせん終末を形成している。筋が伸張されると、終末部に生じるひずみによって Ia 群求心性線維は興奮する。すなわち、筋紡錘は筋の長さを検出する受容器といえる。Ia 求心性線維は脊髄内で自分自身が存在する筋を支配するα運動ニューロン群を単シナプス性に興奮させる。例えば、打腱器で膝蓋腱を叩いて大腿四頭筋を急激に伸長すると、筋紡錘に付着している Ia 求心性線維が興奮し、単シナプス性に大腿四頭筋を支配するα運動ニューロンを興奮させる。その結果大腿四頭筋が収縮し、膝が伸展するという反射（膝蓋腱反射）が起こる（**図6.5**）。このように筋伸張による筋の長さの変化を打ち消そうとする反射を、**伸張反射**とよぶ。

脊髄内に進入した Ia 求心性線維の投射先はα運動ニューロンのみならず、脊髄灰白質に存在する介在ニューロンも興奮させる。これらの介在ニューロンは拮抗筋を支配するα運動ニューロンを抑制するため、結果的に拮抗筋を弛緩させる。これを Ia 拮抗抑制（または Ia 相反抑制（Ia reciprocal inhibition））とよぶ。拮抗筋の収縮は伸張反射の妨げになるが、Ia 拮抗抑制によりこれを防ぎスムーズな反射の発現を可能にしている。

2）α-γ連関 (alpha-gamma linkage)

ところで、筋紡錘は錘外筋線維（骨格筋）と並列に位置しているため、錘外筋線

164

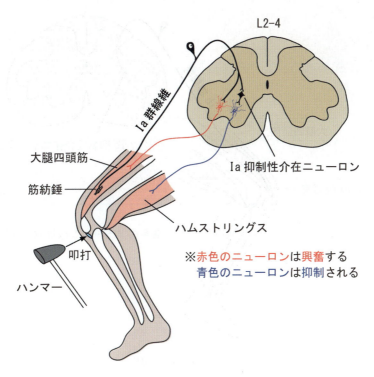

図 6.5 伸張反射弓

維が収縮すると錘内筋線維も短縮してしまう。先に述べたように Ia 求心性線維の終末は錘内筋線維が伸長されて初めて興奮するため、錘外筋の短縮によって錘内筋線維が虚脱してしまうと筋の長さを感知することができなくなる。これを防ぐために上位運動中枢からの運動指令は α 運動ニューロンと γ 運動ニューロンを同時に興奮させる（α-γ 連関）。α 運動ニューロンが興奮し錘外筋線維が収縮しても、γ 運動ニューロンによって支配される錘内筋線維もまた収縮するため筋紡錘のセンサーとして機能するらせん終末部が虚脱してしまうことはない（第 4 章参照）。

3）Ib 反射

筋腱移行部に存在する**ゴルジ腱器官**（Golgi tendon organ）は筋の張力を感知する受容器である。ゴルジ腱器官からは Ib 求心性線維が出る。特に四肢の伸筋に由来する Ib 求心性線維は Ib 抑制性介在ニューロンを介して、自身が存在する筋を支配する α 運動ニューロンを抑制する一方で、拮抗筋を支配する α 運動ニューロンを促通する（Ib 反射）（図 6.6）。この反射は筋に過剰な負荷がかかることを防ぎ、張力を適度に保つ意義がある。Ib 反射は伸張反射とは正反対の反射パターンのため、逆伸張反射ともよばれている。Ib 反射の反射パターンは身体の部位によってばらつきが大きい。

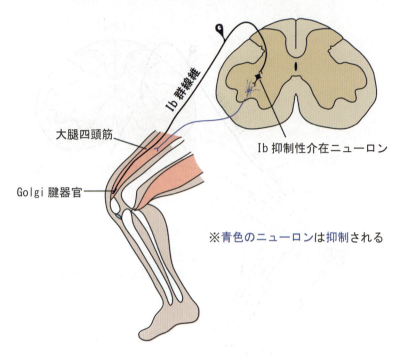

図 6.6　Ib 反射

4）屈曲反射・交叉性伸展反射

　釘や画鋲などを踏んだときに生じるのが**屈曲反射**（flexion-reflex または withdrawal reflex）と**交叉性伸展反射**（crossed extension-reflex）である。屈曲反射では痛覚刺激によって興奮した足底の小径の求心性線維が、脊髄内で複数の介在ニューロンを介して下肢の屈筋群を支配するα運動ニューロンを興奮させて、刺激と同側の下肢全体を屈曲させる。また、刺激の求心性情報は脊髄内の介在ニューロンを介して反対側の脊髄にも及び、侵害刺激を受けた側の反対肢の伸筋群を支配するα運動ニューロンを興奮させ、反対下肢を伸ばすことで、屈曲反射の対側の下肢で体重を支持することに寄与する（図 6.7）。

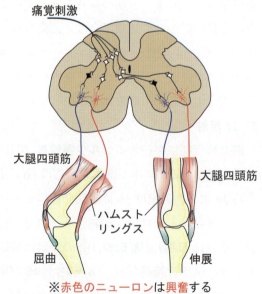

図 6.7　屈曲反射と交叉性伸展反射の反射弓

> **コラム　バビンスキー反射**
>
> 　我々が随意運動を行う際には、多くの場合、上位運動中枢によって脊髄反射弓の活動は低いレベルに抑制され、随意運動と関係なく生じる脊髄反射が運動の邪魔をしないように制御されている。しかし、上位運動中枢が脳卒中などの原因によって損傷し、脊髄反射弓の活動レベルの調節ができなくなってしまうことがある。その結果、健常人では観察されないようなさまざまな反射の異常が観察されるようになる。代表的なものは痙性やバビンスキー反射である。痙性は伸張反射弓の活動が異常に高まった状態で、腱反射の亢進という形で診断可能である。また、バビンスキー反射は健常人では観察されないが、上位運動中枢に障害を受けた患者でのみ観察される反射である（病的反射）。
>
> 　図 6.8 の矢印のように足底の皮膚を刺激すると、健常者の足指は運動をしないか、わずかに足指が屈曲する反射が生じる。しかし、上位運動中枢の障害などにより皮質脊髄路（後述）が損傷されると同じ刺激に対して親指は背屈し、他の 4 指が開く（開扇現象）バビンスキー反射が観察されるようになる。これは、上位運動中枢が各種反射の利得（出現のしやすさ）やパターンを調節していることをよく示している。
>
>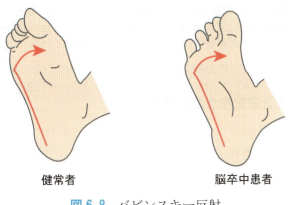
>
> 健常者　　　　　　脳卒中患者
>
> **図 6.8**　バビンスキー反射

(2) リズム運動

　歩行や咀嚼、呼吸などのリズムをもった運動にはそれをつくり出す専用の神経回路が存在していると考えられている。例えば、上位頸髄で脊髄を離断した動物は損傷高位以下の身体を随意的に運動させることはできない。しかし、体重を物理的に支持した状態で四肢をトレッドミルの上におくと歩行に似た律動的な四肢の屈伸運動が観察される。類似の現象はヒトにおいても観察されていて、完全型の頸髄損傷者の股関節を強く伸展させるなどすると下肢から歩行様の筋電図が記録できたとす

るいくつかの報告がある。いずれの歩行様運動も体重を支持するなど歩行に絶対に必要な要素が欠けた不完全な歩行であるが、少なくとも四肢の律動的な屈伸運動は脊髄内の神経回路だけで生成可能であることを示している。このようなリズム発生に関与する神経回路は中枢パターン発生器（Central Pattern Generator：CPG）とよばれ、歩行だけでなく、呼吸や咀嚼などといった周期性をもち交代性の筋活動が生じる運動において主要な役割を演じていると考えられている。また、CPGを構成する神経細胞集団はリズム発生に特化した細胞群ではなく、普段は脊髄反射弓の一部などとして機能している神経回路が、リズム生成の際にはCPGの一部として機能するため解剖学的な局在が認められないことが特徴である。

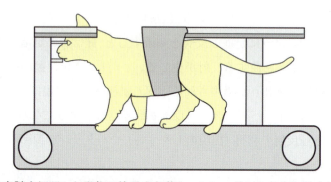

上位頸髄で脊髄を切断した動物の体重を免荷し、トレッドミルの上に置くと四肢の交代性の屈伸運動が観察される。この事実は歩行に関連したリズミカルな四肢の屈伸運動をつくり出す神経回路（CPG）が脊髄内に存在することを示唆している。

図 6.9 脊椎動物において観察される歩行様の運動

2.2 上位運動中枢と運動指令の伝導路

　脳血管障害や外傷で脳が損傷すると、損傷脳の反対の身体に運動麻痺が起こることから、脳が反対側の身体を支配し、運動を司っていることがわかる。大脳皮質の運動を司る領域でつくられた運動指令が脊髄へ下行して"運動を実行する機構"を駆動し、運動に必要な筋を動かしている。大脳皮質はときには下位運動中枢のもつ基本的な運動プログラム（前述）を利用することで、自身の運動制御の負担を軽減している。下位運動中枢との対応から、大脳皮質を**上位運動中枢**[*1]とよぶ。大脳皮質でつくられた運動指令を脊髄に伝える経路には、1. 大脳から直接脊髄に伝わるもの、2. 脳幹で中継されるもの、3. 指令自体が脳幹から発せられるものがある。

[*1] **上位運動中枢**：後述する大脳基底核や小脳も下位運動中枢を利用するため、この2つも上位運動中枢ということができるが、あまり一般的ではない。上位・下位運動中枢という言葉は特定の場所に対してつけられているわけではなく、運動制御システムにおける主従関係・階層関係を表す用語に過ぎない。

(1) 皮質脊髄路

　大脳皮質の運動を司る領域（運動野）の神経細胞の軸索が脊髄まで伸び、運動ニューロンに興奮を与える経路が**皮質脊髄路**（cortico-spinal tract）である。皮質脊髄路の軸索線維の80%は延髄の錐体で交叉し（錐体交叉）、反対側の脊髄側索を下行して四肢遠位筋の運動ニューロンに投射する（外側皮質脊髄路）。残りの20%は交叉せずに脊髄前索を下り、体幹や四肢近位筋の運動ニューロンに興奮を与える（前皮質脊髄路）。皮質脊髄路は延髄の錐体を通過することから、別名「**錐体路**」ともよばれる。

(2) 赤核脊髄路と網様体脊髄路

　運動指令が脳幹を介する伝導路には、中脳の赤核で中継される**赤核脊髄路**（皮質－赤核－脊髄路（corticorubrospinal tract））と、脳幹網様体で中継される**網様体脊髄路**（皮質－網様体－脊髄路（corticoreticulospinal tract））がある。赤核脊髄路は四肢の運動を司ると考えられているが、ネコやサルに比べてヒトは赤核から脊髄への連絡が疎であるため、ヒトにおける四肢運動は主に皮質脊髄路が担っていると考えられる。網様体脊髄路は脊髄の体幹や四肢近位の筋を支配する運動ニューロンに連絡しており、姿勢調節の運動指令を伝えている。脳幹網様体には姿勢調節の基本プログラムが存在しており（前述の「基本的な運動のプログラム」）、四肢の随意運動に際しては皮質－網様体連絡によってこのプログラムが起動し、四肢の運動の背景で姿勢調節（フォームつくり）が実施される。

(3) 視蓋脊髄路と前庭脊髄路

　運動指令が脳幹から起こる伝導路には、**視蓋脊髄路**（tectospinal tract）と**前庭脊髄路**（vestibulospinal tract）がある。視蓋とは中脳の上丘を意味している。上丘は指向運動（顔や身体の向きを変える運動）の中枢であり、視蓋脊髄路によって頸部の筋を支配する運動ニューロンを興奮させ、外界の対象物に対して顔や身体を向ける。また上丘は網様体にも投射し、網様体脊髄路を利用して指向運動を支える下肢の筋収縮（足の踏ん張り）を引き起こす。視蓋脊髄路は視覚や聴覚など外界の感覚刺激に反応して働くため、反射的要素が大きい経路である。ヒトなどの高等動物においては指向運動はより随意的であり、視蓋脊髄路は大脳皮質からの指令（皮質－上丘連絡）によっても駆動されると考えられる。その意味では、視蓋脊髄路は前述(2)の"運動指令が脳幹で中継されるもの"に分類してもよい。

　前庭脊髄路は迷路から前庭神経核への平衡感覚入力に応じて平衡を維持し、身体の傾斜を立て直す**前庭脊髄反射**（vestibulospinal reflex）を司っており、この反射に必要な運動指令を脊髄に送っている（2.1 基本的な運動のプログラム参照）。

> **コラム　下行性伝導路の外側系と内側系**
>
> 　前述の外側皮質脊髄路および赤核脊髄路は脊髄では側索を通っているため**外側運動制御系**とよばれ、前皮質脊髄路、網様体脊髄路、視蓋脊髄路、前庭脊髄路は脊髄前索を下行するため**内側運動制御系**とよばれる。機能的な観点からは、外側運動制御系が上肢による精緻な運動を司り、内側運動制御系が体幹や四肢近位筋による姿勢コントロールを司っているといえる。
>
>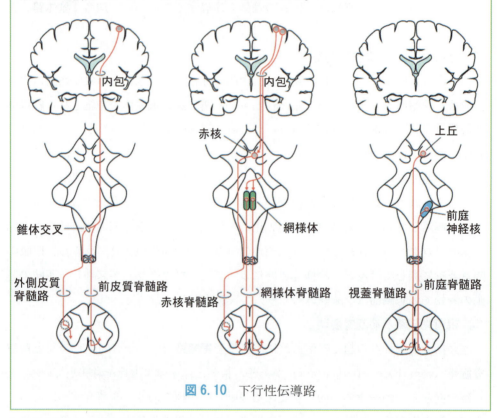
>
> **図 6.10**　下行性伝導路

2.3 大脳皮質運動野

　運動に関する大脳皮質領域は中心溝より前方の前頭葉にある。中心溝の前壁は**一次運動野**（primary motor area）（ブロードマンの4野）とよばれており、随意運動の指令をつくり出す運動中枢である。一次運動野の前方の6野の外側面は**運動前野**（premotor area）、内側面は**補足運動野**（supplementary motor area）といい（図 6.11）、両野とも一次運動野と相互連絡を密にもち、運動指令の生成に深く関与する運動関連中枢である。

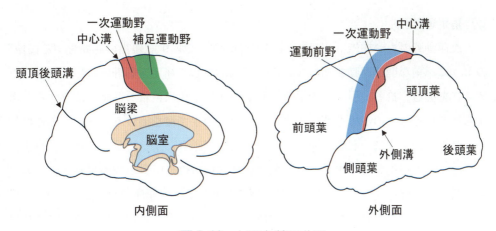

図 6.11　大脳皮質運動野

(1) 一次運動野

　一次運動野の表面に電極を置いて電気刺激をすると、脳と反対側の身体に運動が誘発される。運動が起こる部位は刺激する脳領域に対応があり、一次運動野内に運動部位が規則正しく配列されている。あたかも脳に身体の地図が表象されているようで、これを**一次運動野の体部位再現**とよぶ。一次運動野の内側から外側にかけて、下肢、体幹、上肢、手、顔面の順に並んでいる（手や顔に対応する脳領域が広いことが特徴的である）（図 6.12）。それぞれの部位に存在する神経細胞の軸索は大脳深部へと下行して皮質脊髄路をなし、対応する体部位を支配する脊髄運動ニューロンへと指令を送る。

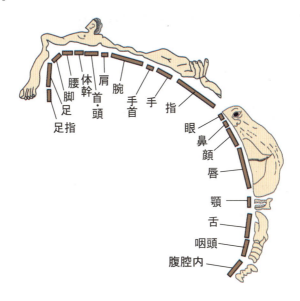

図 6.12　一次運動野の体部位再現

第6章　運動の制御機構

(2) 補足運動野

　一次運動野のもつ機能は"運動そのものの制御"であり、"親指の屈曲を司る領域"のように単純な関節運動を司っている。これに対して補足運動野は、開扉動作（ドアノブを握る、捻る、引く）のような正しい順序が要求される運動に関与すると考えられている。このドアを開ける動作に"反対の手で鍵を開ける"という動作が加わった場合のように、左右の運動の順序も補足運動野によって整えられる。事実、補足運動野の損傷動物や患者では、両手動作に協調性の阻害が観察される。このように補足運動野は、"一次運動野のどの領域をどのような順序で働かせればよいか"というまとまった運動プログラムの生成を担っていると考えられている。また補足運動野は四肢運動の際に脳幹網様体の姿勢調節プログラム（前述）を駆動することで、運動に必要なフォームづくりを行っている。総じてみると、運動の実行部隊が一次運動野とすれば、補足運動野は一連の運動を準備する司令塔であるといえる。

(3) 運動前野

　机の上にあるコップを手に取ろうとするとき、手をコップの形状に対して適切な形にあわせなければならない。このように我々は外界の状況にあわせて正しい動作を行う必要があり、この機能は運動前野が担っている。運動前野は頭頂連合野からの線維連絡が密であり、空間における物体や自分の手の位置情報を豊富に受けている。すなわち運動前野は外界からの感覚情報をもとに、状況にあった適切な運動のプログラムを準備し、それを一次運動野に送る役割を担っており、補足運動野と並び運動準備の司令塔として一次運動野を制御している。

2.4 大脳基底核

　大脳基底核（basal ganglia）とは大脳の深部に存在する神経核の機能的グループの総称である。尾状核（caudate nucleus）と被殻（putamen）からなる線条体（striatum）、淡蒼球（globus pallidus）、視床下核（subthalamic nucleus）、黒質（substantia nigra）から構成される。黒質は中脳に存在する神経核であるが、機能的な関連から大脳基底核グループとして扱われる。黒質は組織学的差異からさらに網様部（substantia nigra pars reticulate）と緻密部（substantia nigra pars compacta）に細分される。

　大脳基底核は大脳皮質の運動野と協同して随意運動のプログラムづくりに寄与する。特に運動野がつくり出す運動指令の要・不要を選別し、プログラムを調整・ブラッシュアップする役割を担っている。大脳基底核はあたかも大脳皮質に対する監査役であり、大脳皮質は大脳基底核の監査を経て初めて運動指令を下すことができ

る。そのため大脳基底核は運動の開始のタイミング決定にも深く関与することになる。

(1) 大脳基底核の神経回路

大脳基底核における他の脳部位からの情報の受け入れは、被殻と尾状核からなる線条体が担っている。一方、大脳基底核から他の脳部位への信号は淡蒼球内節・黒質網様部から発信される。すなわち他の脳部位との信号のやり取りにおいて"受付役：線条体""発送役：淡蒼球内節・黒質網様部"という入出力関係をもっている。大脳基底核は大脳皮質からの情報を線条体で受け取り、淡蒼球内節・黒質網様部が脳幹へ出力する一方で（視床を介して）大脳皮質に情報を送り返すという、"皮質－大脳基底核ループ（運動系ループ）"を形成している（図6.13）。

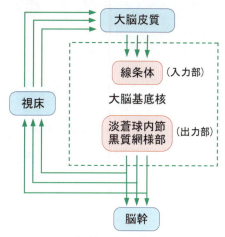

図 6.13　皮質－大脳基底核ループ

(2) 大脳基底核と運動プログラムの調整

線条体のニューロンは、大脳皮質の運動関連領域（4・6野）および黒質緻密部の**ドーパミンニューロン**（ドーパミンを神経伝達物質としてもつ神経細胞のグループ）から入力を受ける。大脳皮質から線条体への入力は一律に興奮性である。一方、黒質緻密部ニューロンからのドーパミン入力の作用は、線条体ニューロンの発現するドーパミン受容体（D受容体）の型により異なる。すなわち、線条体ニューロンのうちD1受容体を発現するものに対しては興奮性、D2受容体を発現するものに対しては抑制性の作用を呈する。

D1もしくはD2受容体をもつ線条体ニューロンは、それぞれ異なる神経核へ信号を出している。D1受容体をもつ線条体ニューロンは、淡蒼球内節・黒質網様部へ投射する。一方D2受容体をもつニューロンは淡蒼球外節に投射する。両者ともその作用は抑制性である。淡蒼球外節のニューロンは視床下核に抑制性入力を、視床下核ニューロンは淡蒼球内節・黒質網様部に興奮性入力を与える。結果的に、線条体の2種類のニューロン群から発せられる信号は、異なる経路を通ってともに淡蒼球内節・黒質網様部へ到達することになる。線条体のD1受容体（＋）ニューロンから淡蒼球内節・黒質網様部へ至る経路は**直接路**、D2受容体（＋）ニューロンから同部位へ至る経路は**間接路**とよばれる（図6.14）。直接路は必要な運動の発現・開始を担い、間接路は不必要・余計な運動の抑制を担っていると考えられている。その仕組みを以下に解説する。

第6章　運動の制御機構

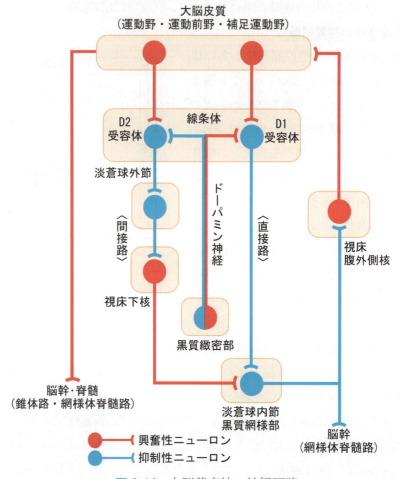

図 6.14　大脳基底核の神経回路

　大脳皮質から線条体への興奮性入力は、淡蒼球内節・黒質網様部に対し、直接路を介して抑制、間接路を介して興奮（線条体の興奮により淡蒼球外節が抑制を受ける結果、視床下核が興奮）作用をもたらす。直接路出力である線条体ニューロンは淡蒼球内節・黒質網様部の限局された領域に、間接路出力である視床下核ニューロンは広範な領域に投射していることが明らかにされている。すなわち淡蒼球内節・黒質網様部では、間接路の作用により領域全体が興奮するなかで、ある部分だけ直接路の作用により抑制される（興奮性が低下している）スポットが存在することになる。したがって、同部位の投射先である視床、さらに大脳皮質では、きわめて限定された範囲のみ興奮し、その他の大部分は抑制される（興奮性が低下する）という神経活動の空間様式が現われる。これにより"直接路＝必要な運動だけを発現"、"間接路＝不要な運動を抑制"という選別（フィルタリング）を実現していると考えられる（図 6.15）。

2 運動の制御指令

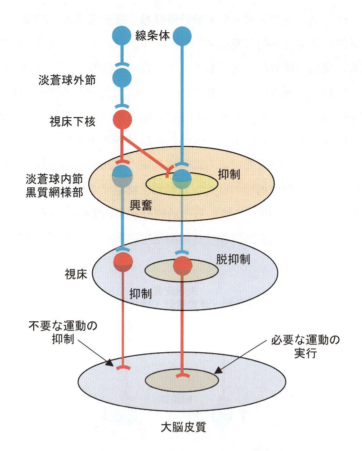

図 6.15 直接路と間接路の機能

(3) 大脳の運動指令生成と大脳基底核

　上肢の運動を行う際には、"上肢の正確な運動""上肢の運動を支える姿勢調節"の2つの運動指令がつくられる必要がある。両者とも大脳皮質補足運動野（6野）で生成され、"姿勢調節"の指令は脳幹網様体を介して網様体脊髄路により、"上肢運動"の指令は一次運動野（4野）を介して錐体路により脊髄へ下行する（前述）。その際に「6野→大脳基底核→視床→4・6野」という回路が運動指令に修飾作用を及ぼし、それぞれの運動の発現および抑制、相互の協調を成り立たせている。

(4) 大脳基底核の障害とパーキンソン病

　パーキンソン病（Parkinson's disease）は黒質緻密部のドーパミンニューロンの変性によって運動異常が引き起こされる疾患である。ドーパミンニューロンの死滅により大脳基底核出力部への抑制が減少するため、視床を介した大脳皮質への抑制が過剰となる。この結果、4・6野による運動発現が抑えられ、**運動開始遅延、無動、表情消失**といった**運動減少症状**を来す。

175

パーキンソン病の他の症状として**安静時振戦、筋緊張異常（固縮）**があるが、両者の発現メカニズムは不明な点が多い。パーキンソン病では淡蒼球内節や視床下核の細胞活動に発振（細胞群が同期してリズミカルに活動を変化させる）を起こすことが知られており、関連が示唆されている。実際に上記の神経核近傍に電極を埋め込み、電気刺激によってそれらを不活性化させることで安静時振戦を抑える脳深部刺激療法（Deep Brain Stimulation：DBS）が脳外科の手術で行われている。固縮に関しては、大脳基底核出力先である脚橋被蓋核（pedunculopontine tegmental nucleus：PPN）－網様体脊髄路の経路が筋緊張を抑制する機能を有していることがわかっており、PPNへの大脳基底核からの過剰抑制が筋緊張亢進を来すと考えられている。しかし、四肢の遠位筋における固縮発現に関してはこの経路では説明がつかない。

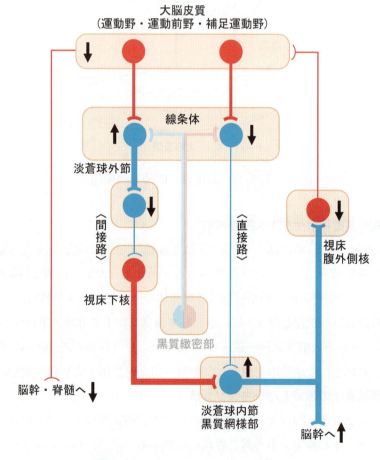

図6.16 パーキンソン病の病態

3 運動の調節

"運動の実行系"と"運動指令の生成系"によって我々が運動を起こすことができることを解説してきた。中枢神経系にはこのシステムの他に、運動における伸筋と屈筋の力のバランスを整え、誤りを素早く正し、時間的・空間的に正確で滑らかな運動を実現するための調節装置を設けている。その調節装置が小脳である。本節では小脳による"運動の調節系"を解説する。

3.1 小脳による運動調節
(1) 小脳の区分と他の脳部位との関係

小脳は大きく分けて、最後部の**片葉小節葉**（flocculonodular lobe）、正中の**虫部・傍虫部**（vermis、paravermis）、左右の**小脳半球**（cerebellar hemisphere）から構成される（図 6.17）。

片葉小節葉は前庭半規管および耳石器から頭部の動きや傾きの情報を受けており、**前庭小脳**（vestibulocerebellum）という名前でよばれることもある。片葉小節葉のプルキンエ細胞（小脳皮質でただ一種類の出力細胞）は延髄の**前庭神経核**（vestibular nucleus）へ出力し、前庭脊髄路を介する身体平衡機能、あるいは外眼筋運動核を介する眼球運動反射に関与している（図 6.18）。

小脳正中に位置する虫部および傍虫部は、脊髄小脳路により上行する無自覚な固有感覚情報を受けており、脊髄との関係は深いことから**脊髄小脳**（spinocerebellum）

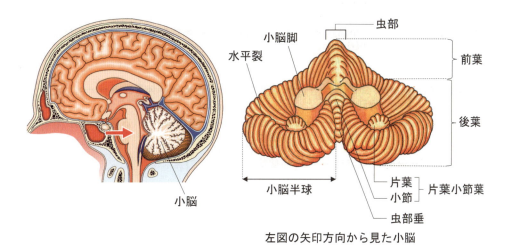

図 6.17 小脳の外観

という別称がついている。虫部皮質のプルキンエ細胞は、小脳深部核である**室頂核**（fastigial nucleus）へ投射し、室頂核は脳幹網様体および（視床を介して）大脳皮質一次運動野の体幹筋を支配する領域へ出力している。一方、虫部より外側に位置する傍虫部皮質は**中位核**（interpositus nucleus）（**栓状核**（emboliform nucleus）、**球状核**（globosus nucleus）の2つからなる）へ投射し、中位核は上小脳脚を経て中脳赤核、および（視床を介して）一次運動野の四肢筋の支配領域へ出力している。以上より、"虫部－室頂核"は網様体脊髄路や前皮質脊髄路による姿勢・立位保持に対して、"傍虫部－中位核"は赤核脊髄路や外側皮質脊髄路による四肢の運動に対して調節作用を有していると考えられる。

　小脳半球は大脳皮質からの入力を受け取っており、**大脳小脳**（cerebrocerebellum）とよばれる。大脳皮質からの情報は脳幹の**橋核**で中継され（皮質橋路）、橋核のニューロンは中小脳脚を通して小脳半球へ投射する。小脳半球皮質のプルキンエ細胞は**歯状核**（dentate nucleus）へ投射している。歯状核ニューロンの出力は上小脳脚を通り、視床を経由して最終的に大脳皮質の一次運動野や運動前野へと至る（大脳－小脳ループ）。これらの神経回路は脊髄小脳とともに四肢の滑らかな運動制御に寄与するとともに、運動のプランづくりや運動開始のタイミング決定にも関与しているといわれている。

(2) 小脳損傷と運動障害
1) 平衡機能障害
　起立・歩行時に体幹が動揺（**体幹失調**）してよろめきやすくなり、それを代償す

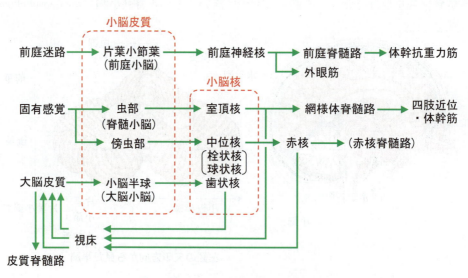

図6.18　小脳を取り巻く神経回路

るために下肢を左右に大きく広げて歩くようになる（**ワイドベース歩行**）。前庭小脳による身体平衡機能および脊髄小脳による体幹筋の適切な制御が損なわれた結果と考えられる。

2）筋緊張異常

　小脳障害患者では筋をつまむと柔らかく、関節運動に対する抵抗が少ないという**筋緊張低下**を呈する。赤核脊髄路や皮質脊髄路のニューロンに対する小脳核の興奮性入力の低下によって、脊髄運動ニューロンの活動が減少することが原因と考えられる。

3）運動障害

　四肢の滑らかな多関節運動ができなくなる（**協調運動障害**）、目標に向かって手を伸ばすと、手は左右にグラグラと動揺し（**企図振戦**）、目標に届かなかったり、あるいは行き過ぎる（**推尺異常**）といった症状を呈する。脊髄小脳あるいは大脳小脳による四肢遠位筋群の収縮の協調的制御（後述）が損なわれ、円滑な運動が遂行できなくなった状態と考えられる。

コラム　円滑な運動と小脳障害

　手を正しい方向へ正しい距離だけ動かすためには、上肢を動かす筋群の収縮力やタイミングが運動中に正しく制御される必要がある。例えば、手を正しい距離だけ動かしたら、手を前に伸ばす筋群の収縮を止め、それに拮抗する筋群を収縮させて動きにブレーキをかける。このような運動の時間的空間的な**オンライン制御**を担っているのが小脳であり、推尺異常はまさにこの調整機能の不全状態である。また、手の向かう方向が目標に対して左にずれた場合、腕を右に動かす筋群の収縮を強め、左に動かす筋群の収縮を弱める。そのようにして運動方向が正しく修正されたら、すかさず両筋群の収縮不均衡を解除し、互いの力を拮抗させて運動方向を保つ必要がある。この機能の破綻が企図振戦である。すなわち、手の向かう方向を修正しようと筋の収縮バランスを変えた結果、正しい方向を通り越して逆の方向へのずれを生じさせてしまい、そのズレを修正しようとして再びずれてしまうということである。また、これら運動が多関節にまたがり、複数の協同筋・拮抗筋が参加するようになると、各筋の収縮はますます精緻に制御される必要がある。小脳の障害ではこの制御機能が破綻し、協調運動障害が起こる。

第6章　運動の制御機構

問　題

A.　多肢選択問題

1　筋紡錘について正しいのはどれか。

a.　錘内筋線維はα運動ニューロンの支配を受ける。

b.　筋紡錘は錘外筋線維と直列に存在している。

c.　筋紡錘を支配する求心性線維はIb求心性線維である。

d.　筋紡錘は筋の長さを検知する受容器である。

2　伸張反射の構成要素はどれか。**2つ選べ。**

a.　骨　膜　　　b.　筋紡錘　　　c.　腱紡錘　　　d.　脊髄側角　　　e.　運動神経

3　脊髄反射について正しいのはどれか。**2つ選べ。**

a.　屈曲反射は単シナプス反射である。

b.　ある筋において伸張反射が生じると、その拮抗筋も同時に興奮する。

c.　ゴルジ腱器官を支配するのはIa求心性線維である。

d.　脊髄反射弓の活動は上位運動中枢の影響を受ける。

e.　Ib反射は多シナプス反射である。

4　立ち直り反射に関与するのはどれか。**2つ選べ。**

a.　視細胞

b.　コルチ器

c.　圧受容器

d.　化学受容器

e.　頸筋の筋紡錘

5　大脳基底核について正しいのはどれか。

a.　大脳基底核の出力部は線条体である。

b.　大脳基底核の直接路は不要な運動を抑制する役割を担う。

c.　視床下核のニューロンは淡蒼球内節の狭い範囲に投射する。

d.　中脳黒質ドーパミンは直接路細胞に対して興奮性に働く。

問 題

$\boxed{6}$ Parkinson（パーキンソン）病の症状で正しいのはどれか。

a. 症状は対称性である。

b. 羽ばたき振戦がみられる。

c. 四肢の筋肉は弛緩する。

d. 動作が緩慢である。

$\boxed{7}$ 小脳の機能はどれか。2つ選べ。

a. 関節角度の知覚

b. 振動感覚の中継

c. 姿勢反射の調節

d. 随意運動の制御

e. 下行性の疼痛抑制

$\boxed{8}$ 姿勢の保持に関与するのはどれか。

a. 橋　　b. 小　脳　　c. 中　脳　　d. 視床下部　　e. 大脳皮質

$\boxed{9}$ 小脳失調で見られるのはどれか。

a. 下肢の麻痺が認められる。

b. 姿勢保持が困難になる。

c. 血圧が不安定になる。

d. 体がこわばる。

$\boxed{10}$ 大脳皮質運動野について正しいのはどれか。2つ選べ。

a. 一次運動野は中心前回に位置する。

b. 一次運動野の外側部は下肢の運動を担う領域である。

c. 補足運動野は外界状況にあわせた運動プログラム生成を担う。

d. 運動前野は運動の際のフォームづくりを担っている。

解答

(1) d　(2) b, e　(3) d, e　(4) a, e　(5) d　(6) d　(7) c, d　(8) b　(9) b　(10) a, d

B. 記述式問題

(1) 運動単位の動員と筋張力の関係について説明せよ。

第6章　運動の制御機構

(2) 伸張反射の反射経路について説明せよ。

(3) 屈曲反射の反射経路について説明せよ。

(4) 大脳皮質の一次運動野、補足運動野および運動前野の機能を説明せよ。

(5) 大脳基底核の機能を説明せよ。

(6) 小脳の機能を説明せよ。

血液の生理

第7章

ヒトは代表的な多細胞生物であるが、生命の基本は個々の細胞であり、それぞれの細胞の生命は細胞自身の代謝によって維持されている。しかし、そのためにはさまざまな物質が必要であり、細胞外から供給されなければならない。また、代謝産物の蓄積はしばしば細胞にとって有害であり、速やかに排除される必要がある。こうした物質の運搬を担うのが血液である。栄養分は消化管から肝臓を経て組織細胞に運ばれ、酸素は肺から組織に運ばれる。逆に二酸化炭素は組織から肺へ、水溶性の老廃物は組織から腎臓へ運ばれる。また、ホルモンや免疫物質を運ぶことで、細胞間の情報伝達を担っている。さらに、血漿の主成分である水は比熱が高く、熱の運搬による体温調節に大きな役割を果たしている。すなわち、循環系とその媒体である血液は、都市におけるインフラに相当する。

　血液は単なる媒体としての機能だけではなく、通路である血管が破綻した場合、血液の漏出を自ら防ぐ働き（止血作用）がある。また、全身をくまなく巡ることを利用して、体外から侵入した異物を排除する防衛能力（免疫機能）も有する。

1　血液の構成

　ヒトの血液は外見上は赤色の液体であるが、顕微鏡的には、水を主成分とするほぼ透明の液体成分の中に、赤色を呈する細胞が大量に含まれたものである。血液を構成する細胞には何種類もあり、これらを総称して有形血液成分あるいは**血球**（blood cell）とよぶ。細胞以外の成分である液体血液成分の中にはさまざまな物質が含まれており、**血漿**（plasma）とよばれる（図7.1）。水を始めとする血漿中の多くの成分は血管壁を通過し、組織内に移動して**間質液**（interstitial fluid）となる。

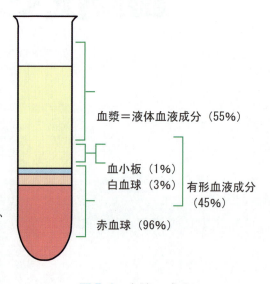

図7.1　血液の成分

これによって栄養分や情報伝達物質は組織の各細胞にもたらされる。逆に、間質液は血管壁を通過して血管内に入り、血漿となったり、リンパ管に入って**リンパ液**（または単にリンパ（lymph））にもなる。この移動に伴って代謝産物や老廃物が組織から排除される。一部の白血球も血管から遊出し、組織内に入り込むことができる。

血液の有形成分と液体成分の比はほぼ1対1で、血液中の有形成分の割合をパーセントで表した値を**ヘマトクリット値**（hematocrit：Ht）という。正確には成人男性では約45（40〜50）％、成人女性では約40（35〜45）％が正常値である。女性では月経による失血のため男性よりも低く、妊娠中もやや低下する傾向にある。Ht値は脱水時には高い値を示す。

2 有形血液成分

有形成分は赤血球、白血球、血小板からなるが、そのほとんどを赤血球が占めている。赤血球には赤色を呈する**血色素**（blood pigment）であるヘモグロビンが含まれており、それが血液の赤い理由である。ヒトの体内には約20兆個の血球が存在する。

2.1 造血（hematopoiesis、hemopoiesis）

血球は基本的には**骨髄**（bone marrow）で産生されるが、胎児期には肝臓や脾臓（spleen）でもつくられる（図7.2）。生後はほぼすべての骨髄でつくられるが、成長とともに特に長骨での産生が低下してくる。しかし、血球には寿命があるため、一生涯補給され続ける。

すべての種類の血球は、共通のもととなる細胞である**造血幹細胞**（hematopoietic stem cell：HSC）、生後は特に**骨髄幹細胞**（bone marrow stem cell）が**分化**（differentiation）して生成される。幹細胞は細胞分裂すると一方は幹細胞として残り、

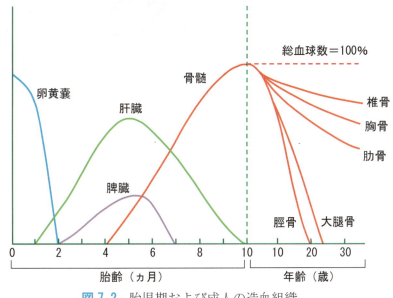

図7.2 胎児期および成人の造血組織

もう一方が**造血前駆細胞**（hematopoietic progenitor cell）として盛んに細胞分裂を繰り返すとともに、血球への分化を開始する。分化の過程で、まず**骨髄系前駆細胞**（myeloid progenitor cell）あるいは**リンパ系前駆細胞**（lymphoid progenitor cell）に分かれる。前者からは赤血球、血小板、単球、顆粒球に、後者からはリンパ球、NK細胞が分化してくる（図7.3）。

造血は凄まじいほどの細胞分裂の連続であり、そのため常にDNA合成が行われている。DNA合成には**ビタミンB_{12}**と**葉酸**（**ビタミンB_9**あるいは**ビタミンM**ともいう）が必要であり、これらが不足すると貧血を招く。

2.2 赤血球（red blood cell：RBC、erythrocyte）

赤血球は血液1μL中に成人男性で400～550万個、成人女性で350～500万個存在する。骨髄系前駆細胞から**赤芽球**（erythroblast）系の種々の前駆細胞を経て赤血球に分化する。直径約8μm、厚さ約2μmの円盤状の細胞で、核はなく、内部に酸素と結合する**ヘモグロビン**（hemoglobin）を多量に含んでいる。赤血球は核が抜けて成熟した段階で骨髄から末梢に移動し、血管内に約120日間存在する。赤血球は肺から組織へ酸素を運搬するが、内呼吸で発生した二酸化炭素の排出にも関与する。

(1) 酸素の運搬

赤血球に含まれているヘモグロビンは、鉄（Fe）原子を含むタンパク質で、2種類（αおよびβ）4分子からなる。鉄原子は4つのピロールからなるポルフィリン環の中心に配位され、**ヘム核**（heme nucleus）を形成して各グロビンタンパクに結合している（図7.4）。酸素分子はこの鉄原子に結合するので、ヘモグロビン1分子（1モル16,700g）

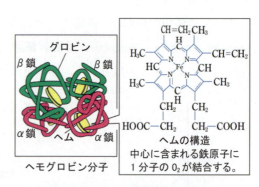

図7.4 ヘモグロビンの構成

に酸素1分子（1モル22.4L）が結合することになる。したがって、ヘモグロビン1gは1.34mLの酸素と結合することになる。血液中のヘモグロビン量は12～16g/dLであるので、これが全部酸素と結合すると血液100mL中には16～22mLの酸素が含まれることになる。鉄原子と酸素が結合するとポルフィリン環の平面度に変化が生じ、吸収波長が変わることで、ヘモグロビンの色が暗い赤紫色から鮮紅色に変化する。静脈血に比べ、動脈血の色が鮮やかに見えるのはそのためである。ここで**動脈血**（arterial blood）とは肺で二酸化炭素を排出、酸素を獲得した血液をさす。

2 有形血液成分

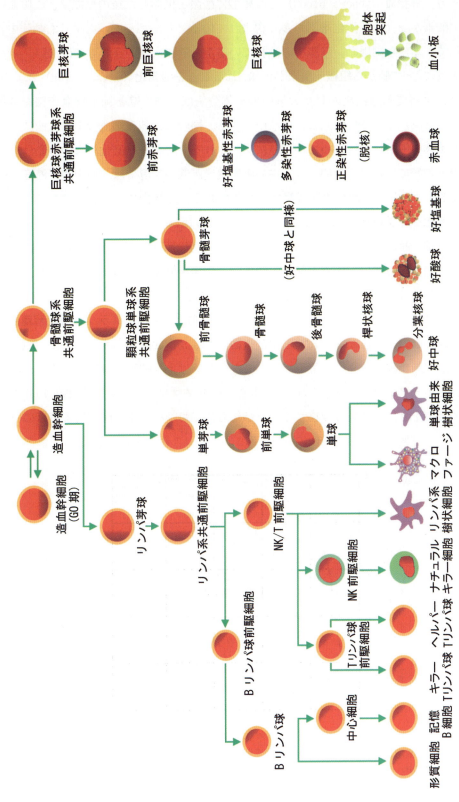

図 7.3 血球の分化

一方、**静脈血**（venous blood）とは組織に酸素を供給した後の血液で、動脈血に比べ酸素が少なく二酸化炭素が多く含まれている。したがって、必ずしも動脈中を流れているから動脈血、静脈中を流れているから静脈血というわけではない。

血液によって肺から組織へ酸素が供給されることを**酸素化**（oxygenation）とよぶ。呼吸によって肺胞に流入した大気中の気体分子は、肺胞壁と肺毛細血管壁を**拡散**（diffusion）によって通過し、血液中に入る。同時に、肺毛細血管中の血液に含まれる気体分子も拡散によって肺胞腔に排出される。酸素や二酸化炭素の移動は単純に濃度勾配に依存するため、大気中の酸素濃度が低い環境では、血中酸素濃度も低下する。水に対する酸素の溶解度はきわめて低く（溶存酸素）、血液中の酸素はほとんど**酸化ヘモグロビン**（oxyhemoglobin、厳密には酸素化ヘモグロビン）として存在する（結合酸素）。ヘモグロビンは酸素の多い環境ではより多くの酸素と結合し、酸素の少ない環境では、酸素を解離しやすい。酸素を解離したヘモグロビンを還元ヘモグロビン（deoxyhemoglobin、厳密には脱酸素化ヘモグロビン）という。酸素分圧（酸素濃度）と酸化ヘモグロビンの割合（酸素飽和度）を示すグラフを**酸素解離曲線**（oxygen dissociation curve）とよび（図 7.5）、S 字曲線を示す。さらに、組織など二酸化炭素濃度の高い環境下ではヘモグロビンはより酸素を解離しやすくなる。これを**ボーア効果**（Bohr effect）とよぶ。ヘモグロビンの酸素解離曲線は pH の低下や温度上昇により右方変移することが知られており、血中二酸化炭素濃度の上昇による右方変移は、赤血球内の pH 低下によって引き起こされる（第 10 章参照）。

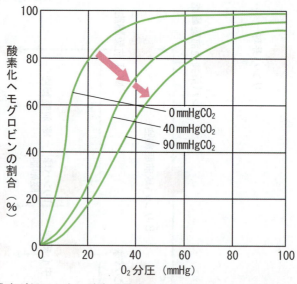

組織の酸素濃度が低いとき、酸素は酸化ヘモグロビンから遊離して組織に供給される。高 CO_2、低 pH、高温の条件下では、より多くの酸素が赤血球から遊離（ボーア効果）する。

図 7.5 酸素解離曲線とボーア効果（酸素解離曲線の右方移動）

> **コラム　チアノーゼ**
>
> 　チアノーゼ (Cyanosis) とは、動脈血中の還元ヘモグロビンの量が 5 g/dL 以上になって、口唇や四肢末梢などの皮膚や粘膜が青紫色になる状態である。チアノーゼは貧血などでもともとのヘモグロビン量が少ない患者では出現しにくく、多血症などでヘモグロビンが多い患者で出現しやすい。またチアノーゼは中心性チアノーゼと末梢性チアノーゼの二つに分けられる。中心性チアノーゼでは、原因が心臓・呼吸器・血液にあり酸素分圧の低下によって動脈血の還元ヘモグロビンが増加し、口唇・眼瞼結膜・爪床にチアノーゼが認められる。末梢性チアノーゼでは、心不全や末梢動脈血流障害が原因で四肢末端にチアノーゼが認められる。

(2) 二酸化炭素の変換

　二酸化炭素は、水に対する溶解度が酸素に比べてはるかに高く、血漿中に溶けて運搬される。その際、二酸化炭素は水と反応してほとんどが**重炭酸イオン**（bicarbonate ion：HCO_3^-）の形をとる。

$$H_2O + CO_2 \rightleftarrows H_2CO_3 \rightleftarrows H^+ + HCO_3^-$$

この反応は赤血球中の**炭酸脱水酵素**（carbonic anhydrase：CA）によってさらに促進され、二酸化炭素の運搬効率を高めている（図 7.6）。

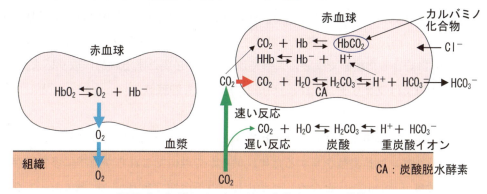

図 7.6　組織におけるガス交換と CO_2 の動態

(3) 赤血球の新生（図 7.7）

　さまざまな理由で組織への酸素供給が低下すると、赤血球の新生が促進される。これは慢性的な低酸素状態になると、腎臓の尿細管間質細胞からの**エリスロポエチン**（erythropoietin：EPO）とよばれるホルモンの分泌が増加することによる。低酸素誘導因子の発見は 2019 年のノーベル賞の受賞研究となっている。エリスロポエチンは骨髄における前駆細胞から赤芽球への分化、増殖を促進する。アスリートが高地トレーニングを行って酸素化能力を高めるのは、この性質を応用したものである。

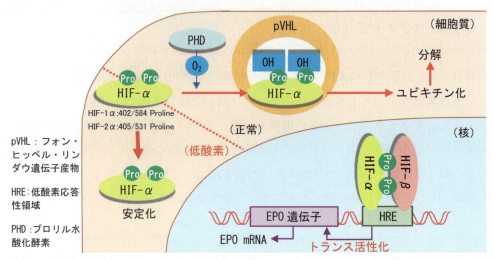

図 7.7 尿細管間質細胞における低酸素誘導因子（hypoxia inducible factor : HIF）によるエリスロポエチン（EPO）の誘導

(4) 赤血球の破壊（図 7.8）

　ほぼ 120 日を経て、柔軟性を失った赤血球すなわち**老化赤血球**（senescent erythrocyte）は、脾臓や肝臓の細網内皮系で捕捉され、免疫系の細胞であるマクロファージや**クッパー細胞**（Kupffer cell）によって貪食、破壊される。赤血球の破壊に伴い、ヘモグロビンも処理される。グロビンはタンパク質分解酵素によって分解され、アミノ酸として再利用される。ヘム核はポルフィリン環が解裂して**ビリベルジン**（biliverdin）となり、鉄原子が外される。鉄原子は**トランスフェリン**（transferrin）に結合した状態で血液によって運搬され、必要とする細胞に取り込まれる。肝臓や脾臓では**フェリチン**（ferritin）に結合して**貯蔵鉄**（storage ion）として蓄えられる。

　ビリベルジンは還元されて**ビリルビン**（bilirubin）となる。ビリベルジンは黄緑色、ビリルビンは黄褐色を呈するため、何らかの理由でこれらが血中に多量に存在すると**黄疸**（jaundice）となる。ビリルビンは不溶性であるが、肝臓において**グルクロン酸抱合**（glucuronidation）を受けて可溶性となる（**抱合型ビリルビン**（conjugated bilirubin））。老化赤血球の多くは脾臓で壊されるため、不溶性のビリルビン（**非抱合型ビリルビン**（unconjugated bilirubin））は脾静脈を経て肝臓に到るまではアルブミンに結合した形で運ばれる。非抱合型ビリルビンは検査の際に直接計測できず、可溶化の手順を要するため**間接ビリルビン**（indirect bilirubin）とよばれる。一方、可溶化された抱合型ビリルビンは**直接ビリルビン**（direct bilirubin）とよばれる。高ビリルビン血症の際にどちらのビリルビンが増えているのかを知ることで病因を絞ることができる。

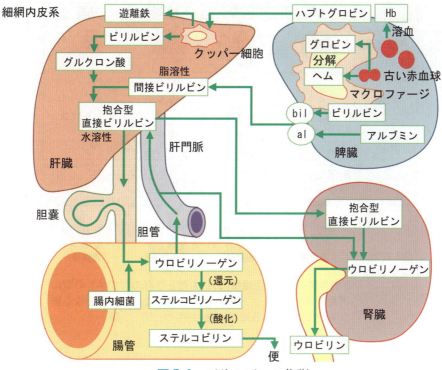

図 7.8　ビリルビンの代謝

(5) 血液型 (blood type)

血液には ABO 式、Rh 式などの血液型が存在することは周知のとおりだが、これは血球の細胞膜表面に存在する**血液型抗原**（blood group antigen）によるものである（図 7.9）。血液型抗原の実体は膜表面の糖鎖である。これらの抗原は凝集源ともよばれ、抗体と（凝集素）と反応することで、赤血球の凝集反応（抗原抗体反応）を引き起こす。ABO 式血液型においては、赤血球膜表面に A 抗原をもっているのが A 型、B 抗原をもっているのが B 型、A 抗原と B 抗原の両方をもっているのが AB 型、両方もっていないものが O 型になる。血漿中には先天的に抗体があるものとないものがある。A 型は抗 B 抗体、B 型は抗 A 抗体、O 型は抗 A 抗体と抗 B 抗体をもっているが、AB 型は抗体をもっていない。血液型の違う血液を混ぜた場合、A 抗原と抗 A 抗体、B 抗原と抗 B 抗体の組み合わせで凝集反応が起こる。したがって同型以外の血液を輸血した場合には血球は凝集することになる。

Rh 式血液型においては、Rh 抗原（D 抗原）を赤血球膜にもっているのが Rh(+) 型、もっていないのが Rh(−) 型である。正常では両型とも血漿中に抗体をもっていない。しかし Rh(−) 型のヒトが Rh(+) 型の血液を輸血されると免疫系が働いて Rh 抗体を産生し残ることになり、2 回目の輸血では凝集反応が引き起こされることになる。因みに日本人では 99.5% が Rh(+) 型である。

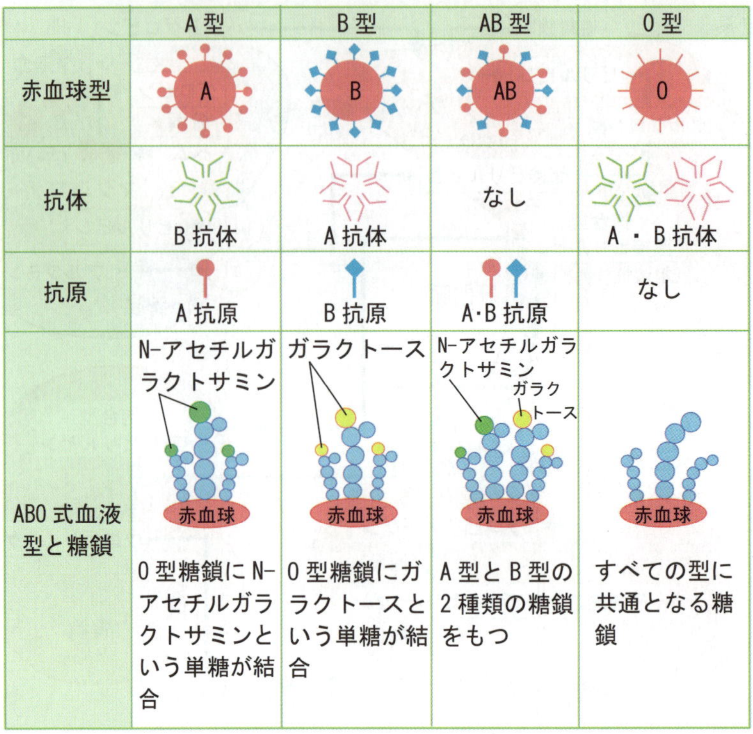

第7章 血液の生理

	A型	B型	AB型	O型
赤血球型	A	B	AB	O
抗体	B抗体	A抗体	なし	A・B抗体
抗原	A抗原	B抗原	A・B抗原	なし
ABO式血液型と糖鎖	N-アセチルガラクトサミン O型糖鎖にN-アセチルガラクトサミンという単糖が結合	ガラクトース O型糖鎖にガラクトースという単糖が結合	N-アセチルガラクトサミン ガラクトース A型とB型の2種類の糖鎖をもつ	すべての型に共通となる糖鎖

図7.9　ABO式血液型

コラム　ABO血液型の判定（表7.1）

　正確なABO血液型の判定は、安全な輸血のためにはきわめて重要な検査である。まず、検体を遠心分離により血球と血漿（血清）に分ける。次に抗A血清あるいは抗B血清に血球を混ぜ、凝集の有無から赤血球膜上のA、B抗原を検査する「オモテ試験」と、A型血球あるいはB型血球に血漿（血清）を混ぜ、凝集の有無から血漿中の抗A、抗B抗体を検査する「ウラ試験」がある。「オモテ試験」と「ウラ試験」の結果が一致したときに初めて血液型を判定する。一致しないときは判定することはできず、追加試験を実施し、原因を精査する必要がある

表7.1　ABO式血液型の判定

血液型	オモテ試験		ウラ試験	
	抗A血清	抗B血清	A型血球	B型血球
A型	+	0	0	+
B型	0	+	+	0
AB型	+	+	0	0
O型	0	0	+	+

＋は凝集あり、0は凝集なしを示す。

(6) 貧血

　貧血とは血液中のヘモグロビンの量が、小児で11 g / dL 未満、成人女性で12 g / dL 未満、成人男性で13 g / dL 未満に減少した状態をいう。貧血では、十分に酸素を運搬できないため、組織が低酸素状態に陥り、息切れや立ちくらみなどの症状が出現する。その状態が慢性化すると疲れやすくなり、鉄欠乏性貧血の長期化では体内組織の鉄酵素の活性低下から、口腔粘膜や食道粘膜が萎縮し、口内炎や嚥下障害を引き起こすこともある。貧血においては、ヘモグロビンの量は少ないが、肺を通過した動脈血のヘモグロビンの大部分は酸素と結合しているため、動脈血酸素飽和度は低下しておらず、チアノーゼも出現しない（コラム参照）。

　貧血には原因からいくつかの種類に分けられる。

1) 再生不良性貧血 (aplastic anemia)

　先天性の他、ウイルス性肝炎の続発症や強い放射線を浴びるなどして造血幹細胞が障害されると、赤血球のみならずすべての種類の血球がつくられなくなる。

2) 巨赤芽球性貧血 (megaloblastic anemia)

　ビタミンB_{12}や葉酸が不足すると DNA 合成と細胞分裂が正常に行われなくなり、特に激しく増殖を要する赤血球の不足を来す。ビタミンB_{12}と葉酸は小腸で吸収される際に胃から分泌される**キャッスル因子**（Castle's intrinsic factor）が必要となる。貧血を防ぐ栄養素として体外から摂取されるビタミンB_{12}と葉酸は**外因子**（extrinsic factor）、体内で合成されるキャッスル因子は**内因子**（intrinsic factor）とよばれる。したがって、この貧血は外因子の摂取不足によっても、胃の障害による内因子の不足によっても引き起こされる。特に委縮性胃炎による場合は**悪性貧血**（pernicious anemia）とよばれる。

3) 鉄欠乏性貧血 (ion-deficiency anemia)

　特に成長期に多い栄養素としての鉄分の必要量と供給量のアンバランス、消化管の切除による吸収効率の低下、痔や月経過多症などの慢性的な出血などで鉄が不足し、ヘモグロビン合成量が減少することが原因となる。進行すると小球性、低色素性を呈する。

4) 溶血性貧血 (hemolytic anemia)

　赤血球が過剰に破壊されることによる。ジョギングやマラソン、剣道など、踵への衝撃を繰り返すことで赤血球が機械的に破壊される場合は**スポーツ貧血**（sports anemia）として知られている。透析や人工心肺による機械的破壊が原因になることもある。病的なものでは**鎌状赤血球症**（sickle cell anemia）などの先天性のもの、肝障害による脾臓還流血流量の増加、自己免疫疾患による赤血球破壊（自己免疫性

溶血性貧血）などの後天性のものがある。

2.3 白血球

　白血球の数は赤血球よりはるかに少なく血液 1 μL 中に 3,000～8,000 個である。白血球は細胞質に顆粒ももつ顆粒球と顆粒の無い無顆粒球に大別される（**表 7.2**）。白血球は非自己物質すなわち体外から侵入した異物を排除したり、体内で傷害を負ってあるいは役割を終えて死滅した細胞の処理をすることで身体を守っている。こうした機能は**免疫**（immunity）とよばれる。免疫の仕組みについては第 8 章で詳しく述べる。ここでは白血球の種類と主な機能を簡単に説明する。

(1) 顆粒球（granulocyte）

　顆粒球は骨髄系前駆細胞から分化し、染色性の違いから好中球、好塩基球、好酸球に分けられる。**好中球**（neutrophil）は白血球の中で最も数が多く、細胞性免疫の主体をなす。また、血管外に遊出し（**血管外遊出**（diapedesis））（**図 7.10**）、擦り傷などから侵入した細菌や他の微生物に真っ先に対応するのが好中球である。寿命は 10 時間程度で、好中球の死骸が溶解した炎症組織や浸出液とともに組織中に蓄積したものが**膿汁**（pus）である。気道の炎症で生じたものは**痰**（sputum）として排出される。**好酸球**（eosinophil）は主に寄生虫などに対応する。また、肥満細胞によって引き寄せられ、即時型アレルギー反応にも関与する。**好塩基球**（basophil）は顆粒中にヒスタミンやヘパリンを含み、アレルギー反応を起こすと考えられている。これらは免疫記憶をもたず、（**Toll 様受容体**（Toll-like receptor：TLR））とよばれる受容体で細菌やウイルスを認識する。これは遺伝的に組み込まれた生得的な免疫機構で、**自然免疫**（innate immunity）とよばれる。

(2) 無顆粒球

1）リンパ球（lymphocyte）

　リンパ球は、リンパ系前駆細胞から分化する白血球であり、**ナチュラルキラー細胞**（natural killer cell）（**NK 細胞**（NK cell））、**T リンパ球**（T lymphocyte）（**T 細胞**（T cell））および **B リンパ球**（B lymphocyte）（**B 細胞**（B cell））の三つのタイプがある。T リンパ球は胸腺において分化し（T は胸腺（thymus）を意味する）、さらに働きの異なるいくつかの種類に分かれる。T リンパ球を主体として異物を排除する**細胞性免疫**（cellular immunity）と、B リンパ球から分化した形質細胞によって産生される抗体によって病原微生物などを死滅させる**液性免疫**（humoral immunity）に大別できる。

表 7.2 白血球の種類と機能

種類		総白血球数 (3,000〜8,000個/μL) に対する%	機　能
顆粒球	好中球	55〜70	食作用
	好酸球	1〜3	炎症反応、寄生虫感染症、アレルギー
	好塩基球	0〜1	炎症反応、ヒスタミンやヘパリン放出
無顆粒球	リンパ球	25〜38	免疫
	単球	3〜8	食作用

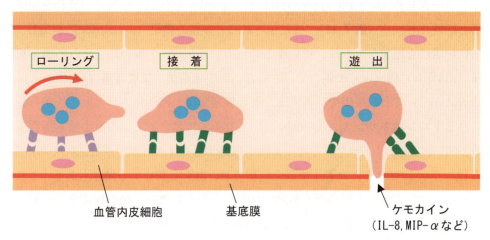

血中の白血球は、結合の弱いリガンド（●）と受容体（■セクレチンなど）の相互作用により血管壁で減速（ローリング）した後、結合の強いリガンド（●）と受容体（■インテグリンなど）の相互作用により血管内皮細胞に接着する。

図 7.10 血管外遊出

2) 単球 (monocyte)

　白血球の中で最も大きく、全白血球の 3〜8% を占める。主に貪食によって細菌などの外部からの侵入物を排除する。捉えられた異物は細胞内で消化されるとともに、その断片は MHC 分子（第 8 章）とともに細胞表面に提示され、T 細胞はこれを認識して活性化する。このような働きをもつ細胞を**抗原提示細胞**（antigen presenting cell：APC）とよぶ。

　単球は数時間から数日で血管外遊出し、組織中で**マクロファージ**（macrophage）（**大食細胞**）に分化する。組織中のマクロファージは移動せず、自己増殖能をもち、それぞれの部位特有の性状をもつようになる。肝臓のクッパー細胞、内骨膜の**破骨細胞**（osteoclast）、体内のさまざまな組織に存在する**樹状細胞**などもこうした単球由来の貪食能をもつ細胞である。

2.4 血小板 (platelet)

血小板は骨髄系前駆細胞が**巨核球** (megakaryocyte) に分化し、その細胞質が多数の破片状にちぎれることでつくられる。そのため血小板に核はなく、サイズも小さい（1〜5 μm）。血液 1 μL 当たり 10〜40 万ほど存在する。血小板は血管の損傷を察知し、そこを塞ぐ止血作用に重要な役割を果たす。

(1) 一次止血 (primary hemostasis)

血管が破壊されると血管壁の**コラーゲン線維** (collagen fiber) が露出され、そこに血漿中の**フォン・ヴィレブラント因子** (von Willebrand factor：vWF) が付着する（**一次凝集** (primary aggregation)）。血小板の細胞膜の受容体がそれを認識すると活性化される（図 7.11）。活性化されると多数の**偽足** (pseudopod) を出し、さらに粘着性を増す。その後、細胞膜上のあるいは細胞内の顆粒に含まれる**血小板因子** (platelet factor) の働きで、さらなる血小板凝集（**二次凝集** (secondary aggregation)）や血液凝固を促進する。血小板凝集は、活性化された血小板から分泌される**トロンボキサン A_2** (thromboxane A_2：TxA_2) によって他の血小板も活性化され、vWF やフィブリノーゲンを介して血小板同士も次々と付着が進む過程である（図 7.12）。TxA_2 にはさらに血管平滑筋を収縮させ、血管を狭くする働きもある。これらの作用によって血管の損傷個所が塞がれる。この凝集塊は、**血小板栓子** (platelet plug) または**血小板血栓** (platelet thrombus) とよばれる。

血流の淀み、血管内皮細胞の剥離などが原因で血小板が活性化してしまい、不必要に栓子（**壁在血栓** (mural thrombus)）が形成されることがある。長時間同じ姿勢でいると足の静脈に血栓ができ、それが血流にのり肺の血管を詰まらせると肺血栓塞栓症（いわゆるエコノミークラス症候群）になる。また、頸動脈にできた血栓が脳の細い動脈などに詰まらせると**脳塞栓症** (cerebral embolism) を来す（図 7.13）。

(2) 紫斑病 (purpura)

何らかの理由で血が止まりにくくなったり**内出血** (internal hemorrhage) を起こしやすくなり（**出血傾向** (hemorrhage diathesis)）、全身的に点状出血やアザ（紫斑）が生じる病態を紫斑病という。その中で、血小板の減少によるものは**血小板減少性紫斑病** (thrombacytopenic purpura)、血小板の細胞膜に異常があり、凝集力が低下して起こるものは**血小板無力症** (thrombathenia) とよばれる。

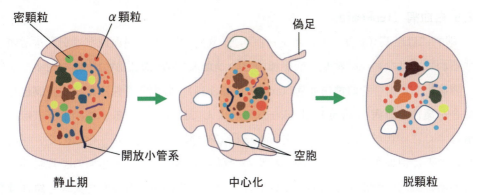

活性化すると、顆粒内容物（血小板因子、フィブリノーゲン、Ca^{2+} など）が開放小管系から放出される。

図 7.11　血小板活性化

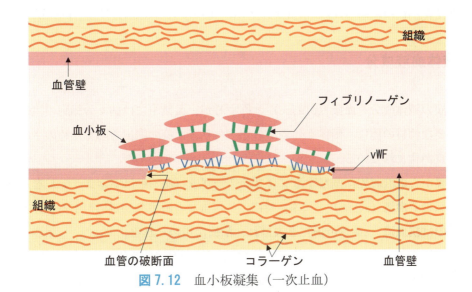

図 7.12　血小板凝集（一次止血）

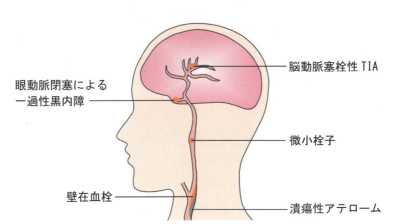

TIA：一過性脳虚血発作（transient ischemic attacks）

図 7.13　微小栓子による脳梗塞

2.5 白血病（leukemia）

　端的には血液（血球）のがんを白血病といい、必ずしも白血球だけが異常増殖を
するわけではない。幹細胞、前駆細胞といった未成熟な細胞が分化能を失った状態
で腫瘍化した場合を**急性白血病**（acute leukemia）、分化能を保ったまま腫瘍化した
場合を**慢性白血病**（chronic leukemia）とよんで区別している。このよび方は、前
者はすぐに症状が現れ、後者は進行が緩徐で初期には症状が顕在化しにくい（慢性
期）ことに由来する。また、腫瘍細胞が骨髄系幹細胞に由来するものを骨髄性、リ
ンパ系幹細胞に由来するものをリンパ性という。その組み合わせで大きく**急性骨髄
性白血病**（acute myelogenous leukemia：AML）、**慢性骨髄性白血病**（chronic myolo-
genous leukemia：CML）、**急性リンパ性白血病**（acute lymphoid leukemia：ALL）、
慢性リンパ性白血病（chronic lymphoid leukemia：CLL）に分ける（FAB 分類）。

3 液体血液成分

　血液の液体成分を**血漿**（plasma）と称するが、血漿中には個々の細胞の生命維持
に必要な物質の他に、個体を外敵から守ったり、血液の漏出を防ぐためのさまざま
な物質が含まれている。
　血漿から血液凝固に関与するフィブリノーゲン（あるいはフィブリン）を取り除
いたものを**血清**（serum）とよぶ。特に、ヘビ毒など特定の物質に対する抗体を含ん
だものは**抗血清**（antiserum）とよばれ、治療に用いられる。

3.1 血漿タンパク質（plasma protein）

　細胞外液としての血漿が間質液と最も異なるのが血漿タンパク質の存在である。
分子が巨大であるため血管壁の隙間を通過できず、血漿中に局在している。そのた
め血漿は間質液よりも浸透圧が高く、血管外の水分を引き寄せる効果がある（**血漿
膠質浸透圧**（plasma colloid osmotic pressure））。これによって、血圧のために血
管から漏出する水分量を補っている。したがって、肝臓や腎臓の障害により血漿タ
ンパク質が少なくなると（**低タンパク血症**（hypoproteinemia）、特に**低アルブミン
血症**（hypoalbuminemia））、**浮腫**（edema）を招く。
　血漿タンパク質の主なものは**アルブミン**（albumin）、**グロブリン**（globulin）、**フ
ィブリノーゲン**（fibrinogen）である（図 7.14）。いずれも主に肝臓で合成される。
　アルブミンは各細胞へのアミノ酸の供給源となる他、脂肪酸、ホルモン、ビリル
ビンなどの不溶性物質の担体（運搬体）としても働く。

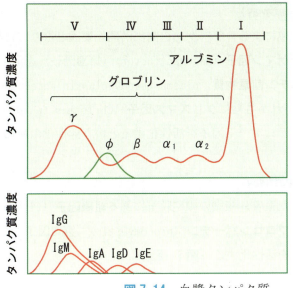

図7.14 血漿タンパク質

　グロブリンは球状のタンパク質でアルブミンよりも大きい。大きさにより α、β、γがある。脂質、ビタミン、ホルモン（ステロイドホルモン）、鉄などの運搬を行う。トランスフェリンはβグロブリンの一種である。液性免疫の主体である抗体はγグロブリンであり、5つのクラスに分けられる。

　フィブリノーゲンは主たる血漿タンパク質の中では最も大きく、血液凝固因子のひとつとして多量に存在する。

3.2 血液凝固因子（coagulation factor）

　止血作用には血小板凝集による一次止血と、血漿の血液凝固作用による**二次止血**（secondary hemostasis）がある。後者は特に規模の大きい血管損傷とそれによる出血に対して有効である。**血液凝固**（coagulation）には多くの種類の物質が関与しているが、最終的には無数のフィブリノーゲン（線維素原）分子が**フィブリン**（fibrin）（線維素）に変わり、重合して網状構造が形成され、そこに血球が絡み付いて血管内では**血栓**（thrombus）、血管外では**血餅**（blood clot）となる。フィブリノーゲン（第Ⅰ因子）はタンパク質分解酵素である**トロンビン**（thrombin）によってフィブリンに変えられる。トロンビンはやはりタンパク質分解酵素である**ステュアート因子**（Stuart factor）（第Ⅹ因子）によって前駆体である**プロトロンビン**（prothrombin）（第Ⅱ因子）が活性化されたものである。ステュアート因子も平素は前駆体として存在し、出血などが引き金となって活性化される。ステュアート因子の活性化には、内因系と外因系の2つの仕組みがある（図7.15）。

(1) 内因系（intrinsic pathway）

内因系は主に血管の損傷によるコラーゲンの露出が開始要因となり、血栓を形成する。コラーゲンは**ハーゲマン因子**（Hageman factor）（第XII因子）を活性化し、それが**血漿トロンボプラスチン前駆物質**（plasma thromboplastin antecedent：PTA）（第XI因子）を活性化、それがさらに**クリスマス因子**（Christmas factor）（第IX因子）を活性化、それがステュアート因子を活性化するという活性化の連鎖を引き起こす（図7.15）。

(2) 外因系（extrinsic pathway）

外因系では、破壊された血管外組織の細胞膜上にある**組織因子**（tissue factor）（第III因子）に血漿中の**プロコンバーチン**（proconvertin）（第VII因子）が結合し、それがステュアート因子を活性化する（図7.15）。

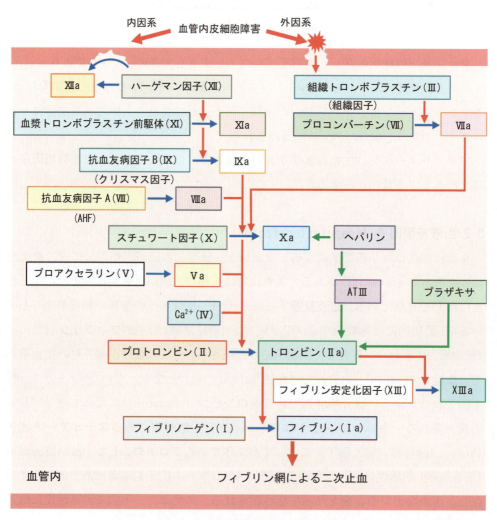

図7.15　血液凝固カスケード

(3) プロトロンビン時間 (prothrombin time：PT)

これらの過程は**血液凝固カスケード** (blood coagulation cascade) とよばれるが、ステップごとに関与する分子数を膨大に増やし、反応効率を瞬時に高めることができる。トロンビンはフィブリノーゲンのフィブリンへの変換のみならず、他の凝固因子や血小板の活性化など多くの働きがあり、きわめて重要な因子である。血液凝固にかかる時間の目安としてプロトロンビン時間 (PT) という検査項目がある。PTの延長は凝固因子の異常や不足を意味する。多くの凝固因子は肝臓でつくられるため、肝機能検査としても利用される。特に第Ⅱ、第Ⅶ、第Ⅸ、第Ⅹ因子は**ビタミンK依存性凝固因子** (vitamin K dependent blood coagulation factor) で、肝臓で合成される際に**ビタミンK**を必要とする。そのため、ビタミンKが不足すると出血傾向が高まる。

(4) 血友病 (hemophilia)

遺伝的に血液凝固因子のいずれかに異常があり、止血が困難となる病態が先天性血液凝固障害であり、特に第Ⅷ因子と第Ⅸ因子の障害を血友病 (前者を**血友病A** (he-mophilia A)、後者を**血友病B** (hemophilia B)) とよぶ。第Ⅷ因子はクリスマス因子とともにステュアート因子を活性化する物質で、血友病Aの患者の症状がこの物質を補うことで抑えられることから抗血友病因子 (anti-hemophilic factor：**AHF**) とよばれる。

(5) 抗凝固剤 (anticoagulant)

採血した血液の流動性を保つためには、抗凝固剤によって血液凝固因子の働きを抑制する必要がある。採血した血液の凝固を阻止するためには、あらかじめ抗凝固剤を注射器や試験管内に入れておく。これにはトロンビンを阻害する**ヘパリン** (heparin) がよく用いられる。ヘパリンは生体内にもある物質で、トロンビンの阻害物質であるアンチトロンビンⅢを活性化する。クエン酸ナトリウムやキレート剤の一種であるEDTAエチレンジアミン四酢酸) なども抗凝固剤として使われている。これらの物質は凝固因子の活性化に必要なCa^{2+} (第Ⅳ因子) と結合し沈殿させるため、凝固が阻害される。体内で凝固因子の合成を阻害する薬剤としては、ビタミンKに対する拮抗薬である**ワルファリン** (warfarin) が有名であり、血栓症などの予防薬として使用されている (第12章コラムにも説明あり)。

(6) 線維素溶解 (fibrinolysis) (線溶) （図7.16）

体内にできた血栓や血餅は、組織の修復とともに徐々に分解される。凝血塊はタンパク質分解酵素である**プラスミン** (plasmin) によってフィブリン網が切断されることで分解される。プラスミンは血管内皮細胞から分泌される**組織プラスミノーゲ**

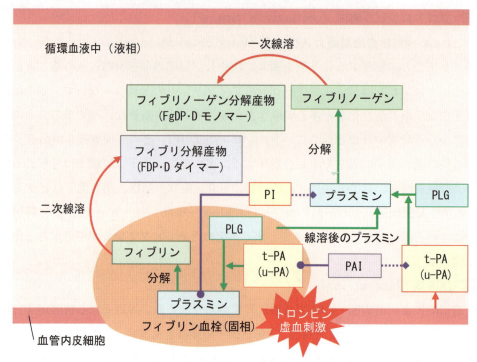

PLG：プラスミノーゲン、PI：プラスミン抑制因子、u-PA：ウロキナーゼ型プラスミノーゲン活性化因子

図 7.16　線溶系

ン活性化因子（tissue plasminogen activator：tPA）によって**プラスミノーゲン**（plasminogen）が活性化されたものである。tPAは救急の現場で脳梗塞や心筋梗塞の治療に多く用いられる。二次止血における血液凝固の進行過程ではtPAは**プラスミノーゲン活性化抑制因子**（plasminogen activator inhibitor-1：PAI-1）によって抑制されている。

(7) 播種性血管内凝固症候群（disseminated intravascular coagulation：DIC）

感染、腫瘍などが原因で組織因子（Ⅲ）が血液と接触し、全身の血管内で血液凝固が進行してしまう。血液凝固が長期間持続すると静脈血栓塞栓症様の症状が現れる。血液凝固が急激に進行すると、血液凝固因子が枯渇し、逆に出血傾向を示すことになり、さまざまな臓器内で出血性の組織壊死が起こる。

3.3 免疫物質

血漿中には白血球とともに体内に侵入した異物の排除に関与するさまざまな物質が存在する。その中心となるのが抗体と補体で、これら血漿中の物質による免疫的生体防御系を**液性免疫**（humoral immunity）という。抗体と補体ついては第8章で詳しく述べる。

3.4 脂質 (lipid)

エネルギーの貯蔵形態として肝臓で調整された脂質は、血液によって脂肪組織へ運搬されたり、必要に応じて脂肪組織から肝臓へ戻されたりする。脂質は不溶性であるため、血液中では網状の構造維持タンパク質（アポタンパク質（apoprotein））をまとった**リポタンパク質**（lipoprotein）とよばれる形態をとっている（第12章コラム 参照）。リポタンパク質はその大きさによって高密度リポタンパク質（high density lipoprotein：**HDL**）、低密度リポタンパク質（low density lipoprotein：**LDL**）、超低密度リポタンパク質（very low density lipoprotein：**VLDL**）、**カイロミクロン**（chylomicron）とよび方が異なる。

消化管から吸収された脂質はカイロミクロンとして肝臓に運ばれる。肝臓から末梢組織に脂質が運搬される際には主にVLDLやLDLの形をとる。また、末梢組織から脂質を肝臓へ戻す際にはHDLの形をとる。したがって、血中にVLDLやLDLが多くみられる場合は肥満化が進んでいることを、HDLが多くみられる場合は脂肪の燃焼（代謝）が進んでいることを示唆する。そのため俗に前者は悪玉コレステロール、後者は善玉コレステロールとよばれる。ただし、その際のコレステロールとはリポタンパク質のことをさしており、コレステロール分子を単独で示しているわけではない。

3.5 糖質

血液中の糖分は基本的にブドウ糖で、細胞のエネルギー源として運搬される。食物から摂取されたブドウ糖は門脈を介して小腸から肝臓に運ばれ、グリコーゲンとして一時的に蓄えられたのち、必要に応じて肝臓から各細胞に供給される。ブドウ糖の血中濃度を血糖値といい、健康管理に欠かせない指標である。

3.6 ミネラル

血漿は細胞外液であるため、溶質としてはナトリウムと塩素が最も多く含まれている。それ故これらの濃度の変動が最も血漿浸透圧を変化させる。塩分の過剰摂取が血圧を高めるのはそのためである。生体における体液量（結果として血圧）の調節は主にナトリウムを介して行われる（第14章参照）。

カリウムは細胞内で高濃度、細胞外では低濃度に保たれている。細胞の静止膜電位はこの濃度差によってつくり出されており、特に神経、筋、感覚受容器の興奮性細胞の活動を正常に保つには、カリウム濃度の管理が重要である。カリウムの濃度は主に腎臓で調節されている。

カルシウムは骨の成分として有名であるが、血液凝固、シナプスにおける興奮伝

達、筋収縮などに欠かせないイオンである。体液中の濃度の調節はカルシトニン、パラソルモン、ビタミンＤなどによって行われる。

コラム　血液検査

血液検査では糖尿病やがんなどの生活習慣病を始めとした、さまざまな病気のリスクを知ることができる。**表7.3**には、特定健診（特定健康診査）や健康診断、人間ドッグでの一般的な検査項目と基準値（正常値）および病気との関連を示している。

表7.3 血液検査の主な項目と基準値

	検査項目	略称	基準値（成人）	単位	説　　明
血球系検査	白血球数	WBC	3.1～8.4	×10³/μL	細菌感染症、炎症、腫瘍などで上昇。ウィルス感染症、再生不良性貧血などで低下。
	赤血球数	RBC	男：427～570 女：376～500	×10⁴/μL	多血症で上昇、貧血で低下。
	血色素数（ヘモグロビン）	Hb	男：13.1～16.3 女：12.1～14.5	g/dL	鉄欠乏性貧血で減少。
	ヘマトクリット値（赤血球容積比）	Ht	男：40.2～49.4 女：34.5～45.6	％	鉄欠乏性貧血などで低下、多血症、脱水などで上昇。
	血小板数	PLT	14.5～32.9	×10⁴/μL	血小板血症、鉄欠乏性貧血などで上昇、再生不良性貧血、突発性血小板減少性紫斑病、肝硬変などで低下。
肝臓系検査	総タンパク	TP	6.5～7.9	g/dL	栄養障害、ネフローゼ症候群、がんなどで低下、多発性骨髄腫、慢性炎症、脱水などで上昇。
	アルブミン	Alb	3.9以上	g/dL	肝臓障害、栄養不足、ネフローゼ症候群などで低下。
	アスパラギン酸アミノトランスフェラーゼ	AST(GOT)	30以下	U/L	心臓、筋肉、肝臓に多く存在する酵素で、これらの臓器の障害で上昇（第12章のコラム参照）。心筋梗塞、筋肉疾患などではASTのみが上昇。
	アラニンアミノトランスフェラーゼ	ALT(GPT)	30以下	U/L	肝臓に多く存在する酵素。急性肝炎、慢性肝炎、脂肪肝、肝臓がん、アルコール性肝炎などでALTとASTの両方の数値が上昇。
	γ-グルタミルト	γ-GTP	50以下	U/L	アルコール性肝障害、慢性肝炎、胆汁うっ滞、薬剤性肝障害などで上昇。
腎臓系検査	クレアチニン	Cr	男：1.00以下 女：0.70以下	mg/dL	筋中のクレアチンの代謝産物で、腎臓から尿中に排泄される。腎臓の機能低下で上昇。
	尿酸	UA	2.1～7.0	mg/dL	ヌクレオチドの代謝産物で腎臓から排泄される。高尿酸血症という。高い状態（高尿酸血症）が続くと、結晶として関節に蓄積していき、痛風発作を引き起こす（第1章参照）。

表 7.3 つづき

脂質系検査	HDL コレステロール	HDL-C	30～39	mg/dL	善玉コレステロールとよばれ、血液中の悪玉コレステロールを回収する。低下で、動脈硬化の危険性が高くなる（第12章のコラム参照）。
	LDL コレステロール	LDL-C	60～119	mg/dL	悪玉コレステロールとよばれ、高値が続くと血管壁に蓄積して動脈硬化を進行させ、心筋梗塞や脳梗塞を起こす（第12章のコラム参照）。
	中性脂肪（トリグリセリド）	TG	30～149	mg/dL	高値が続くと動脈硬化を進行させる（第12章のコラム参照）。低βリポたんぱく血症、低栄養などで低下。
糖代謝系検査	血糖値	FPG	99 以下	mg/dL	糖尿病、膵臓がん、ホルモン異常で上昇（第12章参照）。
	ヘモグロビン A1C	HbA1C	5.5 以下	%	空腹時血糖（FPG）が126mg/dL以上かつHbA1c6.5%以上で糖尿病と判断。詳細については第12章で説明。
感染症系検査	C反応性タンパク	CRP	0.3 以下	mg/dL	細菌・ウィルス感染、炎症、がんなどで上昇。

出典）日本人間ドック学会のホームページより転載、改変。赤血球数の基準値については、
日本予防医学協会のホームページより転載。

問　題

A．多肢選択問題

1　成人女性の赤血球数の基準値はどれか。

a．150～250 万/μL

b．350～450 万/μL

c．550～650 万/μL

d．750～850 万/μL

2　成人の正常な赤血球の説明で正しいのはどれか。

a．球状の細胞である。

b．腎臓で破壊される。

c．寿命は約 60 日である。

d．酸素の輸送を担っている。

3　健康な成人の白血球の中に占める割合が高いのはどれか。

a．単球　　　b．好酸球　　　c．好中球　　　d．リンパ球

205

第7章　血液の生理

4　血液中のビリルビンの由来はどれか。

a. 核酸　　b. メラニン　　c. アルブミン　　d. グリコーゲン　　e. ヘモグロビン

5　貧血の定義で正しいのはどれか。

a. 血圧が低下すること

b. 脈拍が速くなること

c. 立ち上がると失神を起こすこと

d. ヘモグロビン濃度が減少していること

6　血液凝固に関連するのはどれか。

a. ヘモグロビン

b. フィブリノーゲン

c. マクロファージ

d. エリスロポエチン

7　生体内で生じた血栓を溶解するのはどれか。

a. トロンボプラスチン　　b. カルシウムイオン　　c. プラスミン　　d. トロンビン

8　血清に含まれないのはどれか。

a. インスリン

b. アルブミン

c. γ-グロブリン

d. β-グロブリン

e. フィブリノーゲン

9　チアノーゼとは（　　）の絶対量が増加して5g/dL以上になり、皮膚や粘膜が紫から青紫色を示す状態のことをいう。（　　）に入るのはどれか。

a. ビリルビン

b. ヘモグロビン

c. ヘモグロビンA1c（HbA1c）

d. 脱酸素化ヘモグロビン（還元ヘモグロビン）

| 10 | ワルファリンと拮抗作用があるのはどれか。 |

a. ビタミン A

b. ビタミン C

c. ビタミン D

d. ビタミン E

e. ビタミン K

解答

(1) b (2) d (3) c (4) e (5) d (6) b (7) c (8) e (9) d (10) e

B. 記述式問題

(1) 骨髄における血球成分の分化について説明せよ。

(2) エリスロポエチンによる赤血球生成の調節について説明せよ。

(3) ヘモグロビンの働きと貧血について説明せよ。。

(4) 血小板による一次止血について説明せよ。

(5) 血液凝固因子の活性化について説明せよ。

生体防御

第8章

第8章 生体防御

　ヒトの身体には、ウイルスや細菌など、微生物の侵入から身体を守る仕組みが備わっている。例えば、皮膚は角質層によりウイルスなどの侵入を物理的に阻止しており、汗に含まれるリゾチーム（lysozyme）は細菌の細胞壁を破壊する酵素として化学的に生体を守っている。皮膚だけでなく、気管支や消化管などの粘膜も異物の侵入を阻止するために重要である。例えば、空気中の微生物や粉塵などが呼吸とともに取り込まれても、咳やくしゃみで体外に排出するだけでなく、粘液に捉えられて線毛などの働きで体外へ排除される。このような物理的・化学的な防御システムを突破して微生物が体内に侵入することもあるが、白血球が主役となって、組織に入り込んだ微生物を積極的に攻撃して排除する。この体内に侵入した微生物を排除する仕組みが免疫系であり、**自然免疫**（natural immunity, innate immunity）と**適応免疫**（adaptive immunity, acquired immunity）の2つに大別することができる。自然免疫と適応免疫はそれぞれが独立して働いているわけではなく、相互に協力して病原体を体内から排除している。

1　リンパ組織

　免疫系の主な組織としては、**骨髄**（bone marrow）、**胸腺**（thymus）、**脾臓**（spleen）、**リンパ節**（lymph node）がある（図8.1）。リンパ球の発生や分化に関与する骨髄と胸腺は一次リンパ器官、一次リンパ器官から供給されたリンパ球が集まる脾臓やリンパ節、その他に扁桃やパイエル板などは二次リンパ器官とよばれる。これらの器官で成熟した免疫担当細胞が血液やリンパ液を介して全身に移動する。リンパ管の途上にあるのがリンパ節で、リンパ節にはリンパ球やマクロファージなど免疫系の細胞が高密度に集まって、免疫システムの最前線の基地として重要な場になっている。

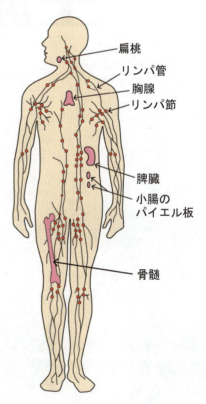

図8.1　主なリンパ組織

2 自然免疫

自然免疫は、体内に侵入した病原体を排除するために働く最初の生体防御機構で、主に好中球やマクロファージなどの食細胞やナチュラルキラー細胞によって担われる。血液中に存在する補体やウイルスに感染した細胞が放出するインターフェロンなどのタンパク質も自然免疫に関与する。

2.1 食細胞による貪食

ころんで擦り傷ができたとき、侵入した病原体に真っ先に対応するのが**好中球**（neutrophil）と**マクロファージ**（macrophage）である。好中球は血液中で最も多い白血球で、血管外に出て遊走することができる。血液中では単球として存在したマクロファージは血管外に出て成熟する。好中球、マクロファージの最も重要な機能は、病原体を細胞内に取り込む**貪食作用**（phagocytosis）である（図8.2）。これらの食細胞が貪食によって病原体を取り込むと、細胞内でファゴソーム（phagosome、食胞）が形成され、それがタンパク質分解酵素や殺菌物質を含むリソソームと融合してファゴリソソーム（phagolysosome）となり、取り込んだ病原体が消化・殺菌される。なお、結核菌やらい菌などのマイコバクテリウム属細菌は、マクロファージに貪食されても細胞内で殺菌されずに生き残ることがある。

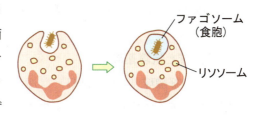

図8.2 食細胞の貪食

2.2 補体（図8.3）

補体は、抗体の作用を補う因子として発見されたことから名付けられたタンパク質で、主要な分子として、C1 から C9、B、D の11種類が知られている。補体が働くためにはそれぞれの補体が活性化される必要があり、その活性化経路には、①古典的経路、②第2経路（副経路）、③レクチン経路の3つがある。これらの経路は共通して途中で C3 が C3a と C3b に分解・活性化される過程に収束している。

C3b は、自分自身の細胞に付着した場合はすぐに不活性化される。細菌等に付着した C3b は後述するオプソニンとして作用するだけでなく、C5 を C5b に活性化する。そして、C5b に C6 から C9 が順次結合することにより、膜貫通性のチャネルが形成される。これが**膜侵襲複合体**（membrane attack complex：MAC）で、細菌の細胞膜

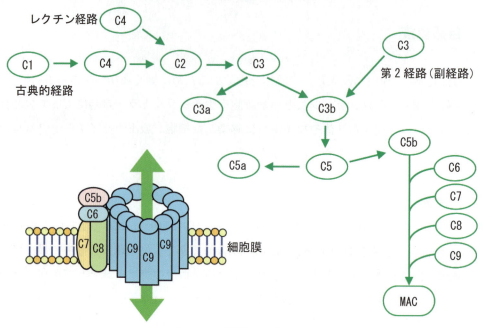

図 8.3 補体の活性化

に穴をあけて殺菌する作用がある。なお、C5 の活性化の際に生じた C5a は C3a とともに白血球の遊走や炎症反応に関与する。

2.3 好酸球と好塩基球

血液中の**好酸球**（eosinophil）は通常は全白血球の 3 ％程度だが、住血吸虫などの寄生虫に感染すると増加し、寄生虫が存在する組織に移動する。寄生虫は白血球には大きすぎて貪食することはできないが、好酸球は寄生虫に接着して寄生虫を殺す物質を分泌する。なお、好酸球はアレルギー疾患の際にも増加する。

好塩基球（basophil）は全白血球の約 0.5 ％と最も数の少ない白血球で、血管外に存在する肥満細胞と似た性質を有している。ヒスタミンなどを放出してアレルギー反応に重要な役割を果たす。ダニや蠕虫（ぜんちゅう）などの寄生虫に対する生体防御に寄与していることも明らかにされている。

2.4 ナチュラルキラー細胞（NK 細胞）

補体や抗体は、細胞内に寄生した細菌や細胞内に侵入したウイルスを攻撃することはできない。このような細胞内の細菌やウイルスに対しては、**ナチュラルキラー細胞**（natural killer 細胞：NK 細胞）が、感染した細胞自体を殺すことによって生体防御にあたる。NK 細胞は、大型のリンパ球で、文字通り"生まれつきの殺し屋"

として機能し、ウイルスや細菌に感染した細胞や腫瘍細胞などを発見すると活性化して相手を攻撃する。具体的には、標的細胞に向けてパーフォリンとよばれるタンパク質を放出して標的細胞の細胞膜に穴をあけるとともに、その穴からグランザイムを注入する。グランザイムはタンパク質分解酵素の一種で、注入された標的細胞では細胞死（アポトーシス）が誘導される。

2.5 樹状細胞と抗原提示（図8.4）

　樹状細胞（dendritic cell）も異物を貪食して、微生物感染の初期にインターフェロンなどのサイトカインを産生・分泌することにより、マクロファージの活性化などを誘導して自然免疫に寄与している。しかし、好中球やマクロファージに比べると低い殺菌能力しか有していない。樹状細胞の最も重要と考えられる機能は、ウイルス等の異物から得た**抗原**（antigen）をT細胞に提示することによって適応免疫のスイッチを入れることである。抗原とは免疫応答を引き起こす物質のことで、タンパク質や多糖類など、免疫系が異物を認識するときの標的になる。末梢組織で病原体を貪食した樹状細胞は活性化して付近のリンパ節へ移動するとともに、細胞外から取り込んだ抗原を分解してMHCクラスⅡ分子に載せて細胞表面に提示する。樹状細胞は、存在する組織によって呼び方が変わることがあり、皮膚ではランゲルハンス細胞（Langerhans cell）とよばれる。

　MHC（major histocompatibility complex）は、主要組織適合遺伝子複合体といわれ、その遺伝子の産物であるMHC分子は、クラスⅠとクラスⅡの2つのクラスに分けられる。MHCクラスⅡ分子を使って細胞表面に抗原を提示することができる細胞は**抗原提示細胞**（antigen-presenting cell）とよばれる。

　すべての有核細胞と血小板は、MHCクラスⅠ分子をもっていて、細胞内でタンパ

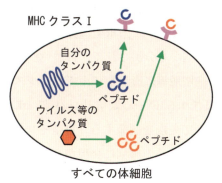
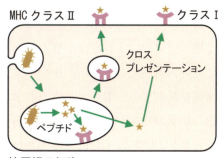

樹状細胞では細胞外の抗原に由来するペプチドもクラスⅠ分子にのる（クロスプレゼンテーション）

図8.4　MHCと抗原提示

第8章　生体防御

ク質が分解されてできたペプチドを MHC クラス I 分子にのせて細胞表面に提示する。MHC クラス I 分子は、通常は自分自身のタンパク質に由来するペプチドをのせているが、ウイルスに感染してしまった場合はウイルス由来のペプチドを MHC クラス I にのせ、これによってウイルスに感染していることを知らせることができる。したがって、赤血球以外のすべての細胞は、MHC クラス I 分子を介して細胞表面に抗原を提示していることになるが、あえて「抗原提示細胞」という言葉を使う場合は、MHC クラス II 分子を用いて抗原を提示する樹状細胞、B 細胞、単球、マクロファージのことを意味する。

　樹状細胞は貪食で取り込んだ細胞外の異物を細胞質の中に送り込んで分解し、MHC クラス I 分子にのせて細胞表面に提示することができるが、この仕組みは**クロスプレゼンテーション**とよばれる。すなわち、貪食した病原体由来の抗原を MHC クラス I と MHC クラス II の両方の分子を使って提示することができるのである。抗原を提示する相手は T 細胞であるが、樹状細胞が MHC クラス I 分子を介して抗原提示する相手はナイーブ*キラー T 細胞、MHC クラス II 分子を介して抗原提示する相手はナイーブヘルパー T 細胞である。このように、樹状細胞は抗原提示によりキラー T 細胞とヘルパー T 細胞の両者を作り出すことで適応免疫を起動させているともいえる。

2.6 サイトカイン

　サイトカインは細胞間の情報伝達を担う低分子量のタンパク質で、産生局所で効果を発揮する。あるサイトカインがその産生細胞自身に作用する場合をオートクリン的作用とよび、周囲の細胞へ作用する場合をパラクリン的作用ということもある。炎症症状を引き起こすサイトカインは炎症性サイトカインとよばれる。

(1) インターフェロン (interferon：IFN)

　インターフェロンは、細胞がウイルスに感染した際に細胞外に分泌されるタンパク質で多くの種類があるが、結合する受容体の違いにより I 〜III型に分類される。I 型インターフェロンは、ウイルスに感染した細胞から分泌されて、自然免疫や適応免疫の活性化とともに，タンパク質合成や細胞増殖等に影響を与えてウイルスの増殖を抑制する。II 型インターフェロンに分類される IFN-γ は、T リンパ球、NK 細胞、樹状細胞やマクロファージから分泌され、適応免疫を調節する。III型インターフェロンの役割は十分には解明されていないが、上皮系の細胞に発現が高いことから感染局所でのウイルス感染防御を担っていると考えられている。

＊**ナイーブ**：まだ抗原刺激を受けていない T 細胞をナイーブ T 細胞といい、抗原刺激によって活性化された T 細胞をエフェクター T 細胞という。

(2) インターロイキン (interleukin : IL)

白血球が分泌するサイトカインで30種類以上が知られている。白血球間で働くというのが名前の由来で、発見された順に番号が付されて命名されている。リンパ球が分泌するものはリンホカイン (lymphokine)、単球やマクロファージの分泌するものはモノカイン (monokine) とよばれることもある。白血球の活性化、分化、増殖、機能発現などに関与している。

(3) 腫瘍壊死因子 (tumor necrosis factor : TNF)

細菌感染によってがんが自然に治癒する場合があることが19世紀後半に報告され、その後1975年になって細菌感染した血清から抗腫瘍因子が発見されて腫瘍壊死因子 (TNF) と名付けられた。TNFは数種類知られているが、通常はTNF-αをさすことが多い。単球やマクロファージ、T細胞で産生され、他のサイトカインや免疫調節分子の誘導、細胞死 (アポトーシス) や炎症の誘導など、TNF-αは多彩な作用を示す。疾患との関連では、**関節リウマチ**の病態形成において重要な役割を果たしていることが知られている。

2.7 トル様受容体 (Toll-like receptor)

トル様受容体 (TLRと略す) が1997年に哺乳類で発見されるまで、自然免疫に関与する食細胞は、あらゆる病原体を攻撃して病原体を手当たり次第に食べているだけと考えられていた。2022年までにトル様受容体はヒトでは10種類が発見されており、TLR1とTLR2は細菌のリポタンパク質を認識し、TLR7やTLR8はウイルスのRNAを認識するなど、食細胞はトル様受容体を介して貪食したものがどのような病原体であるかを判断していると考えられている。そして、食細胞がトル様受容体を介して病原体を認識すると、その病原体の対応に必要な免疫応答が誘導される。その際、食細胞が分泌するサイトカインは、ナイーブT細胞の分化増殖の誘導に重要であることなどから、現在では、トル様受容体は、自然免疫から適応免疫への橋渡しを担う分子として重要な役割を担っていると考えられている。

3 適応免疫

麻疹やおたふく風邪に一度かかると、同じ病気に二度目にかかることはめったにない。しかし、麻疹にかかったとしても、他の感染性の病気 (例えば水痘) に対する予防効果は全くない。すなわち、病原性の微生物に対して一度曝露されるとその微生物に対する抵抗性は長く続くが、その作用は特異的である。このように、生ま

第8章　生体防御

れた後にウイルスや細菌などの曝露を受けてはじめて獲得される免疫を、適応免疫または獲得免疫という。この適応免疫を担うのはリンパ球である。リンパ球は直径10μm程度の球状をした細胞で、その細胞表面に抗原と結合する受容体を持っている。1つのリンパ球は1つの抗原に反応し、抗原による刺激を受けると分裂して増殖し、同じ抗原に対応する多数のリンパ球が誕生する。世の中に存在する無数の抗原に対応するため、体内には異った抗原受容体をもつリンパ球が無数に近い種類存在していると考えられる。

　適応免疫は、ヘルパーT細胞の種類や放出するサイトカインの違い、関与するリンパ球の違いなどによって**液性免疫**（humoral immunity）と**細胞性免疫**（cellmediated immunity）に分類される。液性免疫は、B細胞と抗体が中心となる免疫反応で、B細胞が活性化して分化した形質細胞が大量の抗体を産生する。細胞性免疫では、マクロファージや細胞傷害性T細胞が活性化され、活性化したこれらの細胞が直接異常な細胞を攻撃する。

3.1 Tリンパ球

　Tリンパ球にはいくつかの種類が存在するが、概ね2つのグループ、**ヘルパーT細胞**と**細胞傷害性T細胞**に分類される。ヘルパーT細胞は細胞表面にCD4を、細胞傷害性T細胞は細胞表面にCD8を発現している。CD（cluster of differentiation）は、細胞膜上に発現している機能分子に番号をつけて分類・整理したものであるが、形態学的に区別することが困難なリンパ球を、これらの分子の有無により区別することができる。Bリンパ球と異なり、Tリンパ球は循環している抗原単独を識別するのではなく、外来抗原を取り込んだ細胞がMHCに載せて細胞表面に提示しているペプチドに反応する。例えば、細菌やウイルスなどを取り込んで活性化した樹状細胞は、リンパ液の流れにのってリンパ節に入るが、樹状細胞表面の「MHC＋ペプチド複合体」と強く相互作用することのできる受容体（T細胞受容体）をもったナイーブT細胞に出会うと、この細胞を活性化させる。活性化されたナイーブT細胞は分裂増殖してエフェクターT細胞へと分化する。

(1) ヘルパーT細胞 （図8.5）

　抗原提示をうけたナイーブヘルパーT細胞は、身体に侵入した病原体の種類に応じてTh1、Th2などのエフェクターヘルパーT細胞に分化し、病原体の排除に最適な免疫反応を誘導する。ヒト免疫不全ウイルスは、ヘルパー（CD陽性）T細胞に感染し破壊するため、後天性免疫不全症候群（エイズ）を引き起こす。

1) Th1細胞

抗原提示細胞がナイーブヘルパーT細胞に抗原提示を行って活性化させる際、T細胞がIL-12をあびると、Th1細胞への分化が促進される。誕生したTh1細胞は、速やかに感染部位へ移動し、IFN-γやIL-2などのサイトカインを分泌してマクロファージの活性化や炎症反応を引き起こす。また、細胞傷害性T細胞を増殖・活性化することによって細胞性免疫を活性化する。

2) Th2細胞

抗原提示を受けたナイーブヘルパーT細胞が、IL-4をあびるとTh2細胞へと誘導され、IL-4、IL-5、IL-13などのTh2型サイトカインを産生するようになる。IL-5には好酸球を活性化する作用などがあることから、蠕虫・マイコプラズマなど主に細胞外で増殖する微生物に対する感染防御反応を制御する役割があると考えられている。一方、Th2細胞によるB細胞の活性化は、特にIgEへのクラススイッチ（後述）を誘導するため、アレルギーへの関与も示唆されている。

3) Tfh細胞

抗原提示を受けたナイーブヘルパーT細胞がIL-6をあびた場合はTfh細胞（濾胞性ヘルパーT細胞）となる。Tfhはリンパ節に留まってB細胞を活性化して各種抗体の産生に寄与する。B細胞を活性化して各種抗体を産生させるのは長年Th2細胞と考えられてきたが、Th2細胞は抗体産生が営まれるリンパ濾胞に局在する性

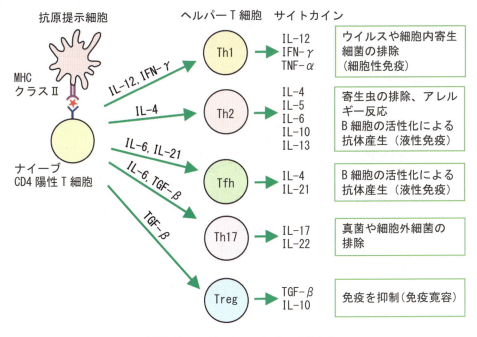

図8.5　ヘルパーT細胞の活性化

質をもたないことから、最近ではリンパ濾胞に局在できるヘルパーT細胞（Tfh細胞）が抗体産生を制御していると考えられるようになっている。

4）Th17細胞

IL-6とTGF-βの両者のサイトカインの存在下で、ナイーブヘルパーT細胞が抗原提示を受けるとTh17細胞へと分化・成熟する。Th17細胞は、消化管などに多く存在しており、外界から侵入してくる細菌等に対する生体防御に重要な役割を果たしていると考えられている。

5）Treg細胞

免疫系が不適切に活性化すると自分自身を攻撃して自己免疫疾患を招くため、正しく制御されなければならない。この役割を担うのが制御性T細胞（Treg細胞）で、エフェクターT細胞を抑制し免疫反応を適切に制御している。Treg細胞の異常は、エフェクターT細胞の過剰な活性化を招き、自己免疫疾患やアレルギー性疾患などを引き起こすと考えられている。

(2) 細胞傷害性Tリンパ球（図8.6）

抗原提示を受けたことがないナイーブ細胞傷害性T細胞は、二次リンパ器官に抗原情報を運んできた樹状細胞から抗原提示を受けて活性化して増殖するが、この活性化の際に、ヘルパーT細胞（Th1細胞）などが放出するサイトカインが必要と考えられている。活性化して増殖した細胞傷害性T細胞は感染を起している組織へと向かい、標的とする感染細胞に接触して細胞死（アポトーシス）を起こさせる。また、感染巣に留まっているマクロファージは、到着した細胞傷害性T細胞に抗原を提示してINF-γなどを放出させる。これによりマクロファージの殺菌活性が増強される。この作用は、マクロファージの中で生き延びた細胞内寄生菌に対して重要である。

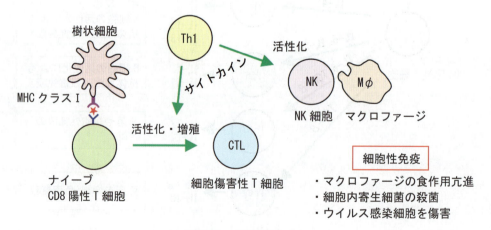

図8.6　細胞性免疫

3.2 Bリンパ球と抗体産生

　Bリンパ球は、骨髄で分化した後二次リンパ器官に移動するが、抗原に曝露される前はリンパ器官で休止状態にある。生まれたばかりでまだ抗原に出会ったことのないB細胞の表面にはIgM型の抗体があり、B細胞が抗原を認識する受容体として働く。1つのB細胞の表面には1種類の抗原に対するIgMしか発現していない。

　休止状態にあるB細胞はリンパ器官内に入ってきた抗原と出会うと、その抗原を取り込みやや活性化するが、完全な活性化にはヘルパーT細胞の協力が必要になる。抗原を取り込んだB細胞は、抗原情報をMHCクラスⅡ分子にのせて細胞表面に提示するが、B細胞が抗原提示をする相手は、既に樹状細胞等からの抗原提示を受けて活性化したヘルパーT細胞（Tfh細胞、Th2細胞）である。やや活性化しているB細胞の表面に提示されている「MHCクラスⅡ＋抗原ペプチド」にヘルパーT細胞が結合すると、ヘルパーT細胞はサイトカインを放出してB細胞を完全に活性化する。完全に活性化されたB細胞は増殖・分化し、多数の**形質細胞**（plasma cell）が誕生する（図8.7）。

　形質細胞になる前の成熟B細胞の表面にはIgMが発現しているが、形質細胞になる過程で抗体のクラスがIgMからIgGに変化する。このように、抗体のクラスが他のクラスに変化することを**クラススイッチ**という。生体防御のためには、オプソニン効果の大きいIgGクラスへのスイッチが必要だと考えられるが、必ずしもIgGにスイッチするわけではなく、IgAまたはIgEにスイッチすることもある。クラススイッチが完了して形質細胞になると、寿命（数日～数週間程度）がつきるまで大量の抗体（免疫グロブリン）が産生・分泌される。

　抗体は、2つの軽鎖（L鎖）と2つの重鎖（H鎖）が結合したY型の構造をした**免疫グロブリン**（immunoglobulin：Ig）（図8.8）とよばれる可溶性のタンパク質で、重鎖の違いなどからIgA、IgD、IgE、IgG、IgMの5つのタイプに分類される。免疫

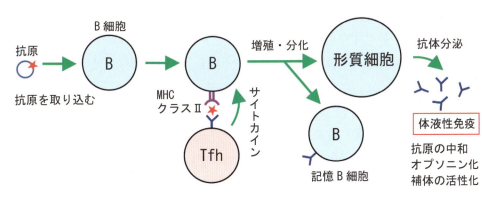

図8.7　B細胞の活性化

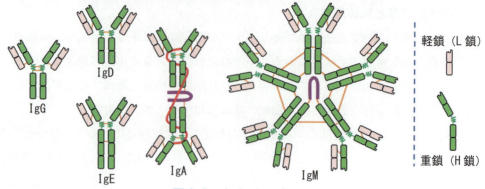

図8.8 免疫グロブリン

グロブリンの産生は、出生直後から開始され、IgMは生後1年ほどで成人のレベルに達する。IgGは出生前に母体から持ち込まれるため、生後半年間ほどは次第に減少するが、その後、増加に転じ、6歳頃には成人のレベルに到達する。IgAは、6〜8歳あるいはそれより遅い時期に成人レベルに達する（図8.9）。

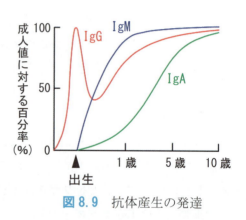

図8.9 抗体産生の発達

(1) IgA

血液中に2番目に多く含まれる抗体（約15%）で、血液中では主にY字形の構造が1つだけの単量体として存在している。涙や唾液、消化管分泌液などに分泌された際には2つのY字構造がつながった2量体として存在している。2量体のIgAには分泌成分とよばれるペプチドが付着している。

なお、IgAは、授乳期の最初の1週間に出る乳汁（初乳）に豊富に含まれており、乳児の免疫に関与する。

(2) IgD

未成熟のBリンパ球の表面に発現し、微量だが血液中にも存在する。呼吸器系における感染防御に関与すると報告されているが、IgDの役割は十分には解明されていない。

(3) IgE

寄生虫に対する防御に重要な役割を果たす。抗塩基球や肥満細胞の表面にIgEの受容体が存在してIgEが保持されており、血液中にはごく微量しか存在しない。食物アレルギーなどの即時型アレルギー反応に関与する。

(4) IgG

血液中を流れる免疫グロブリンの約75%を占め、血液中では最も多い免疫グロブリンである。胎盤を通過できるため、子宮内の胎児に母体の抗体を供給して、生後数カ月までの生体防御に寄与する（受動免疫、母子免疫）。初めて抗原刺激を受けたB細胞はIgMを一過性に分泌し、やや遅れてIgGを緩やかに分泌するが、2度目の抗原刺激では大量のIgGが速やかに分泌される（図8.10）。

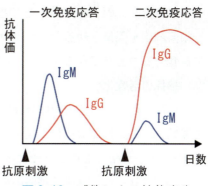

図8.10 感染による抗体産生

(5) IgM

まだ抗原に遭遇したことのないナイーブBリンパ球の表面に発現し、Bリンパ球の分化や抗体産生に関与する。Bリンパ球の表面ではY字構造が1つの単量体で存在しているが、血液中ではY字形の構造が5〜6つ結合した5量体または6量体として存在している（図8.8）。血液中の免疫グロブリンの約10%を占める。微生物による感染において、IgMは最初につくられる免疫グロブリンで、細菌同士を結び付けて凝集させる作用や、補体を活性化させる作用が強い。ABO式血液型の自然抗体である抗A抗体、抗B抗体はIgMである。

3.3 抗体の役割（図8.11）

5種の抗体の機能はやや異なるが、いずれの抗体も抗原に結合することにより免疫反応を誘発して抗原を体内から除去する役割がある。抗体の生体防御機能は、補体および食細胞との協同によって増強される。なお、抗原と抗体の結合は可逆的で、水素結合、疎水的相互作用や静電的相互作用、ファンデルワールス力によって結合すると考えられている。

(1) 中和作用

抗体は抗原に結合することによって、周囲を取り囲んで有害な部分を隠して無毒化する。この作用を抗体の**中和作用**とよぶ。ウイルスは抗体で覆われると細胞に感染できずに増殖できなくなる。細菌が分泌する一部の毒素も中和して無毒化することが可能である。

(2) 抗原の凝集

細菌などの抗原が対応する抗体と反応して、抗原同士が架橋されて互いに結合した塊となることを**凝集**という。抗体分子はY字型をしており、先端部位に2つの抗

原結合部位をもっている。このため、1つのY字型の抗体分子が同時に2つの抗原分子に結合し、両者を架橋することができる。このように抗体分子がウイルス粒子や細菌細胞を凝集させると、マクロファージなどの食細胞は凝集した微生物を容易に貪食することができる。

(3) 補体の活性化

補体活性化における古典的経路は、細菌などの抗原に抗体が結合することによって開始される。抗原に抗体が結合すると、抗体のある特定の部分が露出し、そこに補体C1分子が結合することによって補体C1分子が活性化される。補体系は自然免疫に分類されるが、古典的経路の活性化には適応免疫系の抗体が必要となる。

(4) 食作用の促進（オプソニン作用）

細菌などの病原体（抗原）の侵入に対して最初に対応するのは好中球などの食細胞であるが、食細胞が認識するのはあらかじめもっている受容体に対応する一部の抗原のみである。一方、抗原に抗体や補体が付着することによって、抗原が食細胞に取り込まれやすくなる現象が知られており、これを**オプソニン作用**とよぶ。一次感染では主に補体が、二次感染では主に抗体がオプソニン作用の主体となると考えられており、補体や抗体が付着した抗原は、自然免疫を担う好中球によっても貪食されやすくなる。例えるなら、病原菌に補体や抗体で味をつけることにより、食細胞がそれらを美味しくたくさん食べることができるようになるのである。

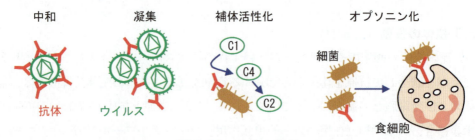

図8.11 抗体の機能

3.4 免疫記憶と予防接種（表8.1）

活性化した一部のBリンパ球は、形質細胞へ分化することなく抗原の情報を記憶した**メモリーBリンパ球**となり、十年以上の長期にわたってその情報を記憶し続ける。一方、活性化したヘルパーT細胞および細胞傷害性T細胞の大部分は抗原が除去されると死滅するが、これらのT細胞も、一部は**メモリーヘルパーT細胞**および**メモリー細胞傷害性T細胞**として長期にわたって体内に残る。これらのメモリーリンパ球は、記憶した抗原によって再び刺激されると短期間で活性化して速やかな免疫応答を発動する。

感染症に対する免疫を獲得するために、抗原を注射する予防接種が長年行われてきている。予防接種で投与されるものをワクチンというが、ワクチンには、生きている病原体の毒性や発病力を極度に弱めた生ワクチン、死んで病原性を失っているものの抗原性は残っている不活化ワクチン、細菌の出す毒素を無毒化したトキソイドとよばれるワクチンがある。新型コロナウイルス感染症に対するワクチンとして実用化に至った mRNA（メッセンジャー RNA）ワクチンは、タンパク質のもとになる遺伝子を RNA の状態で接種し、抗原となるタンパク質を体内で生成するものである。（第 1 章コラム参照）

表 8.1　ワクチンの種類

生ワクチン	不活化ワクチン	トキソイド	mRNA ワクチン
・風しん ・麻しん（はしか） ・水痘（みずぼうそう） ・痘そう（天然痘） ・流行性耳下腺炎（おたふくかぜ、ムンプス） ・BCG（結核） ・黄熱	・A 型肝炎 ・B 型肝炎 ・狂犬病 ・日本脳炎 ・肺炎球菌 ・ポリオ ・インフルエンザ ・百日咳	・破傷風 ・ジフテリア	・新型コロナウイルス

4 炎症

虫に刺されると、刺されたところは赤く腫れ、かゆみや痛みを感じたり、熱をもったりする。このような何らかの刺激に対して身体が示す局所的な反応を炎症（in-flammation）という。炎症は、身体への傷害を局所に留め、病原体や有害物質を除去して組織を修復するための一種の生体防御反応である。炎症の原因としては、細菌や寄生虫、外傷、毒物などさまざまなものがあるが、炎症が起こると、①発赤、②発熱、③腫脹、④疼痛の 4 つの症状が出現することが古くから知られている。これら 4 つの症状に加え、腫脹や疼痛の結果、患部が機能しなくなることもある（機能障害）。

炎症が起こると、その場に存在するマクロファージや肥満細胞などが活性化され、サイトカインが分泌される。毛細血管はこのサイトカインに敏感に反応して血管拡張や透過性の亢進が起き、白血球が血管を出て組織に浸潤するようになる。一般に、感染初期には好中球が、経過が長引くにつれて単球も浸潤するようになる。免疫応答によってはリンパ球も血管外へ出ていく。白血球を遊走させる物質として、補体の活性化で生じた C5a や脂質代謝物が知られている。白血球の遊走を誘導するサイ

トカインはケモカインとよばれ、多くのケモカインが報告されている（図 8.12）。

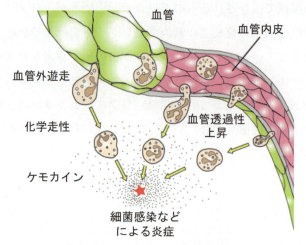

図 8.12　白血球の血管外遊走

5 免疫の異常

　免疫系は精巧だが複雑な機構で、自分以外の異物は攻撃するが自己は攻撃しない。このように、ある抗原に対して免疫反応が起こらないことを**免疫寛容**（immune tolerance）という。自己以外の抗原に対しても免疫反応の抑制は起こり、例えば、妊娠時、父由来の遺伝子をもつ受精卵は、母体にとっては非自己（異物）だが、子宮内で順調に育つ。また、腸管から吸収される食物も異物であるにもかかわらず、免疫反応は起こらず免疫寛容が誘導されている。このような免疫寛容の機構が破綻すると、アレルギーや自己免疫疾患の発症につながると考えられる。

5.1 アレルギー

　本来危険ではない物質を無視することができずに免疫系が反応してしまうのがアレルギーである。代表的なアレルギーとして、アトピー性皮膚炎、食物アレルギー、花粉症などが知られている。アレルギーの原因となる物質はアレルゲンとよばれる。アレルギーはそのメカニズムなどから I～IV 型に分類されている（表 8.2）。

(1) I 型アレルギー

　花粉症におけるくしゃみや粘液分泌などの症状、食物アレルギー、アトピー性皮膚炎などは、アレルギーの原因となる抗原（アレルゲン）が IgE と反応することで起こる。IgE は抗塩基球や肥満細胞の表面に保持されており、これにアレルゲンが結合すると、細胞内の顆粒に含まれるヒスタミンやヘパリンなどが細胞外へ放出さ

れ、血管拡張や血管透過性の亢進などが起こる。重症の場合をアナフィラキシーショックとよび、全身の血管が拡張して急激な血圧低下を起こしたり、意識レベルが低下したりして死に至ることもある。

(2) Ⅱ型アレルギー

Ⅱ型アレルギーは何らかの原因で自分自身の細胞表面のタンパク質等が抗原として認識されて抗体（IgM、IgG）が産生され、自分の細胞が攻撃されることで起こる。例えば、自己免疫性溶血性貧血（AIHA）は、赤血球膜上の抗原と反応する自己抗体が産生されて赤血球が傷害を受ける。バセドウ病も甲状腺細胞の表面に存在する甲状腺刺激ホルモン受容体に対する抗体が原因であるが、この抗体は受容体を刺激して甲状腺ホルモンの分泌を増加させる。なお、受容体に対する抗体が原因となる場合にはⅤ型に分類されることがあるが、Ⅴ型とⅡ型とは基本的には類似の反応である。

(3) Ⅲ型アレルギー

Ⅲ型アレルギーは、アルサス型ともよばれ、抗原と IgM または IgG の結合物が免疫複合体を形成して組織に沈着し、これを認識した好中球や補体が組織を傷害する。代表的な疾患としては、関節リウマチ、全身性エリテマトーデスや糸球体腎炎などがあり、抗原抗体複合体が種々の臓器で沈着して障害が起こる。

(4) Ⅳ型アレルギー

ラテックスアレルギーの多くは天然ゴムラテックスによる即時型アレルギー反応（Ⅰ型）であるが、近年、手袋の製造工程中に添加される化学物質によって生じるアレルギー反応も知られるようになった。これはⅣ型アレルギーに分類され、化粧品などに含まれる薬物・香料・保存料などの化学物質や腕時計の金属などもアレルゲンとなることがある。Ⅰ型アレルギーと比べて進行が遅いので遅延型アレルギーともよばれ、アレルゲンと接触した皮膚に2～3日後をピークとする炎症反応が起こる。

ツベルクリン反応で、結核菌由来のタンパク質抗原が皮内接種されると、これを樹状細胞が取り込んでその情報を提示するが、結核菌抗原に特異的に反応するT細胞がある場合には、T細胞の活性化、サイトカインの放出、炎症性細胞の浸潤が引き起こされて2～3日後に最大の紅斑と硬結が生じる。

5.2 自己免疫疾患 （表8.3）

本来攻撃することのないはずの自分自身を攻撃してしまうのが自己免疫疾患で、樹状細胞の活性化や制御性T細胞の機能障害などさまざまなメカニズムが考えられているが、その発症の原因は十分には解明されていない。遺伝的な要因と環境要因が複雑に影響しあっているのではないかと考えられている。

第 8 章　生体防御

表 8.2　アレルギー反応の分類

型	Ⅰ型	Ⅱ型	Ⅲ型	Ⅳ型
別　名	即時型 アナフィラキシー型	細胞障害型	アルサス型 免疫複合体型	遅延型 ツベルクリン型
皮膚反応	15〜20 分程度		数時間(3〜8 時間)	1〜3 日後
原因(抗体)	IgE	IgM、IgG	IgM、IgG	T 細胞
代表的な 疾患・症例	食物アレルギー 薬物アレルギー アレルギー性鼻炎 アナフィラキシーショック 気管支喘息 じんましん	橋本病 悪性貧血 特発性血小板減少性紫斑病 自己免疫性溶血性貧血 バセドウ病 重症筋無力症	血清病 関節リウマチ 急性糸球体腎炎 全身性エリテマトーデス	接触性皮膚炎 移植拒絶反応 シェーグレン症候群 ツベルクリン反応

表 8.3　主な自己免疫疾患

病　名	原　因	主な症状
全身性エリテマトーデス	核内の DNA やタンパク質に対する抗体ができる	障害部位によりさまざま
重症筋無力症	骨格筋のアセチルコリン受容体に対する抗体ができる	筋力低下、易疲労感
抗リン脂質抗体症候群	リン脂質に対する抗体ができる	血栓ができやすくなり、閉塞する血管の部位によりさまざまな症状を来す
円形脱毛症	毛根部分が免疫系の標的となる	脱毛
シェーグレン症候群	涙腺や唾液腺などが免疫系の標的となる	眼や口などの乾燥、関節痛
バセドウ病	甲状腺刺激ホルモン受容体に対する抗体ができて甲状腺ホルモンが過剰に分泌される	動悸、体重減少、暑がり、眼球突出、下痢気味
橋本病	甲状腺が免疫系の標的となり甲状腺ホルモンの分泌が減少する	無気力、寒がり、体重増加、便秘

コラム　免疫チェックポイント阻害薬

　がん治療には"標準治療"という科学的に治療効果が示されている治療法がある。標準治療の主なものは、手術、放射線治療、薬物療法の 3 つである。免疫療法に関しては、がん細胞に対する免疫応答を誘導したり、免疫力を高めたりする

試みなどが行われてきたが、期待するほどの効果は報告されていない。近年、免疫チェックポイント阻害薬とよばれる治療薬が使われるようになった。従来の一般的な抗がん剤は、がん細胞を直接攻撃するものであったが、免疫チェックポイント阻害薬は、免疫細胞ががん細胞を攻撃することを可能にする薬である。

　免疫系は、自分自身と異物を分けて認識し、異物のみを攻撃することで身体を守っている。一方、T細胞は、過剰な活性化によって自分自身を傷つけるのを防ぐため、PD-1 (Programmed death receptor-1) という分子（免疫チェックポイント）を発現している。このPD-1分子が働くとT細胞が抑制されて免疫系が抑制されるのである。

　がん細胞は自分の身体にとっては異物であるため、本来であれば免疫系が攻撃して排除されるはずである。しかし、がん細胞はPD-L1という物質を細胞表面に発現しており、このPD-L1がT細胞のPD-1と結合することで、T細胞にブレーキをかけて無力化することができる。免疫チェックポイント阻害薬は、PD-1とPD-L1の結合を外して、抑制されていたT細胞が再びがん細胞を攻撃できるようにする薬である。世界で初めて免疫チェックポイント阻害薬を発売したのは、日本の小野薬品工業で、2014年にニボルマブ（商品名オプジーボ）を発売した。オプジーボは、PD-1に結合する抗体薬（抗PD-1抗体）であるが、PD-L1に結合する抗PD-L1抗体薬や、別の免疫チェックポイント分子CTLA-4に結合する抗CTLA-4抗体薬も開発されている。

　PD-1、PD-L1という分子の存在を突き止めた京都大学の本庶 佑博士は、「免疫抑制の阻害によるがん治療法発見」という業績によって2018年にノーベル医学・生理学賞を受賞した。

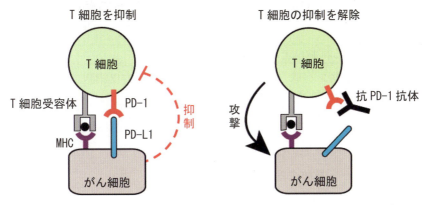

図8.13　免疫チェックポイント阻害薬（抗PD-1抗体）の作用

第 8 章　生体防御

コラム　花粉症の治療法

　日本人に多い花粉症は、スギやヒノキなどの花粉が体内に侵入して、鼻や目の粘膜にある肥満細胞の表面にある IgE 抗体と結合することがきっかけで始まる。その結果、肥満細胞からヒスタミンなどの化学物質が分泌され、鼻水・涙で花粉を洗い流す、くしゃみで花粉を排出する、鼻詰まりで花粉を体内に入れないようにする、などの反応が起こる。ドラッグストアなどで市販されている抗ヒスタミン薬は、ヒスタミンを受容する部分にヒスタミンが結合するのを阻害する薬で、一時的に花粉症の症状を抑えることができる。

　アレルゲン免疫療法（減感作療法）とよばれる治療法も存在する。これは、アレルギーの原因物質（花粉）を少量から投与し始め、徐々に増量して身体を慣らすことによって症状を緩和する方法で、長期間の治療が必要になるが、次第に症状が緩和されていく。この治療法は IgG や IgA など、花粉に対して IgE 以外の抗体を誘導し、抗原が IgE に到達するまでに他の抗体に結合させて排除してしまおうという治療法である。アレルギーの原因となる IgE に焦点をあてた治療も行うことができるようになっており、2020 年から重症の花粉症に対しては、IgE に対する抗体薬（抗 IgE 抗体薬）を用いた治療も行われるようになっている。

問　題

A.　多肢選択問題

1　免疫機能に関与する細胞はどれか。

a.　血小板　　　　b.　白血球　　　　c.　網赤血球　　　　d.　成熟赤血球

2　貪食能を有する細胞はどれか。

a.　好酸球　　b.　T リンパ球　　c.　線維芽細胞　　d.　血管内皮細胞　　e.　マクロファージ

3　免疫担当細胞とその機能の組み合わせで正しいのはどれか。

a.　好中球 ――――― 抗原の提示

b.　肥満細胞 ――――― 抗体の産生

c.　形質細胞 ――――― 補体の産生

d.　ヘルパー T 細胞 ―― 貪食

e.　NK 細胞 ――――― ウイルスに感染した細胞を排除

228

4　B 細胞が抗原認識によって分化した抗体産生細胞はどれか。

a．マクロファージ　　b．形質細胞　　c．肥満細胞　　d．T 細胞　　e．樹状細胞

5　母乳中に含まれている免疫グロブリンで最も多いのはどれか。

a．IgA　　　b．IgE　　　c．IgG　　　d．IgM

6　Ⅳ型（遅延型）アレルギーについて正しいのはどれか。**2 つ選べ。**

a．IgE 抗体が関与する。

b．肥満細胞が関与する。

c．T リンパ球が関与する。

d．ヒスタミンが放出される。

e．ツベルクリン反応で見られる。

7　ウイルス感染後の長期の適応免疫にかかわるのはどれか。

a．好中球　　b．好酸球　　c．肥満細胞　　d．メモリー（記憶）T 細胞　　e．補体

8　ワクチン接種後の抗体産生について正しいのはどれか。

a．ワクチン内の抗原を提示するのは、好中球である。

b．抗原に対して最初に産生される抗体は、IgA である。

c．抗原に対して血中濃度が最も高くなる抗体は、IgM である。

d．同じワクチンを 2 回接種すると、抗原に対する抗体の産生量が増加する。

9　ヒト免疫不全ウイルス＜HIV＞が感染する細胞はどれか。

a．好中球

b．形質細胞

c．B リンパ球

d．ヘルパー＜CD4 陽性＞T リンパ球

e．細胞傷害性＜CD8 陽性＞T リンパ球

10　Ⅲ型アレルギーに分類される反応または疾患はどれか。

a．関節リウマチ　　b．バセドウ病　　c．ツベルクリン反応

d．アナフィラキシーショック　　e．重症筋無力症

解答

(1) b (2) e (3) e (4) b (5) a (6) c,e (7) d (8) d (9) d (10) a

B. 記述式問題

(1) 細胞性免疫と体液性免疫の相違について説明せよ。

(2) 補体による生体防御について説明せよ。

(3) 抗体の機能について説明せよ。

(4) 炎症の主要な徴候・症状を説明せよ。

(5) Ⅰ型アレルギーについて説明せよ。

循環の生理

第9章

第9章　循環の生理

　全身の細胞が正常な機能を営むため、外界から取り入れた栄養素や酸素が体内の
すべての細胞まで運搬され、逆に細胞で産生された代謝産物や二酸化炭素が運搬さ
れ外界に排出される。多細胞生物では外界と細胞間の距離が長くなるために、特別
な運搬系が必要になる。ヒトにおいては心臓・血管系がその役割を果たし、血液が
体内のすべての組織の間に血管を通して流れることで内部環境の恒常性を維持する
ことになる。心臓はポンプとして働き、血管は血液を流す導管の働きをしている。
この血液循環が滞ると内部環境は維持されなくなり、細胞は致死的なダメージを被
る。したがって、心臓は休むことなく動き、その拍動数は一生で30億回を超え、血
管も腐食することなく血液は流れ続ける。この章では、心臓・血管系の構造と機能
を知り、血流量の維持とその調節機構について学ぶ。

1　循環系の概要

　多くの物質が溶けている血液を循環させるのが心臓とそれにつながる血管であり、
閉鎖した回路をつくっている。図 9.1 は体内の血液循環を模式的に表したものであ
る。心臓は血液を送り出すポンプであり、血管は血液を流す導管である。心臓から
出た血液は動脈を通り臓器で枝分かれした毛細血管に入り、再び静脈に集められ心
臓に戻る。血液の流れを見ると、任意の場所からスタートすると一周してもとの場
所に戻ってくることがわかる。これが血液循環である。図 9.1 をさらに簡略化した
ものが図 9.2 であり、心臓は左半分と右半分に分かれており、同時に収縮・弛緩を
繰り返す2つのポンプとして分けて表すことができる。

　右の心臓から出た血液は肺動脈、肺毛細血管、肺静脈を経て左の心臓に流れてく
る。この経路を肺循環（pulmonary circulation）といい、肺毛細血管と肺胞の間で
ガス（O_2 と CO_2）を交換している。左の心臓から出た血液は大動脈を経て全身の臓器
の毛細血管を流れ大静脈を経て右の心臓に戻ってくる。この経路を体循環（systemic
circulation）といい、ガスを含む多くの物質の交換をしている。この系の特徴は各
臓器の毛細血管が並列に配置されていることである。安静時の左心から出る血液量
を100%とすると、脳に15%、筋肉・皮膚に30%、消化管に25%、腎臓に25%の
血液が分配される。

　血管は動脈、毛細血管、静脈に分けられる。後で詳しく述べるが、それぞれの機
能から、大動脈は弾力性をもつので弾性血管、動脈は血流抵抗となる抵抗血管、毛
細血管は物質交換を行うので交換血管、静脈は全血液量の75%を蓄えるプールとし
ての働きから容量血管とよばれる。

1 循環系の概要

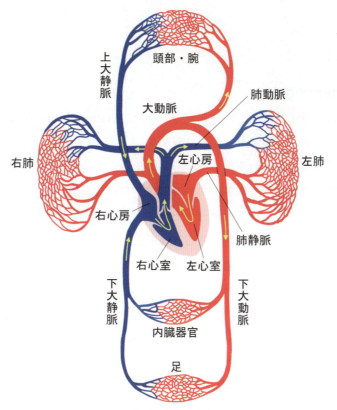

図 9.1　血液循環

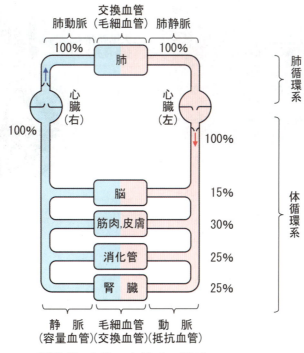

図 9.2　心臓・血管系の概要

2 心臓

2.1 心臓の機能的構造

　心臓は筋肉が袋状になっている器官で、中は左右の**心房**（atrium）と左右の**心室**（ventricle）の4つの部屋からなる（図9.3）。右と左は中隔（septum）という筋肉の壁で完全に仕切られている。心房と心室の組み合わせがひとつのポンプとして働くので、心臓は隣り合った左右の2つのポンプからなっている。

　心臓には2種類の弁があり血液を一方向に流している。心房と心室の間にある弁を房室弁、心室と動脈の間にある弁を動脈弁という。右の房室弁は3葉の尖弁で構成されるので**三尖弁**、左の房室弁は2葉の尖弁で構成されるため**僧帽弁**（2尖弁）ともよばれる。房室弁には心室壁につながる乳頭筋の腱索が尖弁に付着しており、房室弁の反転を防いでいる。心室内は数多くの乳頭筋が柱のように立っているので中空ではない。動脈弁には右心室と肺動脈の間にある**肺動脈弁**、左心室と大動脈の間にある**大動脈弁**がある。いずれもポケット状の3つの弁から構成されるので半月弁ともよばれる。動脈弁は心室が拡張したときに動脈からの逆流を防いでいる（図9.4）。

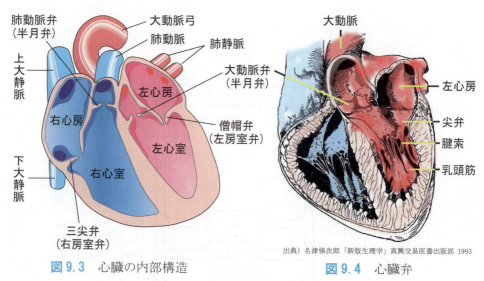

図9.3　心臓の内部構造　　　　図9.4　心臓弁

出典）名津悌次郎「新版生理学」真興交易医書出版部 1993

2.2 心筋細胞の興奮と伝導

　心臓のポンプ作用は心臓の筋組織の収縮・弛緩によって生み出される。心臓の筋組織を心筋といい、骨格筋と同じ横紋筋であるが、骨格筋と違って枝分かれがある。心筋細胞同士は**介在板**とよばれる部位を介して互いに結合している（図9.5）。介在

板の中にはギャップジャンクションという構造があって隣り合った心筋細胞への活動電位の伝導を可能にしている。これにより心房および心室があたかもひとつの筋細胞のように一体となって収縮・弛緩することになる。ただし、心房筋と心室筋の間には弁があるので心筋同士のギャップジャンクションがなく、心房と心室は別々に収縮・弛緩する。心筋には心臓の大部分を

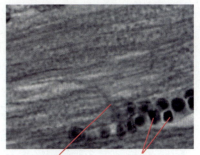

図 9.5　心筋

占める固有心筋と、固有心筋を動かすため律動的に興奮し伝導を行う**特殊心筋**からなる。

　特殊心筋は自動的に興奮し、その興奮を心臓全体に伝える役割をしているので、**興奮伝導系**あるいは刺激伝導系とよばれる（図 9.6）。大静脈近くの右心房壁にある**洞房結節**（sinoatrial node：SA node）に活動電位すなわち興奮が周期的に発生し、その興奮は左右の心房の固有心筋に伝えられ心房全体が収縮する。他方、洞房結節の興奮は**房室結節**（atrioventricular node：AV node（田原結節ともいう））、**ヒス束、左脚・右脚**を介し、左右の心室壁の**プルキンエ線維**（Purkinje fiber）へと伝導して心室全体の固有心筋を興奮させ収縮させる。したがって、洞房結節に生じた興奮と同時に心房が収縮し、次いでプルキンエ線維までの伝導時間だけ遅れて心室が収縮する。房室結節、ヒス束、プルキンエ線維も自動能をもっているが、興奮の周期が長いため、通常はペースメーカーとして働かない。このように通常は洞房結節の興奮が全体の**歩調とり（ペースメーカー）**となって、先に心房が収縮し、その後心室が収縮するという順番も決めている。

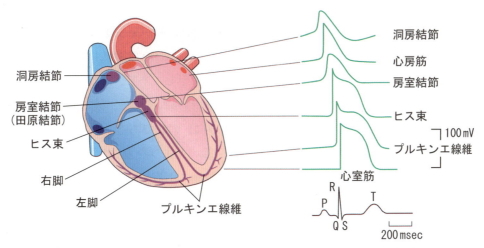

図 9.6　特殊心筋と活動電位

特殊心筋は自動的に活動電位を発生するが、これはCa^{2+}やK^+に対する特殊心筋の細胞膜の透過性が自然に変化することによる。図9.7に洞房結節の活動電位を示す。静止時にK^+の流出が減少し、Ca^{2+}が流入し、膜電位が上昇してくる（歩調とり電位）。いわゆる脱分極が徐々に起こり、あるレベル（閾値）に達すると、さらにCa^{2+}が一気に流入し、活動電位が発生することになる。固有心筋の活動電位は自動的に発生しない。特殊心筋に活動電位が発生すると、それに接続している固有心筋にギャップジャンクションを介し電流が流れる。固有心筋が閾値に達するとNa^+の流入が起こり、続いてCa^{2+}が流入する。特に心室筋においては、このCa^{2+}の流入により、活動電位にプラトーとよばれる平らな部分が出現する。その後K^+が流出し、もとの静止膜電位に戻る（図9.7）。このように心室筋の活動電位は200〜300 msと持続することが特徴であり、不応期も長くなるため、心筋が連続的に収縮すること（強縮）を防いでいる。

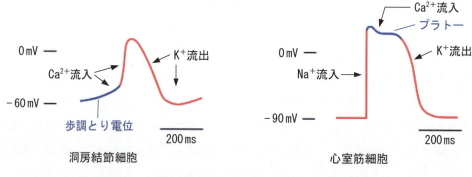

図9.7　心筋の活動電位と関与するイオンの流れ

3 心電図

心筋が興奮すると、それに伴い電気すなわち活動電位が発生する。心筋に生じた微小な電位変化を体表面に電極を置いて記録したものが**心電図**（Electrocardiogram：ECG）である。典型的な心電図の波形が図9.8に示してあり、それぞれアルファベットで発生順に P、Q、R、S、T、U 波と名前がつけられている。最初の **P 波**は心房筋の脱分極を表し、正常では上向き（プラス方向）の波である。次の **QRS 群**（P 波、Q 波、S 波を一緒にした呼称）は心室筋の脱分極の始まりを表し、**T 波**は心室筋の再分極を表している（図9.6参照）。心房筋の再分極による波は QRS 群と重なっているため心電図上では見えない。また T 波の後の U 波については、小さく見えないことが多い。P 波から QRS 群開始までの時間、すなわち **PQ 間隔**は、房室間伝導時間を表し、この間に洞房結節から房室結節を経てプルキンエ線維、心室筋へ興奮が伝導す

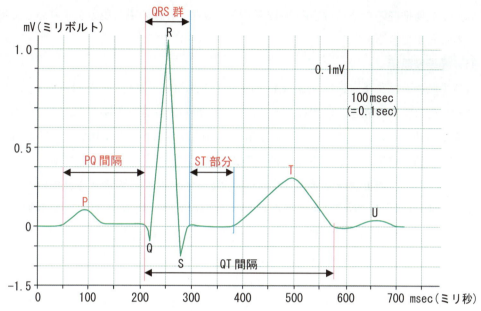

それぞれの波が生じているときの心臓の状態
P波：心房筋の興奮、PQ間隔：房室伝導時間、QRS群：心室筋が興奮し始めてから心室内を伝導する期間（R波と次のR波の間隔から心拍数が求められる）、ST部分：心室筋が全体的に興奮している時間、T波：心室筋の再分極

図9.8　標準肢第Ⅱ誘導による心電図

る期間である。**ST部分**は心室筋が全体的に脱分極している時期であり、一般に心電図上では基線上（ゼロボルト）にある。心電図のP波から次のP波までが心臓の1周期であり、これを**心周期**（Cardiac cycle）とよぶ。正常な心臓の1周期は0.6～1.0秒であるので、1分間に60～100回の周期になる。この1分間の心周期の数が**心拍数**（Heart Rate）である。

3.1 心電図の記録法

　心電図は心電計によって2点間の電位差を記録したもので、原理的には電圧計（テスター）での乾電池の電圧測定と同じである。心電図は心機能の検査・診断に用いられるため、記録法が決められている。心電図を記録する方法を誘導法とよび、現在12種類の誘導法を用いる標準12誘導法が広く用いられている。この12誘導法は**標準肢誘導、増高単極肢誘導、胸部誘導**の3種類に分けられる（図9.9）。いずれも電極間の電位差を記録する。正常な心電図においては、誘導法によって各波は上下方向に変化するが、P波、QRS群、T波は順序よく規則正しく表れる（図9.10）。モニター心電図は標準肢誘導のひとつであり、一般病棟や集中治療室などで24時間心電図を観察する場合に使われる。モニター心電図に異常が見られたときに、さらに

診断や病態把握のために行うのが 12 誘導法であり、心臓の電気現象をより詳しく捉えることができる。

(1) 標準肢誘導

標準肢誘導は左手（left arm：LA）、右手（right arm：RA）、左足（left leg：LL）にそれぞれ電極を置き、いずれかの 2 点の電極間の電位差を記録する。そのため双極誘導法ともいう。標準肢誘導には第 I 〜 III 誘導がある。**第 I 誘導**は左手と右手の間、**第 II 誘導**は右手と左足の間、**第 III 誘導**は左足と左手の電位差である。この 3 つのうち、第 II 誘導で導出される心電図が最も標準的な波形とされている。実際の測定時には、右足にも電極を置くが、これはアースあるいはグランド電極であり、計測機器から漏電があった場合に体内に流れるのを防いだり、電磁波などのノイズが入るのを防ぐ働きがある。アースは心電図測定以外にも生体の電気現象を測定する場合には必須の電極である。

モニター心電図は、標準肢誘導の電極を胸部に張り付けたもので、左手の代わりに左鎖骨下、右手の代わりに右鎖骨下、左足の代わりに左下胸部に電極を張り付ける。右鎖骨下と左下胸部の 2 点だけで第 II 誘導がモニターできる。

(2) 増高単極肢誘導

電気的ゼロ点（Goldberger 電極）、すなわち電位変化がほとんどない電極（**不関電極**）と各肢との間の電圧変化を記録したもので、aV 誘導（augmented voltage）ともよばれる。手足 2 カ所を結合したものを不関電極とし心電計のマイナス端子につなぎ、記録する部位の測定電極（**関電極**あるいは**探査電極**）をプラス端子につなぐ。aVR は右手の電位、aVL は左手の電位、aVF は左足の電位を表す。

(3) 胸部誘導

胸部誘導は、心臓の近くの胸部皮膚面の電位変化を測定したものである。不関電極（Wilson 中心電極）は手足 3 カ所の結合したものであり、これに対し定められた胸部の 6 カ所（**V1〜V6**）に関電極を置き、その部位の電位変化を記録したものである。

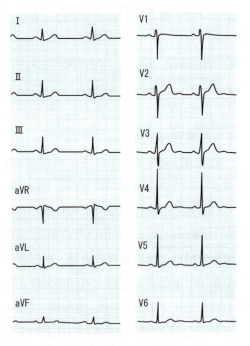

図 9.10 正常な 12 誘導心電図

3 心電図

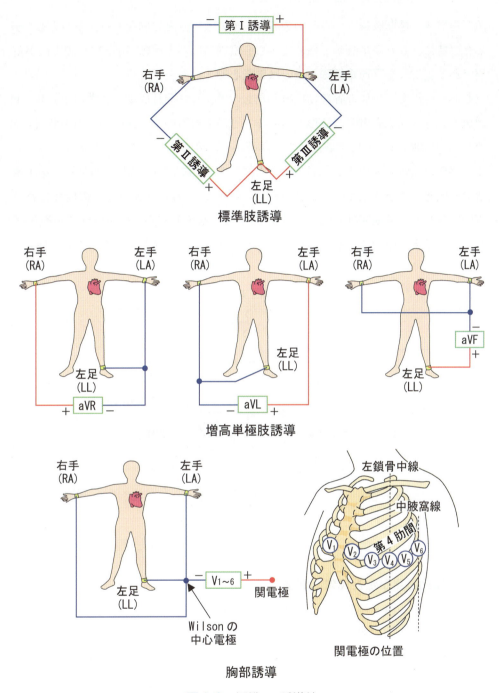

図 9.9 標準 12 誘導法

(4) 平均電気軸

　心臓の興奮の大きさと広がりの方向をベクトル（矢印の線）で表すことができる。これを"心ベクトル"あるいは"心起電力ベクトル"とよぶ。最初に心電図誘導法を確立した Einthoven は、電極を置いた右手、左手、左足の 3 点を頂点とする正三

角形を描き、標準肢誘導からその中心に興奮の大きさと方向を心ベクトルとして表した。特に、心室筋が興奮し始めてから心室内に広がる興奮（QRS 群）の方向が重要であり、これを**平均電気軸**あるいは**電気心軸**という。

心ベクトルを三角形の各辺に投射したものが、それぞれ標準肢誘導のⅠ、Ⅱ、Ⅲ誘導で記録される心電図の波形と考えることができるので、逆に心室筋が興奮し始める期間（QRS 群）の標準肢誘導の各誘導から求められるベクトルを合成することで、平均電気軸を求めることができる（図 9.11）。電気軸の偏位（角度）は第Ⅰ誘導の＋向きの線を 0°として、ここから時計回りに＋、反時計回りに－の度数で表す。平均電気軸の正常範囲は－30°〜＋110°である。電気軸が正常位を外れていると、何らかの心疾患が原因で左心室と右心室がバランスよく興奮していないことが疑われる。

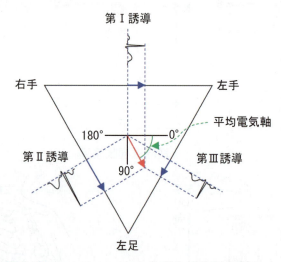

図 9.11　Einthoven の 3 角形と平均電気軸

3.2　心電図の見かたと異常心電図

心電図から心臓の興奮の発生とその伝導の過程に異常が生じているかを推測することができる。心電図を見る基本は次の 6 つがある。①規則正しい P 波があるか。②PP 間隔、RR 間隔は一定か。③P 波に続く QRS 群はあるか。④PQ 間隔は正常か。⑤QRS 幅は正常か。⑥心拍数は正常か。これらに異常が見られるものを不整脈という。心臓の興奮と伝導過程が正常であれば、これらすべてが当てはまり、洞房結節が規則正しく歩調とりをしているので正常洞調律とよばれる。しかしながら、波形は洞調律と同じであるが、心拍数が正常（60〜100 回/分）より高いものを洞性頻脈（PP 間隔および RR 間隔の短縮）、正常より低いものを洞性徐脈（PP 間隔および RR 間隔の延長）という。図 9.12 に代表的な異常心電図の例を示す。

3 心電図

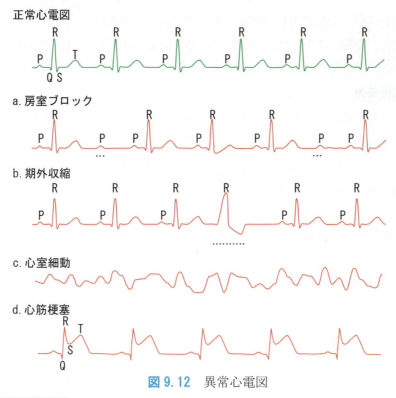

図 9.12　異常心電図

(1) 房室ブロック

心房から心室への興奮伝導に障害があり、房室伝導が遅れるか、心拍によっては心房の興奮が心室に伝わらなくなる。心電図ではPQ間隔が延び、QRS群の発生が遅れるものをⅠ度房室ブロック、P波の後QRSが時々出ないものをⅡ度房室ブロック（図9.12 a の下点線部）、心房の興奮が完全に心室に伝わらなくなるためP波のリズムとQRSのリズムが同期しなくなったものをⅢ度房室ブロックという。

(2) 心室性期外収縮

本来の洞調律時に発生する興奮より早いタイミングで洞房結節の別の場所から興奮が発生し心室全体に広がる。心電図では予想されるより早期に幅広い大きなQRS群が見られ、先行するP波がない（図9.12 b の下点線部）。

(3) 心室細動

心室が高い頻度で、しかも心室の各部分が無秩序に興奮した状態を心室細動という（図9.12 c）。心電図の特徴的な波形は消失し、ランダムとなる。心臓のポンプ作用が失われているため、きわめて危険な状態である。近年、短い電気ショックを与えて細動を除くことのできる自動体外式除細動器（Automated External Defibrillator : AED）が公共施設に設置されている。このAEDは心室細動時にのみ有効で、完全に心停止した状態では有効でない。

心房でも細動（心房細動）が起こり得るが、心室は不規則であるが収縮弛緩を繰り返すため、心臓のポンプ作用は維持される。心電図上ではP波が見られず小刻みに揺れる波があり幅の狭いQRSが特徴である。

(4) 虚血性疾患

心筋への栄養血管である冠動脈の狭窄や閉塞により、心筋への血液供給が減ることや途絶えることを虚血という。虚血性心疾患には狭心症と心筋梗塞があり、いずれもSTが変化するのが特徴である。狭心症はSTが基線より低下し、心筋梗塞ではSTが基線より上昇する（図9.12 d）。

4 心臓のポンプ作用と心周期

特殊心筋系の働きにより、最初に心房が収縮し、その後心室が収縮するという順番がつくられる。心房および心室の収縮は中にある血液を圧迫するために血液の移動が起こる。特に心室は出入り口に弁があり厚い筋層をもつので血液を一方向に流すポンプとして働く。心房は薄く静脈との間に弁がないので、ポンプとしての働きは弱く血液を一時的に溜める場所である。図9.13に示すように、心室は部屋の2カ所に互いに逆向きの弁（房室弁と動脈弁）がついており、それぞれの弁の前後に圧力差が生ずることで開閉が起こる。心室が収縮すると、心室内圧は上昇し心房内圧より高くなると房室弁が閉じる。さらに心室内圧が高くなり大動脈圧より高くなると動脈弁が開き、血液が心室から大動脈へ拍出される。心室の弛緩期には心室内圧が低下し大動脈圧より低くなると動脈弁が閉じ、心房内圧より低くなると房室弁が開き、心房から心室へ血液が流入する。心電図との対応を見ると心室の内圧変化はRあたりから始まるのでRからTまでを心室の**収縮期**（Systole）とし、他の期間を心室の**弛緩期**（Diastole）あるいは拡張期としている。収縮期と弛緩期をあわせてこれを**心周期**（Cardiac cycle）という。

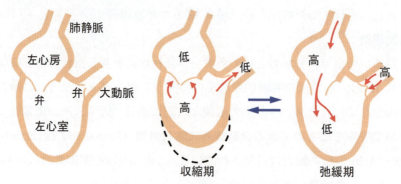

図9.13　左心室の収縮・弛緩と弁の開閉

4 心臓のポンプ作用と心周期

　心周期での左心室圧の変化を図 9.14 に示す。左心室で僧帽弁が閉じてから大動脈弁が閉じるまでの期間が収縮期で、大動脈弁が閉じてから次の収縮期までの期間が弛緩期である。心室の収縮期および弛緩期はそれぞれさらに 2 つの期間に分けられる。

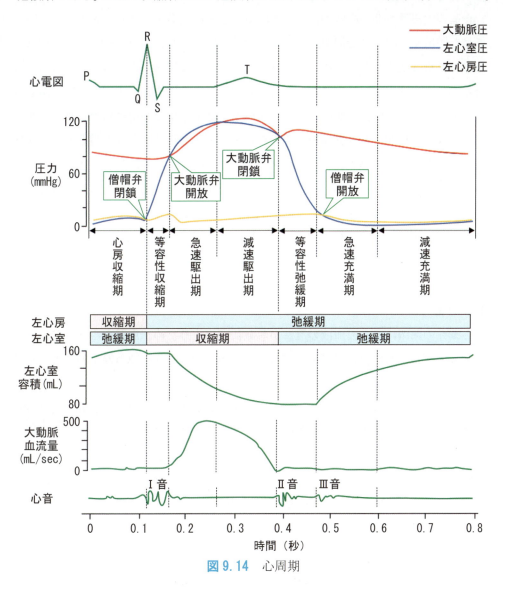

図 9.14　心周期

4.1 心周期

　心電図の QRS 群に引き続いて心室の収縮が始まり、僧帽弁が閉じてから、大動脈弁が開くまでの期間においては、血液は心室内に閉じ込められ心室外に出ていかないため、心室内の圧力は上昇するが血液容量は変化しない。心室の容積が変化せず等しく一定である。この期間を**等容性収縮期**とよぶ。心室の収縮によりさらに心室内の圧力が上昇し、大動脈内の圧力を超えると大動脈弁が開き、血液が心室から送

243

り出される。この期間を**駆出期**あるいは拍出期とよぶ。心電図ではST期間に相当する。駆出期の始め0.1秒前後は拍出速度が速いので急速駆出期、その後駆出速度が低下し大動脈弁が閉じるまでを減速駆出期という。

心室の弛緩期も2つの時期に大別される。心室の弛緩が始まり、大動脈弁が閉じてから僧帽弁が開くまで期間は、すべての弁が閉じているため血液の出入りはない。心室の容積は変化しないため、この期間を**等容性弛緩期**とよぶ。血液を拍出した後なので、心室の容積は最小である。心室の弛緩がさらに進むと心室内の圧力が心房内の圧力を下回り僧帽弁が開く。次の収縮期が始まるまで心房に溜まった血液が心室に流入する期間であり**充満期**（流入期）とよぶ。充満期も急速充満期と減速充満期に大別される。心臓の収縮期・弛緩期といった場合、心室のそれをさすことが多いが、心房にも収縮期と弛緩期が存在する。**心房収縮期**は心電図にP波が現れ始めてから、心室が収縮し始めるまでの期間である。心房が収縮して心室への血液流入をさらに促す。心房の弛緩期は、この心房収縮期終了後から次のP波までの期間である。

4.2 心音

心臓弁の開閉によって血液の流れが急激に変化するため、血管や心臓内壁が一体となって振動するために音が発生する。これが心音であり、聴診器を胸に当てることにより聴くことができる。正常な心臓においては1つの心周期で2つの音が聴こえる。第Ⅰ音は房室弁（三尖弁と僧帽弁）が閉まる音で、等容性収縮期に発生する。第Ⅱ音は動脈弁（大動脈弁と肺動脈弁）が閉まる音で、等容性弛緩期に発生する。心室の充満期に血液が心室に流入することで発生する第Ⅲ音を聴くことがある。

胸部のそれぞれの弁に近い部位に聴診器を当てるとそれぞれの心音がよく聞こえる。図にその部位を示す。エルブ領域はⅠ音とⅡ音が均一に聞こえる領域である（図9.15）。

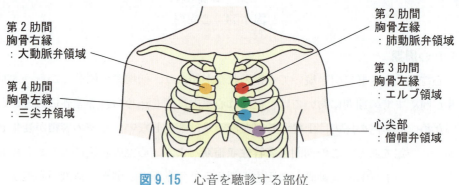

図9.15 心音を聴診する部位

5 心拍出量

心臓が1回ごとに収縮し送り出す（拍出する）血液量を**1回拍出量**という。この1回拍出量に心拍数を掛けたもの、すなわち1分当たりの拍出量を**心拍出量**という。成人の1回拍出量は安静時で50〜100 mL、平均70 mLであり、心拍数を毎分約70回とすると、安静時の心拍出量は成人ではおよそ毎分5 Lになる。循環血液量は約5 Lであるので、1分間にこの量が心臓から拍出されることになる。すなわち血液が循環して同じ臓器に戻る時間、循環時間は平均で約1分となる。心拍出量は一定ではなく、生理状況によって調節される。例えば、運動時には安静時の心拍出量の5〜6倍にも増加する。これは心臓の収縮力と心拍数を調節することで実現している。心臓収縮力は心筋自体がもつ性質（内因性）と、外部からの物質（外因性）の働きかけによって調節される。一方、心拍数は主に外因性因子によって調節される。

心筋の収縮力は収縮開始時の心筋の長さにより決まる（第5章コラム図5.14参照）。これは心筋にもとから備わっている性質で、内因性あるいは自己調節機構である。この性質は1914年にErnest Starlingが見い出し、**スターリングの心臓の法則**とよばれる。これは、心室内に入ってくる血液量（**静脈還流量**）が増加すると、心室壁（心筋）が伸ばされるため、心筋の収縮力が増加し、1回拍出量が増加する仕組みである。すなわち、静脈還流量と心拍出量のバランスが自動的に保たれているわけである。この仕組みは、左右の心拍出量を等しくすることによって体循環系と肺循環系の血液量の平衡を保つうえでも重要な心臓の機能である。

心筋の収縮力を調節する外因性の因子として代表的なものは神経性の調節であり、心臓機能の調節にかかわる神経は心臓交感神経と心臓迷走神経（あるいは心臓副交感神経）で、心拍数や心筋の収縮性などを調節する。心臓交感神経は神経終末よりノルアドレナリンを化学伝達物質として放出し心臓の収縮力を増加させるとともに心拍数を増加させる。心臓副交感神経はアセチルコリンを放出し収縮力を低下させるとともに心拍数を低下させる（**表9.1**）。副腎髄質から分泌されるノルアドレナリンとアドレナリンも心機能の促進作用をもつ。

6 血管系

心臓から拍出された血液は、動脈、細動脈、毛細血管、細静脈、静脈の各血管を通って再び心臓に戻ってくる。動脈と静脈の血管は内側から内皮細胞、基底膜、弾

表9.1 心臓神経の作用

	心臓交感神経	心臓副交感神経
伝達物質	ノルアドレナリン	アセチルコリン
受容体	β_1受容体	M_2受容体
心筋収縮性（変力作用） 　心房筋 　心室筋	 亢進 亢進	 低下 わずかに低下
心拍数（変時作用）	増加	減少
房室伝導（変伝導作用）	PQ間隔短縮	PQ間隔延長
心筋の興奮閾値（変閾作用） 　心房筋 　心室筋	 低下 低下	 上昇 ほとんど影響せず

性線維、血管平滑筋、結合組織からなる。一方、毛細血管は内皮細胞のみか、内皮細胞と基底膜からなる。

(1) 体循環の血圧と血液分布

　左心室の収縮によって生ずる血圧は弾性のある動脈によって維持されるが、血管が細くなるにつれて下降していく。細動脈では大動脈圧（100 mmHg）の1/2（50 mmHg）にそして毛細血管ではさらに1/2（25 mmHg）くらいになり、静脈に至ってはほとんど0 mmHgとなる（図9.16）。この圧力差によって、血液は動脈から毛細血管そして静脈へ流れることになる。

　血液分布に関しては、動脈血管内に体循環全体の20%、毛細血管内に5%、静脈血管内に75%がある。静脈血管は血液を溜めておく容量血管であり、必要に応じて静脈還流を増やすことにより心拍出量を増加させる。

(2) 血管の横断面積と血流速度

　動脈が枝分かれして細動脈にそしてさらに枝分かれして毛細血管となる。その結果、それぞれの血管の直径が小さくなるのと同時に本数も急激に増加していく（図9.16）。それぞれの部位における総横断面積（1本の血管を輪切りにした部分の面積×本数）は毛細血管で大動脈の700倍となる。

　血流速度は総横断面積に反比例するため、毛細血管の血流速度は大動脈の1/700になる。大動脈の血流速度は速く約50 cm/sであるが、毛細血管では著しく遅くなり約0.05 cm/sになる。したがって、毛細血管では血液が大きな総横断面積をゆっくりと流れることになり、その間に物質の交換が可能となるわけである。毛細血管を通過した血液は静脈に入ると再び早くなり、動脈の約1/2の速度で右心房に戻っていく。

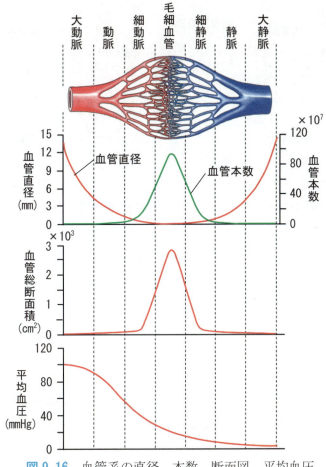

図 9.16　血管系の直径、本数、断面図、平均血圧

6.1 動脈

心室から拍出された血液は動脈へ流れ、そこからさらに毛細血管へと流れる。動脈は単なる導管でなく、①血圧の変動を小さくし、②血圧を高く保ち、③組織ごとに血流の分配を行う機能をもっている。

心臓は周期的に収縮しているために、心臓からは収縮期には拍出されるが、弛緩期には拍出されない。左心室内圧は収縮時に約 120 mmHg になり、弛緩期にはほぼ 0 mmHg に低下する。大動脈の血圧は心室の収縮期には約 120 mmHg になり、これを**最高血圧**あるいは収縮期血圧という。弛緩期には大動脈の血圧は約 80 mmHg になり、これを**最低血圧**あるいは弛緩期血圧（拡張期血圧）という。最高血圧と最低血圧の差を**脈圧**という。大動脈の最低血圧がゼロにならずに高く維持されるのは血圧変動の平滑化とよばれ、動脈の弾力性によるものである。すなわち、動脈に入る血流は断続的なものであるが、動脈の弾性により断続的な血流の変化が吸収され平滑化され、血管内の血流は連続的に近いものとなる（図 9.17）。

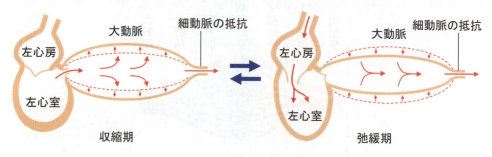

図 9.17　血圧の平滑化

　脈圧波形は心臓から末梢に進むにつれ変化する。図 9.18 に示すように大動脈弓に比べ末梢にいくにつれて収縮期血圧が増加し、拡張期血圧が減少するので脈圧が大きくなる。平均血圧は収縮期血圧と拡張期血圧の単純な平均値でなく血圧曲線の積分値から求めるが、血圧計測（図 9.19）を行う上腕動脈の平均血圧は脈圧の 1/3 を最低血圧に加えた値を近似的に用いる（平均血圧＝最低血圧＋1/3 脈圧）。世界保健機関（World Health Organization：WHO）による基準では正常の範囲の血圧は、収縮期血圧が 140 mmHg 未満かつ拡張期血圧が 90 mmHg 未満である。

　動脈は末梢にいくにつれ枝分かれし細い動脈となる（図 9.16）。直径 100〜200 μm 程度の動脈を細動脈という。細動脈は血管平滑筋に富み、神経性あるいは液性因子により血管平滑筋の収縮度合いが調節されている。血管平滑筋が収縮あるいは弛緩することで、動脈の太さを変え、血流が調節される。平滑筋が収縮すれば細動脈は細くなり、血液の流れが妨げられるような力すなわち抵抗が大きくなり、逆に平滑筋が弛緩すれば抵抗が小さくなり血液は流れやすくなる。このように細動脈は血液の流れやすさ（あるいは流れにくさ＝抵抗）を調節するため抵抗血管ともよばれる。大動脈の血圧を考えると、細動脈血管の収縮により抵抗が大きくなると血圧は上昇し、細動脈血管の弛緩により抵抗が小さくなると血圧は低下する。

　ここで血液は大動脈と細動脈との間に生ずる血圧差によって毛細血管に流れる。毛細血管の血流量を増加させるには細動脈血管を弛緩（抵抗を小さく）させればよいが、それによって動脈の血圧は低下してしまい血流量は減少することになり、結果として血流量は大きく変化しない。しかし、実際の生体では、例えば運動時には分時心拍数の増加と骨格筋へいく細動脈血管の弛緩が同時に起こることで、動脈系の血圧差を保ちながら血流量を増加させている。

(1) 血圧の測定法

　一般的な血圧の測定には聴診法が用いられている。圧力計と連結している圧迫帯（カフあるいはマンシェットとよばれる）を心臓と同じ高さの上腕に巻き付け、手動

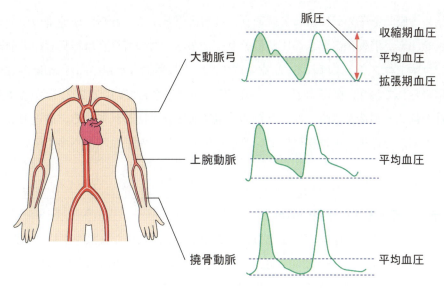

図 9.18　部位による血圧波形の違いと平均血圧

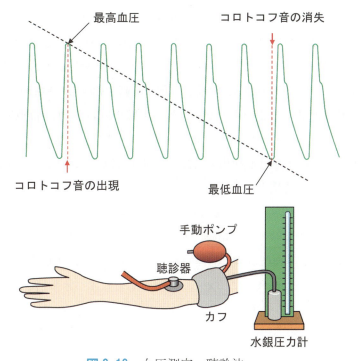

図 9.19　血圧測定－聴診法

ポンプで空気を送ると動脈血管は圧迫され、ある以上の圧で血流が止まる。肘窩の上腕動脈上に聴診器を置き、圧迫帯の圧力を一気に 180 mmHg くらいまで上げる。次いでポンプの開放弁を開け、圧力を緩やかに低下させる。圧迫帯の圧力が正に血圧より低くなった瞬間に血液が流れ始め血管が振動し、音が発生する。この音の聴こ

第9章　循環の生理

え始める瞬間を圧力計によって読取り、最高血圧とする。さらに圧迫帯の圧力を低下させ、音が消失するときの圧が最低血圧である。この血管音は発見者の名前に因んでコロトコフ音とよばれる。医療分野では圧力の単位は水銀の高さ mmHg が古くから用いられており、血圧測定にも水銀血圧計が使用されていた。2021 年から水銀血圧計の輸入・製造が禁止となったため、電子血圧計が使われている。最近では、聴診法の原理を応用し圧迫帯に圧センサーを組み込んだ電子血圧計も多く用いられている。

コラム　高血圧はなぜ悪いのか

　キリンの頭部は心臓の約 2 m 上方にあるので、脳に十分な血液を供給するために大動脈の収縮期血圧は 250 mmHg にも達し、ヒトと比べてはるかに高血圧である。しかしキリンの血管系は高圧に耐えられるようになっているため、この高い血圧でも問題ない。ヒトの場合は高血圧になると合併症のリスクが増大する。高血圧には、原因疾患が明らかでない本態性高血圧（原発性高血圧）と原因疾患が明らかな二次性高血圧がある。本態性高血圧患者が高血圧患者の 90% を占める。動脈圧が高くなると、心室からの拍出量を維持するために心室の収縮力を増やす必要がある。このため高血圧が持続すると心室筋が肥厚し左室肥大そして最終的にポンプ作用が低下する心不全を引き起こす場合がある。また高血圧では血管に高い圧力がかかるため血管内皮や血管平滑筋が肥厚し、動脈硬化が生じ、心筋梗塞・狭心症などの虚血性心疾患や腎障害（慢性腎臓病）および脳血管障害（脳卒中）の発症リスクを増大させる。

　米国心臓協会（AHA）が提唱している「Life's Simple 7」は、心血管疾患や脳卒中予防のための 7 つの健康指標であり、①運動、②健康的な食事、③適正体重の維持、④禁煙、⑤血圧管理、⑥コレステロール管理、および⑦血糖値の管理である。なお、現在はこれらに加えて「睡眠」も留意すべき事柄とされている。最近の研究では、これらの項目は認知症リスクの抑制効果もあると考えられている。

[2023 年 2 月 28 日/Health Day News] Copyright (c) 2023 HealthDay.

6.2 毛細血管系

　細動脈はさらに枝分かれして一層の内皮細胞からなる真毛細血管となる。血管の直径は真毛細血管で約 5〜10 μm と最小となる一方、血管本数は数十億以上にもなるので、血管の総断面積は最大となる。その結果、血流速度は 0.5〜1.0 mm/s と遅くなるため、顕微鏡下でも赤血球の流れる様子を観察することができる。毛細血管は

集まって細静脈につながる。終末細動脈やメタ細動脈（大通り毛細血管の動脈側の部分）には平滑筋細胞があり、この平滑筋が収縮あるいは弛緩することで、真毛細血管への血流が調節される（図9.20）。

毛細血管は周囲組織との物質交換の場であり、それゆえ毛細血管は交換血管ともよばれる。毛細血管の血管壁は平滑筋がなく、一層の内皮細胞と基底膜からなる（図9.21）。血液と組織液の間の物質交換は、内皮細胞を隔てて行われる。器官によって血管内皮細胞に構造上の違いがみられる。血管内皮細胞に窓（孔）が開いているものがあり、水に溶けた小分子や電解質の移動は、浸透圧・血圧・組織圧から決まる圧力差によって窓を通して行われる。窓がない内皮細胞では細胞結合部の隙間を介して物質の交換が行われる。いずれにおいても、血球やタンパク質などの高分子は内皮細胞の窓や結合部の隙間を通ることができない。したがって組織液（間質液ともよぶ）の組成は血漿から血漿タンパク質を除いたものにほぼ等しくなっている。

毛細血管を介しての水の移動は物理的な圧力によって生ずる。毛細血管内の血圧（静水圧 Pb）は水を血管内から押し出す圧力であり、組織圧（Pi）は水を血管内に押し込む圧力（血管内に引きこむ圧力）となる。タンパク質は血管壁を介して血管内あるいは外から水分を引きこむ圧力、すなわち浸透圧を生じる。血管内のタンパク質が発生する浸透圧は血漿膠質浸透圧あるいは血漿コロイド浸透圧（Πb）とよばれる血管内に水を引きこむ圧力となる。血管外（組織液）のタンパク質が発生する浸透圧を組織液膠質浸透圧あるいは組織コロイド浸透圧（Πi）とよび組織に水を引きこむ圧力（水を血管内から押し出す圧力）となる。ここで、水の移動を決定する正味の圧力（PE：有効濾過圧）は血管から水を押し出す圧力と水を引きこむ圧力の差によって決まる。

有効濾過圧 ＝（血管から水を押し出す圧力）－（血管内に水を引きこむ圧力）

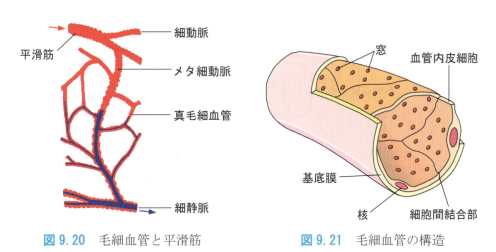

図9.20　毛細血管と平滑筋　　図9.21　毛細血管の構造

有効濾過圧値が正になった場合は、押し出す圧力が優位になり毛細血管から組織へ血漿が濾過されていること、負になった場合は、引き込む圧力が優位になり組織液が毛細血管内に再吸収されていることを意味する。さらに、押し出す圧力と引きこむ圧力はそれぞれ2つの圧力があるので、上式は次のようになる。

$$PE = (Pb + \Pi i) - (Pi + \Pi b)$$

血圧は10〜30 mmHg程であり、細動脈側で30 mmHg前後、細静脈側で10 mmHg前後であり、この血圧勾配で血液が流れる。図9.22で示す例では細動脈側の血圧（Pb）が30 mmHg、真毛細血管の血圧（Pb）が20 mmHg、細静脈側の血圧（Pb）が10 mmHg、血漿膠質浸透圧（Πb）が25 mmHg、組織液膠質浸透圧（Πi）が5 mmHg、組織圧（Pi）が0 mmHgとなっているが、これらの値から有効濾過圧を計算すると、細動脈側では10 mmHg、真毛細血管では0 mmHg、細静脈側では−10 mmHgとなる。すなわち、細動脈側では血漿が濾過され、細静脈側では組織液が血管内に再吸収される。したがって、毛細血管の全長にわたって見れば濾過量と再吸収量はほぼ等しくなり、水の出入りはないことになり組織液量も一定に保たれている。このように水を押し出す圧力と水を引きこむ圧力が拮抗することで、水の濾過と再吸収の平衡を保っているこの原理を**スターリングの仮説**（Starling's hypothesis）という。

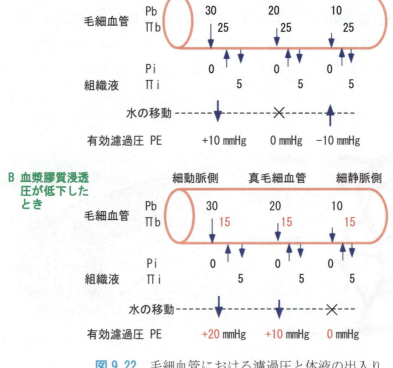

図9.22　毛細血管における濾過圧と体液の出入り

_____ 6 血管系

> **コラム　浮腫**
>
> 　水を押し出す圧力の上昇あるいは水を引きつける圧力の低下により毛細血管
> 内から組織内へ水分の移動が起こり、組織に水分が溜まり組織が膨れ上がる。こ
> れを浮腫（edema）という。その原因としては、①毛細血管内の血圧上昇、②血
> 漿タンパクの減少、③組織液タンパクの増加などである。心臓の収縮力が低下す
> る心不全あるいは下肢静脈瘤などは血液が静脈血管に過剰に貯留するため、毛細
> 血管の血圧が上昇し、浮腫を生ずる。右心不全では大静脈の血圧が上昇するため
> 全身性の浮腫（下腿浮腫、頸動脈怒張、肝脾腫大、腹水など）が生ずるが、左心
> 不全では肺静脈圧が上昇するため肺浮腫（肺水腫）を生ずる。肝臓疾患や腎臓疾
> 患（ネフローゼ症候群）などで血中アルブミンなどのタンパク質が失われ血漿膠
> 質浸透圧が低下したりすると、水を引き込む圧力が小さくなるため全身性の浮腫
> が生ずる（**図 9. 22 B**）。組織タンパク質はリンパ管に吸収されるので普通は少量
> しか存在しない。フィラリア原虫は鼠径部リンパ節に寄生するためリンパの流れ
> が悪くなり、下肢に組織タンパク質が増加し、下肢に浮腫が生ずる。看護の現場
> では、乳がん手術によるリンパ節切除によっても同様な浮腫が起こるため手術後
> は管（ドレーン）を挿入し排液を行う。その後リンパ管が再生すると浮腫はなく
> なるため、排液量の観察は重要である。

6.3 静脈系

　毛細血管を経た血液は細静脈に再び集まり大静脈を経て心臓に戻る。この静脈血
の心臓への流れを静脈還流とよぶ。静脈（vein）の血管壁は薄く弾性に乏しい一方
伸展性に富む。そのため、血液量に応じて静脈血管は容易に膨らみ、その容量を増
やし、血液を溜めることができる。それゆえ静脈は**容量血管**とよばれる。実際に、
静脈は循環血液量のおよそ75%が存在している。そして静脈の血管は交感神経によ
って収縮するので、全身の血液の分配量を調節することができる。例えば、運動時
には静脈が収縮し右心房に注ぐ血液量（静脈還流）を増加させ、したがって左心室
の拍出量を増加させる。

　細静脈の血圧は10～15 mmHg、右心房付近の大静脈圧で0～-5 mmHgである。した
がって、組織から心臓へ静脈内の圧差は10～20 mmHgとなるが、この圧力差だけで
は十分な血流すなわち静脈還流を生み出すことができない。特に立位においては、
心臓のレベルより下方の血液は心臓からの差に相当する自重（静水圧）が余分に加
わってくる。そのため静脈還流を促進する機構として静脈弁の作用、心臓の吸引作
用、筋肉ポンプ作用および呼吸ポンプ作用などがある。

_____ _253_

(1) 静脈弁

末梢の静脈血管にはところどころに逆流を防止する二尖弁（**静脈弁**）が存在する。これによって心臓に向かう血液の方向性が定まる。また、この弁によって血液が分断されるので血液の重さが分断される（図 9.23）。

(2) 心臓の吸引作用

房室弁は心臓の収縮期に心尖部の方へ引き下げられるので、心房内の圧が低下する。このため大静脈と右心房の圧差は大きくなり、大静脈内の血液が心房内に吸引されることとなり、静脈還流量が増加する。

(3) 筋肉ポンプ作用

周囲の骨格筋の収縮によって静脈が圧迫されると、静脈弁と弁の間に溜まった血液は弁の逆流防止作用によって心臓方向にのみに絞り出される。その結果、静脈還流量が増加する。この筋ポンプが作用するのは主に深部静脈である。いわゆるエコノミー症候群とよばれる静脈血栓塞栓症の予防のひとつとして機内のパンフレットにも記載されている下肢の運動法は、筋肉ポンプ作用を促す。下肢の運動で筋肉ポンプ作用を動員し血液の移動を促進することで長時間の滞留を防ぐ効果が期待できる。

(4) 呼吸ポンプ作用

胸腔と腹腔の圧は呼吸運動に伴って交互に変化するが、この圧の変化が静脈還流を促進する。吸息時には腹腔内圧が増加し腹腔内の静脈が圧迫される。一方、胸腔内圧は低くなるので、血液は胸腔内の静脈すなわち心臓方向に流れる。呼息時には胸腔内圧は増加し腹腔内圧が減少するので、下肢などの末梢より腹腔内の静脈に血液が流れ込む。このとき静脈弁があるため胸腔内から腹腔内の静脈へ血流は逆流しない（図 9.24）。

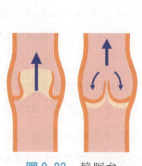

図 9.23　静脈弁

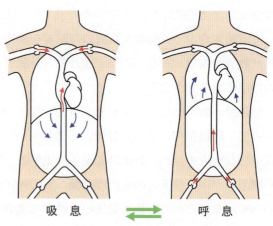

吸息　　　　　呼息

図 9.24　静脈還流を促進する胸腹ポンプ作用

コラム　中心静脈カテーテル

　カテーテルとは体内に入れる細い管のことであり、中心静脈カテーテルは鎖骨下静脈、内頸静脈、大腿静脈、上腕尺側皮静脈などから管を挿入し、カテーテルの先端を大静脈（中心静脈という）内に置く。これにより、高カロリー輸液やカテコールアミンなどの投与や中心静脈圧測定などが行われる。高カロリー輸液の場合は、投与液の濃度が高いため、細い末梢血管から投与すると静脈炎を起こしてしまうため、血管径が太く血流が豊富で投与と同時に希釈される中心静脈から投与される。カテコールアミンも血管障害や血管外漏出時の組織障害が起こりやすく、確実に投与するために中心静脈からの投与が選択される。また、中心静脈圧は、中心静脈カテーテルに接続した測定用チューブを垂直にし、中心静脈から血液が体外に押し出される力と、チューブ内の液体が重力で下がろうとする力が釣り合ったところでチューブ内の水面が止まる高さを、心臓の高さを0点として表したものである（正常値5〜10 cmH_2O）。この圧が高いということは、中心静脈つまり右心房に入ろうとする血流の圧が強いことを表し、右心房の抵抗が強い、すなわち心不全の状態であることを示す。一方、中心静脈圧が低いということは中心静脈内の抵抗が少ないことを示し、脱水や出血などで循環血液量が低下している場合などがある。

7 心臓・血管の調節機構

　血液循環の目的はそれぞれの臓器が物質交換をするのに必要な血液を供給することである。このためには、心臓のポンプ機能の調節と細動脈の血流の調節が重要になってくる。これらの調節は同時に起こるが、心臓機能の調節と血管運動の調節を分けると理解しやすい。

7.1 心臓機能の調節

　心臓は自動能をもつが、自律神経である心臓交感神経と心臓副交感神経（心臓迷走神経）の二重支配を受けており、心拍数や心筋の収縮性などを調節する。心臓交感神経は神経終末よりノルアドレナリンを化学伝達物質として放出し心臓機能に促進的に、心臓副交感神経はアセチルコリンを放出し抑制的に働く（**表9.1**）。交感神経は心房筋および心室筋に分布しているのに対し、副交感神経は洞房結節や房室結節に分布している。このため、交感神経は主に収縮力を調節し、副交感神経は心拍

数を調節している。これらの神経の中枢は延髄にある。交感神経の中枢を心臓促進中枢、副交感神経の中枢を心臓抑制中枢といって区別しているが、まとめて心臓中枢ともよぶ。

心機能はホルモンなどの調節（液性調節）も受ける。アドレナリンとノルアドレナリンは副腎髄質からホルモンとして分泌される。心臓にはこれらの物質が結合する受容体が存在する。ノルアドレナリンやアドレナリンが結合する受容体（アドレナリン受容体）にはα受容体とβ受容体の2種類があり、心臓に主に存在する受容体はβ受容体のサブタイプのβ_1受容体である。アセチルコリンは神経伝達物質であるが、結合するアセチルコリン受容体にはムスカリン性受容体とニコチン性受容体の2種類があり、心臓にあるのはムスカリン性受容体のサブタイプのM_2受容体である（**表9.1**）。

7.2 血管運動の調節

循環の最大の目的は血流による物質の輸送である。血圧差で血流がつくり出されることで血液が各臓器に送られる。必要な血流が供給できなければ、臓器に障害が生じる。そのため血圧を常時観測し、血圧を調節することで血流を正常に保つ。血圧は心拍出量と血管の直径（血管抵抗）を変化させることで調節される。心拍出量が増加するか、血管が収縮し血管抵抗が増加すると血圧は上昇し、その逆は血圧を低下させる。血圧の調節には大別して神経性調節と液性調節がある。

(1) 神経性調節

血管の運動を調節するのは主に交感神経であり、神経末端からノルアドレナリンを放出させ、血管を収縮させる。交感神経は、全身の動脈、静脈に分布しているが、特に細動脈に密に分布しているため血流抵抗を調節することになる。通常、交感神経はある程度の持続性緊張（トーヌス）状態にあって、血管壁の緊張度を常に保っている。血管運動を調節する交感神経の中枢も延髄にあって、これを血管運動中枢という。先に述べた心臓中枢と血管運動中枢が協調して働くので、まとめて**心臓血管中枢**あるいは循環中枢ともいう。

皮膚や腹部内臓、生殖器などの血管に存在するアドレナリン受容体はα受容体であり、交感神経の興奮で収縮する。これに対し、骨格筋の血管に存在するのはβ受容体であり、交感神経の興奮で弛緩・拡張する。このような受容体の分布の違いにより血流の再配分が可能となる。例えば、運動時には交感神経が興奮するため、心拍出量が増加するのと同時に皮膚や腹部内臓の血流が減少し、骨格筋への血流が増加する。運動が持続し体温が上昇すると皮膚血管を支配する交感神経の活動は抑制

7　心臓・血管の調節機構

され、血管は拡張し体熱を放散する。

(2) 液性調節

　血液内にある物質で血管を収縮させるものを血管収縮物質、拡張させるものを血管拡張物質という。血管収縮物質として重要なのは**アンジオテンシン系**であり、普段から血圧の調節に関与している。体循環系の血圧が低下し腎血圧も低下すると、腎臓の傍糸球体細胞からレニン（renin）が血液中に分泌される（図9.25）。レニンの作用を受けてアンジオテンシノーゲン（angiotensinogen）がアンジオテンシンⅠ（angiotensinⅠ）となる。アンジオテンシンⅠは肺においてアンジオテンシン変換酵素（angiotensin converting enzyme：ACE）の作用を受けアンジオテンシンⅡ（angiotensinⅡ）となる。アンジオテンシンⅡが血管を収縮させて、血圧を上昇させる。この調節系を特にレニン－アンジオテンシン血管収縮系とよび、分～時単位スケールで働く。

　アンジオテンシンⅡは、さらに副腎に作用して、副腎皮質からのアルドステロン（aldosterone）分泌を促進する。アルドステロンは腎臓でのNa^+の再吸収を増加させるため、血漿浸透圧が上昇する。血漿浸透圧の上昇は、尿量の減少、飲水量を増加させるため、血漿量が増加し血圧が上昇する（第14章参照）。アルドステロンを含む系をレニン－アンジオテンシン－アルドステロン系とよび、日～年単位で働く。

　副腎髄質から分泌されるアドレナリンとノルアドレナリンも血管収縮物質である。また、下垂体後葉から分泌されるバソプレッシン（抗利尿ホルモンともいう）は腎

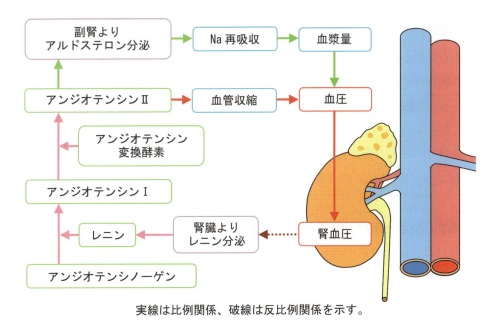

実線は比例関係、破線は反比例関係を示す。
図9.25　レニン－アンジオテンシン系による血圧調節

臓の尿細管で水の再吸収を促進するホルモンであるが、血管を収縮させる作用を持っている。

血管内皮細胞は血中の物質の化学作用や血流からの物理的作用を受けて、さまざまな生理活性物質を分泌する。そのうちいくつかの物質は近接する血管平滑筋に作用して、平滑筋を収縮や弛緩させる。血管拡張物質としては一酸化窒素（NO）、アドレノメジュリン（adrenomedullin）などがあり、血管収縮物質としてはエンドセリン（endothelin）などがある。

組織の血管の血流は、組織の活動すなわち代謝の増加によっても局所的に調節される。これは代謝の増加に伴って局所で物質が産生され、その物質が血管平滑筋を弛緩させ、血管を拡張させる。これを代謝性血管拡張とよぶ。局所性の血管拡張性物質として、二酸化炭素、乳酸、アデノシン、H^+などがある。また酸素分圧の低下によっても血管は拡張する。例外的に肺循環の血管は酸素分圧の低下によって収縮する。

コラム　高血圧治療薬

高血圧の治療は、生活習慣の改善であるが、それでも下がらない場合は薬物療法を併用する。高血圧治療薬（降圧剤）の多くは血管の収縮を抑制するものである。代表的なものはレニン−アンジオテンシン系を抑制する薬剤であるアンジオテンシン変換酵素阻害薬やアンジオテンシンⅡ受容体拮抗薬がある。α遮断薬やβ遮断薬は、交感神経から分泌されるノルアドレナリンの作用を抑制する。また、カルシウム拮抗薬は平滑筋が収縮するときにはカルシウムが細胞内に流入するので、それを抑える。その他に利尿薬なども使われている。

狭心症や心筋梗塞の治療にも、血管収縮を抑制する降圧剤が使われるが、狭心症の発作時には心臓の冠動脈を拡張させるためニトログリセリンの舌下錠が使われる。これはニトログリセリンが加水分解されることで硝酸ができ、それがさらに還元されて一酸化窒素（NO）が産生され、血管拡張を引き起こす。この一酸化窒素（NO）が血管拡張を促す作用をもっていることを解明したR. Furchgott、L. Ignarro、F. Muradの3名が、ノーベル医学・生理学賞を1998年に受賞した。

---

(3) 動脈圧受容器反射

動脈には血圧を測定するセンサーがあり、このセンサーを**動脈圧受容器**とよぶ。この動脈圧受容器は頸動脈洞（内頸動脈が総頸動脈から分岐する部位）と大動脈弓に存在する（**図9.26**）。動脈圧受容器は動脈圧により伸展すると興奮する。その興奮は求心性線維（迷走神経と舌咽神経）を経て延髄の心臓血管中枢に伝えられる。

7 　心臓・血管の調節機構

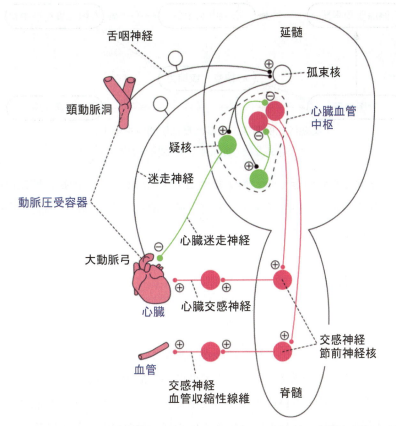

⊕の入力を受けると標的細胞は興奮し、⊖の入力を受けると細胞は抑制される。

図 9.26　動脈圧受容器反射の神経経路

　心臓血管中枢は主に脊髄を経て心臓交感神経および交感神経性血管収縮線維を介して心臓血管機能を亢進させる中枢（心臓血管促進中枢）と副交感神経系（心臓迷走神経）を介して抑制させる中枢（心臓抑制中枢）の2つからなる。動脈圧受容器の興奮は、心臓血管促進中枢を抑制し、心臓抑制中枢を興奮させる。したがって、心臓の機能は抑制されるとともに血管は拡張するので動脈血圧は下降するようになる。正常な血圧でも動脈圧受容器は常に興奮しており、その興奮の程度はほぼ血圧と比例するので、動脈血圧、動脈圧受容器、延髄の心臓血管中枢、そして心臓・血管との間に負のフィードバック機構が成り立って、血圧の変動はある程度の範囲内に保たれているのである（図 9.27）。

　動脈圧受容器反射は、秒〜分単位で作用する短期的な調節機構である。寝ている状態から急に立ち上がった場合、頸動脈の血圧が低下し、頸動脈洞の圧受容器の興奮が低下するため、心臓血管促進中枢が興奮し、血圧が瞬時に上昇する。もし反射が遅延すると、脳への血流が減少し、立ちくらみを感じることになる。このように、

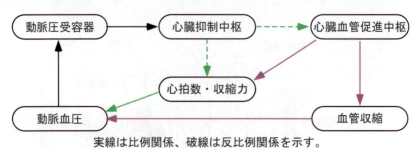

図 9.27 動脈血圧の調節機構

動脈圧受容器は、心臓の近くの大動脈で血圧をチェックし、その後、脳に血液が入る直前の頸動脈で血圧を再度チェックして、脳血流を一定に維持するための合目的役割があると考えられる。

8 特殊領域の循環

8.1 肺循環

肺循環は、右心室から拍出された血液が肺動脈から肺毛細血管、そして肺静脈を経て左心房に戻って来る経路である。この循環系の機能は肺毛細血管から肺胞内へCO_2を排出しO_2を肺胞から摂取するガス交換である。したがって肺動脈には酸素濃度の低い静脈血が流れ、肺静脈には酸素濃度の高い動脈血が流れている。

肺循環系の特徴は体循環の動脈系に比較して血圧が非常に低いことである。そして低い血圧で体循環と同じ血液量を流すことができる。これは肺動脈の血管壁が薄く伸縮性があるため、血流抵抗が低いことに起因する。したがって、血流量が増加しても肺動脈の血圧はほとんど変化しない。肺動脈の平均血圧は約 13 mmHg と大動脈のおよそ 1/8 程度である。右心房の血圧が 7 mmHg であるから、わずか 6 mmHg の圧力差で体循環と等しい血液が流れていることになる。

肺循環系が低圧であることにはガス交換にとって意義がある。肺毛細血管と肺組織液における水の移動においてもスターリングの仮説をあてはめることができる。肺における組織圧と組織液膠質浸透圧はほぼゼロであるから、有効濾過圧は肺毛細血管内圧と血漿膠質浸透圧の差になる。肺毛細血管の血圧は平均で約 8 mmHg であって、血漿膠質浸透圧は 25 mmHg になるので、有効濾過圧は -17 mmHg となり、肺では常に肺胞内から血管内に水が吸収されていることになる。これにより肺内の湿度は 100% であるが、水が肺内に溜まることがなく、また誤嚥等によって肺内に入った水は血管内に吸収されることになる。左心不全等で肺高血圧になると肺胞内に水が蓄積（肺水腫）しガス交換が障害され、動脈血の O_2 濃度は低下し、CO_2 濃度は上昇す

るため呼吸困難を生ずる。

8.2 冠状循環

心筋への栄養と O_2 の供給は、心房内や心室内の血液からでなく、大動脈から分枝する2本の冠状動脈によって運ばれる血液によって行われる。左右の冠状動脈はそれぞれ心臓の表面をぐるりと取り囲むように走行し、小動脈、毛細血管、冠状静脈そして心臓の裏側にある冠静脈洞から右心房へと流れこんでおり、この経路を**冠状循環**という。

冠動脈血流は心周期に伴って変化する。特徴的なのは、左冠状動脈の血流である。他の動脈と異なり心臓の弛緩期に血流が増加し、収縮期には血流は減少する（図9.28）。特に、収縮初期の血流はほぼゼロとなる。これは心筋収縮により血管が圧迫され血管抵抗が増加するためである。したがって、左冠状動脈の血管は心臓の収縮期につぶれてそして弛緩期にもとに戻ることを繰り返している。動脈硬化が起こると伸縮性が失われ弛緩期にも血管がつぶれたままになる。その結果、心筋への栄養と O_2 の供給がなくなり心筋細胞が障害を受ける。いわゆる虚血性心疾患（狭心症や心筋梗塞）を引き起こすことになる。

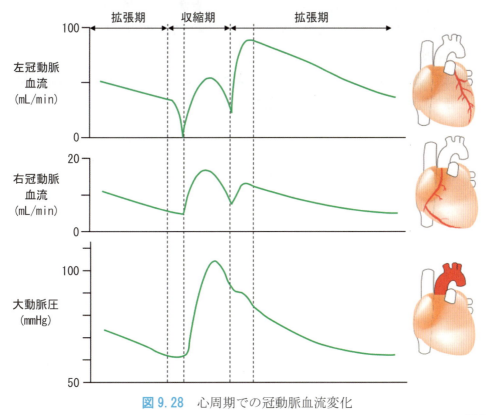

図9.28　心周期での冠動脈血流変化

8.3 胎児の血液循環

胎児の循環系は、基本的には大人の循環系とほぼ同じであるが、栄養素の摂取や代謝産物の排出そしてガス交換（O_2の摂取とCO_2の排出）はすべて胎盤を介して母体との間で行っている。（第17章参照）したがって、胎盤は胎児の「肺、消化器そして腎臓」の機能をもつため、心拍出量の約55％が胎盤に流れているという。特に、肺は圧迫されており、肺循環も必要ない。そのため胎児では右心房と左心房との間に**卵円孔**、肺動脈と大動脈との間には**動脈管**という短絡経路があり、血液は肺を経由しない。右心房に入った血液は卵円孔を通って直接左心房に流れ込む。肺動脈に入った血液は動脈管を経由して直接大動脈に流れ込む。CO_2をはじめとする代謝産物を多く含んだ血液は臍動脈を経て胎盤に入り、O_2と栄養素を含む血液となる。O_2と栄養素を含む血液は臍静脈を経て胎盤から送り出され、**静脈管**を通って下大静脈で静脈血に合流し、右心房に入る（図9.29）。

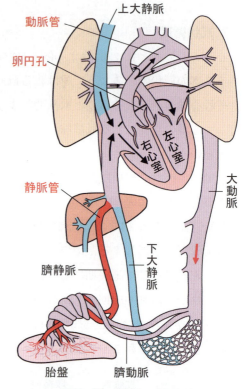

図9.29 胎児の循環系

出産時には、臍帯が結紮、切断されると血中O_2濃度が低下し、CO_2濃度が上昇する。これが呼吸刺激となって、肺呼吸が始まる。肺の拡張によって、肺循環の血流抵抗が小さくなり血液は一気に肺毛細血管に流れ込むことになる。呼吸をすることにより血液O_2濃度が上昇し、動脈管を収縮させる。その後動脈管は1週間以内に閉鎖する。静脈管は分娩後強く収縮して2、3時間後に閉鎖する。

卵円孔は胎児期には弁のようになっているので、肺循環が完全になれば左心房の内圧が右心房の内圧より高くなり、この圧差によって弁が閉まる。卵円孔も生後すぐに機能的には閉鎖されるが構造的に閉鎖が完了するには2、3カ月から2、3年を要する。収縮した動脈管は動脈索として、閉鎖された卵円孔は卵円窩としてその痕跡を残す。

8.4 脳循環

脳への血液は左右の内頸動脈と椎骨動脈で供給されている。脳血流は約 750 mL/min であり、心拍出量の約 15%となる。脳血流量は自動調節能を有しており、動脈血圧が 60〜150 mmHg の範囲で一定に保たれている。したがって、運動時においてもほぼ一定のである。ただし、CO_2、O_2 に対して反応し、高 CO_2 血症では血管が拡張し血流量が増加し、低 O_2 血症では血管が収縮し血流量が減少する。

脳循環のもうひとつの特徴は、毛細血管の物質透過性が著しく低く、通過できる物質が限られていることである。水、CO_2、O_2 の通過は容易であるが、Na^+、K^+、グルコース、尿素の通過は遅い。ウィルスも含め、その他の物質についてはほとんど通過できない。これを**血液−脳関門**といい、内皮細胞間結合部の接着が密であるためである。

9 リンパ管系

リンパ管は全身の組織に張り巡らされており、組織液の一部をたえず血液循環系内に運ぶ役割をしている。毛細血管から濾出した水（約 20 L/日）のほとんど（約 17 L/日）は再び毛細血管に吸収されるが、残り（約 3 L/日）はリンパ管に吸収される。リンパ管系はまた血漿より漏出したタンパク質や大きな分子および小腸で吸収された脂質の輸送路としての役割もある。リンパ管の閉塞などで組織液中のタンパクが吸収されないと組織膠質浸透圧が上昇し、浮腫を生ずることはすでに述べた。

リンパ管はその末端が閉じている毛細管から始まり、毛細リンパ管に入った組織液（リンパ（液）という）は、集合リンパ管、リンパ節を経て、最終的に**リンパ本幹**を通して**鎖骨下静脈**に入り血流に戻る（図 9.30）。本幹は右リンパ本幹と胸管の 2 つからなる。主に右上半身からのリンパ液は右リンパ本幹に至り、それ以外の部位は胸管に至る。リンパ節は細網組織からなり濾過装置として働くが、すでに述べたように生体防御の要となる。リンパ管には逆流を防止する弁が存在する。したがって静脈と同様に、筋肉ポンプ作用を受けリンパ液が本幹へ輸送される。また、最近の研究ではリンパ管自身が周期的に収縮して、リンパ液の流れをつくっていることが示されている。

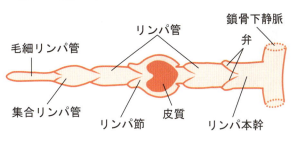

図 9.30　リンパ系の構成要素の概略

第9章　循環の生理

問　題

A.　多肢選択問題

1　心臓の刺激伝導系で最初の興奮部位はどれか。

a.　洞房結節　　　　b.　房室結節　　　　c.　ヒス束　　　d.　プルキンエ線維

2　心電図検査における肢誘導はどれか。**2つ選べ。**

a.　I　　　　　b.　V1　　　　　c.　V2　　　　　d.　V3　　　　　e.　aVR

3　最も緊急性の高い不整脈はどれか。

a.　心房細動　　　b.　心室細動　　　c.　心房性期外収縮　　　d.　Ⅰ度房室ブロック

4　健常な成人の心臓について、右心室と左心室で等しいのはどれか。**2つ選べ。**

a.　単位時間当たりの収縮の回数

b.　拡張時の内圧

c.　収縮時の内圧

d.　心室壁の厚さ

e.　1回拍出量

5　心周期に伴う心臓の変化で、収縮期の初期には心室の容積は変わらずに内圧が上昇していく。このとき心臓で正しいのはどれか。

a.　僧房弁は開いている。

b.　大動脈弁は開いている。

c.　左心室の容積は最小である。

d.　左心室の内圧は大動脈圧よりも低い。

6　収縮期血圧の上昇を来す要因はどれか。

a.　副交感神経の興奮

b.　循環血液量の減少

c.　末梢血管抵抗の増大

d.　血液の粘稠度の低下

e.　動脈血酸素分圧（PaO_2）の上昇

264

| 7 | 浮腫の原因となるのはどれか。 |

a. 膠質浸透圧の上昇

b. リンパ還流の不全

c. 毛細血管内圧の低下

d. 毛細血管透過性の低下

| 8 | 血圧を上げる作用をもつのはどれか。 2つ選べ。 |

a. レニン　　　　　　b. インスリン

c. カルシトニン　　　d. ソマトスタチン

e. ノルアドレナリン

| 9 | 胎児循環で酸素を最も多く含む血液が流れているのはどれか。 |

a. 肺動脈　　　b. 肺静脈　　　c. 臍動脈　　　d. 臍静脈

| 10 | リンパの流れで正しいのはどれか。 |

a. 成人の胸管を流れる量は1日約10Lである。

b. 右上半身のリンパは胸管に流入する。

c. 中枢から末梢への一方向に流れる。

d. 筋運動を行うと流量は増加する。

解答

(1) a (2) a, e (3) b (4) a, e (5) d (6) c (7) b (8) a, e (9) d (10) d

B. 記述式問題

(1) 特殊心筋系における興奮の順序と歩調とりについて説明せよ。

(2) 心電図の各波の成因を説明せよ。

(3) 心周期と心臓弁の開閉について説明せよ。

(4) 心拍出量の定義を述べ、心拍出量を増加させる機構を説明せよ。

(5) 動脈系、毛細血管系、静脈系の機能およびそれぞれの特徴について説明せよ

(6) 寝た状態から起立したときに生じる血圧と心拍数の変化と動員される循環反射を説明せよ。

(7) 血圧を上昇させる因子と低下させる因子をあげよ。

呼 吸

第10章

第10章　呼　吸

　呼吸は、体内の細胞への酸素の供給、代謝によって生じた二酸化炭素の排出を行い、細胞活性の維持、ならびに生命活動を維持している。また、呼吸は、息をしている＝生きている指標となっている。この息をするということについて見てみると、まず大気中の酸素は、肺に取り込まれたあと、血液中に移動し、組織まで運搬される。これを**外呼吸**（external respiration）という。体内の各組織に運搬された酸素が細胞で利用される。これを**内呼吸**（internal respiration）という。肺から体内の細胞に至るまでの酸素の輸送過程と、細胞から肺に至るまでの炭酸ガスの排泄過程が外呼吸である。内呼吸については第12章で詳しく述べているので、本章においては、主に外呼吸について呼吸器の構造と機能を理解し、呼吸が体液のpHの調節（酸塩基平衡）に関与していること、呼吸の制御の仕組みについて学ぶ。

　呼吸器系の特徴は、酸素を取り込む経路と、二酸化炭素を排出する経路が、同一であることである。同じ経路を使っているので酸素の取り込みと、二酸化炭素の排出を同時には行えない。したがって、息を吸うときと息を吐くときを交互に行うようにしなければならない。呼吸は、このような吸息相と呼息相が交互に起こることによって成り立っている。

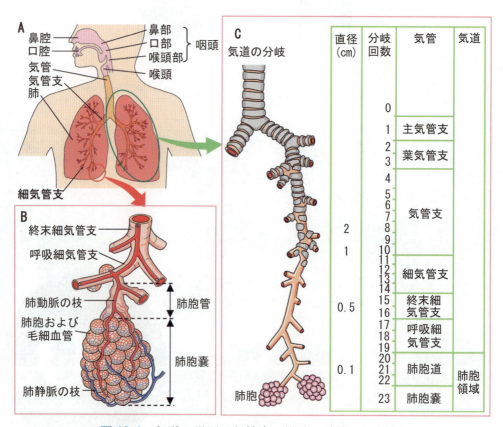

図10.1　気道の場所、気管支の構造と肺胞の仕組み

1 呼吸器

1.1 気道（airway）

　気道とは、外気と肺の間にある空気の通り道のことである。気道は、鼻腔と口腔から始まり、咽頭、喉頭、気管を経て、気管支、細気管支、終末細気管支、呼吸細気管支と細かく複数に分岐してすべての**肺胞**（alveolus）に空気を送り込んでいる。気管支の分岐は、常に2つずつに分かれて23回分岐するため、分岐数は2の23乗となる（図10.1）。

　鼻腔の粘膜は静脈叢や粘液腺が多くあるので、鼻腔では吸気が暖められて適度な湿度を保っており、鼻毛は細塵の体内への侵入を防ぐのに役立っている。気管は、気管軟骨と平滑筋に囲まれて輪状靱帯で節をつくっているような構造であり、気管支は軟骨と平滑筋に覆われ、気管支腺や上皮細胞が存在している。気管支腺は、空気とともに進入した異物を分泌物で絡めて、線毛をもつ上皮細胞は、それらを咽頭に向かって排泄する役目を担っている。また、気管と気管支は、軟骨と平滑筋によりなり、空気の通り道を確保する構造であるが、細気管支部分には軟骨がなく、平滑筋や弾性線維で構成されている特徴がある（図10.2）。

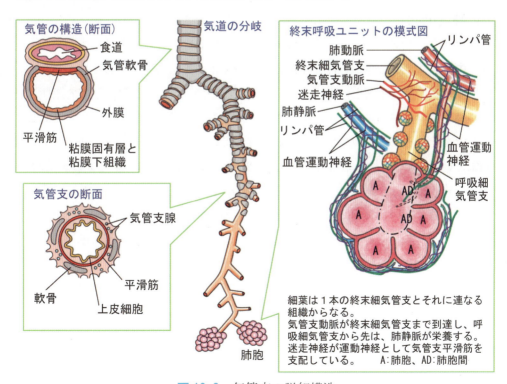

図10.2　気管支の詳細構造

第10章 呼 吸

> ### コラム　気道の構造と窒息
>
> 　窒息とは、主に気道が塞がれて空気の交通が滞り、肺と外界とのガス交換ができなくなることである。咽頭では空気と食べ物が全く同じところを通り、その後、気管と食道という別々の通路に分かれていく。ここでの交通整理がうまくいかないことが窒息の原因になることが多い。その代表的なものは食物が誤って気管に入る「誤嚥」であるが、大きすぎる食べ物の塊を無理に、または誤って飲み込もうとして喉咽頭を塞いだ場合、あるいは飲み込んでも食道に引っかかってしまうと、隣接する気管を内側から圧迫して窒息することも起こり得る。さらに、意識レベルが低下している人が嘔吐したときに、体位によっては吐物が気道に入りこみ、咳嗽反射が起こらないと吐物を排出できずに気管を塞ぐこともある。
>
> 　その他、自分で寝返りが打てない乳幼児の場合、柔らかく沈みこむ枕やクッションは鼻と口を塞いでしまうことがある。また、物理的に異物が気道を塞ぐ以外にも、熱い空気を吸い込むことによる気道熱傷、あるいはアレルギー反応であるアナフィラキシーによる喉頭浮腫など、気道自体が腫脹することによる内腔の狭窄も窒息の原因となる。

1.2 肺 （lung）

　肺は左右2つあり、尖った上部は肺尖、下部は肺底という。右肺は上から順に上葉・中葉・下葉の3葉からなり、左肺は、やや小さく上葉・下葉の2葉からなる。この5つの肺葉を大葉という。左肺に中葉がないのは、左右の肺を隔てる縦隔にある心臓が体幹の中心よりも左に寄っており、その分スペースが小さいためである。

　肺は、それぞれが多数の**肺胞**から成り立っている。それらの内部にあるガスを**肺胞気**という。肺胞の大きさは直径0.1〜0.2㎜、総数は約3〜5億個といわれており、ガス交換の行われる総呼吸面積は、約60〜80㎡に達する。ひとつの肺胞を多数の毛細血管が取り巻いており、これらの毛細血管の中で血液と肺胞気との間でガス交換が行われる。肺胞壁と肺毛細血管は、非常に膜が薄く、ガスが容易に拡散できるようになっている。肺胞は、呼吸運動に伴って伸縮する。

　肺胞上皮細胞には、扁平なⅠ型および立方形のⅡ型細胞がある（**図10.3**）。肺胞内面はⅡ型細胞から分泌されるリン脂質で覆われている。リン脂質は、肺胞がつぶれるのを防止する表面活性物質（**サーファクタント**）として働いている。また、肺胞内には異物に対する防御機構をもつマクロファージや単球が存在している。

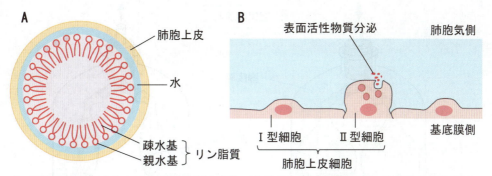

A：肺胞の内表面を水と表面活性物質の主体であるリン脂質が覆っている様子を示す模式図。リン脂質分子の一部は親水性で水分子の方を向き、リン脂質分子の脂質部分は疎水性で肺胞内の空気の方を向いている。
B：肺胞上皮のⅠ型細胞とⅡ型細胞

図10.3 肺の表面活性物質の働き

> **コラム 気管内の痰の吸引**
>
> 意識障害や呼吸機能の低下などにより、気管チューブを挿管した患者あるいは気管切開をしている患者には、気管内の痰を吸引する援助が必要になる。気管内吸引では、気道損傷と気道を通過する呼吸気量の低下を防ぎながら実施することが重要である。吸引する管（吸引カテーテル）が太いと管が気道内を占拠してしまい正常な呼吸ができなくなる。また、吸引圧が強すぎると気道粘膜が損傷したり、肺胞が虚脱したりする。このため、吸引カテーテルの太さは気管チューブの2分の1以下の内径の太さのものを選び、吸引圧は－20 kPa（－150 mmHg）以下に調整し、吸引時間は15秒以内とする。さらに気管内吸引の実施前に鼻腔・口腔からの吸引を行っておくことで、吸引の刺激による分泌物の気管内への流れ込みを予防することができる。

2 呼吸運動

2.1 胸郭運動 (thorax movement)

肺においては酸素を多く含む空気を取り込み、逆に炭酸ガスを多く含む空気を吐き出している。空気を吸い込むことを**吸息**（inspiration）、吐き出すことを**呼息**（expiration）といい、そのための胸郭、横隔膜の運動を**呼吸運動**（respiratory movement）という。肺のモデルとして図10.4に示すような、ガラスのような壁（胸郭に見立てている）の堅いビンの底にゴム膜を取り付けた容器の中に気道と肺が入っていると仮定する。肺への空気の出入りがない場合、肺気道を通じて肺内と大気の圧

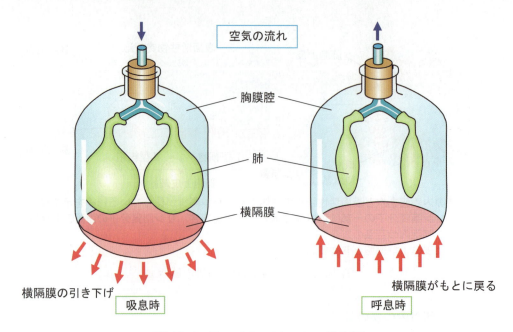

図 10.4　肺の空気の出入りの模型図

力は釣り合っている。いま、ゴム膜（横隔膜に見立てている）をピストンのように下に引くと肺を囲むビンの空間（胸膜腔あるいは胸腔）の体積が増加するため、内圧が低下する。そして、肺内圧が胸腔内圧より大きくなり、肺は膨張しようとするため、肺内圧は大気圧より低くなり、大気から肺に空気が流入する。これが吸息のメカニズムである。呼息の場合は、ビン底のゴムがもとに戻ろうとする動作に似ており、それによって、今までのビンの空間の体積が減少するため、肺内圧は大気圧よりも高くなり、ゴム風船から大気中へ空気が流れるようになる。胸郭や横隔膜の運動によって肺が膨らむためには、肺が比較的柔らかいゴムのような弾性体であることが必須で、肺が自らの弾性で縮もうとする力を**肺の弾性圧**（pulmonary elastic pressure）という。また、呼吸筋の収縮、弛緩に伴って胸腔内圧が変化するためには、胸腔が外界との間に空気の行き来のない閉鎖空間であることが大切である。肺や胸腔に何らかの原因で穴があいて胸腔の気密性が失われた場合には、呼吸運動が障害される。これを**気胸**（pneumothorax）という。

2.2　呼吸筋 (respiratory muscle)

　呼吸運動にかかわる筋肉を呼吸筋とよぶ。呼吸運動は吸息と呼息よりなり、それぞれにかかわる呼吸筋を吸息筋、呼息筋という。

(1) 吸息 (inspiration)

　横隔膜が収縮して引き下げられ、外肋間筋が収縮して肋骨が挙上すると、胸郭が

拡大する（図10.5：吸息時）。その結果、胸腔内圧はより陰圧となり（呼息時で-5 cmH$_2$O に対し、吸息時で-8 cmH$_2$O）、外界の空気が受動的に肺内に流入する（図10.10）。呼吸のこの過程を吸息とよぶ。通常の吸息時に働く筋肉（横隔膜と外肋間筋）を主吸息筋とよぶ。深呼吸のときは、さらに脊柱を伸ばす筋肉や、肩を挙上する筋肉も働く。これらを補助吸息筋という。

(2) 呼息 (expiration)

呼吸により肺内の気体を外界に出す過程を呼息とよぶ。安静時の呼息では呼吸筋の関与はほとんどない。吸息筋の弛緩に伴い胸郭自体の重みと肺の弾性により胸郭は縮小し、肺内の空気が呼出される。意識的な呼息時には、主呼息筋である内肋間筋や補助呼息筋である腹壁筋が収縮し、胸郭をさらに縮小させる（図10.5：呼息時）。

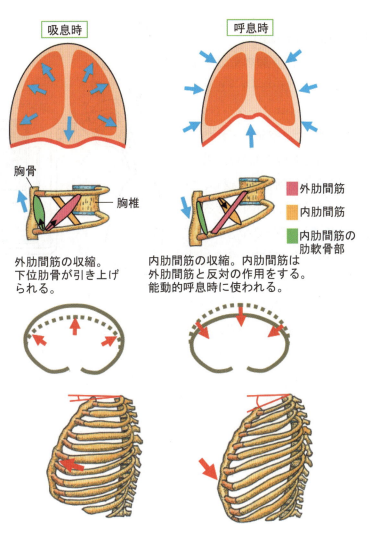

図10.5　安静呼吸に伴う胸郭の動き

横隔膜の運動を主とする呼吸を**腹式呼吸**（横隔膜呼吸）、肋間筋の運動を主とする呼吸を**胸式呼吸**という。通常の呼吸は両者の共同による胸腹式呼吸である。

(3) 呼吸筋支配神経

呼吸筋は随意性の骨格筋であり、体性神経系の運動神経支配を受ける。呼吸筋のうち肋間筋は第1〜11胸髄（Th1〜Th11）より出力する**肋間神経**（intercostal nerve）の支配を受け、横隔膜は、第3〜5頸髄（C3〜C5）より出力する**横隔神経**（phrenic nerve）の支配を受ける。これらの呼吸筋は、それぞれの神経の興奮により収縮し、神経の活動が停止すると弛緩する。

3 肺機能 (pulmonary function)

3.1 肺気量 (lung volume)

吸息、呼息運動に伴う肺容量の変化は、肺容量計（スパイロメーター）で測定する。初期のスパイロメーター(ベネディクト・ロス型)は、空気を入れた円筒と口を管でつなぎ呼吸させると、円筒は呼吸のたびに上下運動を繰り返し、これをドラム上の記録紙に描画させる装置である（図10.6）。現在では電子スパイロメーターが使われており、流速を測定する円筒を介して呼吸し、コンピュータで流速を積分したものを気量として

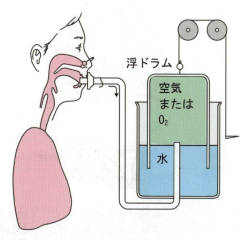

図10.6 肺容量計（スパイロメーター）

記録することができる。呼吸運動に伴い肺の容積は変化する。安静状態の成人では、1回の呼吸で出入りする空気の量は約500 mLである。深呼吸をすると、さらに3〜4 Lの空気の換気が可能となるが、肺内の空気をできる限り吐き出したのちにも、肺内には約1.2 Lの空気が残っている。肺の中の空気の量、すなわち肺気量は肺の機能を知るための重要な指標となる。

肺気量は、次のように分類・定義される。これを指標に肺機能の異常を簡単に検査することができる（図10.7）。

① **1回呼吸気量**（1回換気量）（tidal volume）：毎回の呼吸で肺を出入りする空気の容積（500 mL）。

② **予備吸気量**（inspiratory reserve volume）：安静時吸息の終了からさらに最大努

力により追加吸入し得る空気の容積（2,000〜3,000 mL）。

③**予備呼気量**（expiratory reserve volume）：安静時呼息の終了からさらに努力して呼出し得る最大量（1,000 mL）。

④**残気量**（residual volume）：安静呼気位から最大息を吐き出した際に肺の中に残っている空気の量（1,000〜1,200 mL）。

⑤**機能的残気量**（functional residual volume）：予備呼気量と残気量の和（2,000〜2,200 mL）。安静呼吸時には機能的残気量2Lに1回呼吸気量0.5Lが入ったり出たりしている状態である。このために肺胞内のガス濃度が、吸息時と呼息時であまり変化せず、続く肺胞気と血液との間のガス交換が一定に行われるようになっている。このような機能をもつことで機能的残気量とよばれる。

⑥**肺活量**（vital capacity）：安静時1回換気量と予備吸気量と予備呼気量の和に相当する。男性（3,000〜4,000 mL）、女性（2,000〜3,000 mL）である。1回の呼吸で可能な最大の換気量が肺活量で、最大吸気位から最大呼気位まで呼出させて測る。肺活量は、その人の体格、年齢により異なる。それらの因子を加味した予測値に対する実測値の割合（％肺活量、正常値は80〜120％）は、拘束性換気障害の評価に有用である。

⑦**全肺気量**（total lung capacity）：肺活量＋残気量

⑧**換気率**（ventilation ratio）：1回の呼吸で換気される肺胞内の空気の割合で、換気率＝肺胞換気量（後述）／（機能的残気量＋肺胞換気量）（＝0.12）で表される。適度な機能的残気量は呼吸によって急激に肺胞内ガス組成が変化するのを防ぐが、肺気腫のように機能的残気量が増加しすぎると換気率が低下し低酸素症の原因となる。

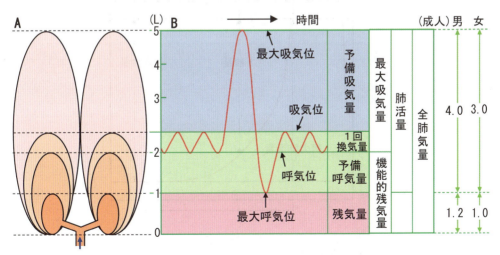

A：肺の膨らみと、B：スパイロメーターの関連性を模式化した。

図10.7 スパイロメーターから得られた肺気量のグラフ

3.2 気道抵抗と換気障害

(1) 努力性肺活量と1秒率

努力性肺活量（forced expiratory volume：FEV）は、最大吸気位から最大の速度で吐き出した最大の呼気量で、強制呼気量ともよばれる。努力性肺活量のうち、始めの1秒間で吐き出される量は**1秒量**（FEV 1.0）とよばれ、努力性肺気量に対する1秒量の割合を**1秒率**（FEV 1.0%）といい（図10.8）、以下の式で表される。

　　1秒率（%）＝ 1秒量 ÷ 努力肺活量 × 100

1秒率は呼吸機能検査の項目のひとつで、この割合が低下していると気管支が狭窄して空気がスムーズに流れることができなくなっていることを意味している。気管支喘息では種々の刺激性物質に対する気道の反応性が高まっているため、発作的に気道が狭くなる。慢性気管支炎では、刺激性物質、例えばタバコの煙や排気ガスなどの慢性曝露が原因となって気道が炎症を起こし、気道が狭くなり、気道抵抗が高くなる。気道抵抗が高くなると、勢いよく呼息しても1秒間で吐き出せる量は正常よりも少なく、1秒率は低下する。1秒率が70%以下に低下した換気障害を閉塞性肺疾患と総称する（図10.9）。

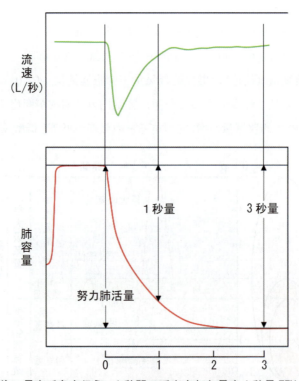

最大吸息後、最大呼息を行う。1秒間で呼出された量を1秒量 $FEV_{1.0}$ という。
努力肺活量 FVC に対する割合を%で表したものが1秒率（$FEV_{1.0}$%）である。

図10.8　強制呼出曲線

閉塞性肺疾患には、気管支喘息や慢性閉塞性肺疾患（chronic obstructive pulmonary disease：COPD）に分類される慢性気管支炎や肺気腫がある。努力性肺活量が正常予測値の80%より低下した障害は拘束性肺疾患（restric-lung disease）とよばれる。拘束性肺疾患は、気道抵抗は正常であるが、肺胸郭系の正常な伸展が障害されるものである。このため肺活量は低下するが、1秒率は正常に保たれているのが特徴である。肺活量、1秒率ともに低下するのは、混合性障害とよばれる。高度な換気障害に加えて、中枢神経系や呼吸筋の障害などで見られる（図10.9）。

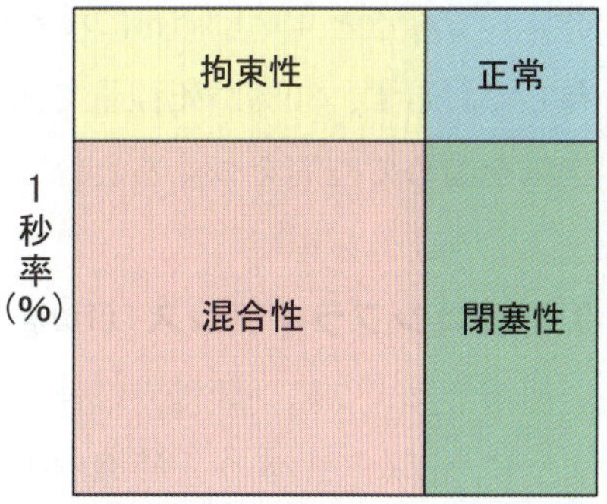

%肺活量を横軸に、1秒率を縦軸に取り、それぞれ80%、70%（正常の限界）で線を引いたものである。換気障害のパターンが4種類に分類できる。

図10.9 換気機能図

(2) 肺胞換気量（alveolar ventilation）と死腔（dead space）

吸息によって肺や気道に入った空気のすべてが血液との間のガス交換に関与できるわけではない。気道内の空気や、血液に還流されていない肺胞内の空気は、ガス交換されず、そのまま呼出される。肺のガス交換は肺胞上皮のみにおいて行われ、気道の中の空気は、そのまま吐き出される。そのうちの気道の容積を**解剖学的死腔**（anatomical dead space）といい、ガス交換に関与しない容積を**生理学的死腔**（physiological dead space）という。健康な肺においては、ガス交換不能な肺胞はほとんどないため、生理学的死腔は解剖学的死腔に等しく、成人で約150 mLである。しかし、肺循環障害などの肺疾患の際には、生理学的死腔は解剖学的死腔よりもかなり大きくなる。

また、スパイロメーターで測定される1回呼吸気量とは別に、実際、肺と血液との間でガス交換に有効な呼吸気量を**肺胞換気量**（alveolar ventilation）とよび、次式で表すことができる。

肺胞換気量 ＝ 1回呼吸気量 － 死腔量

また、1分間当たりの肺胞換気量を**分時肺胞換気量**（minute (volume of) ventilation）といい、

分時肺胞換気量 ＝ 肺胞換気量 × 1分間呼吸数

で表される。実際、1回呼吸気量が500 mL、死腔量が150 mL、呼吸数が12回/minでの分時呼吸気量は6 L/minになる。このとき、死腔量を考えて分時肺胞換気量を

計算してみると 4.2 L/min になる。すなわち、呼吸気量の 70％しか肺胞内換気に関与しておらず、30％が死腔量であることがわかる。しかしながら、死腔には気道に空気を溜めて空間をつくるという重要な役割がある。

3.3 肺コンプライアンス（lung compliance）

前述したように、肺は弾性体であるので、それを広げる圧力がなくなると風船のようにしぼんでしまう。肺胞内圧と胸腔内圧との差を**経肺圧**（transpulmonary pressure：ΔP）とよび、この圧力が肺を広げる圧として働く。経肺圧の増加に対して肺容積がどれだけ増加（ΔV）するかは、肺の伸びやすさ、すなわち肺コンプライアンスによって決まる。すなわち次式で表わされる。

$$肺コンプライアンス(C) = \frac{肺容積の増加（ΔV）}{経肺圧の増加（ΔP）}$$

正常時の肺コンプライアンスは両肺あわせて大体 0.2 L/cmH$_2$0 である。つまり、経肺圧が 1cmH$_2$0 増加するごとに肺容積は 0.2 L 増えることになる。この式から、柔らかい肺では、少しの圧力変化で容積が大きく変化するのでコンプライアンスは大きくなり、硬い肺では大きな圧力で小さな容積変化になるのでコンプライアンスは小さくなる。ただし、肺コンプライアンスは肺を構成する組織の弾性だけによって決まるわけではない。また、呼吸周期中でも変化している。

(1) 呼吸周期中の圧、容積、気流の変化

肺容積は吸息で増加し、呼息で減少するという周期的な変化をする（**図 10.10**：I）。胸膜腔内圧と肺胞内圧は大気圧との差として測定され、吸息相では、呼吸筋運動によって胸膜腔内圧が -5 cmH$_2$0 から -8 cmH$_2$0 へと陰圧側に傾き（**図 10.10**：II）、これにより、肺胞内圧が陰圧となり（**図 10.10**：IV）、体外からの空気を気流量（**図 10.10**：III）で表される速度で吸入する。肺容積と比例する胸膜腔内圧の変化は点線 ABC であるが、実際には実線 ADC で示される気道抵抗や肺の非弾性組織を動かすための粘性抵抗に対する加圧のため、斜線部分だけ大きい圧変化が必要になる。呼息では、この分だけ少ない陰圧でことが足りる。呼息では肺胞内圧は胸郭による圧迫のために陽圧となり（**図 10.10**：IV）、肺胞気が呼出される。

(2) 肺の圧容積関係

換気における肺経圧と肺容積の関係は、肺の圧容積関係（pressure-volume relation）として表される（**図 10.11**）。曲線は安静呼息から最大吸息そして最大呼息まで変化させたときの肺容量と肺経圧との関係を示したものである。特徴は、吸息の

3 肺機能（pulmonary function）

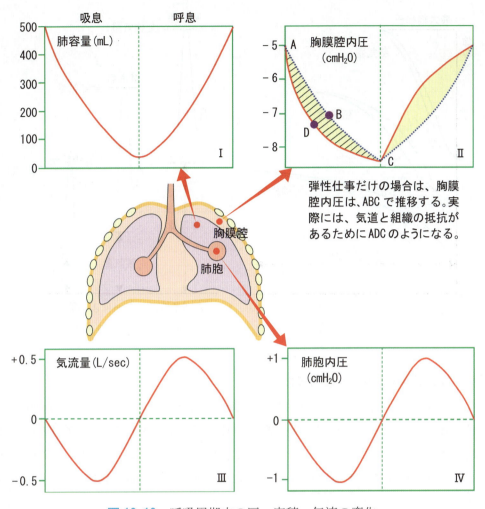

図 10.10　呼吸周期中の圧、容積、気流の変化

ときと呼息のときの通る道が異なるヒステレシス・ループを形成する。曲線の傾き（ΔV/ΔP）がコンプライアンスを示し、肺容量が小さいと傾き（コンプライアンス）が大きく、肺容量が大きいと傾き（コンプライアンス）が小さくなっている。肺容量の変化によってコンプライアンスも変わるため、単一の値として表すことは難しい。しかしながら、安静呼気位から 500 mL 吸気したときにどれだけの圧変化が起こったかを測定し、そのときの ΔV/ΔP を静肺コンプライアンスとよんで比較することができる。

図 10.11 のように肺気腫などの慢性閉塞性肺疾患ではこの静肺コンプライアンスは高い値になり、肺線維症などの拘束性肺疾患では低い値になる。図 10.11 には肺気量との関係も示しており、肺気腫では全肺気量と残気量の増加が見られるのに対し、肺線維症では全肺気量、肺活量および残気量が低下している。

279

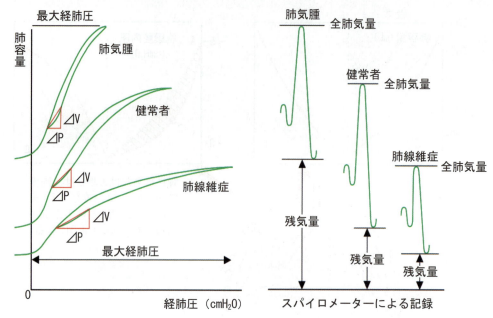

図 10.11 健常者、肺線維症、肺気腫例における肺の圧容量曲線およびスパイロメーターにおける記録

(3) コンプライアンスと表面張力

　肺のコンプライアンスには表面張力（surface tension）も関与している。肺胞では表面張力（T）により肺胞を押し潰す力（内圧 P）が発生している（図 10.12）。肺胞を球として仮定すると、P（cmH$_2$O）は表面張力 T（dyne/cm）に比例し、球の半径（cm）に反比例する。図 10.12 に示すように大きさの異なる肺胞が存在し表面張力が等しい場合、ラプラスの式から半径の小さい肺胞の内圧が高くなる。ガスは圧力の高い方から低い方へ流れるため、小さな肺胞はさらに縮小し、最終的には潰れてしまうことになる。既に述べたように肺には大小さまざまな肺胞が存在しているが、これは肺胞が小さくなるとサーファクタント（表面活性物質）の密度が高くなるため、表面張力が低下し圧力の上昇を抑えるからである。

　さらにサーファクタントの役割としてそれ自体が表面張力を低下させることにある。例えば、未熟児などでは、この物質が充分産生されないことがある（第 17 章参照）。この場合、水だけの表面張力は強く、一旦強い力で息を吸い込んでも呼息時に肺胞が収縮すると、肺胞表面が小さくなり肺胞内面は接着するようになる。したがって、生後すぐに肺胞が開かなくなるため肺の拡張不全に陥り、著しい呼吸不全を示す。これを新生児呼吸窮迫症候群（(infant) respiratory distress syndrome：(I)RDS）とよび、新生児死亡の原因となる。最近では、表面活性物質の補充が可能となって未熟児の予後改善に大きく貢献している。

3 肺機能（pulmonary function）

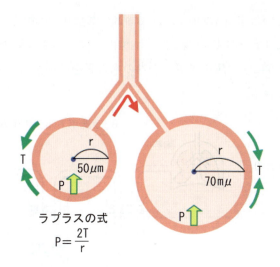

ラプラスの法則に従えば、半径 50 μm の肺胞の肺胞の方が 70 μm の肺胞より内圧が大きい。したがって、矢印の方向に空気が流れ込み、小さな肺胞はさらに縮小するはずであるが、表面活性物質の存在がこれを防いでくれる。

図 10.12　肺胞の表面張力（T）により、矢印方向に発生する内圧（P）

> **コラム　胸腔ドレナージ**
>
> 　陰圧とはマイナスの圧力であり図 10.13 A のように注射器で水を吸い上げる（吸引）圧である。したがって、胸膜腔に管を入れて水を入れたコップにつなぐと、管の中の水はコップの水面より 4〜8 cm 持ち上がるので、胸膜腔内圧は −4〜−8 cmH₂O となる。 肺胸膜や壁側胸膜に穴が開くと、胸膜腔に空気が入り、肺を圧迫する。これが気胸である。気胸になった場合や胸腔内に体液が貯留した場合、ドレーンとよばれる管を胸腔に挿入し、胸腔内の空気や体液を抜く。これを胸腔ドレナージ（排出）といい、臨床では、図 10.13 B のような 3 連ボトルシステムが使われる。
>
> 　体液等をトラップするために排液ボトルがつながれているが、圧力を調節するのは水封室と吸引圧制御ボトルである。水封室の吸い上げられた液面の高さが胸腔内圧になるが、それにつながる吸引圧制御ボトルによって水封室内の圧力が調整される。水封室の圧力を陰圧にしてそれよりも管の液面が上にあった場合は、水封室内の陰圧と液面の高さを足したものが、胸腔内圧になる。
>
> 　吸引ポンプでは微妙な圧調節が難しいため、吸引圧制御ボトル内に外から管を水の中に差し込み吸引すると、水の中に入った長さの圧力より大きな圧力で吸引しても管より空気が入り、水面下の管の長さの圧力より低下しないことになる。例えば、水面下 8 cm に管が開いている場合は、ボトル内は −8 cmH₂O になる。こ

れにつながっている水封室の圧力も－8 cmH$_2$O になり、胸腔とつながっている管が水面より 4 cm 上がっている場合は、胸腔内圧はこの 2 つを合計した－12 cmH$_2$O となる。このように吸引圧制御ボトル内の水の量を調節することで、吸引圧を調節することができる。

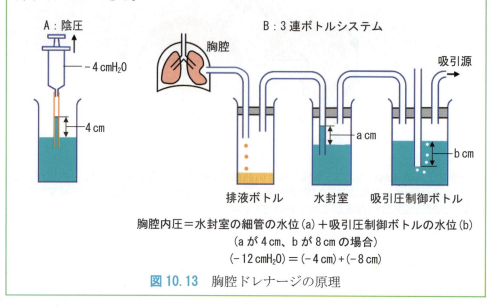

図 10.13 胸腔ドレナージの原理

4 体内のガス交換

4.1 肺のガス交換

大気中の酸素、炭酸ガスの含有量は 20.94％、0.04％であるから大気圧 760 mmHg とすれば、酸素分圧（PO$_2$）は 158 mmHg、炭酸ガス分圧（PCO$_2$）は 0.3 mmHg となる（**表 10.1**）。肺における酸素および炭酸ガス輸送は、肺胞気と肺の毛細血管の静脈とのガス分圧の差によって行われる。吸気は気道内で 37℃ に暖められ、水蒸気で飽和されて（47 mmHg）肺胞に至る。吸気は肺胞内の機能的残気量と混合して、その結果、PO$_2$ は低下し、PCO$_2$ は上昇する。

表 10.1 ガス分圧（mmHg）

	吸気	呼気	肺胞気	動脈血	静脈血
O$_2$	158.0	116	100	96	40
CO$_2$	0.3	32	40	40	46
N$_2$	596.0	565	573	573	573
水蒸気	5.7	47	47	47	47
計	760	760	760	755	706

(1) 肺胞内ガス分圧[*1]

肺胞気では、O_2 約 14%、CO_2 約 6%（乾燥気として）となっているので、肺胞気の O_2 分圧は、約 $(760-47)\times0.14=100$ mmHg、CO_2 の分圧は、約 $(760-47)\times0.06=40$ mmHg となる。それが全身へ流れる動脈血のガス分圧となる。一方、全身から肺へ戻ってくる静脈血のガス分圧は、およそ O_2 40 mmHg、CO_2 46 mmHg である。

肺胞内 O_2 分圧（PO_2）は 100 mmHg で、静脈血の 40 mmHg よりも $100-40=60$ mmHg の分圧差により、O_2 は肺胞内から血液中に拡散移動し、逆に、CO_2 分圧（PCO_2）は、肺胞内の 40 mmHg に比べ、静脈血の 46 mmHg は $46-40=6$ mmHg の分圧差により、CO_2 は血液中から肺胞内へ拡散移動する。組織では、正反対のガス交換が行われる（図10.14）。

(2) 血液中ガス分圧

肺胞壁とそれを囲んでいる毛細血管壁の接触面は、総面積 $60\sim80$ m^2 に達し、テニスコートの半面くらいにあたる。さらに肺胞壁の厚さは $0.2\sim0.6$ μm と非常に薄く、ガスが効率よく拡散できる。この高い拡散能のために肺胞と動脈血中のガス組成は、ほぼ等しくなる。その結果、血液ガスの分圧は、O_2 96 mmHg、CO_2 40 mmHg の動脈血となって、肺から肺静脈を通って心臓の左心房に向かって出ていく（図10.14）。

肺におけるガス交換の効率は、拡散能（diffusing capacity）で表される。拡散能とは、ガス分圧差 1 mmHg 当たり毎分拡散するガス量のことである。肺における O_2 の拡散能は、正常人で $15\sim35$ mL/min/mmHg である。CO_2 の拡散能は高く、O_2 の約 20 倍であるため、分圧差は O_2 の約 1/10 であるが、充分な交換が行われる。

組織におけるガス交換も、血液と組織との間のガス分圧の差によって拡散移動により行われている。およそ O_2 96 mmHg、CO_2 40 mmHg の動脈血に比べ、組織では O_2 が低下しており、筋肉では 20 mmHg、活動の高い組織では 0 mmHg になることもある。逆に CO_2 分圧は高くなっており、$40\sim70$ mmHg となるので、O_2 は血液から組織へ、CO_2 は組織から血液中へ拡散によって容易に移動する。その結果、静脈血では、ガス分圧が、およそ O_2 40 mmHg、CO_2 46 mmHg となって組織から肺へ戻っていく（図10.14）。

また、運動時には肺毛細血管血流量が増加して、安静時には閉鎖していた血管も開くので肺の酸素拡散能はさらに増加する。反対に肺胞に炎症などが起きると肺胞壁が

[*1]：混合気体のガス分圧は濃度に比例する。酸素濃度が 20%、窒素濃度が 80% の混合気体の全圧が 1 気圧（760 mmHg）のとき、760 mmHg の 20% は酸素の圧力（酸素分圧）、残り 80% は窒素の圧力（窒素分圧）で分けることになる。したがって、ガス分圧＝気圧×ガス濃度（%）÷100 で計算される。肺胞気の場合、水蒸気があるので、ガス分圧＝（気圧−水蒸気圧）×ガス濃度÷100 となる。水蒸気圧は温度によって決まり、体温 37℃では 47 mmHg である。分圧の単位には、1643 年に水銀を使って大気圧を測定したトリチェリに因み torr（トール）という単位も使われる。1 mmHg＝1 torr である。

第10章 呼 吸

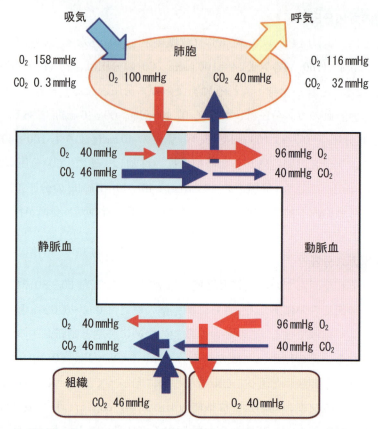

図 10.14 肺におけるガス交換と組織におけるガス交換

肥厚して酸素拡散能が低下する。これを肺胞毛細血管ブロック（alveolar-capillary block）とよぶ。一方、炭酸ガスの肺における拡散能は酸素に比べ約 20 倍も高いために肺胞壁が肥厚しても炭酸ガス排泄不全になることは少ない。

4.2 血液による O_2 運搬

肺胞から血漿中に溶けた酸素は赤血球の中に拡散し、**ヘモグロビン**（hemoglobin：Hb）と結合する。既に第 7 章で述べたようにヘモグロビンは、ヘム（heme；Fe^{2+}）とグロビン（globin）に分けられる。酸素と結合したヘモグロビンを**オキシ（酸素化あるいは酸化）ヘモグロビン**（HbO_2 の状態）（oxyhemoglobin）といい、酸素と結合していないヘモグロビンを**デオキシ（脱酸素化あるいは還元）ヘモグロビン**[*2]（Hb＋O_2 の状態）（deoxyhemoglobin）という。健康人では血液 100 mL に約 15 g のヘモグ

[*2]：還元ヘモグロビンは、酸素とも何ものとも結合していない Fe^{2+} のヘモグロビンのことであり、デオキシヘモグロビンとは正確には違うものである。しかしながら、一般にはデオキシヘモグロビンと同じ意味に使われている。同様にオキシヘモグロビンのことを酸化ヘモグロビンともいう。

ロビンが含まれており、動脈血中ではそのほとんどが酸素と結合して赤血球中に溶解している。

一方、血液 100 mL に物理的に溶解している酸素の量は 0.3 mL と微量である。また、オキシヘモグロビンは鮮赤色で、デオキシヘモグロビンは暗青色である。そのため皮膚表面からでも静脈は紫っぽく見える。一般に血中のヘモグロビン量の 1/3 がデオキシヘモグロビンになると、組織が肉眼的に暗青色に変色して見える。これを**チアノーゼ**（cyanosis）という。

(1) 酸素解離曲線（Oxygen dissociation curve）

血液をさまざまな酸素分圧（PO_2）の空気と接触させ十分平衡に達した場合に、血液中の全ヘモグロビンの何%が酸素と結合しているか（酸素飽和度：SO_2）を調べると S 字型の曲線が得られる。これをヘモグロビンの**酸素解離曲線**あるいは酸素平衡曲線（図 10.15）という。肺胞内の PO_2 は 100 mmHg であるので動脈血のヘモグロビンの酸素飽和度は、ほぼ 100% となる。すなわち、ほぼ 100% の Hb は O_2 と結合している。

一方、静脈血中の PO_2 は 40 mmHg でヘモグロビンの酸素飽和度は、70〜75% となる

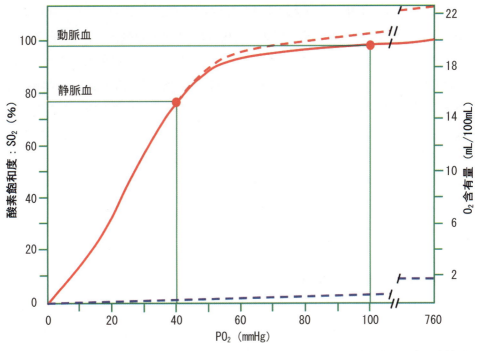

PO_2 が増大すると Hb の O_2 の飽和度、血液の O_2 含有量が S 字状に増大する（赤の実線）。青の点線：物理的溶解 O_2、赤の点線：Hb と結合している O_2 と物理的溶解 O_2 の合計量

図 10.15 Hb の O_2 解離曲線

第10章　呼 吸

ので、酸素と結合している Hb 量が 70〜75％になる。したがって、25〜30％の O_2 が放出されたことになる。ヘモグロビン 1 g 当たり 1.34 mL の酸素が結合するので、前述のように、血液 100 mL 中にヘモグロビンが 15 g 含まれているとすると、動脈血 100 mL 当たりの酸素含有量は、約 20 mL となる。PO_2 が 40 mmHg 以下では急激にヘモグロビンの酸素飽和度が減少する。

　酸素解離曲線が S 字カーブである長所は、PO_2 が 100 mmHg 付近の高いときには、換気量の低下などにより肺胞内の PO_2 が 90 mmHg 付近まで低下しても、血液に送られる O_2 量はそれほど低下しないことである。また、静脈血 PO_2 が 40 mmHg 付近では勾配が急になっているが、これは組織の酸素消費量が亢進して組織の PO_2 が 40 mmHg よりわずかに低下するだけで、血液から大量の酸素が供給されることを意味している（図 10.15）。

コラム　パルスオキシメーター

　パルスオキシメーターは約 50 年前に日本光電の青柳卓雄氏によって発明されたものである。それ以前は、動脈血を採取し PO_2 の測定により血液による酸素運搬能力を評価しており、酸素解離曲線から動脈血 PO_2 が 60 mmHg 以下を呼吸不全と定義していた。動脈血の採血は熟練した技術を必要としたが、パルスオキシメーターの発明により採血することなく SpO_2（経皮的動脈血酸素飽和度）を簡単に測定することができるようになった。オキシヘモグロビンは赤色光の吸光度が低いため鮮紅色であり、デオキシヘモグロビンは赤色光の吸光度が高いため暗赤色である。この性質を利用して、パルスオキシメーターは赤色光の吸光度の差から酸素飽和度を測定するものである。さらに動脈血が拍動するのに対し、静脈および毛細血管血は拍動しないことから、静脈および毛細血管血のバックグラウンドの吸光度を差し引くことで動脈血の値が求められる。安静時での健常者の SpO_2 値は 96％〜98％の範囲にあり、酸素解離曲線から PO_2 が 60 mmHg、すなわち 90％以下が呼吸不全となる。

---

(2) 酸素解離曲線を動かす因子

　血中の CO_2 濃度が増加するとヘモグロビンの酸素解離曲線は図 10.16 のように右にシフトする。この効果を**ボーアの効果**（Bohr effect）とよぶ。これは血液中に CO_2 が溶解したことで H^+ 濃度が上昇し pH が酸性側にシフトしたためである。CO_2 を変化させず pH を低下させても、同じような効果をもたらす。Hb の酸素解離曲線が右側にシフトすることで、Hb は O_2 を放出しやすくなる。組織側では、PCO_2 が高いの

4 体内のガス交換

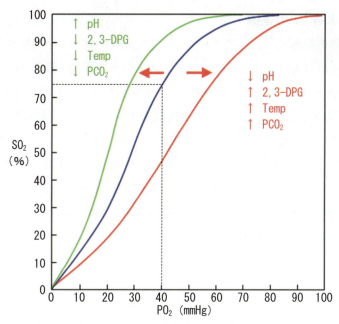

温度上昇、PCO_2 増大、pH 減少、2,3-DPG 濃度増大で、曲線は右にシフトする（赤の線）。その逆の状態では、曲線は左にシフトする（緑の線）

図 10.16　O_2 解離曲線の変動とその要因

で曲線が右側にシフトすることで Hb は O_2 を解離して O_2 の供給を向上させることになる。体温の上昇でも HbO_2 が O_2 を解離しやすくなる。赤血球中では、解糖系代謝産物として 2,3-ジホスホグリセリン酸（2,3-diphosphoglycerate：2,3-DPG）を生ずるが、この増加も酸素解離曲線を右にシフトさせる。慢性心疾患、肺疾患や貧血あるいは高山などでは 2,3-DPG が増加するため、O_2 が解離しやすくなる。逆に、PCO_2 の低下、pH の上昇、体温低下、2,3-DPG の減少は、酸素解離曲線を左側にシフトさせる（図 10.16）。左へシフトすることにより O_2 は解離しにくくなる。

(3) 一酸化炭素の影響

一酸化炭素 CO は、O_2 より 200 倍ほど強く Hb に結合し、O_2 の結合を競合的に阻止する。これは空気中に CO が O_2 濃度（21%）の 1/200（0.05%）混入し、それを吸入すると Hb の 50% は COHb となる。したがって空気中に 0.1% の CO が混入すると死に至ることになる。CO は自動車の排気ガスやタバコの煙にも含まれているため、自動車の交通の激しい環境にいるヒトや大量喫煙者の血中 COHb は、5～10% になっている。CO は血中に存在しても PO_2 は変化がないので換気が促進されない。

CO 中毒症状は、低酸素症に似ており、頭痛、吐き気があり、皮膚、粘膜、爪床がピンク色となる。治療としては、直ちに曝露を絶ち、充分な換気をする。人工呼吸でも 100% O_2 を用いて解離を促進したり、または高圧酸素療法を行う。

4.3 血液によるCO₂の運搬

血液は物理的溶解量に比べて10倍以上の大量の炭酸ガスを運搬することができる。そのメカニズムは、赤血球の中に含まれている**炭酸脱水酵素**（carbonic anhydrase：CA）とヘモグロビンの働きによる。組織から血液中に溶解するCO_2は赤血球中に拡散し、H_2Oと反応しH^+とHCO_3^-（**重炭酸イオン**あるいは炭酸水素イオンという）を生じる。この水和反応は炭酸脱水酵素の触媒で一瞬にして行われ、そののちHCO_3^-はCl^-と交換に血漿中に出て、血漿HCO_3^-として運搬される（図10.17）。

$$CO_2 + H_2O \leftrightarrows H_2CO_3 \leftrightarrows H^+ + HCO_3^-$$

水和反応で生じたH^+はヘモグロビンと結合する。また、CO_2の一部は赤血球と結合して**カルバミノヘモグロビン**（carbamino hemoglobin）を形成する。血液中に含まれるCO_2の約80％は血漿HCO_3^-で、残りの20％が物理的溶解CO_2とカルバミノヘモグロビンの形で存在している。

CO_2含有量とPCO_2の関係を示したものが**CO_2解離曲線**（carbon dioxide dissociation curve）である（図10.18）。PCO_2が上昇すると血液中のCO_2含有量が増す。酸素平衡曲線がCO_2によってシフトしたのと逆にCO_2解離曲線はO_2によって影響を受ける。グラフの上の曲線は、$PO_2 = 40$ mmHgである静脈血の状態、下の曲線は$PO_2 = 100$ mmHgである動脈血の状態を示す。PO_2のレベルで曲線の位置が偏移するので、静脈血の状態から動脈血の状態は、AからBへ変わることになる。それは一定のPCO_2で血液に溶け込むCO_2量は脱酸素化ヘモグロビンの方が酸素化ヘモグロビンより高いという性質による。脱酸素化ヘモグロビンの方がH^+と結合しやすく、より多くのCO_2がHCO_3^-に解離するからである。したがって、肺ではPO_2の上昇がCO_2の排出を促進する（ホールデン効果）という結果となる（図10.18）。

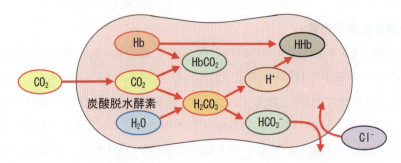

CO_2は赤血球に入り、炭酸脱水素酵素の作用により、H_2CO_3に変換され、H_2CO_3は、H^+ + HCO_3^-に解離する。H^+はHbに結合し、HCO_3^-は細胞外に流出し、代わりに、同じマイナスイオンであるCl^-が赤血球へ流入する。CO_2の一部は直接Hbに結合してカルバミノヘモグロビンとなる。

図10.17 CO_2運搬での赤血球の役割

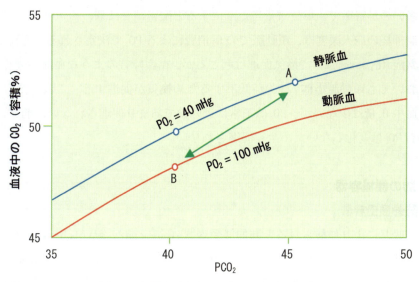

上は静脈血、下は動脈血での解離曲線を示す。PO_2 の状態で偏移するため、生体での CO_2 含有量は矢印で示す AB 間を移動する。

図 10.18 血液の CO_2 解離曲線

5 末梢の受容器・反射

5.1 末梢性化学受容器

　呼吸の目的は、血液中の O_2、CO_2、pH を一定に保つことであるので、常に血液中の CO_2 や O_2 の状態を呼吸中枢に伝え、その結果、O_2 の取り込みや CO_2 の排出が調節されている。これらの血中 O_2、CO_2、pH レベルを感受しているのが化学受容器であり末梢性化学受容器と中枢性化学受容器がある。末梢性化学受容器には**頸動脈小体**（carotid body）と**大動脈小体**（aortic body）があり、動脈血中の PO_2、PCO_2、pH を検知している。これらは、血圧調節にも重要な頸動脈洞圧受容器、大動脈弓圧受容器の近傍に位置する。頸動脈小体は、内・外頸動脈の分岐部近くに存在する直径 3～5 mm の小体であり、内・外頸動脈からの毛細血管を通る動脈血で環流されている。また大動脈小体は大動脈弓の近くにある（図 10.19）。頸動脈小体からの情報は、頸動脈洞神経（舌咽神経の分枝）を介して、大動脈小体からの情報は大動脈神経（迷走神経の分枝）を介して求心性に呼吸中枢に入力され、呼吸運動を反射性に促進する。

　PCO_2、pH に対しては末梢性の化学受容器および延髄にある中枢性化学受容器が反応するが、PO_2 に反応するのは末梢性化学受容器だけである。頸動脈洞神経の発火頻度については、PO_2 の減少の程度が 100 mmHg 以下では、わずかに増加するが、50 mmHg では 25% 増加し、それ以下になると 2 倍の増加となる。頸動脈小体は O_2 の消費が非

常に多いのが特徴で、単位重量当たりにすると酸素消費は脳の約40倍に達する。頸動脈洞神経の発火頻度は、頸動脈でのO_2消費によるPO_2で決定される。それにより、低酸素症（hypoxemia）で換気促進は起こるが、循環障害のような血流が遅くなる場合においても頸動脈小体のPO_2が低下するため換気が促進する。これに対し、貧血では血中O_2量は少ないが、PO_2は正常に近いのであまり促進されない。前述のCO中毒でもPO_2は変化しないため全く促進されない。

5.2 肺の機械容器

(1) 肺伸展受容器

肺が吸息により伸展されると肺伸展受容器（pulmonary stretch receptor）が興奮し、その情報は迷走神経を介して呼吸中枢に伝えられ、吸息中枢を抑制する。これを**ヘーリング・ブロイエル反射**（Hering-Breuer reflex）という。その結果、吸息が抑えられ、吸息から呼息に移行する。動物実験では迷走神経を切断するとこの反射が消失し、呼吸のリズムが遅くなり、吸息が深くなる。この反射は、呼吸中枢のもつ呼吸リズムの切り替えを早めて、正常の呼吸リズムを維持するのに役立つ。ヒトでは、肺伸展受容器の閾値が高いので、その役割は、運動時など換気量の多いときに作動する（図10.19）。

(2) イリタント受容器

イリタント受容器（irritant receptor）は気道上皮に存在する迷走神経の有髄求心神経およびC線維の終末であり、機械的刺激や化学的刺激に速い反応を示す。この受容器はタバコの煙、ほこり、アンモニアで刺激され、アレルギーで肥満細胞から放出されるヒスタミン、ロイコトリエンD_4（LTD_4）に反応し、咳を起こすようにインパルスを中枢へ送る。このようにして、咳反射や、気管や気管支の粘液分泌と気道収縮を引き起こす。また、侵害性物質の気道への侵入に対して防御的に働いている（図10.20）。

(3) J受容器

J受容器（juxta-pulmonary capillary receptor）は、肺毛細血管周囲に存在するC線維の終末である。肺動脈血中の刺激物に反応することが知られている。肺うっ血、肺塞栓、肺浮腫で刺激されて、頻呼吸（tachypnea）となり、浅い速い呼吸（浅速呼吸）をもたらす。肺間質障害での呼吸困難（dyspnea）の感覚と関連すると考えられている。

5 末梢の受容器・反射

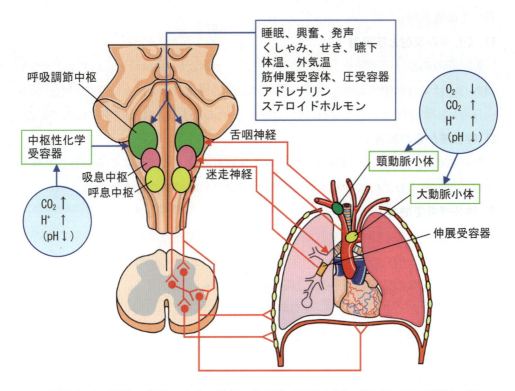

呼吸中枢は、延髄にあり、やや吻側部に吸息群（呼吸中枢）があり、やや尾側に呼息群（呼息中枢）がある。

図 10.19　呼吸の神経性調節

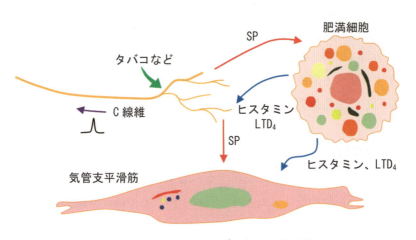

SP：サブスタンス P、LTD$_4$：ロイコトリエン D$_4$

C 線維はほこりやタバコの煙などの刺激物やヒスタミン、LTD$_4$ を受容し、咳を起こすインパスを中枢に送る。また、軸索反射により SP を放出する。

図 10.20　C 線維と肥満細胞による気管支平滑筋収縮増強

(4) その他反射

1) くしゃみ反射と咳反射

鼻粘膜の刺激は三叉神経を求心路としてくしゃみ反射（sneezing reflex）を、咽頭あるいは気道粘膜の刺激は舌咽神経並びに迷走神経を求心路として咳反射（cough reflex）を起こす。これらの反射は気道に侵入した異物を排出する防御的反射である。

2) 呼吸筋からの反射

肋間筋の筋紡錘からの情報は、体性求心性神経を介して脊髄に伝えられ、脊髄反射性に（脊髄より上位の中枢を介さずに）肋間筋の収縮を調節する。

3) 特殊呼吸駆動力

呼吸調節に直接かかわりをもたないが、換気に影響を与え得る因子を特殊呼吸駆動力とよぶ。皮膚への熱または冷刺激、筋への機械的あるいは化学的刺激や痛み刺激は、それぞれの受容器を介して呼吸中枢の活動を増進させる。生まれたばかりの赤ちゃんをたたくことにより、自発呼吸を促すのも、この原理を応用したものである。また、体温の上昇は呼吸を促進させ、体温の低下は呼吸を減弱させ、血圧が上昇して動脈圧受容器が刺激されると呼吸が抑制される。さまざまなホルモンなども呼吸中枢に作用する。例えば、運動時や精神的興奮時にはアドレナリンの分泌が亢進して呼吸を促進する（図 10.19）。

6 呼吸の神経性調節

呼吸運動は、いくつものフィードバック機構で自動的に制御されており、この制御機構の不調は、個体の生命に直接的にかかわる。呼吸運動制御機構の中心は、脳幹に存在するリズム形成ニューロン群とパターン形成ニューロン群のネットワークよりなり、その機能を含めて呼吸中枢（respiratory center）とよばれる。

6.1 呼吸の運動制御について

呼吸運動の調節系を模式的に表現すると図 10.21 のようになる。呼吸中枢は延髄にあり、呼吸の自律的なリズムと呼吸筋収縮のための時間空間的パターンを生成する。呼吸中枢からの出力は呼吸筋と上気道筋を収縮させる。主な呼吸筋は、横隔膜、肋間筋、腹筋であり、その収縮は胸腔ひいては肺の体積変化を引き起こし、換気運動の原動力となるため、ポンプ筋ともよばれる。上気道筋とは咽頭や喉頭の開大筋・収縮筋群、さらには舌筋群であり、肺への空気の出入りを調節する弁の役割を果たす。ポンプ筋と上気道筋の調和のとれた収縮が正常呼吸の必須条件であり、その失

調は、さまざまな異常呼吸の原因となる。

　ポンプ筋の運動ニューロンは脊髄にあり、呼吸中枢からの情報を中継ニューロンを介して受け取る。一方、上気道筋の運動ニューロンは呼吸中枢および近傍の延髄に存在する。基本的に自律的活動である呼吸運動は、意思によるコントロールも可能であるという点で特異的である。一般に、呼吸中枢の活動は、睡眠覚醒や情動、また痛み刺激や歩行運動に伴う筋活動といった上位中枢および脊髄からの入力にさまざまな修飾を受ける。

　呼吸運動の結果生じた血中酸素、二酸化炭素の濃度変化は、延髄内外の化学的受容器を刺激し、呼吸中枢の活動にフィードバックされる。また、呼吸運動によって起こる肺の伸展・縮小は機械的受容器を刺激し、主要な呼吸反射を引き起こす。さらに、咳、くしゃみ、嚥下、嘔吐、発声などの活動時にも呼吸中枢は積極的に関与する。このように、呼吸中枢は自動性を基盤とし、その時々の行動にあわせてダイナミックにその活動を変化させる（図 10.21）。

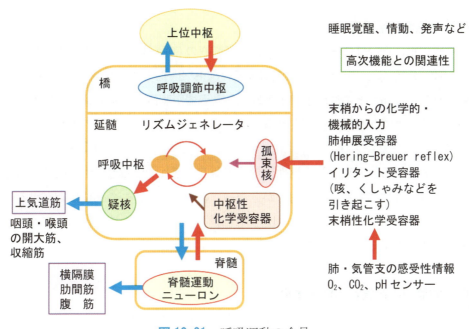

図 10.21　呼吸運動の全景

6.2 呼吸中枢

　延髄の網様体部分には、呼息時に活動するニューロン（呼息ニューロン）と吸息時に活動するニューロン（吸息ニューロン）とがある。吸息ニューロンと呼息ニューロンをあわせて呼吸ニューロン（respiratory neuron）とよび、また各種の呼吸ニューロンのある場所をまとめて呼吸中枢とよぶ。

第10章 呼 吸

　延髄の呼吸中枢はニューロンの位置により、延髄背側ニューロン群と延髄腹側ニューロン群に分類される。延髄背側ニューロン群は、孤束核ならびに周囲の網様体に存在する吸息ニューロンからなり、末梢性化学受容器、動脈圧受容器、肺伸展受容器などからの求心性情報をも受けながら呼吸を調節する。

　一方、延髄の腹側ニューロン群は、呼息ニューロンと吸息ニューロンの両者を含み、疑核、後疑核などに存在する。延髄腹側ニューロン群は、過剰な換気が必要とされるときに重要な役割を果たすと思われている。呼息ニューロンは、脊髄の呼息筋運動ニューロンへ、吸息ニューロンは脊髄の吸息筋運動ニューロンへ、それぞれ興奮性の信号を送って呼吸筋の収縮性を支配している。

　延髄と脊髄の間を切断すると、延髄網様体から呼吸筋への信号が遮断されるため、呼吸は停止する。図10.21 に示すように、延髄呼吸中枢は橋のニューロンからの入力を受ける。橋上部の背側部に位置する呼吸調節中枢（pneumotaxic center）は、延髄の吸息ニューロンの活動を調節し、吸息から呼息への切り換えに関与するとされる。

6.3 中枢性化学受容

　呼吸中枢に近い延髄腹側表面には、脳脊髄液の CO_2 の増大や H^+ 濃度の上昇を感受する部位が存在し、中枢性化学受容器あるいは中枢性化学感受領域（central chemosensitive area）とよばれる。中枢性化学受容器が刺激されると、その情報は呼吸中枢に送られて、呼吸が促進される。しかし、中枢性化学受容器の実態は不明な部分が多い。

　現在のところ、従来より中枢性化学受容器とよばれている部位が呼吸リズム形成にも重要な部位であることが明らかとなっている。また、この部位に存在する呼吸ニューロンは、CO_2 や H^+（pH）の反応性も示すので、呼吸中枢自体も中枢性化学受容器の役割を担っていると考えられる。

6.4 安静時の換気量の調節機構

　安静時の無意識下での肺胞換気量は動脈血の PCO_2 および PO_2 によって調節されている（図10.22）。何らかの原因で換気量が低下すると肺での CO_2 の排出量が組織での産生量よりも少なくなり、動脈血 PCO_2 が上昇する。これが中枢性の化学受容器を刺激し、その興奮が呼吸中枢に伝達され肺胞換気量を増加させ CO_2 の排泄を増加させるようになる。

　逆に、換気量が増加した場合には動脈血 PCO_2 が低下し、換気量を低下させるようになる。このように動脈血 PCO_2、中枢性化学受容器、呼吸中枢、肺胞換気量のネガ

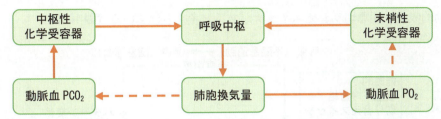

図10.22 呼吸の化学調節機構

ティブフィードバックによって調節されている。また、呼吸によってCO_2を調節することは、動脈血のH^+（pH）を調節することになるので、呼吸は血液pHの恒常性を維持するうえで重要な機能をもつことになる（第14章 参照）。

呼吸調節系はこれに動脈血PO_2末梢性化学受容器、呼吸中枢、肺胞換気量のフィードバックも加わってくる。こちらは、末梢性化学受容器の感受性からPO_2が60 mmHg以下の低酸素にならないと換気量の増加が起こらない。したがって、安静時の換気量は、PCO_2のフィードバックによって調節されており、PO_2のフィードバックは受動的である。高山などで低酸素になった場合、動脈血PO_2の刺激が強力になるため、PO_2のフィードバックにより肺胞換気量の増加が引き起こされる。

7 呼吸の随意性調節

7.1 呼吸の随意性調節

呼吸は、自律神経調節でありながらも、随意的な機能も持ち合わせている。呼吸の随意性調節は、不随意性呼吸を押さえるほど強いものであるが、長時間息を止めることができない。血液中のO_2、CO_2やpHの変化が重篤になると、命の危険にさらされるようになるので、随意性調節を維持できなくなるという連携がある。

7.2 発声―呼吸連関（vocal-respiratory relationship）

発声は、呼吸を随意的にコントロールすることで実現される。橋にある腕傍核（nucleus parabrachialis）は、呼吸と連動している肺伸展受容器からの情報と、発声中枢からの信号が入力している場所である。すなわち、この場所は、呼吸モードから発声モードへ切り替える仕組みがある可能性がある。腕傍核の内外側を刺激すると、その刺激が入ったタイミングで吸息相が抑制され、刺激が強ければ吸息相から呼息相へと切り替わるという性質をもつことが明らかになった。この場所には、

能動的吸息－呼息切り替えスイッチがあると考えられている（図10.23）。

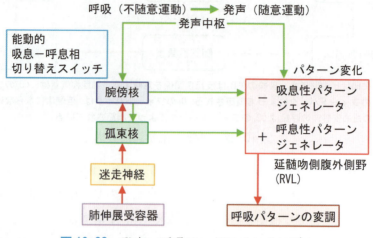

図10.23　発声－呼吸モードスイッチモデル

8 特殊呼吸、環境と呼吸

8.1 異常呼吸の種類

(1) チェーン・ストークス型呼吸（Cheyne-Stokes breathing）

無呼吸から深い呼吸、それから無呼吸への変動が繰り返される呼吸型で、脳疾患、尿毒症、病気の末期に見られる。老人では健康でも睡眠中に現れることもあり、成人でも高山での睡眠中に見られることがある。これは、次の①－③を繰り返すことによると考えられている。

①呼吸中枢の機能低下のために呼吸が浅くなる。②その結果、血中のO_2分圧が低下し、末梢性化学受容器を介して呼吸中枢を興奮させ呼吸が亢進する。③そのため血中CO_2分圧が低下し、再び呼吸中枢の興奮性が下がり無呼吸となる（図10.24 B）。

(2) ビオー型呼吸（Biot breathing）

深いあえぎ呼吸が、突然中断されたりもとに戻ったりする呼吸型で、脳外傷や脳炎、脳挫傷などで脳圧が亢進した際に引き起こされる。呼吸中枢のCO_2に対する反応性がほとんどない状態であろうと考えられている（図10.24 C）。

(3) クスマウル型呼吸（Kussmaul breathing）

深い呼吸が規則正しく続く過呼吸である。これは、糖尿病などでケトン体が産生されることにより、代謝性アシドーシスになり、血中pHが低下し、化学受容器が強力に刺激されることで起こる（図10.24 D）。

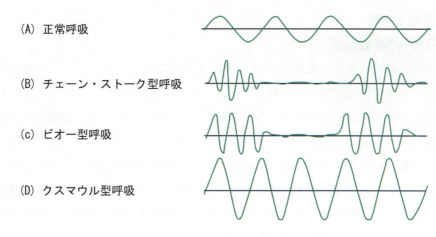

図 10.24　異常呼吸の呼吸パターン

(4) 睡眠時無呼吸症候群（sleep apnea syndrome）

　夜間の睡眠時に無呼吸が頻回に起こる病態で、上気道の閉鎖による場合と、中枢性の機序によるものとがある。前者の例としては、高度の肥満のため上気通が狭くなっているところへ、睡眠による上部気道の筋肉のゆるみが生じ、舌根沈下のためいびきを伴うことが多いものである。後者の場合は、中枢性化学受容器の CO_2 に対する反応が低下するため睡眠時無呼吸が起こるものである。睡眠の質が低下し、熟睡感がない。その結果、日中の眠気（傾眠）が特徴的である。

8.2 特殊環境の呼吸への影響

(1) 高圧環境

　海中では、水深 10 m ごとに約 1 気圧の水圧が加わる。そのため、海中に深く潜ると、多量の空気中の窒素が血液中に溶け込む。このあと急速に水面に上がり、常圧に戻すと、血中に溶けていた窒素が急激な減圧のため気泡となって毛細血管に詰まり、その部分の組織に障害を起こす潜函病（急性減圧症候群）が知られている。

(2) 低圧環境

　登山などで高所に登ると、高度が上昇するにつれて気圧が下がり、空気中の O_2 分圧が低下する。例えば、高度 5,000 m での気圧は約 400 mmHg、O_2 分圧は 80 mmHg となる。特に登山中は、筋運動が激しいので酸素欠乏に陥りやすい。この場合は呼吸困難、めまい、吐気、頭痛などの症状が現れる（高山病）。高地に長く居住する場合では、肺胞換気量、心拍出量、赤血球数が増加して組織への酸素供給不足が補われ、高地活動になじむよう反応する（高所順化）。

8.3 運動と呼吸

(1) 運動時の呼吸調節

　最大運動時には呼吸気量は毎分80〜120Lに増加する。しかし、この呼吸気量の増加は、化学受容器反射では説明できない。すなわち、運動時には動脈血中のPO_2、PCO_2は大きい呼吸気量を説明できるほど変化していないのである。運動開始直後から急激に呼吸気量が増加し、その後ゆっくり増加し、その後プラトーに達する、いわゆる3相性の変化を示す。この運動時の急激な呼吸気量が上昇するメカニズムについては、大脳皮質運動野から遠心性にインパルスによって呼吸中枢が刺激されるという説、また運動に伴う筋肉内の伸展受容器が伸展するという説や、筋肉内代謝物質が筋肉内の化学受容器を刺激し、これらが求心性のインパルスとなって呼吸中枢を刺激するという説などがある。

　最大運動強度の約60%以上の運動強度で、動脈血中のpHおよびHCO_3^-が急激に低下し、それと同期して呼吸気量および肺からのCO_2排泄量の急激な増加が観察される。これは活動筋内で嫌気的解糖が亢進し、急激に乳酸（lactate）が蓄積したからである。これを**乳酸閾値**（lactate threshold）という。その結果、H^+濃度が上昇し、$CO_2 + H_2O \rightleftarrows H_2CO_3 \rightleftarrows H^+ + HCO_3^-$の平衡式が左方に移動し、$HCO_3^-$の低下と血中で過剰に産生された$CO_2$が肺から呼出される。これは酸塩基平衡のなかでも**呼吸性代償**（respiratory compensation）とよばれるものである。

　呼吸気量の急激な亢進のメカニズムに関しては、最近まで血中pH低下に起因するといわれていたが、先天代謝異常で乳酸が産生できない人でも同様に一定レベルの運動強度で呼吸気量の増加が起きることから、呼吸中枢に対する大脳皮質運動野からの遠心性インパルスや筋肉内の伸展受容器、化学受容器からの求心性インパルスの関与が考えられている。この運動時の呼吸の急激な変化は**換気閾値**（ventiration threshold）とよばれ、好気的運動能が高い人ほどこの閾値が運動強度の高い方へシフトしている。

(2) 持久性運動トレーニングと最大酸素摂取量

　単位時間当たりの酸素を最大限どの程度摂取できるかを**最大酸素摂取量**（maximal oxygen consumption rate）といい、持久性運動能の指標となる。運動習慣のない成人男性では毎分2L程度であるが、持久性競技のトップアスリートになると毎分5Lにもなる。肺活量が多い人が必ずしも最大酸素摂取量が多いわけではない。運動時の最大呼吸気量は一般成人男性で毎分120Lといわれており、これは運動しないで意識的に呼吸をして得られる毎分の最大呼吸気量170Lよりはるかに小さい。持久性トレーニングは、肺容量、肺活量を増加させるより、むしろあらかじめ備わって

いる予備換気能力を運動時に動員することを可能にした結果と考えられている。その結果、持久性のトップアスリートでは運動時の最大呼吸気量は毎分 200 L にもなる。持久性トレーニングは肺におけるガスの拡散能を改善する。これは最大心拍出量の上昇と同時に肺における血液の酸素化の亢進にも役立つ。

　一方、筋肉組織においては、筋組織における毛細血管やミトコンドリアの密度が増加し、酸素を利用して ATP を合成するという、いわゆる**好気的リン酸化**（aerobic phosphoryration）が亢進した結果と考えられている。筋肉組織における酸素消費速度の亢進は、組織の酸素分圧を低下させ、毛細血管と組織間の酸素分圧差が大きくなるので、毛細血管から組織への酸素の拡散を容易にする。その結果、静脈血中の酸素含有量が低下し、動脈血酸素含有量との差、**動静脈酸素較差**（arterial-venous oxygen difference）が増加する。それにより、呼吸器系や循環器系の改善や筋組織での酸素抽出速度の上昇、さらには最大酸素摂取量の増加が引き起こされる。

問　題

A.　多肢選択問題

1　呼吸中枢が存在する場所はどれか。

a. 大脳　　　b. 小脳　　　c. 視床下部　　　d. 橋　　　e. 延髄

2　吸息時に収縮する筋はどれか。**2 つ選べ。**

a. 腹直筋　　　b. 腹横筋　　　c. 横隔膜　　　d. 外肋間筋　　　e. 内肋間筋

3　胸腔内圧について正しいのはどれか。

a. 常に陽圧である。

b. 常に陰圧である。

c. 吸息時に陽圧になる。

d. 呼息時に陽圧になる。

4　健康な成人の 1 回換気量はどれか。

a. 約 150 mL　　　b. 約 350 mL　　　c. 約 500 mL　　　d. 約 1,000 mL

第10章　呼　吸

5　チアノーゼで増加しているのはどれか。

a. 血中酸素分圧

b. 還元ヘモグロビン

c. 酸化ヘモグロビン

d. 血中二酸化炭素分圧

6　全肺気量の計算式を示す。肺活量　＋　（　　　　）＝　全肺気量
（　　　　）に入るのはどれか。

a. 残気量　　　　b. 予備吸気量　　　　c. 1回換気量　　　　d. 予備呼気量

7　呼吸で正しいのはどれか。**2つ選べ。**

a. 内呼吸は、肺で行われる。

b. 呼気では、CO_2濃度がO_2濃度よりも高い。

c. 吸気時には、外肋間筋と横隔膜筋とが収縮する。

d. 呼吸を調節する神経中枢は、橋と延髄にある。

e. 呼吸の中枢化学受容体は、主に動脈血酸素分圧に反応する。

8　慢性閉塞性肺疾患について正しいのはどれか。

a. 残気量は減少する。

b. ％肺活量の低下が著明である。

c. 肺コンプライアンスは上昇する。

d. 可逆性の気流閉塞が特徴である。

9　貧血がなく、体温36.5 ℃、血液pH 7.4の場合、動脈血酸素飽和度（SaO_2）
90％のときの動脈血酸素分圧（PaO_2）はどれか。

a. 50 Torr　　　　b. 60 Torr　　　　c. 70 Torr　　　　d. 80 Torr

10　末梢性化学受容器について正しいのはどれか。

a. 頸動脈洞が受容器である。

b. 延髄に存在する。

c. 低酸素で興奮する。

d. 興奮によって呼吸中枢を抑制する。

解答

(1) e (2) c, d (3) c (4) c (5) b (6) a (7) c, d (8) c (9) b (10) c

B. 記述式問題

(1) 肺活量について説明しなさい。

(2) 死腔について説明しなさい。

(3) ヘモグロビンの種類と機能を説明しなさい。

(4) 中枢性化学受容器について説明しなさい。

(5) Cheyne-Stokes 呼吸を説明しなさい。

消化・吸収

第**11**章

第11章　消化・吸収

　我々は、食べたものから活動に必要なエネルギーや体の成長・維持に必要な養分を獲得している。口から摂取した食べ物を分解し、体内に取り込むプロセスは、消化吸収と一言で表されるが、**消化**（digestion）と**吸収**（absorption）は独立した現象である。消化は、複雑な栄養素を単純な分子に分解する過程である。一方、吸収はその単純な分子を体内に輸送する過程である。ただし、消化されなければ吸収は起こらないし、吸収されなければ消化は意味がないので、消化と吸収を切り離して考えることはできない。

　栄養素の取り込み障害は、消化がうまくいかない場合と吸収がうまくいかない場合に大別できるが、下痢という形で症状に表れることが一般的である。症状が似ているとはいえ、消化障害と吸収障害の治療はまったく違う。消化・吸収不全の原因を診断することは臨床の場で重要な課題となるが、この課題を解決するためには、消化と吸収の生理・生化学を十分に理解する必要がある。

1 消化・吸収の概要

1.1 消化器系の構造

　消化器系は、口から肛門に至る1本の管状の消化管（alimentary canal）とその付属器官（肝臓、膵臓など）から構成される（図11.1）。消化管壁は内側から**粘膜層、筋層、漿膜**からなっている（図11.2）。粘膜の表面には消化腺の導管が開口しており、消化液や粘液が内腔に分泌されている。粘膜層および粘液は分泌した消化液によって自分自身が消化されないように内壁を保護している。筋層を構成している平滑筋は内側に輪状に走る**輪走筋**と外側に縦方向に走行する**縦走筋**からなる。胃の筋層には輪走筋、縦走筋に加え斜走筋が加わる。食道には横紋筋も存在するが、胃より下部の消化管は平滑筋で構成されている。また、消化管のところどころには筋層が特に肥厚した**括約筋**があり、内容物の逆流を防ぐとともに内容物の進む量をコントロールしている（図11.1）。

　消化管壁には多数の神経細胞が存在し、その数は脊髄の神経細胞数に匹敵する。一番内側の粘膜層と輪走筋の間にはマイスネル神経叢（Meissner's plexus）、輪走筋と縦走筋の間にはアウエルバッハ神経叢（Auerbach's plexus）とよばれる非常によく発達した神経のネットワークが存在する。消化管の運動や分泌は、基本的にはこのような消化管の**内在神経系**によって自動的に制御されているが、さらにこの内在神経系は自律神経系（交感神経と副交感神経）による制御を受ける（図11.2）。

1 消化・吸収の概要

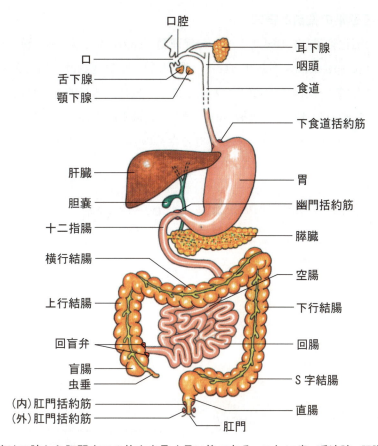

消化管は口腔から肛門までの体内を貫く長い管である。これに歯、唾液腺、肝臓、胆嚢、膵臓などの附属器官を含めたものを消化器系という。

図 11.1 消化器系の構造

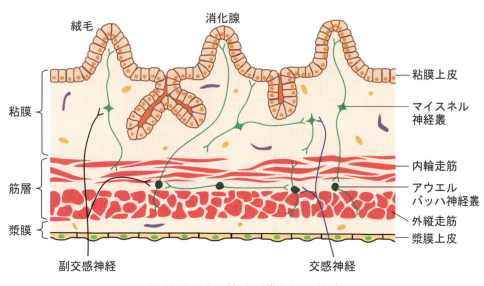

図 11.2 消化管壁（横断）の構成

1.2 消化管運動の役割と様式

代表的な消化管運動の様式として、**分節運動**（segmental movement）と**蠕動運動**（peristaltic movement）があげられる（図11.3）。分節運動は、輪走筋が局所的に収縮することによるもので、混ぜ合わせること（攪拌）を目的とした運動様式である。一方、蠕動運動は巧妙に制御された輪走筋と縦走筋の協調的な収縮によってもたらされ、栄養物を次の部位へ移動させるための運動様式である（図11.4）。

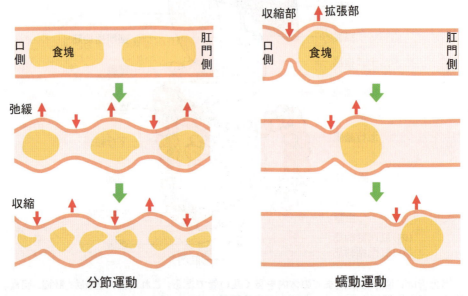

図 11.3　消化管運動の様式

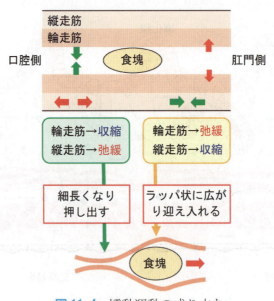

図 11.4　蠕動運動の成り立ち

1.3 自律神経系の働き

消化管の運動と括約筋および消化液の分泌は内在神経系によって局所的に制御されているが、内在神経系はさらに自律神経の二重支配を受けている（図11.5）。一般に、副交感神経は消化管の運動を促進し、括約筋を弛緩させ、消化液の分泌を促進させる。すなわち、消化を促進するように働く。これに対して、交感神経の働きは副交感神経とは拮抗的であり、消化を抑制するように働く。すなわち、消化管運動と消化液分泌が抑制され、括約筋が収縮することになる。自律神経の活動は精神状態によって影響を受ける。精神的に緊張した状態では交感神経活動が優位になるため、そのような状態で食事をした場合に消化が悪くなることは容易に想像できるであろう。

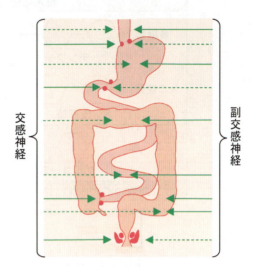

実線は促進的に、破線は抑制的に作用することを示す。交感神経と副交感神経は互いに拮抗的である。すなわち、交感神経は消化管の運動を抑制し（破線）、括約筋を収縮させる（実線）。副交感神経は消化管の運動を促進し（実線）、括約筋を弛緩させる（破線）。

図11.5 自律神経の働き

1.4 三大栄養素の消化

食物の塊は、口腔や胃で物理的に細かくされた後、胃や小腸で消化酵素により化学的に加水分解される。それぞれの栄養素は単純な構成要素にまで分解されて吸収される（図11.6）。

(1) 炭水化物

糖質ともいわれ、その最小単位を単糖という。単糖の代表的なものにグルコース（ブドウ糖(glucose)）、フルクトース（果糖(fructose)）、ガラクトース(galactose)がある。これらの単糖が2つ結合したものを二糖類といい、グルコースが2つ結合した麦芽糖（マルトース(maltose)）、グルコースとガラクトースが結合した乳糖（ラクトース(lactose)）、グルコースとフルクトースが結合したショ糖（スクロース(sucrose)）などがある。単糖がたくさん結合したものを多糖という。グルコースが数百から数千つながった植物性の多糖はデンプンであり、動物性の多糖がグリコーゲンである。単糖が10個程度つながったものをオリゴ糖という。したがって、消化は食物中に含まれる多糖や二糖を最小単位の単糖に分解する過程となる。

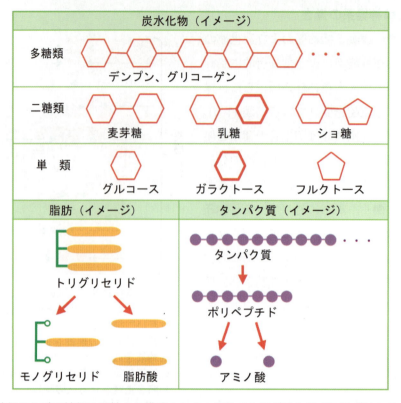

多糖類および二糖類は単糖から構成される。脂肪（トリグリセリド）はグリセリンと脂肪酸から、タンパク質はアミノ酸から構成される。

図 11.6　炭水化物、脂肪、タンパク質の構造と構成要素

(2) 脂質

一般には脂肪（lipid）とよばれ、多種多様である。食物や生体内の脂質のほとんどは中性脂肪（トリグリセリド（triglyceride））の形で存在する。これはグリセリン（glycerin；グリセロールともいう）に3個の脂肪酸（fatty acid）が結合したものである。消化は中性脂肪を構成要素（ひとつのモノグリセリドと2個の脂肪酸あるいはひとつのグリセリンと3個の脂肪酸）に分解する過程となる。

(3) タンパク質

タンパク質（protein）は約20種類のアミノ酸がさまざまな順序で多数結合したものである。結合したアミノ酸が多く、分子量が1万を超えるものをタンパク質という。これより分子量が小さく、アミノ酸が多数連結しているものをポリペプチド（polypeptide）、連結が10個以内をオリゴペプチド、3個をトリペプチド、2個をジペプチドという。タンパク質の消化もアミノ酸（amino acid）にまで分解する過程となる。

2 口腔での消化

2.1 そしゃく（咀嚼）

咀嚼（mastication）は、消化の最初のステップであり、食物を細砕するとともに、唾液と混和して滑らかにするための運動である。咀嚼は下顎を上下、左右そして前後に動かすことによって行われ、上顎と下顎の歯によって噛み砕く運動であり、舌運動と協調することで唾液と混ぜ合わされる。成人の歯（永久歯）は上下それぞれに 8 対、合計 32 本からなる。乳歯は上下それぞれ 5 対の合計 20 本である。咀嚼運動は三叉神経に支配された随意運動と反射が関与する不随意運動の両方によって制御されている。

液体は**吸引**（suction）という方法で口腔内に取り込まれることがある。ストローなどで液体を吸い込むときなどに舌を後部下方に引き口腔内を陰圧にする運動である。乳児が母乳を飲むときの方法はすべて吸引である。

2.2 唾液

(1) 唾液の機能

唾液（saliva）には、食物を潤滑化し、飲み込みやすくする働きがある。この作用は、粘液の成分であるムチン（mucin）による。ムチンは、糖とタンパク質が結合した分子である。また、酵素（リゾチーム）や抗体（IgA）を含むので、抗菌作用を発揮することができる。ただし、正常状態の口腔内には、唾液の抗菌作用では除去できないほど大量にバクテリアが存在している。

唾液には、消化酵素である**プチアリン**（ptyalin；唾液アミラーゼともいう）が含まれているので、デンプンを加水分解（消化）し麦芽糖にすることができる。咀嚼によって食物が砕かれ表面積が増加することにより、消化酵素が作用しやすくなる。しかし、口腔内で食物が留まる時間は短いので、口腔内で化学的消化はほとんどないと考えてよい。

(2) 分泌腺と分泌調節

唾液線（salivary gland）には、耳下腺（parotid gland）、顎下腺（submaxillary gland）、舌下腺（sublingual gland）の 3 つがある（図 11.7）。耳下腺からは消化酵素を多く含み、水っぽい**漿液性唾液**が分泌される。一方、舌下線からはムチンに富む**粘液性唾液**が分泌される。顎下腺は混合腺である。1 日に分泌される唾液の量は 1〜1.5 L である。唾液の pH は、通常時には 7 よりやや低いが、分泌量が多くな

っているときは8付近にまで達する。したがって、唾液の分泌が促進されると、口腔内のpHは上昇する。

唾液の分泌は、主に自律神経によって調節されている。副交感神経（顔面神経、舌咽神経の副交感神経線維）によって漿液性唾液の分泌が高まる。唾液分泌に関しては交感神経も唾液分泌促進に働く。ただし、交感神経刺激の場合は、少量であるが粘液性唾液の分泌促進である。

食事を行うときの唾液分泌は脳相、味覚相、腸相の3相からなる（図11.8）。**脳相**は**条件反射**（conditioned reflex）であり、食物を見たり、香りを嗅いだりすることによって唾液の分泌が始まる。これは経験によって大脳皮質と唾液分泌中枢の間に機能的連絡がつくられることで生ずる。一旦、条件反射ができあがると、感覚器からの情報は必ずしも必要なくなるため、食物を想像するだけでも唾液分泌が起こるようになる。**味覚相**は、食物が口腔内に入って唾液が分泌される時期である。これは舌や口腔内壁に食物が接触する機械的刺激と食物中の化学物質が舌粘膜にある味蕾を刺激する化学刺激からなる。**腸相**は食塊を飲み込んだ後もしばらく唾液の分泌が続く時期である。腸相により食物の残渣が流され口腔内の清潔が保たれると考えられる。

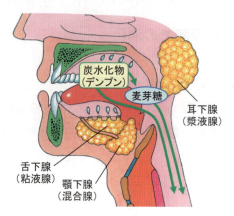

図11.7　口腔内における消化

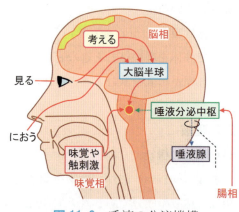

図11.8　唾液の分泌機構

2.3 嚥下

咀嚼によってこねられた食塊は、口腔、咽頭、食道の精緻でよく制御された運動によって胃に運ばれる。このような運動を**嚥下**（swallowing）とよぶ。一般的には、嚥下のプロセスは、口腔相、咽頭相、食道相の3つに分けられる（図11.9）。**口腔相**は、食塊を咽頭に送る運動である。これは、随意的なプロセスである。

一方、咽頭相と食道相は、反射的に一連の動作が起こる不随意的なプロセスである。**咽頭相**は、軟口蓋が上昇して鼻への流入を防ぎ、喉頭蓋が下方に押されること

2 口腔での消化

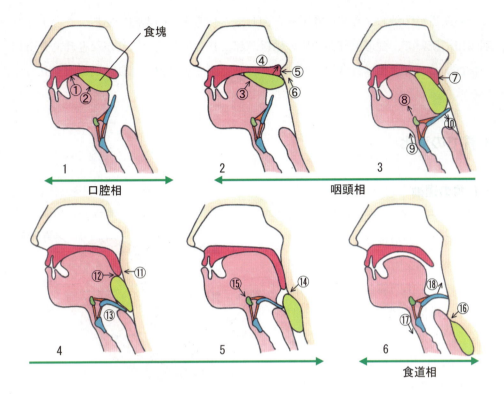

口腔相
　①内舌筋が舌を押し上げて口蓋前部に密着させ、前をふさぐ。このとき舌背には食塊をのせる窪みができる。
　②③前方から後方に向かって舌が挙上し、食塊を後方へ送る。

咽頭相
　④口蓋筋と咽頭挙筋が軟口蓋を後上方へ引き上げる。
　⑤上咽頭収縮筋が収縮することにより咽頭後壁が隆起する。
　（④⑤の結果、鼻咽頭腔は閉鎖される）
　⑥咽頭挙筋による咽頭の挙上。
　⑦上咽頭収縮筋による隆起は順次下降する。
　⑧⑨舌骨と喉頭が挙上する。
　⑩喉頭蓋は後方へ傾く。
　⑪中咽頭収縮筋の収縮と、⑫舌根部、軟口蓋とによって口峡が閉鎖される。食塊は喉頭蓋を乗り越えて梨状陥凹に流れ落ちる。喉頭口と⑬声門は閉鎖する。
　⑭下咽頭収縮筋により、食塊は食道に押し出される。
　⑮舌骨が下がり始める。

食道相
　⑯輪状咽頭筋（下咽頭収縮筋の輪状軟骨につく部分）が食道の入り口をふさぐ。上部の咽頭収縮筋は弛緩し、⑰⑱喉頭はもとの位置に戻る。こうして気道は再び開通する。

図 10.9　嚥下のメカニズム

で上部気道が閉鎖し、食塊は食道へと押しやられるまでの期間である。このような咽頭相に続いて、食道上部括約筋の弛緩が起こり食塊の受け入れがなされ、食道相へ移行する。**食道相**は、食塊を胃の入り口まで速やかに運ぶ蠕動運動で成り立っている。

3 胃での消化

3.1 胃の運動

　胃（stomach）は食道と十二指腸をつなぐ袋状の消化管であり、食道と胃の境界部を噴門部、胃と十二指腸の境界部を幽門部という。噴門部には下食道括約筋、幽門部には幽門括約筋があり、食物の逆流を防いでいる。図 11.10 に示すように噴門よりも上方に膨らんだ部分を胃底部といい、それに続く胃の主体を胃体部

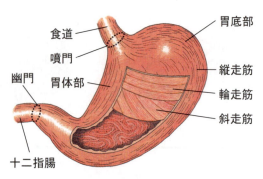

図 11.10　胃の筋層と内腔

という。前に述べたように消化管の大部分は、輪走筋と縦走筋の 2 層であるが、胃では一番内側に斜走筋が加わる。胃に入った食物は 2〜3 時間胃内に留まり、胃液と混合されてかゆ状の**びじゅく**（糜粥 chyme）となる。胃の機能として大切なことは、消化の主体となる小腸への食塊の供給である。このときに食塊を送り出す速度と小腸の消化吸収の速度が合致していること、および十分に粉砕された食塊であることが重要である。

　小腸の消化吸収能の限界を超えない速度で食塊を送り出すようにするために、胃には貯蔵槽としての役割があり、食道側（近位部）が、主にその役割を担う。近位部にはわずかな持続性の収縮があり、食塊が入ってくると反射的に弛緩する。この弛緩により、圧変化のない容量増加が行われる。適応性弛緩とよばれるこのような運動様式は、貯溜領域にふさわしいものである。一方、胃の小腸側（遠位部）には、小腸に適切な大きさの食塊を送るための粉砕器とふるいとしての機能がある（図 11.11）。力強い蠕動波が、胃の中央付近から発生し、幽門部へ向かって伝播する。これが、食塊を物理的に粉砕することになる。蠕動波が幽門部へ近づくと、幽門が収縮するため、およそ直径 2 mm 以下に粉砕された食塊だけが通過して小腸へと移行できる。これが、ふるいとしての役割を果たすことになる。収縮した幽門を通過で

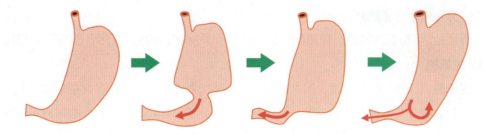

図 11.11　胃の機能と関連した運動

きない大きな食塊は、逆蠕動で戻され再び激しい蠕動波にさらされ粉砕される。

　小腸が消化吸収する速度にあわせて適切な量を送り出すために、小腸の状況が胃に伝えられ、胃の運動を調節する仕組みがある。このような小腸の内容物が胃からの排出を調節する反射を**腸胃反射**とよぶ（図 11.12）。小腸のpHが低いとき、浸透圧が高いとき、脂肪が存在するときは、いずれも胃の運動を抑制し、胃の内容物が送られてくることを抑えようと

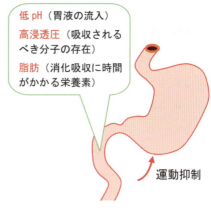

図 11.12　腸胃反射

する調節が働く。pHが低い場合は、胃酸を含む胃の内容物が運び込まれて間もないことを意味するので、次の流入を遅らせることになる。

　高浸透圧状態は、栄養素を細かく分解したがまだ吸収が終わっていないことを意味するので、やはり次の流入を遅らせることになる。脂肪は、タンパク質や糖質よりも消化・吸収に時間を要するので、小腸内に脂肪があると胃からの内容物の移動が抑制されることになる。油物を食べると胃がもたれるのは、このような調節機構が働くことによる。

3.2　胃液

(1)　胃液の機能

　胃液（gastric juice）は、1日に2～3L分泌される。胃液は塩酸を含むのでpHが1～2ときわめて酸性の強い溶液である。この環境では多くの細菌が生存できないため、抗菌作用を発揮することになる。タンパク質分解酵素である**ペプシン**（pepsin）が分泌され、タンパク質の消化を行う。また、中和力のある重炭酸塩を含む粘液を分泌し、粘膜を覆う柔軟粘稠なゲルとして粘膜を胃酸から保護する。

(2) 分泌腺と分泌調節

胃には、主細胞、壁細胞、副細胞の3つのタイプの分泌細胞が存在する（図11.13）。

1) 主細胞

主細胞（chief cell）は、ペプシンの前駆体であるペプシノーゲンを分泌する。ペプシンとして貯蔵しておくと、主細胞内でタンパク質の分解が起きて細胞が傷害されるため前駆体として貯蔵しておき、分泌された後に塩酸によって活性化されてペプシンとなり、タンパク質を分解してペプトン（アミノ酸およびポリペプチドの混合物）にする。

2) 壁細胞

壁細胞（parietal cell）からは、塩酸が分泌される。ただし、塩酸（HCl）が分泌されるのではなく、H^+ と Cl^- は別々に分泌される。すなわち、① H^+ が K^+ と交換で分泌される。これを H^+-K^+ ポンプ（プロトンポンプともいう）といい、ATPのエネルギーが必要となる。② 細胞内に K^+ が貯まるので外へ出ようとする、③ このときにプラス・マイナスのバランスで Cl^- の分泌が一緒に起こる。K^+ は循環しているだけで、実質的には H^+ と Cl^- が分泌されたことになる（図11.14）。始めに分泌される H^+ は、細胞内で H_2O と CO_2 から炭酸脱水酵素によってつくられたものである。H^+ と同量の HCO_3^- がつくられるが、これは Cl^- と交換される形で血液へ移行する。HCO_3^- は、アルカリとしてのふるまいをするので、胃酸分泌反応の結果として、血液のpHは一過性に上昇する（アルカリ側に傾く）ことになる。

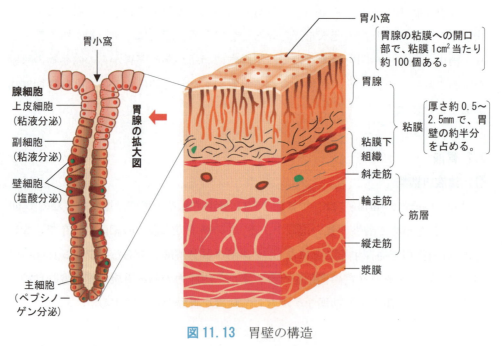

図11.13 胃壁の構造

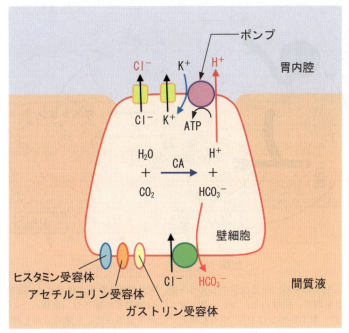

CA：炭酸脱水酵素

図 11.14　壁細胞における胃酸の分泌機序

3）副細胞

　副細胞（粘液細胞（mucous cell））からは、粘液が分泌される。既に述べたように、粘膜を胃酸およびペプシンから保護する作用をする。粘液で胃が保護されているが、健康な人でも胃粘膜細胞は胃壁から剥離し、その分新しい細胞がつくられ、これにより、胃の内面は2～3日で新しい細胞に置き換えられるという。粘膜の血行障害などにより粘膜細胞の増殖・分化が遅くなると、表層細胞の置換が遅れ、潰瘍を誘発する。

(3) 胃液分泌の調節

　胃酸分泌を促進する要素は、迷走神経あるいは消化管の内在性神経に由来する**アセチルコリン**（acetylcholine）、**ヒスタミン**（histamine）、**ガストリン**（gastrin）である。壁細胞の間質液側（側底膜側）の細胞膜にはアセチルコリンのムスカリンM_3受容体、ヒスタミンのH_2受容体、ガストリン受容体が存在し、これらの受容体の活性化はいずれもH^+分泌を亢進させる。ガストリンは、代表的な消化管ホルモンであり、幽門腺や胃腸壁内のG細胞で合成され、局所刺激や自律神経系の活動に応じて、粘膜下の血中に分泌され、側底膜のガストリン受容体と結合する。ガストリンを含めた主な消化管ホルモンについて、分泌場所と作用を図11.15と表11.1にまとめた。

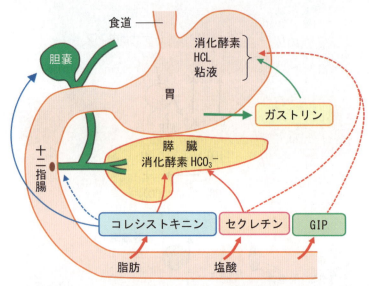

分泌された消化ホルモンは一旦血液中に入った後、特定の消化器官に作用する。実線は促進作用を、破線は抑制作用を表す。すなわち、コレシストキニンは胆嚢を収縮させ（実線）、oddi の括約筋を弛緩させる（破線）。セクレチンは HCO_3^- に富む膵液の分泌を促進させ、胃液の分泌を抑制する。グルコース依存性インスリン分泌刺激ポリペプチド（GIP）は、胃の運動と胃液の分泌を抑制する。

図 11.15 ホルモンによる消化液の分泌調節

表 11.1 主な消化管ホルモンの分泌場所と作用

ホルモン	分泌場所	主な作用
ガストリン	胃、十二指腸	胃酸の分泌を促進
コレシストキニン（CCK）	十二指腸、回腸	消化酵素を多く含む膵液の分泌促進
セクレチン	十二指腸、回腸	重炭酸を多く含む膵液の分泌促進
GIP	十二指腸、回腸	インスリン分泌を促進、胃の運動と分泌を抑制

　食事における胃酸分泌の過程は脳相（頭相ともいう）、胃相、腸相の 3 つの相に分類される。**脳相**は、味覚、視覚、嗅覚などが刺激を受け、迷走神経を経由して分泌促進する相である。唾液分泌の脳相と同じく条件反射である。**胃相**は胃粘膜に対する刺激により、内在性神経、ガストリン、ヒスタミンが作用し胃液の分泌を促進させる。特にガストリンを分泌する G 細胞は、タンパク質の分解産物であるペプチドやアミノ酸により強い分泌刺激を受ける。**腸相**は小腸粘膜が刺激され、内在性の神経と内分泌系が関与して分泌が亢進するものである。しかしながら、小腸に入ってきた内容物によっては胃液の分泌が抑制されることが知られている。例えば、酸性の糜粥が小腸に入ってくると**セクレチン**というホルモンが血中に分泌され、これが胃酸分泌を抑制する。

（4）嘔吐

　胃の内容物が逆流し口腔から吐出することを**嘔吐**（vomiting）という。嘔吐は、胃および食道の弛緩に続き、横隔膜と腹筋の強い収縮により胃が圧迫され内容物が逆流する現象であるが、これは延髄の嘔吐中枢の興奮によって起こる一連の反射である。消化管への強い機械的刺激や化学的刺激は迷走神経や舌咽神経の求心神経を介して**嘔吐中枢**を興奮させる。あるいは視覚・嗅覚を介するものや、乗り物酔いのように平衡感覚の刺激が嘔吐中枢に伝わる場合もある。その他、薬物、毒素などは血行を介して嘔吐中枢を興奮させる。事故による頭部外傷や脳震盪などで吐き気や嘔吐が生じた場合も嘔吐中枢への強い機械的刺激が考えられるので、MRI や CT などの検査で出血や脳挫傷などがないか調べる必要がある。胃酸分泌のところで述べたように、嘔吐によって胃酸が失われた場合、血中には HCO_3^- が増加するため、血液の pH は正常よりもアルカリ性に傾く代謝性アルカローシスとなる（第 14 章参照）。

コラム　胃瘻

　胃瘻という言葉の意味は、胃内と体外とに通じる瘻孔（ろうこう；穴の意味）自体のことだが、腹部の皮膚にあけた小さな穴からチューブを胃内に挿入して留置し、栄養剤を注入することをさす。このチューブ挿入の処置は、内視鏡を経鼻・経口的に胃内に送り、体外からチューブを穿刺して胃内で固定する。チューブの穿刺位置の確認や胃内の器具の接続、固定に内視鏡は必須となる。内視鏡的に行うこの処置（手術）を経皮内視鏡的胃瘻造設（術）：Percutaneous Endoscopic Gastrostomy といい、PEG と略されることから、胃瘻による栄養管理を「ペグ」とよぶことも多い。チューブ周囲の皮膚は、約 2 週間で新しい細胞で覆われ、入浴もできるようになる。胃瘻からは水分や高カロリーの栄養剤の注入が可能なので、口からの摂食機能が低下したり誤嚥のリスクが高い患者も栄養摂取が可能となる。高濃度の液体を胃に直接注入する栄養方法であることから、注入時は（半）座位にして口側への逆流や誤嚥を防ぐこと、特に開始時は下痢になることもあるので注入速度や栄養剤の種類に留意することなどが必要となる。

---

4 小腸での消化と吸収

4.1 小腸の運動

　小腸（small intestine）は、指の太さの 12 本くらいの長さをもつ十二指腸（duodenum）、約 1.5 m の空腸（jejunum）、そして約 2.5 m の回腸（ileum）と回盲弁まで

続く長い管である。十二指腸では膵液と胆汁が加えられ（図11.16）、本格的な消化が行われ、3〜5時間の間に吸収される形にまで分解されると同時に吸収される。小腸壁は先に述べたように輪走筋と縦走筋の収縮・弛緩による分節運動と蠕動運動を行う。小腸の運動は、副交感神経で促進され、交感神経で抑制される。

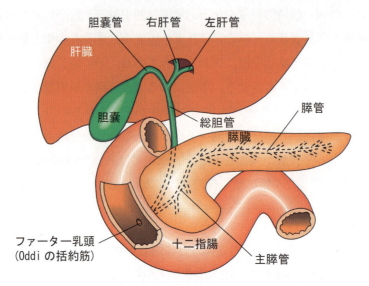

図 11.16 肝臓、胆嚢、膵臓および十二指腸の位置関係

4.2 膵液
(1) 膵液の機能

膵液（pancreatic juice）は、多種の消化酵素を含み、糖質、タンパク質、脂質の消化を行う（図11.17）。1日の分泌量は約2Lである。膵液に含まれる糖質の分解酵素は**膵アミラーゼ**（アミロプシンともいう）であり、デンプンを分解して麦芽糖にする。脂質の分解酵素には**リパーゼ**（lipase；ステアプシンともいう）があり、モノグリセリドと脂肪酸の構成要素にまで分解する。タンパク質分解酵素は、膵臓の細胞をも分解してしまうので、胃のペプシノーゲンと同じように前駆体で分泌される。膵液に含まれるタンパク質分解酵素の前駆体には、トリプシノーゲン、キモトリプシノーゲン、プロカルボキシペプチダーゼがある。これらの酵素の活性化は小腸内で行われ、トリプシノーゲンの活性化がドミノ倒しのように順次他の酵素の活性化を引き起こす。図11.17に示すようにトリプシノーゲンは小腸内にあるエンテロキナーゼによって分解され活性化酵素である**トリプシン**（trypsin）になる。トリプシンは食物中のタンパク質を分解するのと同時にキモトリプシノーゲンおよびプロカルボキシペプチダーゼを分解して活性型の**キモトリプシン**（chymotrypsin）および**カルボキシペプチダーゼ**（carboxypeptidase）にする。キモトリプシンとカ

ルボキシペプチダーゼは、タンパク質あるいはポリペプチドを分解する。

　何らかの原因で、膵臓内でタンパク質分解酵素の前駆体が活性化される場合がある。これが急性膵炎で膵臓自体を消化してしまうため激しい腹痛を引き起こす。

　膵液に分泌される消化酵素を他の部位で分泌される酵素とともに**表 11.2**にまとめた。膵液の機能として、中和作用は重要である。胃酸が十二指腸に流入してくると、中和するのに必要な量のHCO_3^-を含む膵液が分泌される。これにより、胃の内容物が流入したことによる酸性化が取り除かれることになる（**図 11.18**）。

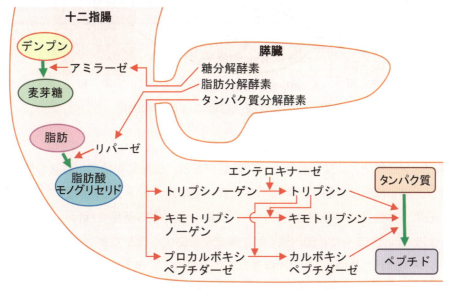

図 11.17　糖、脂肪、タンパク質の分解

表 11.12　主な消化酵素の分泌部位と作用

分泌部位	消化液	消化酵素	消化する栄養素
口腔	唾液	プチアリン	糖質（デンプン）
胃	胃液	ペプシン	タンパク質
小腸	膵液	トリプシン	タンパク質
		キモトリプシン	タンパク質
		カルボキシペプチダーゼ	タンパク質
		アミラーゼ	糖質（デンプン）
		リパーゼ	脂質
	アンカー酵素	マルターゼ	麦芽糖
		ラクターゼ	乳糖
		スクラーゼ	ショ糖
		アミノペプチダーゼ	ペプチド
		ジペプチダーゼ	ペプチド

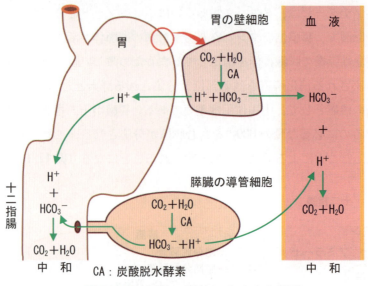

図 11.18　胃液、膵液による中和機構

(2) 分泌腺と分泌調節

　膵液の分泌細胞には腺房細胞と導管細胞がある。腺房細胞は消化酵素の開口放出を行う。導管細胞は、図 11.14 に示した胃の壁細胞とちょうど逆向きにイオンを放出するように輸送体が配置されている。胃酸を分泌する過程で移行した HCO_3^- により、血液の pH はアルカリ側へ傾くが、膵液を分泌する段階で H^+ が入ってくるので、バランスが取れて体液の pH が維持されることになる。激しい嘔吐で体液の pH がアルカローシスになるのは、胃液が十二指腸に流入しないために、膵液の分泌が起こらず、血中に HCO_3^- が残ることによる（第 14 章参照）。

　膵液分泌を促進する要素は、迷走神経あるいは内在性神経に由来する**アセチルコリン**、**セクレチン**（secretin）、**コレシストキニン**（cholecystokinin: CCK）である。セクレチンは、主に HCO_3^- に富む膵液を、コレシストキニンは主に消化酵素に富む膵液の分泌を促す（図 11.15）。膵液は胃液の分泌と同じように、頭相、胃相、腸相の 3 つの相に分けられる。

4.3　胆汁

(1) 胆汁の機能

　胆汁（bile）は肝臓でつくられ、胆嚢（gallbladder）で貯蔵・濃縮される。胆汁の主な成分は、**胆汁酸塩**（コール酸、デオキシコール酸）、**胆汁色素**（ビリルビン）、コレステロールなどである。胆汁は、脂肪の消化に寄与する。酵素による栄養素の分解は、水溶性の環境で起こるので、脂肪の塊の内部では起こらない。胆汁酸塩に

は、界面活性剤（石鹸）としての作用があるので、脂肪を乳化（小さな粒にする）して、消化酵素が働く面積を増やすことができる。ビリルビンはヘモグロビンの分解産物であり黄褐色をしている。このため便の色は胆汁によるものである。胆管が閉塞し、胆汁が十二指腸に分泌されないと、便は白色脂肪便になる。また、肝臓で処理された脂溶性物質を排泄するのも、胆汁の役割である。胆石はコレステロールが過飽和になり結晶化したものである。

(2) 分泌腺と分泌調節

胆汁は、肝臓の分泌腺としての働きを反映する分泌液である。十二指腸に脂肪が送り込まれると、血中にコレシストキニンが分泌される。このコレシストキニンが、胆嚢を収縮させ、胆汁の分泌を促す。また、コレシストキニンは総胆管の十二指腸の開口部にある**オッディ（Oddi）の括約筋**を弛緩させ、胆汁を十二指腸内に分泌させる（**図11.15**）。

4.4 小腸での消化・吸収

空腸と回腸は、最終的な消化と吸収を同時に行う。内面には輪状のひだがあり、その表面は絨毛（villi）に覆われている。絨毛を構成する細胞は、さらに微絨毛（microvilli）をもっているため表面積は単なる円柱に比べて600倍にも増加しており、小腸の総面積は約300㎡にも達している。肺の表面積は80㎡でテニスコート半面といわれているが、小腸の表面積はその4倍にもなっている。

(1) 糖質とタンパク質の消化と吸収

糖質とタンパク質は、大きな鎖状の重合分子が小さな集合分子に分解された後に、吸収可能な単体に分解されて吸収される（**図11.19**、**図11.20**）。小腸ではこのように2つの分解ステップを行う。大まかな切断を行う最初のステップは消化管内の中央部で起こるが、単体にする第二のステップは、吸収する細胞の微絨毛表面（刷子縁）にアンカー（つなぎ止める）された酵素によって行われる。これは、分解したらすぐに単体で吸収することで、水の吸収が容易になったり、腸内細菌に栄養を奪われないようにするための仕組みと考えられている。反応が起こる場所から、それぞれ管腔相消化、粘膜相消化（**終末消化**あるいは**膜消化**ともいう）とよばれる。

二糖類の分解酵素としてマルターゼ、ラクターゼ、スクラーゼがアンカー酵素として微絨毛表面にあり、分解された糖質は直ちにグルコースやガラクトース、フルクトースといった単糖類として吸収される（**図11.19**）。グルコースの吸収はNa^+との共輸送（Na^+依存性グルコース輸送体；SGLT1）で吸収される。これには細胞内外のNa^+の濃度勾配が必要であり、Na^+-K^+ポンプによってつくられている。タンパク質

を分解するアンカー酵素としてはジペプチダーゼやアミノペプチダーゼがあり、分解されたアミノ酸が吸収される（図 11.20）。したがって、単糖類およびアミノ酸の吸収はエネルギーを使う**能動輸送**によって行われる。絨毛細胞に吸収された単糖類ならびにアミノ酸は毛細血管中に移行し、門脈を経由して肝臓へ向かう。

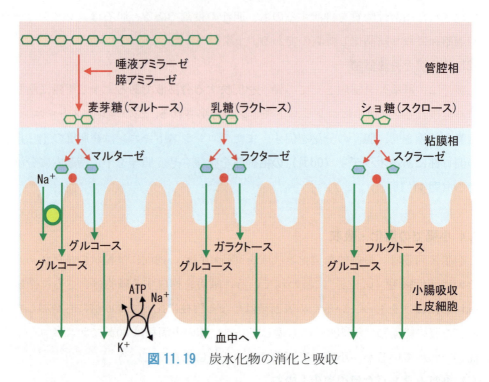

図 11.19　炭水化物の消化と吸収

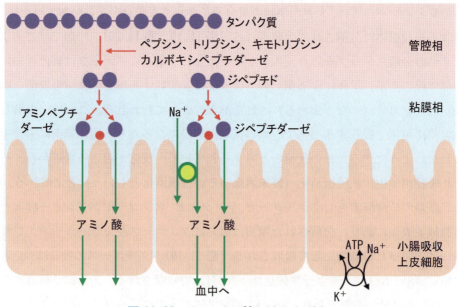

図 11.20　タンパク質の消化と吸収

4 小腸での消化と吸収

(2) 脂肪の消化と吸収

　酵素による分解反応は、脂肪の塊の内部では起こらず、脂肪と水溶液の境界（界面）でのみ起こる。脂肪の消化も酵素による加水分解であるので、界面を増やすことが重要である。この過程で重要な役割を果たすのが、胆汁に含まれる胆汁酸塩である。胆汁酸は、水に溶けやすい部分と油に溶けやすい部分の両方をもつ分子（両親媒性）であり、石鹸の役割を果たす。細胞膜の成分であるリン脂質も両親媒性である。

　脂肪の消化は、大まかに①乳化 → ②リパーゼによる加水分解 → ③ミセル形成 → ④吸収という流れで進む（図 11.21）。ミセル（micell）とは、胆汁酸やリン脂質でコーティングされた小さな脂肪の粒である。ミセルは濃度勾配による**受動輸送**によって吸収される。脂肪の粒は、小腸の絨毛細胞内の小胞体でタンパク質やリン脂質と一緒に大きな塊となる。これをカイロミクロン（chylomicron、キロミクロンともいう）とよぶ。カイロミクロンは間質液側に開口放出されるが、その大きさのため血管内に入れず、リンパに入って最終的に血流に入ることになる。このため小腸のリンパ管は脂肪を多く含みミルクのように白くなっているため中心乳糜管（にゅうびかん）ともいわれている。

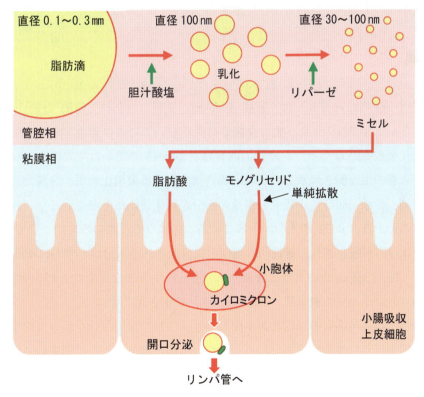

図 11.21　脂肪の消化と吸収

第11章 消化・吸収

4.5 消化管ホルモンによる消化の調節

　消化管にはホルモンが数多く存在し、その働きも多種多様である。ほとんどの消化管ホルモンは消化管の運動と消化液の分泌を制御している。消化管ホルモンは、消化管から血液中に分泌され、体内をめぐったのち分泌された近くの消化管に作用するので、局所ホルモンともよばれる。主な消化管ホルモンの働きは既に述べたが（図11.15）、消化管内の内容物の組成によって、適切な消化を行うように消化管ホルモンが調節している。

　胃内に食物が入ってくると、胃のG細胞からガストリンが分泌される。ガストリンは胃液の分泌を促進する。十二指腸や空腸にびじゅくが入ってくるとセクレチン、コレシストキニン、グルコース依存性インスリン分泌刺激ポリペプチド（GIP）などが血中に分泌される。酸性の強いびじゅくは特にセクレチンの分泌を促す。セクレチンは膵臓に作用しHCO_3^-を高濃度に含む膵液を分泌するとともに胃液の分泌を抑制する。コレシストキニンはタンパク質や脂肪の多い糜粥によって分泌される。コレシストキニンは消化酵素に富んだ膵液の分泌を促進し、胆嚢を収縮させる他、オッディの括約筋を弛緩させるため、胆汁と膵液が十二指腸内に流入することになる。糖や脂肪の多い糜粥が十二指腸内に入ってくると、GIPが分泌される。GIPは膵液のβ細胞からのインスリンの分泌を促進する。

5 大腸

　大腸（large intestine）は、盲腸（cecum）、結腸（colon）、直腸（rectum）に続く約1.5mの腸であり、食べ物は食後5時間くらいでここに到達する。大腸では小腸で消化吸収されなかったかゆ状の内容物が24〜48時間かけて糞便となり排出される。大腸の主な働きは水分の吸収と腸内細菌による未消化物質の分解である。唾液、胃液、膵液、胆汁、小腸液と多量の水分が消化管内に分泌される。これに飲水を加えると1日に8.5Lの水分が入ってくることになる。このうち、小腸で6.5L、大腸で1.9Lが吸収され、最終的に糞便中に排泄される水分はわずかに100mL程度である（図11.22）。このように大量の水分を吸収する部位なので、大腸の吸収障害は下痢（diarrhea）や脱水症（dehydration）を引き起こす。

　大腸内には多種多様の腸内細菌が住みつき、小腸で消化されなかった残渣物の分解、発酵を行う。食物繊維のセルロースなどは腸内細菌によって脂肪酸に変えられ大腸粘膜より吸収される。ビタミンB群やビタミンKは食物からも摂取することができるが、腸内細菌によっても産生されている。ビフィズス菌などは外界からの腸

内病原菌の侵入や増殖を防いでいる。便中の固形成分には消化されなかった植物繊維なども含むが、ほとんどは腸内細菌や腸内の粘液細胞の死骸で占められる。

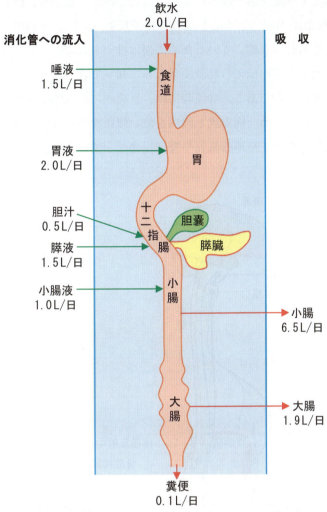

図 11.22　消化管への水の出入り量

6 排便

　最終的に糞便は肛門より排出されるが、肛門には内肛門括約筋と外肛門括約筋の2つの括約筋がある。直腸の平滑筋および内肛門括約筋は自律神経によって調節されている（図 11.23）。副交感神経である骨盤神経の興奮は直腸の蠕動運動の亢進と内肛門括約筋の弛緩を引き起こす。これに対して、交感神経の興奮は蠕動運動の抑制と内肛門括約筋の収縮を引き起こす。外肛門括約筋は体性神経の陰部神経によって随意的に調節されている。普段は直腸内に糞便は入っていないが、食後などに下

行結腸とS字結腸に強い蠕動運動が生じ、直腸内に便の塊が入ってくる。これにより直腸壁が伸展するとその情報は骨盤神経を介して腰仙髄にある排便反射中枢に伝えられる。これにより副交感神経が興奮し、直腸平滑筋が収縮し、内肛門括約筋が弛緩し、便が押し出されそうになる。これが**排便反射**（defection reflex）である。しかし、外肛門括約筋が収縮しているために便は排出されない。直腸壁伸展の求心性情報は同時に大脳皮質へ伝えられ、便意として知覚できるため、外肛門括約筋を意識的に調節できるからである。排便時には、意識的に外肛門括約筋を弛緩させるとともに、呼吸運動を止め、横隔膜と腹筋を使い腹圧を高めることによって糞便を排出させる。大脳機能の未発達な乳児や脊髄損傷などでは、随意的な調節ができなくなる。

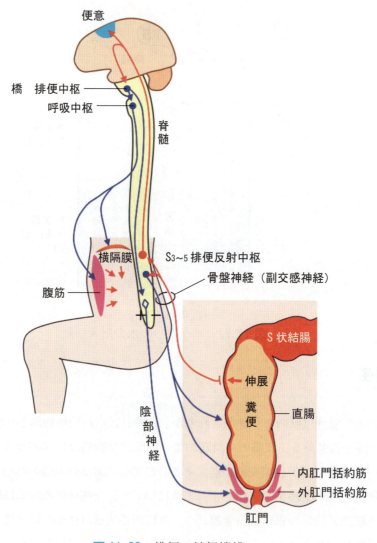

図 11.23 排便の神経機構

問　題

A.　多肢選択問題

1　咀嚼で正しいのはどれか。

a.　唾液にはムチンが含まれている。

b.　咀嚼筋の不随意的収縮で行われる。

c.　舌の運動は三叉神経によって支配される。

d.　顎関節を形成するのは下顎骨と頬骨である。

2　嚥下運動に伴って起こるのはどれか。**2つ選べ**。

a.　声門の開放　　b.　舌根の沈下　　c.　食道の収縮　　d.　後鼻孔の閉鎖　　e.　無呼吸

3　胃底腺の主細胞の分泌物に由来するタンパク分解酵素はどれか。

a.　アミラーゼ　b.　キモトリプシン　c.　トリプシン　d.　ペプシン　e.　リパーゼ

4　胃から分泌される消化管ホルモンはどれか。

a.　ガストリン　　b.　セクレチン　　c.　胃抑制ペプチド　　d.　コレシストキニン

5　膵液について正しいのはどれか。

a.　弱アルカリ性である。

b.　糖質分解酵素を含まない。

c.　セクレチンによって分泌量が減少する。

d.　ランゲルハンス島の β 細胞から分泌される。

6　胆汁の作用はどれか。

a.　殺　菌　　b.　脂肪の乳化　　c.　タンパク質の分解　　d.　炭水化物の分解

7　栄養素と消化酵素の組み合わせで正しいのはどれか。

a.　炭水化物 ── リパーゼ

b.　タンパク質 ── トリプシン

c.　脂肪 ── マルターゼ

d.　ビタミン ── アミノペプチダーゼ

第11章　消化・吸収

8　小腸からそのまま吸収されるのはどれか。**2つ選べ。**

　a. グルコース　b. スクロース　c. マルトース　d. ラクトース　e. フルクトース

9　大腸で吸収されるのはどれか。

　a. 脂 質　　　b. 水 分　　　c. 糖 質　　　d. タンパク質

10　排便のメカニズムで正しいのはどれか。

　a. 横隔膜の挙上

　b. 直腸内圧の低下

　c. 内肛門括約筋の弛緩

　d. 外肛門括約筋の収縮

解答

(1) a (2) d, e (3) d (4) a (5) a (6) b (7) b (8) a, e (9) b (10) c

B. 記述式問題

(1)　嚥下の過程を3つの相に分けて説明せよ。

(2)　腸胃反射とはどのようなものか説明せよ。

(3)　唾液の機能と分泌調節について説明せよ。

(4)　三大栄養素を分解する酵素の名前と分泌される場所をあげ、三大栄養素の消化を説明せよ。

(5)　胃酸分泌の調節機構を説明せよ。

(6)　消化管ホルモンを3つあげ、その働きについて説明せよ。

(7)　膜消化について説明せよ。

(8)　排便反射の神経機構について説明せよ。

栄養・代謝

第12章

第12章　栄養・代謝

現代は、過食による肥満や生活習慣病に関心が集まっている。一方で、食料不足以外の要因による低栄養状態も出現し、発展途上国や戦争・災害影響下の国だけでなく、高齢者や病院の入院・外来患者にも予想以上に多いことが注目されている。

「健康に生きる」ためには、「食べる」ことの意味を栄養学の視点で理解し、氾濫している情報の中から正しい情報を選び出し、役立てていかなければならない。また、医療現場では、患者の栄養管理を行うことで、病気の治癒を促進するとともに合併症を予防し、入院期間の短縮や医療費の削減につなげることができる。本章では、まず栄養素の種類と役割を説明し、摂取した栄養素から体内でどのようにエネルギーが産生されるかを学ぶ。さらに、身体活動や食事、疾病などの要因によって、エネルギー代謝がどのように変動するかを学び、栄養管理に必要な基礎的知識を習得する。

1 概要

1.1 栄養と栄養素

栄養（nutrition）とは、生体が必要な物質を外界から摂取し、それを利用して生命活動を営み、自らの健康を維持・増進したり、体を構成したりすることである。このとき、外界から取り入れる物質を栄養素（nutrients）という。

糖質（炭水化物（carbohydrate）ともいう）、脂質（lipid）、タンパク質（protein）は**三大栄養素**とよばれ、体内でエネルギー源となる。糖質は基本的なエネルギー源として、脂質は効率のよいエネルギー源として欠くことができない栄養素である。タンパク質はエネルギー源にもなり得るが、細胞を構成する主要成分として重要である。三大栄養素にビタミン（vitamin）とミネラル（mineral、無機質ともいう）を加えて、**五大栄養素**とよぶ（図12.1）。ビタミンとミネラルはエネルギー源にはならず、少量の摂取で十分だが、細胞機能の調節に不可欠な微量栄養素である。また、第6の栄養素として食物繊維を加え、六大栄養素とする考え方もある。

食物繊維は多糖類の仲間で、ヒトの消化酵素で消化できないため、エネルギー源にはならないが、肥満・脂質異常症・糖尿病・高血圧などの生活習慣病を予防・改善する働きをもつ。厚生労働省により5年ごとに改定される「日本人の食事摂取基準2015」では、小児期からの生活習慣病予防のため、食物繊維とカリウムについて、新たに6～17歳における目標量が設定された。

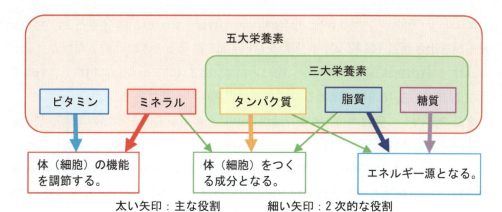

図 12.1　栄養素の種類と働き

1.2 代謝とは

ヒトは食物を摂取し、消化・吸収し、栄養素を体内に取り込む。体内に取り込まれた栄養素は、生体成分に転換される（**同化**（anabolism）という）とともに、分解されてエネルギーに利用される（**異化**（catabolism）という）。栄養素が取り込まれてから同化、異化される過程を総括して**代謝**（metabolism）という。このとき、酸素 O_2 を消費し、最終的に二酸化炭素 CO_2 を排泄する。代謝を通じてヒトは成長し、健康な身体を維持し、生活を営む。食物摂取から消化吸収、代謝に至る全過程が栄養の過程である（図 12.2）。

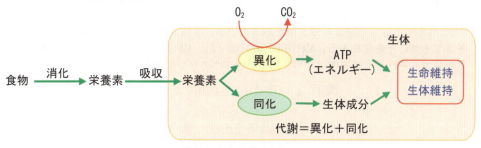

図 12.2　栄養の過程

2 エネルギー代謝

2.1 エネルギー量とカロリー

ヒトは体内（細胞内）に取り込んだ栄養素を、酸素を使って燃焼（＝酸化）させ、**ATP**（アデノシン三リン酸（adenosine triphosphate））という**高エネルギー化合物**を産生している（図 12.3）。ATP は分子内に 2 つの高エネルギーリン酸結合をもち、これが加水分解されて、ADP（アデノシン二リン酸（adenosine diphosphate））ある

いは AMP（アデノシン一リン酸（adenosine metaphosphate））になるとき、エネルギーが放出される（図 12.3）。1 分子の ATP が ADP になるときには約 7 キロカロリー（kcal）が放出される。1 カロリー（cal）は 4.184 J（ジュール）に相当し、1 mL の水を 14.5℃から 15.5℃に温めるのに必要なエネルギー量である。

　食品の体内への吸収率は 100% ではないので、食品がもつすべてのエネルギー量が体内で利用されるわけではない。三大栄養素（糖質、脂質、タンパク質）について、消化吸収率などで補正して指数としたものを、**Atwater（アトウォーター）の係数**といい、1 g 摂取したときに吸収された量が燃焼して発生するエネルギー量を、糖質 4 kcal、脂質 9 kcal、タンパク質 4 kcal としている。アトウォーターの係数を用いることで、食品のエネルギー量を計算できる。また、体内のグリコーゲンや中性脂肪の重量から、蓄積しているエネルギー量を概算することもできる。米飯 100 g と牛肉 100 g を摂取したときのエネルギー量の計算例を**表** 12.1 に示す。

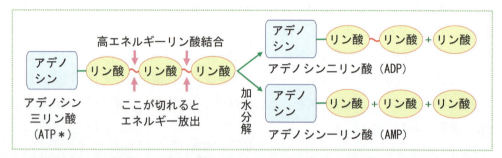

＊ adenosine triphosphate の頭文字を取っている。tri は「3」、つまり、分子内にリン酸基を 3 つもつことを意味する。ADP の D（di）は「2」、AMP の M（mono）は「1」を意味する接頭語で、それぞれ分子内に 2 つ、あるいは 1 つのリン酸基をもつことを意味する。

図 12.3　ATP からのエネルギー産生

表 12.1　食品エネルギー量の計算例

	各食品 100 g 中の各栄養素の含量（g）とエネルギー量（kcal)			
	精白米飯		牛肉（サーロイン）	
糖　　　質	37.0 g	37.0×4＝148.0 kcal	0.3 g	0.3×4＝　1.2 kcal
脂　　　質	0.3 g	0.3×9＝　2.7 kcal	48.0 g	48.0×9＝432.0 kcal
タンパク質	2.5 g	2.5×4＝ 10.0 kcal	12.0 g	12.0×4＝ 48.0 kcal
合　　　計		160.7 kcal		481.2 kcal

2.2　呼吸商（呼吸比）

　体内で栄養素が燃焼したときに消費した酸素（O_2）に対する排出した二酸化炭素（CO_2）の体積比を**呼吸商（呼吸比）**（respiratory quotient：$RQ = CO_2/O_2$）といい、

燃焼する栄養素により一定の値となる（**表12.2**）。

表12.2　三大栄養素の呼吸商

栄　養　素	O_2消費者（L/g）	CO_2排出量（L/g）	呼吸商（RQ）
糖　　質	0.75	0.75	1.00
脂　　質	2.03	1.43	0.71
タンパク質	0.95	0.76	0.80

　タンパク質の窒素（N）成分は、すべて尿中に排泄されるために、尿中に排泄される窒素量に窒素係数6.25（タンパク質に含まれる平均窒素量は16%であるため、100/16＝6.25）を乗じれば、体内で燃焼したタンパク質量を推定することができる。この分を差し引くことにより、非タンパク質呼吸商（nonprotein RQ：NPRQ）が得られる。NPRQが1に近ければ主に糖質が、0.71に近ければ主に脂質がエネルギー源として利用されたことがわかる。

$$NORQ＝\frac{全排出\,CO_2－タンパク質の燃焼による\,CO_2排出量}{全消費\,O_2－タンパク質の燃焼による\,O_2消費量}$$

　通常は糖質と脂質が同時に燃焼するので、RQは0.85程度となり、タンパク質の燃焼を無視しても、計算上はほとんど誤差を生じない。運動量が大きくなると、糖利用が増加するため、RQは1.0に近づき、さらに激しい運動の際には1.0を超えることがある。これは、乳酸生成によるアシドーシスを調節するために、CO_2が排出されるためと考えられる（アシドーシスについては第14章参照）。

2.3　基礎代謝

　1日の総エネルギー消費量は、基礎代謝量（約60%）、食事誘発性熱産生（特異動的作用）（約10%）、身体活動量（約30%）の大きく3つで構成される（**図12.4**）。ヒトは、ただ横たわっているだけでも、呼吸、循環、代謝が絶えず行われ、かなりのエネルギーを消費し続けている。**基礎代謝**（basal metabolism：BM）とは、生命維持のための必要最小限のエネルギー代謝のことで、この時消費されるエネルギー量が**基礎代謝量**である。早朝、空腹時に快適な室内において仰臥位*で測定される。睡眠時は6〜10%低くなり（睡眠時代謝）、安静時は姿勢を保ったり、食事の影響を受けるため、約20%高くなる（安静時代謝）。

　＊：仰臥位とはあおむけのこと。背臥位ともいう。うつぶせは伏臥位（ふくがい）あるいは腹臥位、横向きは側臥位（そくがい）という。

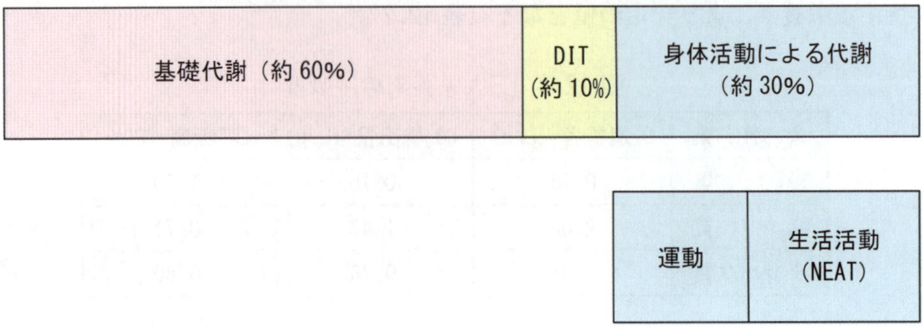

図12.4　成人における1日の総エネルギー消費量の内訳

　基礎代謝量（kcal/日）は、年齢、性、身長、体重などで異なるが、同性・同年齢ならば体表面積に比例し、成人男性で34〜38 kcal/時間/㎡ となる。除脂肪体重に相関するので、筋肉質の人は肥満型の人より高く、女性は男性より5〜10%低い。年齢では10代で最大となる。基礎代謝基準値（kcal/kg体重/日）で比較すると、2歳前が最も高く、加齢とともに低下する。

　他に、次のようなさまざまな因子の影響を受ける。①環境温度が低いと高くなる。②体温が上がると増加する。③甲状腺ホルモン、副腎髄質ホルモン（アドレナリン、ノルアドレナリン）により増加する。④月経開始2〜3日前に最高に達し、月経中に最低になる。⑤妊娠時は胎児の代謝量分が増加する。

2.4　食事誘発性熱産生

　食事摂取により代謝が亢進し、摂取後数時間は体温が0.1〜0.3℃上昇する。この現象を**食事誘発性熱産生**（diet induced thermogenesis：DIT）あるいは**特異動的作用**（specific dynamic action：SDA）という。

　代謝亢進率は栄養素により異なり、糖質6%、脂質4%、タンパク質30%とされている。それらをあわせた通常の食事では、総エネルギー消費量の約10%となる（図12.4）。

2.5　身体活動とエネルギー消費

　身体活動によるエネルギー消費は、総エネルギー消費量の約30%を占め、運動によるものと、家事などの日常生活が該当する生活活動によるものの、大きく2つに分類される（図12.4）。生活活動によるものは、非運動性身体活動によるエネルギー消費（NEAT：non-exercise activity thermogenesis）ともよばれ、NEATを増やすことは肥満予防のキーポイントと考えられている。

(1) エネルギー代謝率（relative metabolic rate：RMR)

身体活動に要するエネルギー量が基礎代謝量の何倍になるかを示した数値で、次の式で求める。

$$RMR＝\frac{活動時のエネルギー消費量－安静時のエネルギー消費量}{基礎代謝量}$$

RMR は、体格、性別、年齢などが考慮されている基礎代謝量を基準としていることから、体格・性別・年齢に関係なく、強度として利用できる（表12.3)。

表12.3　身体活動のエネルギー代謝率（RMR）

弱い運動（1.0〜2.5）					
ゆっくり歩く	1.5	入浴	2.3	アイロンがけ	1.5
ふつうに歩く	2.1	手洗い洗濯	2.2	草むしり	2.0
炊事	1.6	電気掃除機	1.7	育児（背負う）	2.3
ふつうの運動（2.5〜6.0）					
急いで歩く	3.5	ぞうきんがけ	3.5	ゴルフ（平地）	3.0
階段昇降	4.6	体操	3.5	ハイキング（山地）	4.6
ふとんの上げ下ろし	3.5	卓球	5.0	自転車	2.6
強い運動（6.0以上）					
階段を上る	6.5	登山（登り）	8.0	腹筋運動	7.6
ジョギング（120 m/分）	6.0	水泳（クロール）	20.0	テニス	6.0
ランニング（200 m/分）	12.0	縄跳び	8.0	サッカー	7.0

(2) メッツ

メッツ（METs）は Metabolic Equivalents（代謝当量）の意味で、安静時のエネルギー消費量を 1 とし、活動時のエネルギー消費量が、安静時の何倍に当たるかを数値化したものである。「歩く」は 3 メッツ、「速歩」は 4 メッツ、「軽いジョギング」は 6 メッツ、「長距離走を走る」は 8 メッツなど、さまざまな活動強度が既に明らかになっており、詳細はエクササイズガイド 2006（図12.5）や、国立健康・栄養研究所のホームページに掲載されている。メッツに活動実施時間（時）をかけたものを「メッツ・時」といい、運動・活動量の単位として国際的に使われている。エクササイズガイド 2006 では、「メッツ・時」を**エクササイズ（Ex）**とよんでいる（図12.5）。各活動によるおよそのエネルギー消費量は次式により計算できる。

第12章 栄養・代謝

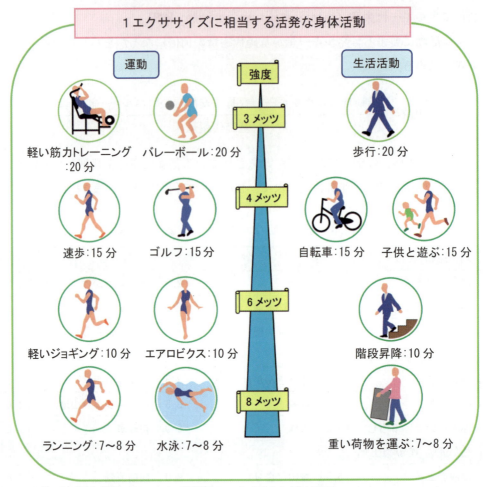

出典）厚生労働省「健康づくりのための運動指針2006「エクササイズガイド2006」

図12.5 1メッツ・時（エクササイズ）の運動量に達するための運動強度と時間

エネルギー消費量（kcal）＝1.05×「メッツ・時」（エクササイズ）×体重（kg）
例えば、体重60kgのヒトが1時間の歩行（3メッツ）を行ったときの消費エネルギー量は189kcal（1.05×3×1×60）となる。

メッツとRMRの関係は以下の式で概算できる。

$$メッツ（METs）＝（RMR/1.2）＋1＝0.83×RMR＋1$$

厚生労働省の健康づくり運動である「健康日本21（第三次）」における身体活動・運動分野の取り組みの推進に資するよう、「健康づくりのための身体活動基準2013」を改訂し、「健康づくりのための身体活動・運動ガイド2023」（表12.4）を策定した。全体の方向性として、「個人差を踏まえ、強度や量を調整し、可能なものから取り組む」こととしている。

表12.4 健康づくりのための身体活動・運動ガイド2023 推奨事項一覧

全体の方向性	個人差を踏まえ、強度や量を調整し、可能なものから取り組む 今よりも少しでも多く身体を動かす		
対象者※1	身体活動※2（＝生活活動※3＋運動※4）		座位行動※6
高齢者	歩行またはそれと同等以上の（3メッツ以上の強度の）身体活動を1日40分以上（1日約6,000歩以上）（＝週15メッツ・時以上）	**運動** 有酸素運動・筋力トレーニング・バランス運動・柔軟運動など多要素な運動を週3日以上 【筋力トレーニング※5を週2～3日】	座りっぱなしの時間が長くなりすぎないように注意する （立位困難な人も、じっとしている時間が長くなりすぎないように少しでも身体を動かす）
成人	歩行またはそれと同等以上の（3メッツ以上の強度の）身体活動を1日60分以上（1日約8,000歩以上）（＝週23メッツ・時以上）	**運動** 息が弾み汗をかく程度以上の（3メッツ以上の強度の）運動を週60分以上（＝週4メッツ・時以上） 【筋力トレーニングを週2～3日】	
こども （※身体を動かす時間が少ないこどもが対象）	（参考） ・中強度以上（3メッツ以上）の身体活動（主に有酸素性身体活動）を1日60分以上行う ・高強度の有酸素性身体活動や筋肉・骨を強化する身体活動を週3日以上行う ・身体を動かす時間の長短にかかわらず、座りっぱなしの時間を減らす。特に余暇のスクリーンタイム※7を減らす。		

※1 生活習慣、生活様式、環境要因等の影響により、身体の状況等の個人差が大きいことから、「高齢者」「成人」「こども」について特定の年齢で区切ることは適当でなく、個人の状況に応じて取り組みを行うことが重要であると考えられる。
※2 安静にしている状態よりも多くのエネルギーを消費する骨格筋の収縮を伴うすべての活動。
※3 身体活動の一部で、日常生活における家事・労働・通勤・通学などに伴う活動。
※4 身体活動の一部で、スポーツやフィットネスなどの健康・体力の維持・増進を目的として、計画的、定期的に実施する活動。
※5 負荷をかけて筋力を向上させるための運動。筋トレマシンやダンベルなどを使用するウエイトトレーニングだけでなく、自重で行う腕立て伏せやスクワットなどの運動も含まれる。
※6 座位や臥位の状態で行われる、エネルギー消費が1.5メッツ以下のすべての覚醒中の行動で、例えば、デスクワークをすることや、座ったり寝転んだ状態でテレビやスマートフォンを見ること。
※7 テレビやDVDを観ることや、テレビゲーム、スマートフォンの利用など、スクリーンの前で過ごす時間のこと。

2.6 エネルギー収支と貯蔵

　ヒト体内の主なエネルギー貯蔵物質は、**グリコーゲンと中性脂肪（トリアシルグリセロール**（triacylglycerol：TG）、**トリグリセリドともいう）**である。グリコーゲンは肝臓と筋肉に貯蔵され、それらをあわせたエネルギー量は1,000〜2,000kcalに相当し、比較的短期のエネルギー源となる。TGは肝臓や脂肪組織に貯蔵され、エネルギー量は50,000〜60,000kcalに相当し、比較的長期のエネルギー源となる（**図12.6**）。

　エネルギー摂取が消費を上回る、つまり出納が正のときは、体内でグリコーゲンやTGとして蓄積され、肥満につながる。反対に、負の状態の出納が長期間続くと、体タンパク質も分解されるので、体重が減少するとともに、さまざまな障害が生じ、**タンパク質エネルギー栄養障害**（protein-energy malnutrition：PEM（ペム））とな

第12章 栄養・代謝

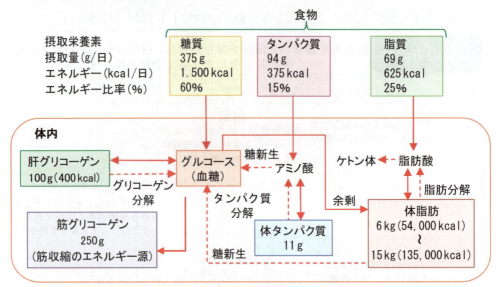

食物からの摂取は「日本人の食事摂取基準2015年版」を参考に、1日の摂取エネルギー量を2,500 kcal、比率を糖質60%、タンパク質15%、脂質25%とした。実線は摂食時、点線は絶食時に促進される経路を示す。

図12.6 成人（体重60kg）におけるエネルギー源の分布と利用

る。PEMは食料の供給が不十分な地域の乳幼児に多いが、日本では高齢者や病院の入院・外来患者にも予想以上に多いことが最近注目されている。PEMは以下の2種類に区別されるが、実際の臨床では両者が混在した混合型が多い。

クワシオルコル（kwashiorkor）：タンパク質不足は著しく、エネルギー不足は軽度である。

マラスムス（marasmus）：タンパク質不足もネルギー不足も著しい。

コラム　肥満

肥満（obesity）とは体脂肪が一定以上に蓄積した状態をさす。体重が重くても体タンパク質の割合が多い場合は肥満とはいわない。しかし、体脂肪や体タンパク質を正確に測定することは難しいため、通常は、身長と体重から計算されるBMIで判定する。**BMI**はBody Mass Index（体格指数）の略で、次の計算式で計算できる。

$$BMI = \frac{体重(kg)}{(身長(m))^2}$$

日本肥満学会の肥満度分類では、統計的に疾病合併率が最も低いBMI＝22を標準とし、25以上を肥満として肥満度を4段階に分け、35以上を高度肥満としている（表）。また、医療を必要とする肥満を「肥満症」という疾患として治療の対象としている。一方、「メタボリックシンドローム」は別名「内臓脂肪症候群」

といわれ、「肥満」である・ないにかかわらず、内臓脂肪の蓄積を必須項目として、高血圧・高血糖・血清脂質値異常のうち2つ以上を満たす場合に診断される。

肥満は高血圧、脂質異常症、2型糖尿病など、種々の疾患のリスク要因となることが知られているが、100年に一度といわれるCOVID-19のパンデミックでは、その重症化因子としても新たに注目されることとなった。これらの状況を踏まえて改定された「肥満症診療ガイドライン2022」は、全文が日本肥満学会のHPで公開され、肥満・肥満症に関する最新の状況を知ることができる。

表　肥満度分類

BMI (kg/m^2)	判定		WHO規格
BMI＜18.5	低体重		Underweight
18.5≦BMI＜25	普通体重		Normal range
25≦BMI＜30	肥満（1度）		Pre-obese
30≦BMI＜35	肥満（2度）		Obese class I
35≦BMI＜40	高度肥満	肥満（3度）	Obese class II
40≦BMI		肥満（4度）	Obese class III

肥満症診療ガイドライン2022（日本肥満学会）

3 栄養素の代謝 （図12.7）

3.1 糖質代謝

食物中の主な糖質はデンプンである。デンプンは主食として摂取している穀類やいも類の主成分で、消化の過程で最終的に単糖であるグルコースとなり吸収される[A]。血液中のグルコースを**血糖**（blood glucose）とよび、全身に運ばれてすべての細胞にとって不可欠なエネルギー源となる。余剰分はグリコーゲンに合成されて[B]、肝臓や筋肉に貯蔵される。また、一部はトリアシルグリセロール（TG）に変換され（**図12.6**）、肝臓や脂肪組織に蓄えられる。血中グルコース濃度（**血糖値**）が低下すると、グリコーゲンはグルコースに分解され[C]、血糖値を維持する。

(1) 解糖系

グルコースからピルビン酸までの過程を**解糖系**[D]といい、**細胞質**に存在する経路である。グルコース1分子から2分子の**ピルビン酸**を生成する。この間に4分子の**ATP**と2分子の**NADH**を生成するが、2分子のATPを消費するので、ATP産生数は2分子となる。酸素が十分ある**好気的**条件下では、ピルビン酸は**ミトコンドリア**へ運ばれ、**アセチルCoA**を経て**クエン酸回路**に入り、**電子伝達系**と共役してATPを産

339

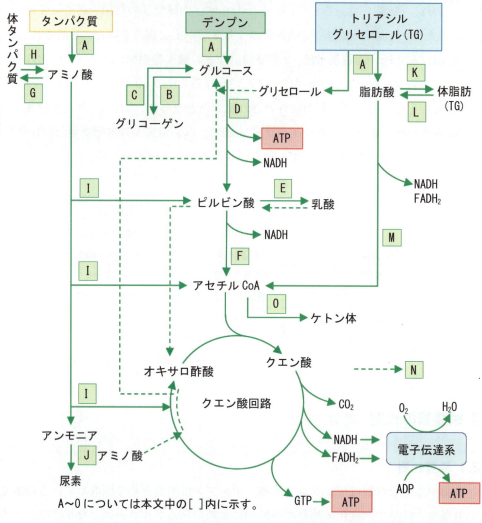

図12.7 糖質、脂質、タンパク質代謝の概要

生する。生成した2分子のNADHはシャトルを介して細胞質からミトコンドリア内の電子伝達系に送られ、5（2.5×2）分子のATPを産生するので、好気的条件下でのATP産生数はピルビン酸までの過程で2＋5＝7分子となる（**表12.5**）。NADHは**ナイアシン**の活性型（**補酵素**）である（4 ビタミン参照）。

　激しい運動中の筋肉など、酸素の供給が追いつかない**嫌気的**条件下ではピルビン酸は還元されて**乳酸**となる［E］。この過程［D＋E］は嫌気的解糖とよばれ、［D］で生成したNADHはピルビン酸の乳酸への還元［E］と共役してNADに酸化されるので、ATPの産生数は2分子に留まる（**表12.5**）。乳酸の蓄積は筋肉痛の原因となる。クエン酸回路と電子伝達系の反応はミトコンドリア内で起こるので、ミトコンドリアをもたない**赤血球**では、嫌気的解糖がATP産生の唯一の手段となる。

(2) クエン酸回路（TCA 回路）と電子伝達系

　解糖系で生じたピルビン酸は、好気的条件下では**ミトコンドリア**に輸送され、**アセチル CoA** に変換される [F]。同時に 1 分子の **NADH** を生成し、NADH は**電子伝達系**で 2.5 分子の ATP を生成する。1 分子のグルコースから 2 分子のピルビン酸を生成するので、ATP 産生数は 5（2.5×2）分子となる（**表 12.5**）。

　クエン酸回路はミトコンドリアに存在する回路で、**アセチル CoA** と**オキサロ酢酸**が反応して**クエン酸**が生成するところから始まり、1 回転する間に 2 分子の CO_2 を放出し、オキサロ酢酸を再生する。この間に 1 分子の **GTP**、3 分子の **NADH**、1 分子の **FADH_2** を生成する。GTP は 1 分子の ATP に変換され、NADH と FADH_2 は電子伝達系でそれぞれ 7.5（2.5×3）および 1.5（1.5×1）分子の ATP を産生するので、合計すると 1 回転する間に 1＋7.5＋1.5＝10 分子の ATP を生成する（**表 12.5**）。グルコース 1 分子からは 2 分子のアセチル CoA を生じるので、クエン酸回路 2 回転、および [D] と [F] の過程で生じる ATP を加えると、好気的条件下での ATP 産生数は 10×2＋7＋5 ＝32 分子となる（**表 12.5**）。嫌気的解糖（2 分子）と比べて、16 倍の ATP を産生できることになる。

表 12.5　グルコースおよびパルミチン酸（C16：0）から産生される
　　　　　　エネルギー（ATP 数）の比較

		反　　応	生成物	ATP（分子）
グルコース	1分子 （分子量 180g）	グルコース→2 ピルビン酸（解糖系）	2ATP	2
			2NADH	2.5×2＝5
		2 ピルビン酸→2 アセチル CoA	2NADH	2.5×2＝5
		クエン酸回路（2 回転）	2GTP	2
			6NADH	2.5×6＝15
			2FADH_2	1.5×2＝3
		合計		32
	100 g			32×100/180＝17.8
パルミチン酸	1分子 （分子量 256g）	パルミチン酸のパルミトイル CoA への活性化		−2
		β 酸化（7 回）	7NADH	2.5×7＝17.5
			7FADH_2	1.5×7＝10.5
			8 アセチル CoA	
		クエン酸回路（8 回転）	8GTP、24NADH 8FADH_2	10×8＝80
		合計		106
	100 g			106×100/256＝41.4

3.2 タンパク質代謝

　食物中のタンパク質は、消化の過程で**アミノ酸**にまで分解されて吸収される[A]。アミノ酸は体タンパク質の合成に使われ[G]、体タンパク質の分解により生じたアミノ酸は再利用される[H]。

　アミノ酸はタンパク質を構成する基本単位で、20種類あり、共通構造として**アミノ基**（$-NH_2$）と**カルボキシ基**（-COOH）をもつ（図12.8）。これらは、体内で必要量を合成できる非必須（可欠）アミノ酸と、合成されないか合成されても必要量に達しないため、必ず食物から摂取しなければならない**必須（不可欠）アミノ酸**に分類される。必須アミノ酸は、成人では9種類ある。食品中のタンパク質の栄養価は、それを構成するアミノ酸組成に依存し、生体が必要とする必須アミノ酸組成に近いタンパク質ほど無駄なく利用され、栄養価が高いと評価できる。

　アミノ酸のアミノ基転移反応および脱アミノ反応により生じた炭素骨格部分（2-オキソ酸）は、ピルビン酸、アセチルCoAなどに変換され[I]、**クエン酸回路**および**電子伝達系**でATPを産生するとともに、**糖新生**の原料にもなる[N]。

　一方、脱アミノ反応により生じたアミノ基由来の**アンモニア**（NH_3）はきわめて有毒であるため、肝臓に存在する**尿素回路**[J]で無毒で水溶性の**尿素**に変換され、腎臓に運ばれて尿中に排泄される（図12.8、12.9）。重篤な肝障害により肝機能が低下すると、尿素生成が低下して血中アンモニア濃度が上昇し（**高アンモニア血症**）、アンモニアが脳内に移行して肝性脳症（肝性昏睡）の原因となる。

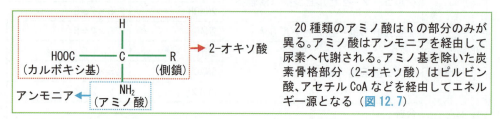

図12.8 アミノ酸の共通構造

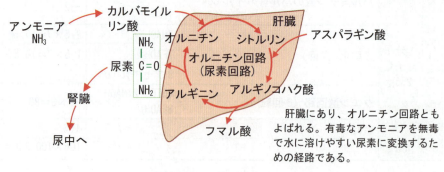

図12.9 尿素回路

3　栄養素の代謝

コラム　ATP の生成方法

　ATP の生成方法は 2 通りある。ひとつはミトコンドリアの電子伝達系で生じるエネルギーを利用して行われる**酸化的リン酸化**である。もうひとつは、高エネルギーリン酸化合物の加水分解に伴って放出されるエネルギーを使って ADP をリン酸化して ATP を生成する反応で、**基質準位のリン酸化**といわれる。具体的には [D] での ATP 生成、およびクエン酸回路での GTP 生成が基質準位のリン酸化である。生体内での ATP の大部分は酸化的リン酸化により生成する。

3.3　脂質代謝

　食事から摂取する脂質の大部分は**トリアシルグリセロール**（TG）である。TG は食用油、バター、肉の脂身などの主成分であるとともに、ヒトの脂肪組織（皮下脂肪や内臓脂肪）の主成分でもある。食物中の TG および肝臓で合成された TG は、それぞれリポタンパク質である**カイロミクロン**および **VLDL** として血中を運搬されて利用され、余剰分は体脂肪として**脂肪組織**に貯蔵される [K]。TG から生じた**脂肪酸**は、ミトコンドリアでの β **酸化**により、**アセチル CoA** となる [M]。1 回の β 酸化で脂肪酸の炭素数が 2 個減ると同時に、各 1 分子の**アセチル CoA**、**NADH**、**FADH$_2$**を生成する。例えば、1 分子のパルミチン酸（C16:0）（炭素数 16、2n＝16）は 7（n－1）回の β 酸化により、8（n）分子のアセチル CoA と各 7（n－1）分子の NADH、FADH$_2$を生成し、これらは**クエン酸回路・電子伝達系**で **ATP** を産生する。パルミチン酸が活性化される過程で 2 分子の ATP を消費するので、最終的に 106 分子（2.5×7＋1.5×7＋10×8－2）の ATP が産生されることになる（**表 12.5**）。1 分子のグルコースと比較すると3.3 倍、100 g 当たりで比較すると 2.3 倍のエネルギーを産生できることから、脂質は糖質に比べて効率のよいエネルギー源であることがわかる（**表 12.5**）。

コラム　リポタンパク質

　脂質は水に溶けにくいので、血中ではタンパク質（アポタンパク質あるいはアポリポタンパク質とよばれる）と結合した**リポタンパク質**とよばれる粒子として可溶化されている。リポタンパク質は比重によって主に 4 つに分けられ、小さい方から順に**カイロミクロン**（chylomicron：CM）、**超低比重リポタンパク質**（very low density lipoprotein：VLDL）、**低比重リポタンパク質**（low density lipo-protein：LDL）、**高比重リポタンパク質**（high density lipoprotein：HDL）となる。脂質含量が高いほど比重は小さく、粒子直径は大きい。

343

コレステロールは主に LDL や HDL の構成成分として存在し、それぞれ LDL コレステロール、HDL コレステロールとよばれる。前者は肝臓で合成されたコレステロールを血管壁などに運び、動脈硬化の誘因となるため、「悪玉コレステロール」とよばれる。一方、後者は血管壁で余剰となったコレステロールを肝臓に運ぶため、「善玉コレステロール」とよばれる。

CM は小腸で吸収された食物由来の脂質（主に TG）を運ぶ役割をもつ。脂っこいものを食べた後は血液中の CM が増加するため、血漿は白濁してみえるが、時間経過とともに透明になる。VLDL は肝臓で合成された TG やコレステロールを組織に運ぶ。

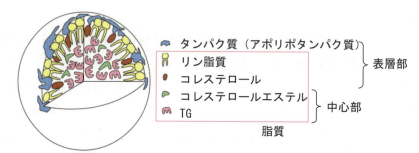

リポタンパク質は脂質とタンパク質の複合体粒子で、疎水性の高いコレステロールエステルや TG は中心部に存在し、表層部は親水性基をもつリン脂質、コレステロール、タンパク質で覆われている。

リポタンパク質の一般的な構造

リポタンパク質の組成と役割

リポタンパク質	粒子直径 (nm)	比重 (g/mL)	TG	コレステロール	リン脂質	タンパク質	役割
キロミクロン	1,200	<0.95	80〜95	1〜5	3〜6	1〜2	食物由来の脂質（主に TG）の運搬
VLDL			40〜80	10〜25	15〜20	7〜10	肝臓で合成された TG やコレステロールの運搬
LDL			10	45	20	22	末梢組織へのコレステロール運搬（動脈硬化の危険因子＝「悪玉コレステロール」）
HDL	5	1.21	1〜5	25	30	40〜55	末梢組織から肝臓へのコレステロール運搬（動脈硬化の予防因子＝「善玉コレステロール」）

コラム　脂質異常症とメタボリックシンドローム（内臓脂肪症候群）

動脈硬化性疾患とは、主として心血管性疾患と脳血管性疾患をさし、日本人の死因（平成 28 年、厚生労働省）の 2 位と 4 位を占めている（1 位：悪性新生物、3 位：肺炎）。その危険因子として、高血圧、糖尿病などとともに、**脂質異常症**や

3 栄養素の代謝

メタボリックシンドロームが注目されている。これらは、食事、運動、飲酒、喫煙などの生活習慣が発症原因に深く関与しているため、生活習慣病とよばれる。生活習慣病の予防・治療の基本方針は食事療法、運動療法による生活習慣の改善である。

◆ **脂質異常症**：高 LDL コレステロール（LDL-C）血症、低 HDL コレステロール（HDL-C）血症、高トリグリセライド（トリアシルグリセロール；TG）血症のいずれかを呈する病態で、脂質代謝のバランスが崩れることにより発症する。かつては高脂血症とよばれたが、2007 年 7 月に脂質異常症と改名された。診断基準を表に示す。

脂質異常症の診断基準

LDL コレステロール	140 mg/dL 以上　　高 LDL コレステロール血症
	120〜139 mg/dL　　境界域高 LDL コレステロール血症
HDL コレステロール	40 mg/dL 未満　　低 HDL コレステロール血症
トリグリセライド	150 mg/dL 以上 (空腹時採血)　　高トリグリセライド血症
	175 mg/dL 以上 (随時採血)　　高トリグリセライド血症
non-HDL コレステロール	170 mg/dL 以上　　高 non-HDL コレステロール血症
	150〜169 mg/dL　　境界域高 non-HDL コレステロール血症

出典）日本動脈硬化学会「動脈硬化性疾患予防ガイドライン 2022 年版」より

一般的な健康診断では LDL-C 値は Friedewald 式（[1]）で算出する。

$$LDL\text{-}C＝総コレステロール－HDL\text{-}C－(TG÷5)　　[1]$$

TG が 400 mg/dL 以上の高値になると、誤差が大きくなり、正確な LDL-C 値を算出できないため、non-HDL コレステロール（non-HDL-C）が基準値となる。non-HDL-C 値は、[2]式で算出する。

$$non\text{-}HDL\text{-}C＝総コレステロール－HDL\text{-}C　　[2]$$

LDL は全身の細胞にコレステロールを運ぶ役割がある。コレステロールが必要な細胞には LDL 受容体が増加し、この受容体を介して LDL は細胞に取り込まれ、コレステロールは細胞膜やステロイドホルモンなどの材料として使われる。何らかの原因で LDL 受容体が減少すると、血液中の LDL が過剰になり、**高 LDL-C 血症**が成立する。一方、HDL が少なくなると、コレステロールを十分に回収できず、血管壁にコレステロールが蓄積されていく。これが**低 HDL-C 血症**の状態で、高 LDL-C 血症とともに、**動脈硬化**の重要な原因となる。

3.4 絶食時の代謝（図12.10）

　食後数時間が経って血糖値が低下すると、肝臓の**グリコーゲン分解** [C] が促進され、グルコースが血中に供給される。グリコーゲンは半日〜1日分の蓄積しかないため、**体脂肪（TG）の分解** [L] が促進され、生じた脂肪酸はβ酸化 [M] により**アセチルCoA**を産生する。同時に**糖新生** [N] が始まり、血糖を供給する。糖新生とは、乳酸やピルビン酸、体タンパク質や体脂肪の分解により生じたアミノ酸やグリセロールなどから新たにグルコースを生成することで、エネルギー源をグルコースのみに依存する脳細胞や赤血球にとって特に重要な経路である。

　このように、体脂肪（TG）をエネルギー源として使うときは、脂肪酸β酸化 [M] の亢進により、アセチルCoAの産生が増加する。クエン酸回路で処理しきれないアセチルCoAは、**ケトン体**に変換されるため [O]、血中の遊離脂肪酸とともにケトン体濃度が増加する。ケトン体は酸性物質であるため、血中濃度が上昇すると、**アシドーシス**を来すことがある。ケトン体の血中濃度が上昇した状態を**ケトーシス**といい、それによりアシドーシスを来している状態を**ケトアシドーシス**という。さらに絶食が続いて飢餓状態となると、体タンパク質の分解 [H] が進み、タンパク質エネルギー栄養障害（PEM）となる（2.6 エネルギー収支と貯蔵参照）。

　インスリンは血中グルコースの細胞内への取り込みおよびグリコーゲン合成 [B] を促進し、グリコーゲン分解 [C] および糖新生 [N] を抑制することにより、**血糖値**を低下させる。**糖尿病**ではこれらのインスリン作用障害により、高血糖が持続する。また、高血糖にもかかわらず、血中グルコースを細胞内に取り込めないため、細胞内は飢餓状態となり、ケトアシドーシスなどの急性合併症を引き起こす。

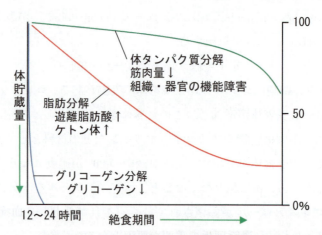

グリコーゲンが12〜24時間で枯渇すると、糖新生が血糖供給の主役となる。同時に脂肪分解によりエネルギーを供給し、体タンパク質分解をできるだけ抑えて身体機能の低下を防ぐ。

図12.10　絶食時の代謝変動

4 血糖の維持と糖尿病

4.1 血糖の維持

　血糖とは血液中のグルコースのことで、その濃度（血糖値）は一定の範囲に維持されている。食前の血糖値は、通常であれば約 70～100 mg/dL の範囲である。グルコースを投与すると一過性に上昇するが、約 2 時間後にはもとに戻る（図 12.11）。血糖値が維持されているのは、グルコースの供給と消費のバランスがとれているからで、このバランスはホルモンにより**調節**されている。

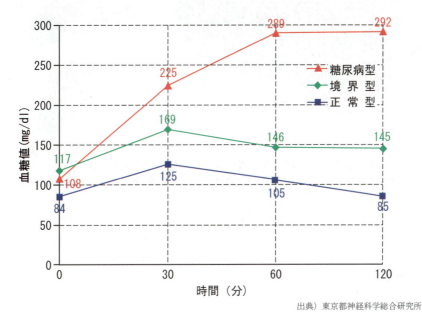

出典）東京都神経科学総合研究所

図 12.11　75g 経口ブドウ糖負荷試験（Oral glucose tolerance test：OGTT）による血糖値の変動

4.2 糖尿病

(1) 糖尿病とは

　血糖値を上げる作用をもつホルモンは複数あるが（グルカゴン、アドレナリン、糖質コルチコイドなど）、下げる作用をもつのはインスリンのみである。そのため、なんらかの原因によってインスリンの作用が低下すると、高血糖が持続することになる。この病態が糖尿病であり、高血糖が持続すると腎尿細管でグルコースを再吸収しきれず、尿中に排泄される（病名の由来）。

　インスリンは細胞のドアを開けるカギの役割を果たし、血液中のグルコースの細胞への取り込みを促進する（図 12.12 a）。糖尿病ではインスリンが十分に働かず、

グルコースを細胞に取り込めなくなるため、高血糖にもかかわらず細胞内は飢餓状態となる。これには、2つの原因①②がある(図 12.12 b、c)。

①インスリン分泌低下：膵臓の機能低下により、十分なインスリンをつくれない（細胞のドアを開けるためのカギが不足している）(図 12.12 b)。

②インスリン抵抗性：インスリンは十分量がつくられているが、効果を発揮できない（カギであるインスリンが十分あっても、カギ穴やドアのたてつけが悪く、開きにくい）(図 12.12 c)。

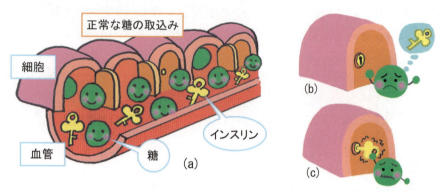

a：糖（グルコース）をエネルギーとして使うにはインスリン（カギ）が必要。
b：カギが不足していて、糖（グルコース）が細胞の中に入れない。
c：ドアやカギ穴のたてつけが悪いため開きにくく、効率よく糖（グルコース）を取り込めない。

出典）国立国際医療研究センター (https://dmic.ncgm.go.jp/general/about-dm/010/010/01.html)

図 12.12　細胞へのグルコースの取り込み

(2) 分類

大きく分けて1型と2型があり、2型が90％以上を占める。

1型糖尿病：自己免疫などによりインスリンを合成している細胞（膵臓ランゲルハンス島B細胞）が破壊され、インスリン分泌不全となる。したがって、インスリン療法（自己注射）が不可欠である。年齢に関係なく発症する。

2型糖尿病：生活習慣のひとつで、環境要因（過食、肥満、運動不足）と遺伝要因の組み合わせで発症し、インスリン分泌低下と感受性低下（インスリン抵抗性）が見られる。40歳以上、肥満、家族に糖尿病患者がいる人に多い。治療の基本は生活習慣の改善（食事療法と運動療法）であるが、改善が見られない場合には薬物療法を併用する。

(3) 診断

血液検査でわかる血糖値とヘモグロビン・エーワンシー（HbA1c）が基準値より高いかどうかにより、まず、正常型、境界型、糖尿病型の3段階の「型」に分類する。

2回の検査で糖尿病型と判定されるなど一定の条件（診断基準）を満たした場合に糖尿病と診断される。

(4) ヘモグロビンA1c（HbA1c）

グルコースが結合したヘモグロビン（Hb）を総称して糖化ヘモグロビンとよぶ。このうち、成人のヘモグロビン（ヘモグロビンA：HbA）とグルコースが結合したものがHbA1cで、HbA1cの総ヘモグロビンに対する割合（％）は血糖値が高いほど大きくなる。一旦糖化したヘモグロビンは、赤血球の寿命（120日）が尽きるまでもとに戻らない。したがって、HbA1cは当日の食事や運動など短期間の血糖値の影響を受けず、過去1～2カ月の血糖値を反映する。合併症の進行と深く関係しており、診断や治療の指標として用いられている。

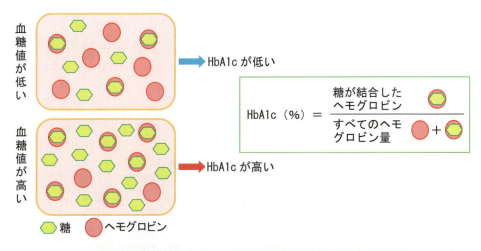

図 12.13　HbA1c1と判定基準

(5) 合併症

高血糖が長期間持続すると血管や神経が障害され、全身に合併症を発症する（図12.14）。特に三大合併症といわれる糖尿病性網膜症・腎症・神経障害が重要で、最悪の場合、それぞれ失明、血液透析、下肢などの切断にまで至る。網膜症は失明原因の2位（1位は緑内障）、腎症は透析導入原因の1位を占めている。

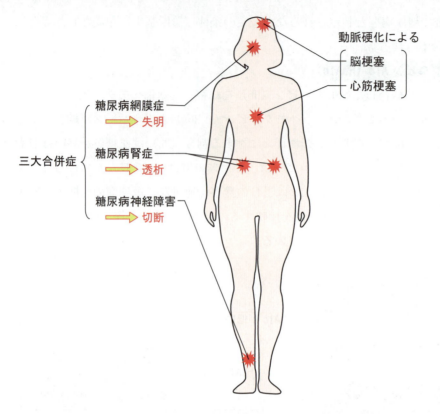

図 12.14 糖尿病の主な合併症

　血液中の過剰のグルコースは血管壁の内皮細胞に侵入し、活性酸素を発生させて血管を傷つけると考えられている。またグルコースがタンパク質と結合する糖化反応により生じた糖化タンパク質も血管を傷害し動脈硬化の原因にもなる。さらに、細胞に取り込まれたグルコースは、「アルドース還元酵素」によって、「ソルビトール」に変換される。ソルビトールが増加すると浸透圧が上昇し細胞は破壊される。
　糖尿病の怖さは合併症にある。高血糖の期間が長いほど合併症のリスクが高まるため、早期に発見し、血糖値を適切に維持することが重要となる。

5　ビタミン

　ビタミンとは、「微量で生命維持のために重要な働きをする不可欠な有機化合物であり、体内で合成されないか合成されても必要量に満たないため、必ず外界から摂取しなければならない栄養素」と定義され、水に溶けず油脂に溶ける**脂溶性ビタミン**（表 12.6）と、水に溶ける**水溶性ビタミン**（表 12.7）がある。主に代謝や生理機能を正常に維持するために働き、エネルギー源や体（細胞）の構成成分にはならな

いという特徴がある。

ビタミンは欠乏すると固有の欠乏症状を呈するが、食物として摂取する以外に、**腸内細菌**によってつくられるビタミンもあり（B群とK）、それらの欠乏症は比較的起こりにくい。過剰摂取の場合、水溶性ビタミンは水に溶けるため尿中に排泄されやすいが、脂溶性ビタミンは体内に蓄積され、過剰症を引き起こしやすい。

5.1 脂溶性ビタミン（表12.6）

(1) ビタミンA

レチノールとして動物性食品（特にレバー）に存在する。植物（緑黄色野菜）中にはβ-**カロテン**（β-カロチンともいう）の形で存在する。β-カロテンは体内でレチノールに変わるので、プロビタミンAとよばれる。レチノールの酸化により生成するレチナールは、網膜で光を感知するタンパク質**ロドプシン**の構成成分である（図12.11）。したがってビタミンAが欠乏すると光を感じにくくなり、夜間の視力障害を起こす（**夜盲症**）。

表12.6　脂溶性ビタミン

通称	化学名	多く含む食品	欠乏症
ビタミンA	レチノール	うなぎ、レバー、卵黄など カロテンは緑黄色野菜など	夜盲症
ビタミンD	D₃：コレカルシフェロール D₂：エルゴカルシフェロール	魚（まぐろ、いわし、さけなど）など きのこ類など	くる病 骨軟化症
ビタミンE	トコフェロール	小麦胚芽、アーモンド、大豆油、ひまわり油、植物性食品に広く分布	―
ビタミンK	K₁：フィロキノン K₂：メナキノン	緑黄色野菜など 納豆、クロレラなど	出血傾向

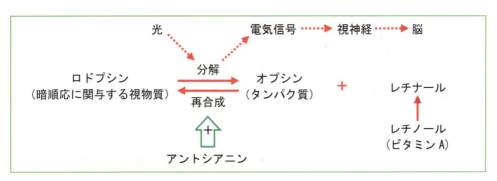

ロドプシンは眼の網膜にあるタンパク質で、オプシンというタンパク質とレチナールから合成される。暗所で合成が増加し、暗闇に慣れて見えるようになる暗順応に関与する。ブルーベリーなどに含まれるアントシアニンはロドプシンの再合成を促進する。

図12.15　ビタミンAとロドプシン

(2) ビタミンD

　動物由来のビタミンD_3（コレカルシフェロール）と、植物由来のビタミンD_2（エルゴカルシフェロール）があり、同程度の生理活性をもつ。体内では、**コレステロール**を原料として、コレステロール→デヒドロコレステロール（プロビタミンD）→ビタミンD_3、の経路で合成される（図12.16）。プロビタミンD→ビタミンDの過程には**紫外線**が必要なため、日照時間の短い地方に住む人や屋内生活時間の長い高齢者では、欠乏症が起こることがある。

　皮膚あるいは食品由来のビタミンDは血流中に入り、まず、肝臓で25位が水酸化されて25-ヒドロキシビタミンD（25-OH-ビタミンD）となり、次いで、腎臓で1位が水酸化されて**活性型ビタミンD**とよばれる1,25-ジヒドロキシビタミンD（1,25-$(OH)_2$-ビタミンD）に代謝される（図12.16）。活性型ビタミンDは、腸管からのカルシウム吸収を促進し、骨の再構築（リモデリング）を維持する働きをもつ他、さまざまな機能に関与する。欠乏すると、幼児期では**くる病**、成人では**骨軟化症**を引き起こす。

(3) ビタミンE

　天然に存在する重要な**抗酸化剤**で、細胞膜にある多価不飽和脂肪酸の過酸化を防ぐ抗酸化薬剤として働く。食用油の劣化（酸化）を防ぐために添加されることがある。

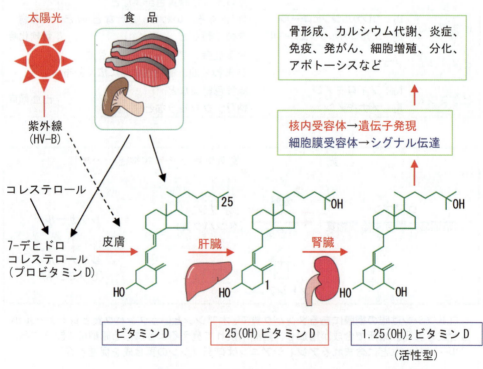

図12.16　ビタミンDの活性化

(4) ビタミンK

緑黄色野菜に多いビタミンK_1（フィロキノン）と、腸内細菌によって産生されるビタミンK_2（メナキノン）がある。プロトロンビンなどの**血液凝固因子**の生合成に必須であるため、不足すると出血傾向を示す。腸内細菌により産生されるので、通常、欠乏症は起こらないが、抗菌薬の長期服用による腸内細菌数の減少では、不足することがある。また、新生児では腸内細菌叢が未発達であることと、母乳中の含有量が少ないことから欠乏しやすいため、ビタミンKシロップの予防投与が行われている。

コラム　薬と食べ物・飲み物との飲み合わせ

鉄（鉄剤）とお茶：

緑茶やコーヒーに含まれるタンニンが鉄と結合して水に溶けにくいタンニン鉄となるため、鉄の吸収が低下するとされてきた。最近の研究では鉄剤との併用は問題ないとされている。理由は、成人に必要な鉄量（吸収量）は1日約1mgであるのに対して、鉄剤には約100mgの鉄が含まれているので、タンニンで吸収が阻害されても、十分量が体内に吸収されるからである。

鉄（鉄剤）とビタミンC：

鉄は、電荷の状態によって第一鉄＝2価（Fe^{2+}）と第二鉄＝3価（Fe^{3+}）が存在し、Fe^{3+}よりFe^{2+}で吸収されやすい。食品から摂取された鉄は、十二指腸から空腸上部において吸収される。ヘム鉄はそのままの形で特異的な担体によって腸管上皮細胞に吸収される。一方、非ヘム鉄はFe^{3+}の形態ではほとんど吸収されず、還元されてFe^{2+}となり吸収される。ビタミンCは還元剤としての作用をもち、同時服用すると3価が2価に還元されてるため吸収率が上がる。

鉄剤については、例えばクエン酸鉄の場合、クエン酸が鉄吸収を促進するため、ビタミンCを併用する必要はないとされている。また、ビタミンCにより2価鉄が増えると胃腸障害のリスクとなる可能性があり、併用は推奨できないとの意見もあるが、併用注意にはなっていない。

ビタミンK含有食品とワルファリン：

ワルファリンはビタミンKの作用と拮抗することで、抗凝固作用を発揮する（ビタミンK参照）。したがって、ワルファリン服用中はビタミンK含有量が多い食品（納豆、クロレラ、青汁など）を避ける必要がある。中でも納豆はビタミンKを大量に含むとともに、納豆菌が腸管内でビタミンKを産生することが知られている。

第12章　栄養・代謝

カルシウムとビタミンD：

　カルシウムは吸収率が低い栄養素のひとつで、牛乳・乳製品で40～50％、小魚や野菜、海藻からは20～30％といわれている（カルシウム参照）。また、加齢により吸収率が低下すると考えられている。ビタミンDは肝臓と腎臓を経て活性型ビタミンDに変わり、さまざまな作用を発揮する（ビタミンンD参照）。小腸ではカルシウムの吸収を促進し、正常な骨と歯の維持に寄与する。

グレープフルーツと薬：

　高血圧の薬のうち「カルシウム拮抗薬」といわれる薬はグレープフルーツやその加工品（ジュースなど）と同時に摂取すると、作用や副作用が増強することがある。これは、グレープフルーツに含まれる成分のフラノクマリン類が、肝臓の薬物代謝酵素である「チトクローム P450」の作用を抑制し、薬物の血中濃度が上がるためである。その他、「スタチン系」とよばれる高コレステロール血症の薬、抗血小板薬や免疫抑制薬の中にも作用が増強されるものがある。

　柑橘類の中では、はっさく・ぶんたん（ザボン）・スウィーティーなどにも同様の作用があるので注意が必要である。

5.2 水溶性ビタミン（表12.7）

　ビタミンC以外はすべてB群に属する。ビタミンB群は、体内でリン酸化されて、それぞれの活性型に変換され、さまざまな酵素の**補酵素**として働く。

(1) ビタミンB₁

　活性型は主に糖質代謝に関与する補酵素として働く。ピルビン酸→アセチルCoAの反応（図12.7の[F]）の補酵素となるため、不足すると**乳酸**が蓄積して**アシドーシス**となる。特に、高エネルギー輸液などでグルコースを大量に補給する際は、アシドーシスを避けるため、同時に投与することが勧告されている。欠乏症には、**脚気**、**ウエルニッケ脳症**などがあり、現在でもアルコール常用者などに発症することがある。

(2) ビタミンB₂

　活性型は酸化還元反応に関与する**補酵素**として機能する。欠乏すると、皮膚や粘膜の炎症（口唇炎、脂漏性皮膚炎など）を起こす。

(3) ナイアシン

　必須アミノ酸の**トリプトファン**から一部生合成される。活性型は約500種類の酸化還元反応に関与する**補酵素**として機能する。通常、欠乏することはないが、トリ

5　ビタミン

表12.7　水溶性ビタミン

通　称		化学名	活性型 (補酵素)	多く含む食品	欠乏症
ビタミンB群	ビタミンB_1	チアミン	TDP（TPP）	胚芽(米、小麦)、落花生、ごま、酵母、豚肉など	脚気、ウェルニッケ脳症
	ビタミンB_2	リボフラビン	FAD、FMN	乳、卵、肉、魚、胚芽、果物など、動植物に広く分布	口唇炎、脂漏性皮膚炎
	ビタミンB_6	ピリドキシン	PLP	ひらめ、いわしなどの魚、肉、レバー、くるみなど	皮膚炎、口内炎
	ビタミンB_{12}	コバラミン	アデノシルコバラミン、メチルコバラミン	にしん、さばなどの魚、かき、肉、レバー、乳などの動物性食品	巨赤芽球性貧血（悪性貧血）
	ナイアシン	ニコチン酸 ニコチン酸アミド	NAD NADP	かつお節、魚、乾しいたけ、肉、レバー、酵母など	ペラグラ
	パントテン酸	—	補酵素A（CoA）	レバー、そらまめ、落花生、卵など、動植物に広く分布	倦怠感（まれ）
	葉酸	—	THF	レバー、新鮮な緑黄色野菜、まめ類など	巨赤芽球性貧血
	ビオチン	—	ビオチン	レバー、卵黄、えんどう、大豆、かき、にしん、ひらめなど	脂漏性皮膚炎など（まれ）
ビタミンC		アスコルビン酸	—	新鮮な野菜、果物、緑茶など	壊血病

プトファン含有量の少ないトウモロコシを主食とする地域では、欠乏症である**ペラグラ**（皮膚の荒れ、下痢、精神神経症状）が起こることがある。

(4)　ビタミンB_6

　活性型はアミノ基転移酵素（トランスアミナーゼ、アミノトランスフェラーゼともいう）などの**補酵素**として、アミノ酸代謝に関与する。欠乏すると、皮膚炎や口内炎を起こすことがある。

(5)　葉酸

　活性型（テトラヒドロ葉酸、THF）は**核酸**代謝に関与するため、欠乏するとDNA合成障害により、赤血球の成熟に異常を来し、**巨赤芽球性貧血**となる。食品中に広く分布するので欠乏症は起こりにくいが、胎児の神経の発達に必要なため、妊娠初期には十分摂取することが望まれる。

　葉酸と構造のよく似た化合物である**メトトレキサート**は、葉酸の活性化（THFの生成）を競合的に阻害するので、細胞分裂の盛んな（＝DNA合成が活発）悪性腫瘍

355

第12章　栄養・代謝

の治療薬（＝抗がん薬）として用いられる。また、関節リウマチでは、関節の細胞分裂が盛んであるため、抗リウマチ薬としても用いられる。

> **コラム　逸脱酵素と血液検査**
>
> 　アミノ基転移酵素であるアスパラギン酸トランスアミナーゼ（AST）やアラニントランスアミナーゼ（ALT）は**逸脱酵素**とよばれ、通常は特定の細胞内に存在するが、細胞が障害を受けて壊れると血液中に漏れ出ていく。したがって、血液中の逸脱酵素活性の測定は、その酵素が由来する臓器の疾患の種類や程度の診断に有用である。AST はグルタミン酸オキサロ酢酸トランスアミナーゼ（GOT）、ALT はグルタミン酸ピルビン酸トランスアミナーゼ（GPT）ともよばれ、肝疾患などの診断に使われている。

(6)　ビタミンB_{12}

　活性型は葉酸とともに核酸代謝に関与するため、欠乏により巨赤芽球性貧血となる。巨赤芽球性貧血のうち、ビタミンB_{12}欠乏によるものを**悪性貧血**とよぶ。胃から分泌される**内因子**（intrinsic factor）と結合して吸収されるため、胃の全摘術後は吸収されず、数年で枯渇する（体内に数年分の備蓄をもつ）。また、植物性食品には含まれないため、厳格な菜食主義者では欠乏することがある。

(7)　パントテン酸

　活性型は**補酵素 A**（コエンザイム A、CoA）で、糖質代謝、脂質代謝など多くの重要な反応に関与する。アセチル CoA はアセチル基と CoA が結合した物質である。

(8)　ビタミン C

　強い抗酸化作用をもち、水溶性の**抗酸化剤**として重要である。腸管からの鉄吸収促進作用をもつ。また、結合組織のタンパク質である**コラーゲン**合成に必須のため、不足すると結合組織がもろくなり、皮下出血を起こす（**壊血病**）。

6　ミネラル

　ミネラル（無機質）とは、生体を構成する元素のうち、炭素（C）、酸素（O）、水素（H）、窒素（N）を除く元素の総称である。骨などの組織を構成し、体の調子を整える働きがある。「日本人の食事摂取基準（2020 年版）」では、ナトリウム（Na）、カリウム（K）、カルシウム（Ca）、マグネシウム（Mg）、リン（P）を多量ミネラル、鉄（Fe）、亜鉛（Zn）、銅（Cu）、マンガン（Mn）、ヨウ素（I）、セレン（Se）、クロム

（Cr）、モリブデン（Mo）を微量ミネラルとして、基準を設定している。ミネラルは体内で合成できないので、食事から摂取する必要がある。不足しやすいものとして、カルシウム、鉄、摂り過ぎが懸念されるものとしてナトリウムがある。

6.1 ナトリウム（Na）

細胞外液の主要な陽イオン（Na^+）であり、浸透圧の維持や、pH の調節、細胞外液量の維持に関与する。生理食塩水（0.9% NaCl 水溶液）の浸透圧は体液とほぼ等しい（等張）。食物からは大部分が食塩（NaCl）として摂取される。食塩の長期間の過剰摂取は高血圧の原因となる。食事摂取基準 2020 では、生活習慣病予防のため目標量が低めに変更され、男性 7.5 g/日未満、女性 6.5 g/日未満となった[※]。

表12.8 食事摂取基準 2020 より 18〜29 歳を抜粋

	ナトリウム(mg/日、（ ）は食塩相当量[g/日])					
性別	男性			女性		
年齢（歳）	推定平均必要量	目安量	目標量	推定平均必要量	目安量	目標量
18〜29	600（1.5）	—	7.5 未満	600（1.5）	—	6.5 未満

高血圧および慢性腎臓病（CKD）の重症化予防のための食塩相当量は、男女とも 6.0 g/日未満とした。
※ 食事摂取基準 2015：男性 8.0 g/日未満、女性 7.0 g/日未満

6.2 カリウム（K）

細胞内液の主要な陽イオン（K^+）であり、浸透圧や pH の恒常性維持、神経の興奮性や筋肉の収縮にかかわっている。ナトリウムを排出する作用があるため、塩分の摂り過ぎを調節するのに役立つ。通常の食生活では不足しないが、食事摂取基準では、生活習慣病の予防のため、摂取量の増加を目指すものの 1 つに設定されている。

6.3 カルシウム（Ca）

Ca は生体内で最も多いミネラルで、総量は約 1kg、その 99%は骨に存在し、骨はカルシウムの貯蔵庫としての役割ももつ。約 1%は血液中に存在し、その濃度は厳密な恒常性が保たれている。血中 Ca 濃度の調節には、副甲状腺ホルモン、活性型ビタミン D、カルシトニンが関与している。食品として摂取した Ca の腸管からの平均吸収率は 20〜30%で、活性型ビタミン D は吸収を促進する。リン（P）を摂り過ぎるとリン酸カルシウム結晶の生成により吸収が低下するので、食物中の Ca と P の比は 1：1 程度が望ましい。日本人は、Ca の摂取不足が問題となるが、P は清涼飲料水や加工食品中に多量に含まれているので、過剰摂取が問題となる。

(1) 働き

❋骨や歯の成分。

❋神経の興奮性を低下させる。低Ca血症では、興奮性増加による痙攣が起こる。この痙攣をテタニーとよぶ。

❋筋肉の収縮に必要。

❋血液凝固因子のひとつで、他の凝固因子の活性化（プロトロンビン→トロンビンなど）に関与。

❋酵素の補因子としてトリプシン、膵リパーゼなどの活性発現に必要。

コラム　骨粗しょう症

　骨は皮膚と同じように代謝を繰り返している。つまり、古い骨を壊し（＝骨吸収とよぶ）、新しい骨をつくる（＝骨形成とよぶ）サイクルを繰り返し、骨のしなやかさや強さを保っている。これを骨のリモデリング（再構築）とよぶ。活性型ビタミンDはリモデリングを維持する働きをもつため、欠乏するとリモデリングの乱れにより、くる病や骨軟化症となる（ビタミンD参照）。

　骨量は約20歳でピークに達し、その後40歳代まではほぼ一定で、その後低下する（図12.17）。骨量の減少により、骨折の危険があるもの、あるいはすでに骨折があるものを骨粗しょう症といい、骨吸収が骨形成を上回る状態が長期間続くことにより発症する。原因は、①閉経によるものが最も多く、次いで②加齢によるものとなる。骨量の維持にはエストロゲン（女性ホルモン）が大きくかかわっている。女性はもともと男性より骨量が少ないことに加えて、閉経後はエストロゲン分泌の低下により、骨量が急激に減少するため、骨粗しょう症は女性に多い。

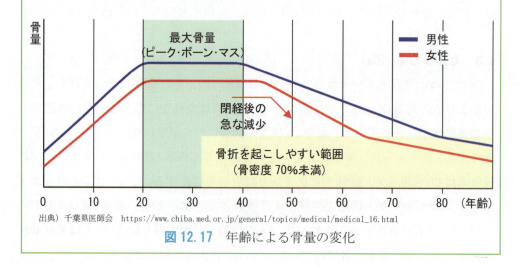

出典）千葉県医師会　https://www.chiba.med.or.jp/general/topics/medical/medical_16.html

図12.17　年齢による骨量の変化

骨の構造は鉄筋コンクリートの建物に例えられ、鉄筋に相当するのがコラーゲンというタンパク質、コンクリートに相当するのが Ca を主成分とするヒドロキシアパタイトである。骨粗しょう症の予防には、食事療法によりこれらの材料を補充し、適度な運動により骨の強度を維持するとともに、薬物療法を適宜併用することにより、骨折を防ぐことが重要となる（図 12.18）。

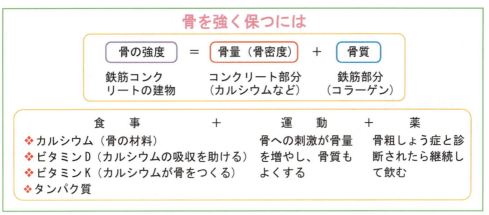

出典）日経プラスワン 2015 年 4 月 25 日付

図 12.18　骨粗しょう症の予防

6.4　鉄（Fe）

　体内の総量は 3～4 g で、その役割は、細胞呼吸に関連することや結合組織合成、ホルモン合成、抗酸化活性など多岐にわたる。約 65％はヘモグロビンの成分として赤血球中に存在し、約 25％はフェリチンやヘモジデリンと結合した貯蔵鉄として、主に肝臓に貯蔵されている。

　通常の 1 日の食事には、10～15 mg の鉄が含まれ、十二指腸および空腸の上部で第一鉄（Fe^{2+}）の形で吸収される。吸収率は全身の鉄要求性に応じて調節され、鉄欠乏状態では上昇し、鉄過剰状態では低下する。通常状態では、吸収率は約 10％で、1 mg/日が吸収される。鉄は排泄ルートをもたず、生理的損失として細胞や外皮の脱落、尿、毛髪、爪から約 1 mg/日が排泄され、吸収量にほぼ等しい。月経がある女性では、その鉄損失として約 0.5 mg/日が加わるため、女性は鉄欠乏になりやすい。鉄の代表的な欠乏症としては、鉄欠乏性貧血があげられる。

　食物中の鉄の吸収率は、肉・魚・レバーなど動物性食品に含まれるヘム鉄 15～25％、野菜・海藻・大豆など植物性食品に含まれる非ヘム鉄 2～5％で、ヘム鉄の方が高い。吸収には胃液の酸性が必要なので、胃切除後や、無酸症では吸収が低下する。ビタミン C は吸収を助ける（コラム参照）。したがって、通常の食事では肉・魚に野菜・果物を組み合わせるとよい。

第12章　栄養・代謝

　　鉄欠乏や鉄欠乏性貧血の治療では、食事療法では不十分のため、鉄剤が使われる。
鉄剤服用により、貧血症状は早期に改善するが、服用は貯蔵鉄が十分補充されるま
で続ける必要がある。

問　題

A.　多肢選択問題

1　代謝について正しいのはどれか。

　a.　基礎代謝量は同性、同年齢であれば体重に比例する。

　b.　呼吸商（RQ）は摂取する栄養素により異なる値となる。

　c.　エネルギー代謝率（RMR）は安静時代謝量を基準とする活動強度である。

　d.　メッツ（METs）は基礎代謝量を基準とする活動強度である。

2　三大栄養素のエネルギー代謝について正しいのはどれか。

　a.　アトウォーター係数が最も高いのは糖質である。

　b.　1 gを酸化するのに必要な酸素の量は、糖質が最も多い。

　c.　特異動的作用による代謝亢進率が最も高いのは脂質である。

　d.　呼吸商は糖質が最も大きい。

3　基礎代謝に影響する因子について正しいのはどれか。

　a.　冬より夏の方が低い。

　b.　発熱時は低くなる。

　c.　甲状腺機能亢進症では低くなる。

　d.　妊娠中は低くなる。

4　糖質および糖質代謝について正しいのはどれか。

　a.　ヒト体内での貯蔵糖はデンプンである。

　b.　解糖系は酸素に依存した代謝系である。

　c.　健常人の血糖値は食事摂取の影響を受けず一定である。

　d.　酸素の供給が不十分な状態では、乳酸が増加する。

5　脂質および脂質代謝について正しいのはどれか。

a. ヒトの内臓脂肪の主成分はトリアシルグリセロールである。

b. 健常人の体内における脂質の貯蔵量は、糖質より少ない。

c. 食事由来の脂質を輸送するリポタンパク質は VLDL である。

d.　HDL は動脈硬化の危険因子である。

6　タンパク質およびアミノ酸代謝について正しいのはどれか。

a. タンパク質の体内での燃焼量は尿中に排泄される窒素量から推定できる。

b. アミノ酸の脱アミノ反応により生じた 2-オキソ酸からは ATP は産生されない。

C. アミノ酸はグルコースの原料にはならない。

d. アミノ基由来のアンモニアは尿酸に変換される。

7　体脂肪の分解が亢進したとき、血中濃度が増加するのはどれか。

a. グルコース

b. アンモニア

c. ケトン体

d. 乳酸

8　基礎代謝量が最も多い時期はどれか。

a. 青年期　　　　b.　　壮年期　　　c. 向老期　　　　d.　老年期

9　ビタミンとその作用の組み合わせで正しいのはどれか。

a. ビタミン A　―　多価不飽和脂肪酸の過酸化を抑制する。

b. ビタミン B_{12}　―　核酸代謝に関与する補酵素となる。

c. ビタミン C　―　糖質代謝に関与する補酵素となる。

d. ビタミン D　―　鉄の吸収を促進する。

10　　ビタミンとその欠乏症の組み合わせで正しいのはどれか。

a. リボフラビン ― 脚気

b. 葉酸 ― 出血傾向

c. アスコルビン酸 ― 夜盲症

d. チアミン ― 乳酸アシドーシス

第12章　栄養・代謝

解答

(1) b (2) d (3) a (4) d (5) a (6) a (7) c (8) a (9) b (10) d

B. 記述問題

(1) 体重60kgの人が6メッツ（METs）の運動を20分間行ったときのエネルギー消費量を計算しなさい。計算式も記載すること。

(2) ある成人の体内における糖質と脂質の酸化について調べたところ、一定時間内に要した酸素は14.1L、生じた二酸化炭素は12.0Lであった。このとき、脂質の酸化に要した酸素は何Lか求めなさい。計算式も記載すること。ただし、糖質の呼吸商を1.0、脂質の呼吸商を0.71とする。

(3) 1分子のグルコースあるいはパルミチン酸（C16：0）が体内で完全に酸化され、ATPを産生する過程を説明しなさい。また両者のATP産生量の違いを説明しなさい。［　］内の語句をすべて用いること。［解糖系、β酸化、クエン酸回路、電子伝達系、ピルビン酸、乳酸、アセチルCoA、NADH、FADH2］

(4) 健常人が絶食したとき、エネルギー源をどのように確保するか。絶食の時間経過を追って説明しなさい。［　］内の語句をすべて用いること。［血糖、グリコーゲン、体タンパク質、体脂肪、脂肪酸、ケトン体、糖新生、β酸化、クエン酸回路］

(5) ビタミンについて、①〜③をまとめなさい。

①水溶性ビタミンと脂溶性ビタミンの種類と特徴

②各ビタミンの作用

③各ビタミンの欠乏症

腎臓の生理

第13章

第13章 腎臓の生理

　腎臓は尿を生成する器官である。生成された尿は、尿管を通して膀胱に蓄えられ、ある程度溜まると体外に排出される。腎臓、尿管、膀胱、尿道およびそれに付属する種々の組織を含めた全体を泌尿器系あるいは排泄器系という。このことから腎臓は排泄器としてのイメージが強いが、実際には尿量や尿中に溶解している物質の排泄量を調節することで、体液量や体液組成、体液浸透圧、そして体液の［H^+］などの内部環境の恒常性を維持する調節器である。さらに、レニン、エリスロポエチン、活性型ビタミンDなどを分泌する内分泌機能も有している。このことから、腎臓の機能障害は体内のすべての細胞の機能障害をもたらすことになる。

　腎臓の機能を簡単にまとめると、①代謝産物や有害物質の排泄、②体液量の調節、③体液浸透圧濃度の調節、④体液［H^+］の調節、⑤内分泌機能の5つがあげられる。

　この章では腎臓での主に尿の生成過程と排尿の神経機構について述べる。

1　腎臓の機能的構造

　腎臓（kidney）は横隔膜直下、腹膜背側に左右一対存在し、左腎が右腎より高い位置にある（図13.1）。それぞれ上下に10 cm、幅5 cm、厚さ3 cm、ソラマメ状の約150 gの臓器である。動静脈、尿管、神経が出入りする内側のくぼんだ部分を腎門という。腎門は腎臓の中心部の腎洞へ連なっていく。腎洞は、尿管上端が膨らんだ腎盂と動静脈、神経の間を埋める脂肪組織から構成される。

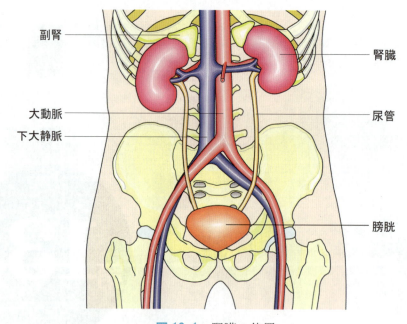

図 13.1　腎臓の位置

被膜に覆われる腎実質は表層の赤褐色の**皮質**（renal cortex）と深層の髄質（renal medulla）に分けられる（図13.2）。髄質は皮髄境界部を底面とし、腎盂に向かって腎乳頭とよばれる頂点をもつ腎錐体を形成する。腎錐体はひとつの腎臓につき約10個存在し、腎乳頭から腎杯に尿が排泄され、最終的に腎盂に集められる。腎盂は腎門を出て下方に曲がりながら細い尿管となり膀胱へと続く。

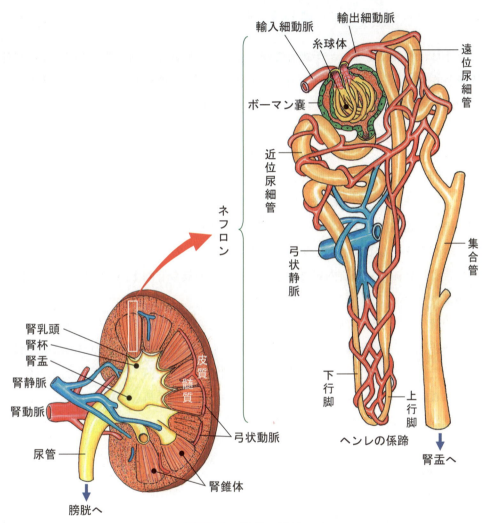

図13.2　腎臓の構造

1.1 ネフロン

主として腎実質は**ネフロン**（nephron）あるいは**腎単位**とよばれる特殊化した腺構造から構成される（図13.2）。ネフロンはそれぞれの腎臓に約100万個、腎盂を中心に放射状に分布する。ネフロンは濾過を行う**腎小体**と有用成分の再吸収を担う**尿細管**から構成される（図13.3）。

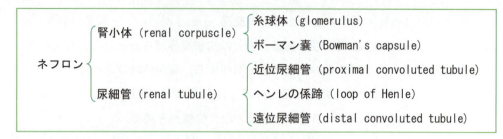

図 13.3　ネフロンの構造

　腎小体は皮質に分布し、毛細血管網とよばれる稠密に毛細血管が走行する**糸球体**とそれを包む**ボーマン嚢**からなる直径 0.1〜0.2 mm の構造物である。糸球体から濾し出された成分が原尿としてボーマン嚢内腔へ移行する。

　ボーマン嚢は尿細管へと連続し、尿細管では原尿中の有用成分の回収、すなわち再吸収が開始される。尿細管は直径 0.02〜0.03 mm、長さ 3〜5 cm の管腔で皮質と髄質を迂曲しつつ集合管へと濾液を送る。尿細管は順番に 3 つの領域に分けられ、ボーマン嚢に連なる**近位尿細管**、皮質から髄質領域へ行ってUターンする**ヘンレの係蹄**、続いて**遠位尿細管**となる。遠位尿細管は緻密斑を介して糸球体に接した（糸球体近接装置を形成した）のち集合管に至る（図 13.2）。複数個のネフロンがひとつの集合管に合流し、髄質内層でさらにいくつかの集合管同士が合流し腎乳頭に開口する。

　尿細管上皮の形態も部位によってさまざまに変化している。近位尿細管の上皮細胞は内腔側に刷子縁というブラシ状の突起をもち、物質の再吸収のために細胞膜の表面積を広げている。ヘンレの係蹄の上皮細胞は扁平で薄く、髄質での高浸透圧の形成に貢献する。遠位尿細管および集合管の上皮細胞は再び厚い立方状になるが刷子縁はなく、塩分の再吸収や尿の濃縮を行う。

1.2　腎循環系の特徴

　腎門から侵入した腎動脈は、分岐し腎錐体間を葉間動脈となって皮質へ向かい、皮質の手前でほぼ直角に曲がり弓状動脈として皮質と髄質の間を走行する。弓状動脈はさらに分岐し小葉間動脈として皮質に侵入し、ネフロンそれぞれに 1 本ずつ**輸入細動脈**を分枝する。輸入細動脈は、腎小体で毛細血管からなる糸球体を経て、1本の**輸出細動脈**として腎小体から出ていく。

　輸出細動脈は再度分枝し毛細血管網を形成し尿細管と密に接触、原尿からの有用成分の再吸収の効率化に寄与する。その後、血流は弓状動脈と並行して走行する弓状静脈に集められ、以降、動脈の侵入経路と逆経路をたどって腎静脈に流れる。

腎循環系の特徴は、心拍出量の 1/4 もの血液が流入すること、また、糸球体で一旦毛細血管となったものが再度細動脈となるところから、糸球体毛細血管の血圧は一般の毛細血管血圧よりもはるかに高い圧（約 50 mmHg）になっていることである。

2 尿の生成とその機序

腎臓での尿の生成を通じて体液の恒常性が維持される（図 13.4）。尿の生成は糸球体における**濾過**から始まる。限外濾過とよばれるこの過程で血漿成分中分子量の大きいタンパク質などを除き、ほぼすべての成分が原尿とよばれる濾液としてボーマン嚢中に移行する。これは高効率で老廃物を排泄するうえで重要なステップである。原尿が尿細管、集合管へと移行する過程で有用成分を回収し、体液組成・量などを調整する**再吸収**とよばれるプロセスが進行する。飲水量、気温などにより変動するが、最終的に成人で 1～1.5 L/日の尿が排泄される。

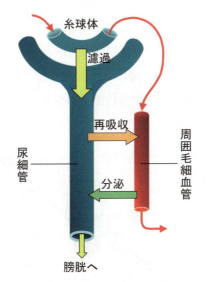

図 13.4　ネフロンにおける尿生成の概要

液量の推移に着目すると腎臓では多量の血液をもとに尿を生成していることが分かる。安静時の心拍出量を 4,800 mL/min とすると、**腎血流量**（renal blood flow：**RBF**）は心拍出量の 1/4 なので、1,200 mL/min となる。正常ヘマトクリット値（45%）を考慮すると、濾過対象となる**腎血漿流量**（renal plasma flow：**RPF**）は 660 mL/min となる。実際に糸球体で濾過される量（glomerular filtrate rate：GFR）は 120 mL/min で RBF の約 1/10、RPF の約 1/5 に相当する。その後、濾液の 99% 以上が再吸収され、

最終的に尿として排泄されるのは 1 mL/min にすぎない。尿の組成を**表 13.1** に示すが、有用成分が効率よく回収されていることがわかる。

表 13.1　尿の性状と成分

尿　量	1～1.5 L/日
比　重	1.012～1.025
pH	4.8～7.5

尿の構成成分
- 95%水
- 5%溶質
  - 有機物（尿素、クレアチニン、その他）
  - 無機物（塩化ナトリウム、リン酸塩、他）

2.1　糸球体濾過

輸入細動脈は腎小体に侵入すると糸球体という毛細血管網を形成し、濾過後の血流は再び合流し、輸出細動脈を介して輸入細動脈の侵入部位とほぼ同じ位置から腎小体を離れる。腎小体は球状になっているので、血管の出入りする領域を血管極とよび、反対側の尿細管が出ていく領域を尿細管極とよんでいる。尿細管極に始まる近位尿細管はヘンレの係蹄に続き遠位尿細管となる。遠位尿細管は再び腎小体に戻り、血管極の輸出入動脈の間を接しつつ通過する（**図 13.5**）。血管極を含むこの領域を**傍糸球体装置**とよび、血管平滑筋由来のレニン産生細胞や、遠位尿細管の一部が特殊化した緻密斑などがあり血圧や塩濃度の調節に寄与している。

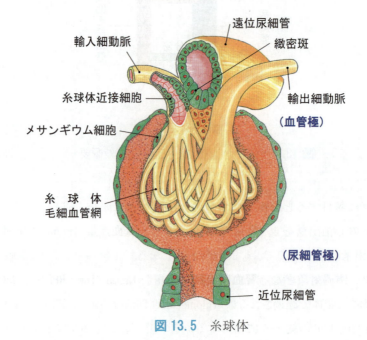

図 13.5　糸球体

糸球体を構成する毛細血管は足細胞とよばれるボーマン嚢側の壁を構成する細胞に覆われ、両者の間に存在する基底膜とあわせて三層からなる濾過のためのフィルターを構成する（図 13.6）。ここの毛細血管は有窓型で物質移動に好都合ではあるが、アルブミンなどの分子量の大きいタンパク質は通過できない。分子量の小さなミオグロビンなどは濾過するが、尿細管で再吸収される。基底膜は陰性に荷電した糖タンパク質主体で構成され、間隙通過時に陰イオン性タンパク質の通過を制限する。足細胞は基底膜表面に細長い細胞突起を規則正しく並べ、突起と突起の間隙にスリット膜とよばれる濾過膜を形成する。健康な糸球体膜はタンパク質をほとんど通さないが、糸球体腎炎などにより濾過膜の機能が損なわれると、タンパク尿が出現する**ネフローゼ症候群**になる。

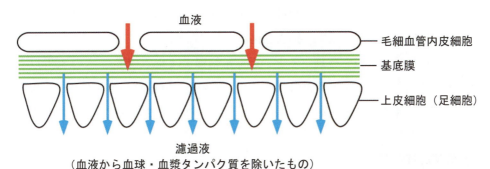

図 13.6　濾過膜の模式図

糸球体濾過量（GFR） は一般の毛細血管壁での水の出入り同様、有効濾過圧に比例する。つまり、糸球体における血圧を Pb、血漿の膠質浸透圧 $Ⅱb$、ボーマン嚢内圧を Pi とすると、有効濾過圧 PE は $PE=Pb-(Ⅱb+Pi)$ となる（図 13.7）。したがって、濾過量は糸球体の血圧に比例して増加し、血漿の膠質浸透圧とボーマン嚢内圧がこれに拮抗する。濾過液にはほとんどタンパク質が含まれていないので、ボーマン嚢内に膠質浸透圧は生じない。

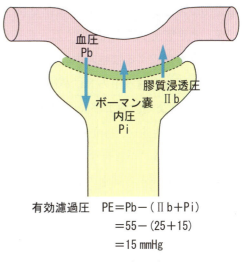

有効濾過圧　$PE=Pb-(Ⅱb+Pi)$
　　　　　　　　$=55-(25+15)$
　　　　　　　　$=15\ mmHg$

図 13.7　有効濾過圧

糸球体内の毛細血管の血圧は 55 mmHg と高く、$Ⅱb$ が 25 mmHg、ボーマン嚢内圧が 15 mmHg ほどなので、PE は $55-(25+15)=15\ mmHg$ ぐらいとなる。この有効濾過圧に

第13章　腎臓の生理

より、GFR として 1 分間に 120 mL の濾過が行われる。また、体循環系の血圧（80〜180 mmHg）が大きく変動しても輸出入細動脈の血流抵抗を変えることで PE と GFR を一定に保つ自動調節機能（autoregulation）が存在する。しかしながら、大量出血など、ショックで Pb が 40 mmHg を下回ると濾過圧がなくなり無尿となる。

2.2 再吸収される物質

　上記のように GFR は 120 mL/min なので、これがすべて尿として排泄されると、約20 分くらいで体内の血漿をすべて失うことになる。しかし、尿細管や集合管では、再吸収により生体に必要な成分は回収され、不要な物質は尿中に排泄される。再吸収される主要な物質は Na^+、Cl^- などの塩類、水、糖類、アミノ酸、ビタミン、ホルモンなどである。再吸収される物質でも濾液中の濃度が再吸収能力を上回る場合、過剰分は再吸収されずに尿中に排泄されることになる。

　部位別に再吸収過程を整理すると、近位尿細管では Na^+、Cl^-、水の80%以上、糖類・アミノ酸のほとんどが再吸収される。その後、濾液はヘンレのループを経て遠位尿細管に達する。遠位尿細管から集合管にかけて残りの Na^+ や水がホルモン依存的に回収される。

(1) 塩類の再吸収

　血漿中の主要な陽イオンである Na^+ はエネルギーを用いる能動輸送により再吸収される。Na^+ の動態は他の物質の移動を伴うことが多い。糸球体で濾過された Na^+ 量を100%とすると、近位尿細管で65%、ヘンレの係蹄から遠位尿細管にかけて25%、集合管で9.5%が吸収され、最終的に尿中に0.5%が排泄される（図 13.8）。

　尿細管を構成する細胞の内腔（管腔）側には、部位により異なる輸送体が存在するが、いずれも濾液中の Na^+ が細胞内に回収されるようになっている。近位尿細管では Na^+-H^+ 交換、および Na^+-グルコース共輸送、ヘンレの係蹄の太い上行脚では Na^+-K^+-$2Cl^-$ 共輸送、遠位尿細管では Na^+-Cl^- 共輸送、集合管では Na^+ チャネルによって細胞内に Na^+ が移行する。

　尿細管を構成する細胞の間質（外）側のいずれの部位においても **Na^+-K^+ ポンプ** が存在し、細胞内に取り込まれた Na^+ が間質側に汲み出され、周囲に分布する毛細血管に取り込まれ Na^+ の再吸収が完了する（図 13.10、図 13.11）。この過程で、集合管における再吸収が副腎皮質ホルモンの**アルドステロン**による調節を受ける。アルドステロンは集合管細胞内の受容体と結合し転写を活性化し、管腔側 Na^+ チャネル、間質側 Na^+-K^+ ポンプ、ATP 産生に関わる酵素の合成を促進する。その結果、アルドステロンは集合管における Na^+ の再吸収を促進する一方、K^+ を管腔内に分泌する。

また、血中K^+濃度が低下した場合、集合管を構成する細胞の管腔側に分布するH^+-K^+ポンプによるK^+の再吸収が亢進する。代表的な陰イオンであるCl^-の再吸収はNa^+に随伴する受動的なものである。近位尿細管ではNa^+の電荷に引かれ、ヘンレの係蹄の太い上行脚ではNa^+-K^+-$2Cl^-$共輸送体、遠位尿細管ではNa^+-Cl^-共輸送体により再吸収される。

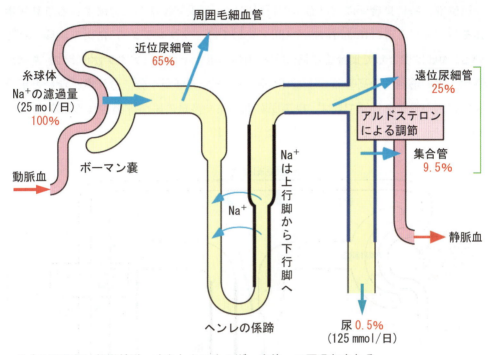

Na^+の再吸収は能動輸送、すなわちエネルギーを使って再吸収される。

図13.8　Na^+の移動量

(2) 水分の再吸収

水の移動も受動的であり、電解質、なかでもNa^+の再吸収に伴うものと考えてよい。近位尿細管ではNa^+の再吸収に伴い水の65％、ヘンレの係蹄の下行脚で20％、遠位尿細管と集合管で14％が再吸収され、尿として排泄される水は糸球体濾過量の1％以下となる（図13.9）。近位尿細管では常にNa^+を間質へと運んでいるので、間質液の浸透圧が高くなる。水はこの浸透圧差に従って**水チャネル**（アクアポリン1）を介して間質へと移動する。つまり、溶質の輸送に続いて水が受動的に移動する（図13.10）。

ヘンレのループ周囲の間質液の浸透圧は皮質側から髄質深部に向かって高くなっている（図13.12）。近位尿細管からヘンレの係蹄の下行脚に移行した濾液は、間質液の浸透圧と平衡しつつ流れていく。上行脚に転じると、水の透過性はきわめて低

いが、Na^+、Cl^-、K^+が濾液から汲み出されるため、濾液の浸透圧が再び低下する。

遠位尿細管に至るとNa^+の再吸収に伴う水の再吸収が生じるので液量が減少する。その後集合管で集められた濾液は、再度髄質の浸透圧勾配の影響を受ける。つまり、浸透圧の高い髄質深部へ移行する過程で水が間質へ移行し、腎乳頭周囲の浸透圧と平衡に達した尿が腎盂に排泄される。

遠位部、特に集合管における水の再吸収は、下垂体後葉から分泌される**抗利尿ホルモン**（antidiuretic hormone：ADH、もしくはバソプレシン ）により調節されている。ADHは主として集合管を構成する細胞に水チャネル（アクアポリン2）を増加させ、水の透過性を高める。下垂体の障害などでADHが十分に分泌されないと集合管中の水が管壁を通過できず、浸透圧が低いまま多量の尿が排出される**尿崩症**（diabetes insipidus）といった疾患になる（図13.11）。

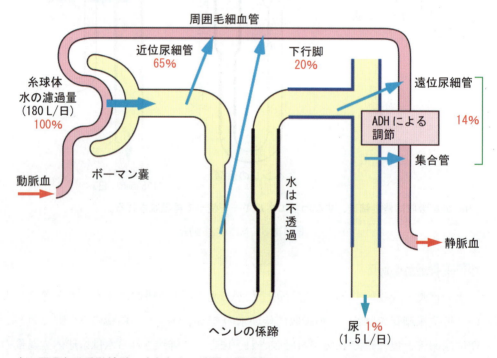

水の再吸収は受動輸送、すなわち、溶質の再吸収によって、二次的に再吸収される。

図13.9 水の移動量

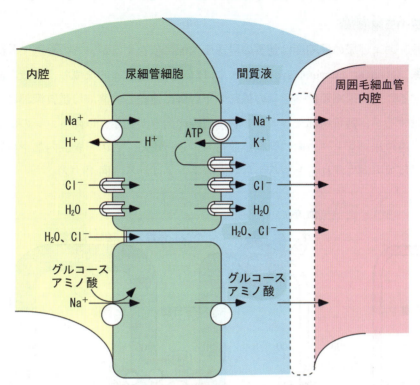

図 13.10 近位尿細管における再吸収

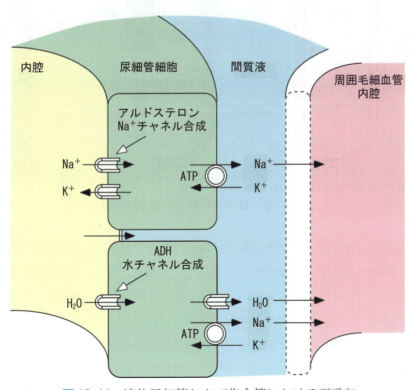

図 13.11 遠位尿細管および集合管における再吸収

(3) 尿の濃縮機構

尿量、および尿の濃縮度は髄質の浸透圧勾配に依存するが、この浸透圧勾配は**対向流系**（counter current system）とよばれる腎臓の特異的な濾液、血液の流路に由来する。近位尿細管はヘンレの係蹄の下行脚に連続し、濾液は髄質深部に向かって移動するが、髄質深部でヘアピン状に管腔の向きが転じ、以降ヘンレの係蹄の上行脚、遠位尿細管と逆方向に管腔が並行して走行する。このとき、内部を移動する濾液が反対方向に流れるところから対向流系とよばれる（図13.12）。

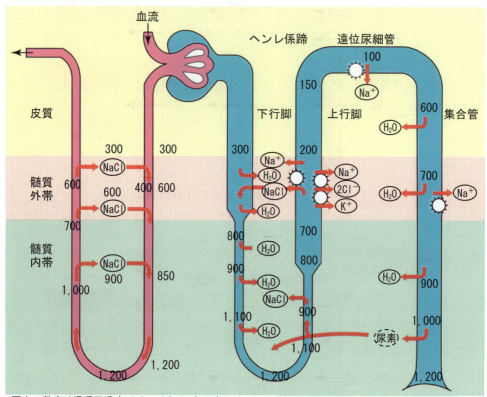

図中の数字は浸透圧濃度（mOsmol/kg）を示す。

図13.12　対向流交換系と浸透圧勾配

繰り返しになるが、下行脚を移動する濾液は周囲の浸透圧と平衡を保つように水が間質へ移動するため、深部に移行するにつれて高張となる。次いで上行脚では水の透過性が低く、前出のNa^+-K^+-$2Cl^-$共輸送体によりNa^+、Cl^-を主体とした電解質が間質へと移行する。すなわち、水は移動せずNa^+とCl^-が間質に移動するので、ヘンレの係蹄の終末部および遠位尿細管内の濾液の浸透圧は低くなる。このヘンレの係蹄の構造上の特徴を利して、Na^+とCl^-を能動的に移動させることで浸透圧勾配を形成する仕組みを**対向流増幅系**という。

輸出細動脈に由来する直血管（vasa recta）とよばれる毛細血管がヘンレの係蹄に沿って対向流をなしている。ここでNa^+、Cl^-は受動的に上行血管から下行血管へ、逆に水は下行血管から上行血管に移行する。この対向流交換系により、ヘンレの係蹄で形成される浸透圧勾配を維持しつつ、間質の水を回収し体循環に戻している。

また、タンパク質の代謝産物である尿素の透過性は、ヘンレの係蹄の下行脚と髄質深部の集合管で高くなっている。その結果、尿素の濃度も腎髄質で高くなっており、尿素が腎髄質の高い浸透圧濃度の約半分を担っている。このように、対向流系に代表される特殊な構造が腎髄質における浸透圧勾配を形成し、尿を濃縮している。砂漠に住むスナネズミの腎臓のヘンレの係蹄は長いループをもつものが多く、尿の濃縮力を高めていることが知られている。

(4) 栄養素の再吸収

単糖類、アミノ酸、水溶性ビタミンなどの栄養物質は、近位尿細管でNa^+との共輸送によりほぼ完全に再吸収されている。そのため、これらの物質は通常尿中に現れない。しかし、これらの物質の血中濃度が一定値（閾値）を超えると尿中に検出されるようになる。例えば、正常血糖（グルコース）値は約 100 mg/dL であるが、170 mg/dL を超えると尿中に糖が検出されるようになる。いわゆる糖尿とよばれるものである。これは、尿細管の糖吸収能力には限界（**最大輸送量**：Tm）があって、それを超過すると再吸収しきれなくなるからである（図 13.13）。

インスリンの分泌不足で生じる**糖尿病**（diabetes mellitus）では細胞内へ糖を十分に取り込むことができなくなるため、血糖値が上昇して尿細管の糖吸収能力を超え、尿中に糖が出現するのである。また、血糖値が正常でも尿細管の糖吸収能力に異常が生じると、尿中に糖が漏出する腎性糖尿病（renal diabetes）となる。

同様にアミノ酸や水溶性ビタミンなども最大輸送量があるため、血中濃度が閾値を超えると尿中に出現する。

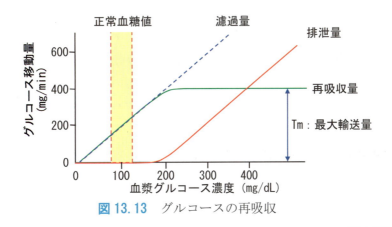

図 13.13　グルコースの再吸収

第13章　腎臓の生理

(5) 代謝産物の再吸収

　代謝産物は濾過後、ほとんど再吸収されず尿中に排泄される。尿の主成分である尿素は周辺組織の濃度に依存して再吸収される。尿量を調節する ADH は集合管での尿素の透過性を増加させるため髄質深部での尿素濃度が高くなる。その結果、尿素濃度の高い少量の尿が排泄される。一方、ADH が存在しない場合も尿素濃度は低いが、多量の尿が出るので尿素の排泄量自体は大きく変化しない。つまり、濾過量に対する尿素排泄の割合は基本的に一定であり、ヒトでは濾過された尿素の50%が尿中に排泄される。また、通常の食事を摂っている健康成人の尿素排泄量は18〜27 g/day であるが、尿素排泄量はタンパク質の摂取量に比例しており、尿中の尿素量を測定することでタンパク質の代謝量を計算できる。

　尿酸、リン酸などは能動的に再吸収されるが、再吸収できる閾値が低いので血中濃度が正常でも尿中に出現してくる。尿酸は、糸球体で濾過された90%が再吸収され、10%が尿中に排泄される。同様に、リン酸も糸球体で濾過された80%が再吸収され、3〜20%が尿中に排泄される。

　クレアチニンは、筋細胞に存在するクレアチンリン酸の分解産物である。クレアチニンはほとんど再吸収されず、濾過されたクレアチニンのほぼ100%が尿中に出現することになる。こうした現象を利用し、尿量と尿中クレアチニン濃度を測定することで糸球体濾過量を推測できる。

2.3　分泌される物質

　水素イオン（H^+）と**アンモニア**（NH_3）は尿細管を構成する細胞内で生成され、管腔内へ分泌される。また、正常な血漿成分になく、体外から血中に投与された物質のほとんどは、尿細管周囲の毛細血管から尿細管管腔へ積極的に分泌される。代表的な物質として腎血漿流量測定に用いられる**パラアミノ馬尿酸**（PAH）、血管造影剤のダイオドラスト（ジオドラスト）、ペニシリンなどの抗生物質、フェノールレッドに代表される色素などである。これらの有機酸は、糸球体濾過のみならず、毛細血管から近位尿細管の間質側に分布する輸送体により、管腔内へ分泌・排泄される。この機能は体内に類似の有機酸が入った場合、あるいは外来性異物の代謝産物として有機酸が生じた場合、速やかに体液から除去するのに有用だと考えられる。

2.4　水素イオンの分泌と体液 [H^+] 調節

　水素イオン（H^+）は体内で代謝の結果生ずるものであり、腎臓より排泄することで、体液 [H^+] 濃度の恒常性が保たれる。H^+は、周囲毛細血管からでなく尿細管細

胞で産生され内腔に分泌される。その分泌機構は図 13.14 に示してある。尿細管の細胞には赤血球と同じように**炭酸脱水酵素**（carbonic anhydrase：CA）が多く含まれており、これが CO_2 の水和反応を触媒して、H^+ と HCO_3^-（重炭酸イオン）を生ずる。H^+ は尿細管内腔へ Na^+ との交換で分泌される。同時に産生された HCO_3^- は Na^+ とともに毛細血管側へ回収される。

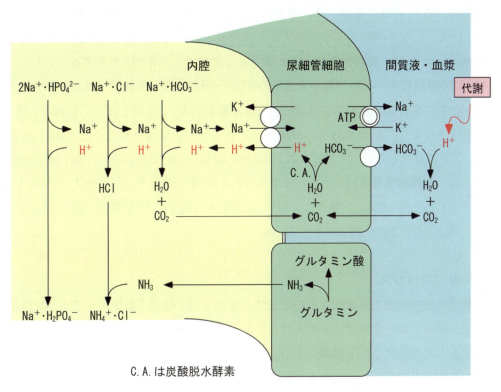

C. A. は炭酸脱水酵素

図 13.14 尿細管細胞での H^+ と NH_3 分泌

　近位尿細管では分泌された H^+ は、糸球体で濾過された HCO_3^- と反応して CO_2 を生ずる。CO_2 は生体膜を自由に通過し、尿細管細胞を経て血液中へ入っていく。このことにより内腔に分泌された H^+ と同じ数の HCO_3^- が血液中へ回収されることになる。濾液中の HCO_3^- は H^+ と結合することで消失するが、H^+ を分泌することで血液中に HCO_3^- が出現している。したがって、濾過された HCO_3^- がすべて再吸収されたことを意味する。このように、H^+ を分泌することによって HCO_3^- を再吸収するということが、[H^+] 濃度の恒常性を保つうえでの腎臓のもつ重要な機能になっている。近位尿細管では H^+ の分泌により濾過液の約 80% の HCO_3^- が再吸収される。残りの HCO_3^- はヘンレの係蹄および遠位尿細管で同様な機序で再吸収され、正常な状態では尿中には排泄されない。

遠位尿細管や集合管においても H^+ の分泌が続くが、これは体内で産生された H^+ の排泄を意味している。すなわち、遠位尿細管や集合管でも産生・分泌された H^+ と同じ量の HCO_3^- が産生され、血液中に入ってくる。血液中に入った HCO_3^- は体内の代謝の結果、血液中に生じた H^+ と反応し CO_2 と H_2O になる。ここでは、近位尿細管と対照的に血液中で消失した分の H^+ が、尿細管内腔に分泌されたことになる。ここで分泌される H^+ の量は多いので、そのままの形で排泄すると尿の pH は胃液と同程度（pH $1\sim2$）になり細胞自体を溶かすことになる。このため、遠位尿細管や集合管で分泌された H^+ は、濾液中の HPO_4^{2-} と反応して弱酸である $H_2PO_4^-$ を生ずる。しかし、HPO_4^{2-} の量はわずかなので他の大部分の H^+ は、同じく遠位尿細管、集合管でグルタミンから生成分泌されるアンモニア（NH_3）（**図 13.14**）と反応して NH_4^+ になり、Cl^- と対応して尿中に排泄される。分泌された H^+ と NH_3 と結合させることで尿の pH は 4.5 以下にはならない。したがって、尿中の $H_2PO_4^-$ の量（滴定酸）と NH_4^+ 量を合計したものを**総酸度量**といい、体内で産生される H^+ 量に相当する。このように体内で産生される H^+ が増加した場合に、尿の pH を低下させずに H^+ を尿中へ排出するうえで、NH_3 の分泌は重要な役割をしている。

2.5 クリアランス

腎臓の検査のうち基本的なものとして、尿タンパク検査、血中クレアチニン濃度測定、尿中尿素・窒素量検査があげられる。さらに腎臓の排泄機能を詳細に調べる方法として**クリアランス試験**がある。クリアランスとは、腎臓において 1 分間当たりある物質を除去できる能力を、相当する血漿の量で示すものである。ある物質 X の血漿中濃度を $[X]p$、尿中濃度を $[X]u$、1 分間の尿量を Vu とすると、その物質 X のクリアランス Cx は次式で求められる。

$$Cx = \frac{[X]u}{[X]p} Vu$$

特定の物質のクリアランスを求めることで、糸球体濾過量（GFR）や腎血漿流量（RPF）が間接的に測定できる（**図 13.15**）。例えば、キク科の植物に含まれる多糖類の**イヌリン**（果糖が 32 個連結した物質）は、糸球体で濾過されたのち途中尿細管で再吸収も分泌もされない物質である。イヌリンのクリアランス値は**糸球体濾過量**（GFR）に等しくなり、120 mL/min ほどになる。クレアチニンも糸球体濾過後に再吸収も分泌もされない物質であり、臨床的にはクレアチニンのクリアランスをもって GFR とすることが多い。

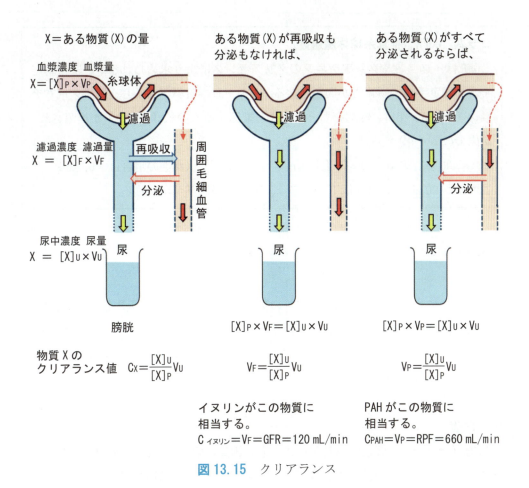

図 13.15 クリアランス

　また、血液が腎臓内を一巡するだけで全部尿中に排泄されてしまう**パラアミノ馬尿酸**(PAH)やダイオドラストを用いると、そのクリアランスはほぼ**腎血漿流量**(RPF)と等しくなる。すなわち RPF は 660 mL/min くらいになる。あわせて、ヘマトクリット値を測定すれば、腎血流量（RBF）も RPF×100/(100−Ht) から求めることができる。

　一方、健常人におけるグルコースのように糸球体で濾過された後、すべて再吸収される物質であれば、尿中に検出されないのでクリアランスはゼロとなる。さらに腎臓内での動態が不明な物質を用い、そのクリアランスがパラアミノ馬尿酸とイヌリンの中間の値であるならば、その物質は分泌されている物質であると考えられる。逆に、イヌリンより低い値を示せば、正味として再吸収されている物質であることを意味する。このようにクリアランス値を指標に、腎臓の血流状態、糸球体の濾過能力、そして種々の物質の尿細管での再吸収あるいは分泌機能を検討することができる。

第13章　腎臓の生理

> ### コラム　eGFR（推算糸球体濾過量）
>
> 　GFR はイヌリンやクレアチニンのクリアランスにより求められるが、尿量測定を含め測定手技の煩雑さが問題となる。そこで日本腎臓学会から、血清クレアチニン（Cr）値、年齢、性別をもとに GFR を推算する次の式（eGFRcr）が提唱され、臨床では広く用いられている。
>
> 　　eGFR（mL/min）＝194×血清 $Cr^{-1.094}$×年齢$^{-0.287}$　（女性の場合は×0.739）
>
> この値が 90 mL/min より低下した場合、腎機能の低下が疑われる。

3 排尿

　ネフロンでつくられた尿はそれぞれの集合管を経て腎杯、腎盂に集められ、尿管を通して膀胱内に流入する。膀胱に蓄えられた尿がある一定量に達すると排尿反射が起こり、尿意を知覚するとともに膀胱は収縮する。外尿道括約筋を意識的に調節することで尿は膀胱から尿道を通って体外へ排出される。

3.1 尿管

　尿管（ureter）は腎盂から膀胱へ尿を運ぶ細長い管であり、大部分が平滑筋でできている。腎盂に尿が溜まると腎盂から膀胱の方へ向かう**蠕動運動**が始まる。この運動によって尿は能動的に尿管内を輸送される。蠕動運動の頻度は毎分 1〜5 回であり、進行速度は毎秒 2〜3 cm である。尿管が膀胱に入る部分は膀胱底部であり、尿管が膀胱壁を斜めに貫いているため、膀胱内の尿が尿管の方へ逆流することはない。それは、膀胱に尿が溜まって内圧が高くなってくるとこの部分が自然に圧迫され、閉じてしまうからである。尿路結石は、尿中のカルシウムや尿酸が結晶化したものであり、尿管を塞いで尿の流れを止めてしまい、腹部痛や血尿を引き起こすことがある。

3.2 膀胱

　膀胱（urinary bladder）は、小骨盤下部の腹膜の下に位置し、尿を溜めておく円錐を逆さにした袋状の臓器である。膀胱壁は、粘膜、平滑筋層、外膜の三層構造をしており、平滑筋層は最も厚くさらに内縦走筋、内輪状筋、外縦走筋の筋群からなる。これらの平滑筋を**排尿筋**ともいう。なお、底部の後外側左右の尿管口と前方先端部（膀胱頸）の尿道口を結んでいる部分を膀胱三角という。膀胱壁の平滑筋は排

尿筋としての働きをもつが、膀胱頸に集まる平滑筋は尿道の起始部を厚く取り巻き、不随意性の**内尿道括約筋**を構成している。特に縦走筋の収縮で尿道が開くと考えられている。さらに下流の尿道で尿生殖隔膜を通過するが、この隔膜をつくる深会陰横紋筋の一部は尿道の周りを取り巻いて**外尿道括約筋**となり尿道の開閉を行う。内尿道括約筋は不随意的に働く平滑筋に対し、外尿道括約筋は随意的に働く横紋筋である。

膀胱壁および内尿道括約筋は、交感神経（下腹神経）と副交感神経（骨盤神経）の二重支配を受けている（図13.16）。通常は交感神経の働きによって膀胱壁は弛緩しており、括約筋は収縮している。つまり、排尿を抑制するように働いている。副交感神経は交感神経と逆の作用、すなわち膀胱壁の収縮と括約筋の弛緩を引き起こし、排尿を起こすように働く。

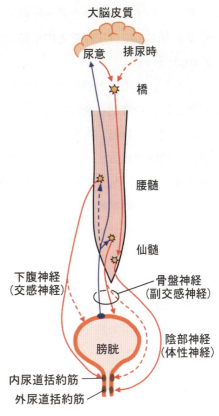

図13.16　排尿の神経機構

外尿道括約筋には、体性神経である陰部神経が分布しているので、随意的にこの括約筋を収縮・弛緩させることができる。

3.3 排尿反射

排尿反射と排尿に関与する神経支配とその機序は、第11章（消化と吸収）で述べた排便反射と排便の場合と同じである。膀胱は尿を溜める袋であるが、膀胱内に尿が入ってきても膀胱内圧は尿量がかなり増えるまで上昇しない。膀胱内圧と尿量との関係を図13.17に示してある。膀胱内圧は最初、尿量に比例して上昇していくが、その後、尿量が200 mLあたりになるまで圧はほとんど上昇せず、約10 cmH$_2$Oになっている。それは、膀胱壁に圧力が加わって引き伸ばされると直ちに平滑筋が弛緩するという、この平滑筋自体に備わっている性質があるからである。尿量が200 mL以上になって、さらに伸展されると、これが刺激となり求心性情報は骨盤神経によって、腰・仙髄にある**脊髄膀胱中枢**（排尿反射中枢）へと伝達される。先に述べた交感神経の興奮は、この脊髄レベルで抑制され、そして副交感神経が興奮することになる。つまり内膀胱括約筋は弛緩するようになり、膀胱壁は急速に収縮して内圧が

急激に上昇する。これを排尿収縮とよぶ。また、膀胱壁への機械的な刺激から脊髄中枢を介しての排尿収縮と内尿道括約筋の弛緩までの経過を**排尿反射**（micturition refex）という。

しかし、この反射が起こっても尿が直ちに排泄されるわけではない。普通、実際の排尿には意識的な調節が行われる。これは、排尿反射が起こると骨盤神経からの求心性情報は脊髄から大脳へと伝達されるので、**尿意**として知覚することができる。脊髄の膀胱中枢はまた大脳からの支配を受けており、橋の排尿中枢を介して常に抑制されている。したがって、排尿収縮が生じても、その持続時間は数秒から1分くらいでまもなく消失する（図 13.17 の破線）が、さらに尿量が増加すると、排尿収縮の発現頻度も高くなりかつ強力になってくる。実際に尿を排泄する場合は、尿を排泄しようとする意識が大脳から脊髄を下降し膀胱中枢に伝達され、ここで交感神経を抑制し、副交感神経を興奮させる。そして外尿道括約筋は陰部神経によって随意的に弛緩して尿が排泄される。

大脳の発達が未熟な乳幼児や脳障害などで上位中枢と脊髄との連絡のない場合は、尿意を知覚することもできず、そして排尿は脊髄膀胱中枢を介しての排尿反射のみになる。したがって、膀胱内圧がある一定値になるごとに排尿を引き起こす（尿失禁）。

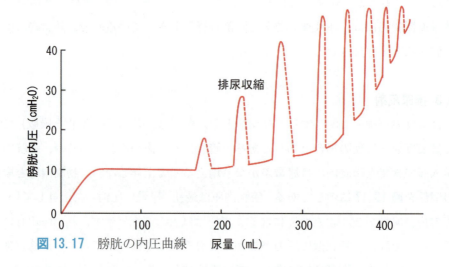

図 13.17 膀胱の内圧曲線

コラム　排尿障害

排尿障害には、尿を貯めることに問題がある蓄尿障害と、尿を体外に出すことに問題がある排出障害とがある。蓄尿障害の症状には頻尿、尿失禁などがあり、排出障害には排尿困難、尿閉などがある。代表的な原因をあげると、頻尿には膀

胱の排尿筋の収縮活動が亢進する過活動性膀胱、尿失禁には女性の尿道を挙上支持している骨盤底筋が脆弱化することでくしゃみなど腹圧がかかったときに尿が漏れる腹圧性尿失禁などがある。排尿困難には、糖尿病による神経障害、骨盤内手術による末梢神経損傷などのために排尿時の膀胱収縮が十分にできない低活動膀胱、前立腺肥大による圧迫から起こる尿道の狭窄などがある。このように排尿には、神経の作用、筋肉の働き、解剖上の膀胱の尿貯留や尿道の尿の流れが相互に関連し合っているため、排尿障害が起きたときには排尿回数、量、排尿持続時間、尿の勢い、排尿に関連する症状などを丁寧にアセスメントする必要がある。

問 題

A. 多肢選択問題

1　正常な糸球体で濾過される物質はどれか。

a. フィブリノゲン　b. ミオグロビン　c. アルブミン　d. 血小板　e. 赤血球

2　糸球体濾過量の推定に用いられる生体内物質はどれか。

a. 尿素　b. イヌリン　c. ビリルビン　d. クレアチニン　e. パラアミノ馬尿酸

3　健康な成人における1日の平均尿量はどれか。

a. 100 mL　　　b. 500 mL　　　c. 1,500 mL　　　d. 2,500 mL

4　ナトリウムイオンが再吸収される主な部位はどれか。

a. 近位尿細管

b. ヘンレの係蹄下行脚

c. ヘンレの係蹄上行脚

d. 遠位尿細管

e. 集合管

5　抗利尿ホルモン（ADH）について正しいのはどれか。

a. 尿細管における水分の再吸収を抑制する。

b. 血漿浸透圧によって分泌が調節される。

c. 飲酒によって分泌が増加する。

d. 下垂体前葉から分泌される。

第13章　腎臓の生理

> **6** 成人の正常尿で正しいのはどれか。

a. 尿比重が 1.025 である。　　　b. 排尿直後は無色である。

c. 1 日尿量は 400 mL である。　　d. 排尿直後にアンモニア臭がある。

> **7** 腎臓でナトリウムイオンの再吸収を促進するのはどれか。

a. バソプレシン　　　b. アルドステロン

c. レニン　　　　　　d. 心房性ナトリウム利尿ペプチド

> **8** 成人の膀胱の平均容量はどれか。

a. 100 mL　　　b. 500 mL　　　c. 1,000 mL　　　d. 1,500 mL

> **9** 蠕動運動がみられるのはどれか。**2 つ選べ。**

a. 腎動脈　　　b. 腎 盂　　　c. 尿 管　　　d. 膀 胱　　　e. 尿 道

> **10** 膀胱の蓄尿と排尿反射で正しいのはどれか。

a. 排尿中枢はホルモンによって制御される。

b. 排尿反射は交感神経を介して起こる。

c. 蓄尿時に内尿道括約筋は収縮する。

d. 排尿時に外尿道括約筋は収縮する。

e. 蓄尿時に排尿筋は収縮する。

解答

(1) b　(2) d　(3) c　(4) a　(5) b　(6) a　(7) b　(8) b　(9) b, c　(10) c

B. 記述式問題

(1) 腎臓の働きについて、主なものをあげよ。

(2) 腎臓の血液循環系の特徴について述べよ。

(3) Na^+ の再吸収に対するアルドステロンの作用について説明せよ。

(4) 水の再吸収に対する抗利尿ホルモン（ADH）作用について説明せよ。

(5) グルコースの再吸収について述べよ。

(6) H^+ とアンモニアの分泌機序を説明せよ。

(7) クリアランス試験の原理を説明せよ。

(8) 排尿反射について説明せよ。

体液の恒常性

第**14**章

生命現象を維持する体内の化学反応は主に細胞内の水溶液中で行われている。この化学反応に必要な物質および化学反応によって産生された物質は、水に溶けた状態で体内を移動して運ばれる。安定した化学反応を行うためには、細胞内に溶けているさまざまな物質の濃度を一定にする必要がある。個々の細胞には、これらのさまざまな物質の濃度を積極的に調節する能力は備わっていない。このため、個々の細胞が安定した活動を行うためには、細胞を取り巻く環境、すなわち内部環境の恒常性を維持する必要がある。多細胞生物では、器官系を発達させ、内部環境を能動的に調節することで細胞内は受動的に調節されることになる。この章では、内部環境の恒常性、特に体液の浸透圧濃度と水素イオン濃度の恒常性を保つ機構について述べる。

1 体液の浸透圧濃度

1.1 溶液の濃度

　溶液の濃度（C）は溶質（Q）/溶媒（V）で計算される（図14.1）。例えば、ビーカーに100 mLの水（溶媒）を入れて、その中に0.9 gのNaCl（溶質）を溶かすと、NaClの濃度は0.9 g/dL、すなわち0.9%になる。蒸発などで水が減らない限り、濃度は不変である。このような状態を静的平衡という。これに対し、我々の体液の場合、溶質と溶媒がそれぞれ外界との間で常に出入りしているが、それぞれの出入り量が一定であるので濃度は一定不変である。このような状態を**動的平衡**といい、溶質の量が増加した場合でも水の量を増やして濃度を一定に維持することができる。例えば、塩辛い食物を摂取すると、のどが渇き水を飲んで体液の濃度を一定にするわけである。

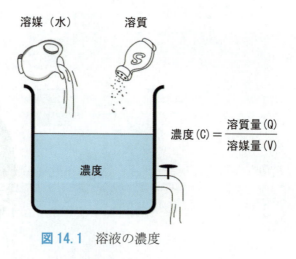

図14.1　溶液の濃度

1.2 体液の浸透圧濃度

細胞膜のように溶媒分子（水）は通すが溶質分子は通さないという性質の膜を**半透膜**（semipermeable membrane）という。図 14.2 A に示すように半透膜を介して、一方に水を入れ、他方には半透膜を通過できない溶質を含んでいる溶液を同じ量だけ入れて放置すると、水は溶質のある方へ移動する。これを**浸透**（osmosis）という。水の浸透によって生ずる力が**浸透圧**（osmotic pressure）である。水の浸透によって、溶質分子の入った液面が上昇し、水位差ができる（図 14.2 B）。水位差分の水の重さ（静水圧）が浸透圧に等しくなったところで水の移動が止まる。したがって、浸透圧は水の移動が止まったときの静水圧で表される。この水位差は新しい水面上から圧力をかけることで、もとの水面に戻すことができる。この圧力も浸透圧と同じことになる。

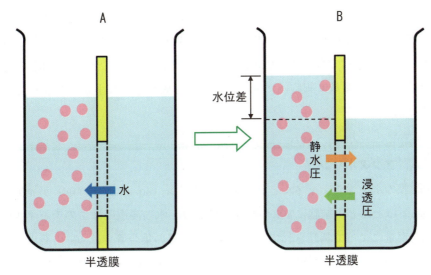

二重破線は半透膜を表す。●印は半透膜を通過できない溶質を表す。水位差による圧力（静水圧）と浸透圧が等しくなったところで水の移動が止まる。

図 14.2　浸透と浸透圧

　半透膜を介して、濃度の違う溶液を入れた場合、浸透圧は濃度差によって生ずる。すなわち、溶質濃度の低い方から高い方へ水が移動することになる。細胞内外の溶液の濃度差ができると、水はこの膜を介し濃度の低い方から高い方に移動し、濃度差がなくなるまで水が移動する。

　浸透圧を生ずる溶質の総濃度を**浸透圧濃度**（osmotic concentration）という。この濃度は、溶質の種類やイオンの荷電数に関係なく溶質分子の総数を表す mol 濃度によって決まる。しかし、特に浸透圧濃度であることを表すためにミリオスモル濃

度（mOsmol/L や mOsmol/kg）という単位が使われる。例えば、NaCl 1 mmol/L は Na^+ と Cl^- に解離するので、この溶液の浸透圧濃度は 2 mOsmol/L になる。

体液の浸透圧濃度は、約 300 mOsmol/L である。これと同じ濃度の溶液を**等張液**（isotonic solution）という。食塩の溶液では 0.9%が等張液になるので、この濃度の食塩水（0.9%NaCl）を生理的食塩水（physiological saline）という。体液の浸透圧濃度より高い濃度の溶液を**高張液**（hypertonic solution）、低い溶液を**低張液**（hypotonic solution）という。汗は体の状態で濃度が変化するが、通常は低張液である。

物理化学的に浸透圧（P）は温度が一定の場合、濃度差（ΔC）に比例する。体温 37℃では、P（mmHg）＝19.3×ΔC（mOsmol/L）で計算できる。このことから、上記と同じように半透膜を隔てて、一方に水、もう一方に体液と同じ濃度の溶液を入れた場合、浸透圧は 19.3×300（mOsmol/L）＝5,790（mmHg）となる。水位差 10m が 1 気圧（760 mmHg）であるから、この場合、体液側の溶液に水が移動し、高さが 76 m にも上昇したところで水の移動が止まることになる。このことから、細胞を真水に入れた場合、水が多量に細胞内に流れ込み膨張し破裂してしまうことは容易に想像できるであろう。

> **コラム　アクアポリン**
>
> 細胞膜の水を通すチャネルとしてアクアポリン（aquaporin：AQP）が発見されている。ほとんどの細胞に AQP が発現しており、水の浸透圧はこのチャネルの種類や発現量によって調節されている。例えば、腎の集合管では AQP の発現が抗利尿ホルモン（ADH）によって増加することが知られている。このように、多量の水を透過させる場合や、わずかな濃度差で水を移動させる場合に AQP の発現が重要となる。

2 体液量と体液の組成

2.1 体液量とその区分

体内に存在する液体を**体液**（body fluid）といい、ほとんどは水分である。体液はさらに**細胞内液**（intracellular fluid：ICF）と**細胞外液**（extracellular fluid：ECF）に大別される。細胞外液はさらに血漿（blood plasma）と間質液（interstitial fluid：ISF）および体腔液の 3 つに分けられる。血液でなく血漿が細胞外液に区分

されることに注意する必要がある。これは血液中の赤血球は細胞であるから、この中の液体は細胞内液になるからである。間質液は、細胞を直接取り囲んでいて、他方、毛細血管壁を介して血漿と接している液であり、組織液ともいわれる。体腔液は、脳脊髄液、消化管内にある液体、眼房水などであり細胞外液に区分されるが、量的には少ない。

我々の体は固形成分と水分から構成される。全体液量は体重とほぼ比例するので、体重（kg）の比率（％）で表すことができる。ただし、年齢、性差、体型などによって異なってくる。例えば、胎児（1カ月）で97％、新生児で70〜80％、成人（男性）で約60％、60歳以上で約50％というように加齢とともに減少する。また、性別や体型によっても影響を受ける。これは体脂肪量によるもので、同じ体重ならば女性や肥満体型のヒトではこの比率も5〜10％程度減少する。標準体型の成人男性の場合の内訳は、図14.3に示してある。体重の20％（血漿量5％＋間質液量15％）が細胞外液に存在し、残りの40％が細胞内液に存在することになる。例えば、体重60 kgの標準体型の成人男性であれば全体液量は36 Lになる。この内、細胞外液量は12 L（血漿量3 L＋間質液量9 L）で細胞内液量は24 Lになる。

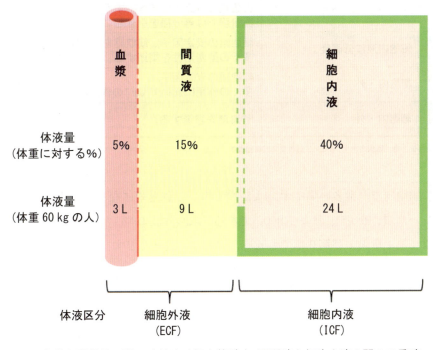

血漿と間質液の間の破線は毛細血管壁を、間質液と細胞内液の間の二重破線は細胞膜（半透膜）を表す。

図14.3　体液の区分とその量

第14章 体液の恒常性

2.2 体液の組成

　体液に最も多く溶解している物質は電解質（イオン類）である。これらのイオン類の主な機能を**表 14.1**にまとめた。電解質はイオンの性質としてプラスの荷電をもつ陽イオンとマイナスの荷電をもつ陰イオンに区別されている。そして体液のどの区分においても電解質の電気的中性が保たれているが、**図 14.4**に示すように細胞内外のイオン分布はかなり片寄っている。これは、細胞膜のチャネルやポンプが溶解物質に対して選択的な運搬を行っているからである。その分布を見ていくと、細胞外液に一番多く含まれている陽イオンは Na^+ であり、これと対になる陰イオンは Cl^- と HCO_3^- である。　浸透圧的に有効な血漿の総濃度は 300 mmol/L であるが、その内、Na^+ と Cl^- および HCO_3^- が全体の約 90% を占めている（**図 14.4**）。

表 14.1　体液の主なる電解質とその機能

イオン	分布するところ	主なる機能
Na^+	細胞外液の主なる陽イオン	細胞外液における浸透圧濃度の大部分を占める。興奮膜では脱分極を引き起こすイオン。
Cl^-	細胞外液の主なる陰イオン	陽イオンに対する主な陰イオン。
K^+	細胞内液の主なる陽イオン	細胞内液における浸透圧濃度の大部分を占める。興奮膜の静止電位を維持する。興奮膜では再分極を引き起こすイオン。
Ca^{2+}	細胞内液に低濃度	細胞膜の安定因子。筋収縮を調節する。多くの酵素活性を調節する。血液凝固因子。
Mg^{2+}	細胞内・外	細胞膜の安定因子。多くの作用において Ca^{2+} の作用に拮抗する。
HCO_3^- HPO_4^{2-}	細胞内・外	H^+ 濃度を緩衝する。

出典）名津井悌次郎「新版生理学」p.206　真興交易医書出版部　1993

　一方、細胞内で一番多い陽イオンは K^+ であり、これと対になる陰イオンの主なものはタンパク質、HPO_4^{2-}、および HCO_3^- である。細胞外液の Na^+ と細胞内液の K^+ の分布の差は、第 1 章および第 2 章でも述べたように、ほとんどすべての細胞で Na^+-K^+ ポンプが働いているからである。

　先に述べたように細胞外液は毛細血管壁を介して血漿と間質液に区分されるが、毛細血管壁は水や電解質をよく通すので、これらの組成はほぼ同じになっている。ただし、血漿タンパクは通過できないので、血管内のタンパク濃度が高くなっている。間質液のタンパク質はリンパ管に吸収されるので、その濃度は低い。このため毛細血管壁を隔てたタンパク質の濃度差が、**膠質浸透圧**（colloid osmotic pressure、コロイド浸透圧ともいう）をもつことになる。第 9 章で述べたように、血漿の膠質

浸透圧は、血漿と間質液の水分の出入りに重要な役割をもっている。

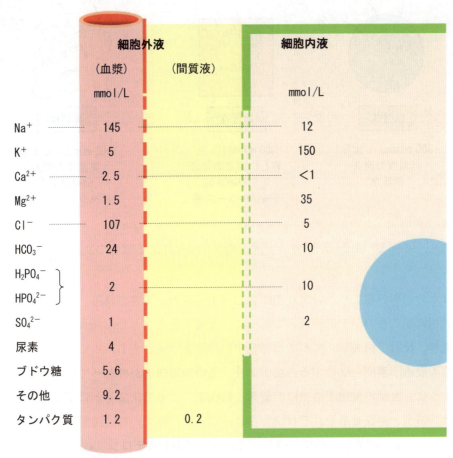

血漿と間質液の間の破線は毛細血管壁を表している。血漿タンパク質は血管壁を通ることができない。二重破線は細胞膜（半透膜）を表す。細胞外液の主要な陽イオンはNa^+であるのに対して細胞内液のそれはK^+である。

図 14.4　細胞内外液の組成

3 体液浸透圧の調節機構

3.1 調節の概要

既に消化や腎臓の働きで述べているが、生体と外界との間で生ずる水の出入りと溶質の出入りは、血液を介して行われている。血液に出入りする水分量が非常に多いため、血漿の浸透圧濃度が最も変動しやすい。何らかの原因で細胞外液の浸透圧濃度が変化すると、水が細胞内外に移動し、その結果、図 14.5 のように細胞が膨らんだり縮んだりする。生体内でも浸透圧濃度に差が生ずると、組織細胞の脱水ある

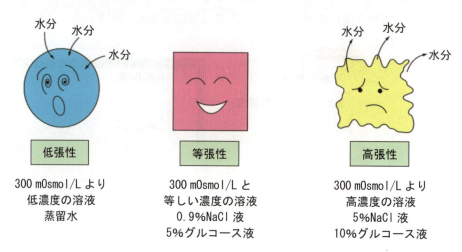

出典）北岡建樹「楽しくイラストで学ぶ水・電解質の知識」p.23 南山堂 1989 一部改変

図 14.5 細胞外液浸透圧濃度の変化による細胞の変化

いは水分過剰が起こり、いずれの場合も細胞の機能が障害される。通常、機能障害が最初に起こるのが中枢神経系であって、頭痛や悪心などから始まり、その後知覚が鈍り、反射が消失し、やがては呼吸中枢の障害で死亡する。このため、生体では血漿の浸透圧濃度を維持する必要があり、その調節機構が備わっている。前に述べたように、血漿の浸透圧濃度は溶質量と溶媒量によって決まるわけであるが、生体では溶質量と溶媒量がそれぞれ調節されるようになっている。溶質量に対しては、血漿のNa^+量を調節する機構が備わっており、**アルドステロン**（aldosterone）が調節ホルモンとして働いている。Na^+量を調節することによりCl^-やHCO_3^-などの陰イオンも受動的に調節される。これら3つの電解質は血漿全体の90%を占めるので、血漿Na^+量を主に調節すれば、血漿の総濃度の約90%の溶質が調節されることになる。

　他方、血漿の溶媒量、すなわち血漿の水分量（血漿量）は、主に**ADH**（抗利尿ホルモン（antidiuretic hormone）、バソプレシンともいう）が調節ホルモンとして働いている。このような調節機構によって、血漿の浸透圧濃度、すなわち浸透圧が決定される。浸透圧はさらに下垂体後葉からのADH分泌を調節しているし、ADHによる血漿量の変化は血圧の変化をもたらし、これがさらに副腎皮質のアルドステロンの分泌を調節するというように、血漿量の調節機構・血圧の調節機構・血漿Na^+量の調節機構が互いに密接な関連をもちながら、血漿の浸透圧濃度の恒常性を維持しているのである（図14.6）。

3 体液浸透圧の調節機構

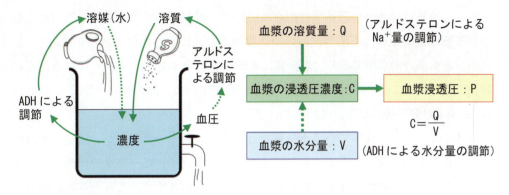

血漿の溶質量はアルドステロン、溶媒量はADHによって調節される。実線は矢印の方向に増加させ、破線は矢印の方向へ減少させることを表す。

出典）名津井悌次郎「新版生理学」p.210 真興交易医書出版部 1993 一部改変

図 14.6 血漿浸透圧の調節機構の概要

3.2 血漿量の調節

(1) 水分の出入り量

体内に入る水分量（摂取量）と体外に出ていく水分量（排出量）はお互いに平衡をとって、同量になるようになっている。図14.7には1日に体内に出入りする水分量が示してある。外界から体内に入る水分は食物に含まれている水と飲み水で、すべて消化器から入ってくるもので、1日に2Lぐらいである。**代謝水**とは、燃焼水ともいわれ細胞内で栄養素を酸素を用いて燃焼させることによって出現する水分であり、1日に約400 mLである。これも、体内に入る水分量になるので、摂取量の全量は約2.4 Lになる。

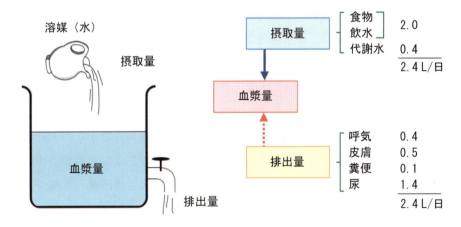

出典）名津井悌次郎「新版生理学」p.211 真興交易医書出版部 1993 一部改変

図 14.7 1日に体内に出入りする水分量

第14章　体液の恒常性

　他方、体外には4つの経路で排出されている。呼気あるいは皮膚から失われるものを**不感蒸散**あるいは不感蒸泄といい、糞便とともに出る水分とあわせて約1Lとなる。最も多いのが尿であり、1分間に1mLとすると1日で1,400mLになる。その結果、体外に出ていく総量（排出量）も約2.4Lになって、出入りのバランス（water balance；**水分平衡**）がとれているわけである。

　生体では、飲水や食事で摂る水分量を自動的には調節できないが、尿量の増減によって水分平衡を保つことができる。ただし、体内にできた一定量の代謝産物を排泄するためには、必ず一定量の最小尿量が必要となってくる。これを不可避的尿量といって1日に400〜500mLになる。したがって、水の摂取がまったくない場合でも、不感蒸散量とあわせて1日に約1,400mLの水が排泄されることになる。これを**不可避的水分損失量**という。このことから、水の摂取がまったくない場合、体内に入ってくる水分量は代謝水の400mLだけとなり、一方、出ていく水分量は1,400mLになるので、体液は1日1L（体重1kg）ずつ減少していくことになる。このことから経口的な水分摂取ができないヒトでは、少なくても1日1L以上の輸液が必要となってくる。また、全体液量の1/4が失われると死亡するといわれているので、体液量36L（体重60kgのヒト）の1/4が失われるのは9日間、すなわち約10日で死亡することになる。これは飢餓による生存期間（約2カ月）より大幅に短く、体内には水を貯留しておく機能がないことを意味している。

(2) 血漿量の調節機構

　図14.10の下半分に血漿量の調節機構をブロックダイアグラムで示した。一般に、飲水量に応じて尿量が変化することは日常経験することである。例えば、飲水量が少なくなると血漿量が低下し、浸透圧濃度が上昇してくる。図14.8に示すように、下垂体からのADH分泌は、血漿浸透圧濃度に比例することが知られている。脳の視床下部には、血漿の浸透圧濃度の変化を敏感に感受する神経細胞群があって、これを**浸透圧受容器**（osmoreceptor）とよんでいる。この受容細胞は血漿の浸透圧濃度の上昇によって、細胞内の水分を失い細胞が縮小することによって興奮するといわれており、この興奮がADH産生細胞に伝達されて、下垂体後葉からのADHの分泌を促すのである。第13章で述べたようにADHは腎の尿細管および集合管に作用し水の透過性を高めて再吸収を促進する。これにより尿量（水分排泄量）を減少させる。さらに、このダイアグラムでは血漿量を増加させる方向になっているが、飲水がない場合は、血漿量の減少を阻止するように働くことを意味する。したがって、血漿の浸透圧濃度の上昇は、浸透圧受容器→ADHの分泌→腎の水分再吸収→血漿量の増加という経路でフィードバックされて、血漿の浸透圧濃度を低下させるようになる。

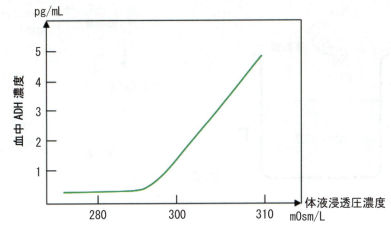

図 14.8　体液浸透圧濃度と血中 ADH 濃度との関係

　他方、視床下部の腹内側部にある神経細胞群も浸透圧受容器として働き、その興奮は**口渇感**を引き起こし、この感覚の強さに応じて水を飲むことになる。視床下部のこの部位を**飲水中枢**ともいう。その結果、飲水によって血漿量を増加させ浸透圧濃度を下げることができる。

　逆に、多量の飲水があった場合は浸透圧受容器の興奮がなくなり、ADH の分泌もなくなり、尿量を増加させることで、血漿量が減少することになる。

　脳腫瘍などで ADH の分泌が低下し多量の尿が排泄される**尿崩症**においては、血漿量が減少し、浸透圧濃度が上昇する。このような状態を高張性脱水という。高張性脱水は、水分の摂取不足、発熱による不感蒸散の増加、多量の発汗などでも生ずる。アルコールも ADH の分泌を低下させるため、アルコール飲料の摂取も高張性脱水を引き起こす。

3.3　血漿 Na^+ 量の調節

(1)　Na^+ の出入り量

　血漿の Na^+ 量も、体内に入る Na^+ 量（摂取量）と体外へ出る Na^+ 量（排泄量）の平衡によって決まる。体内に入る Na^+ は、すべて食物中に含まれて摂取される。日本人のふつうの食事であれば、1 日の摂取量は NaCl として約 11〜12 g であり、これと同じ量が尿中に排出されている（図 14.9）。厚生労働省の「日本人の食事摂取基準（2020 年版）」において日本人の成人に勧められている 1 日の塩分摂取の目標値は、男性 7.5 g 未満、女性 6.5 g 未満となっている。

(2)　血漿 Na^+ 量の調節機構

　血漿 Na^+ 量の調節機構についても図 14.10 に示してある。血漿 Na^+ 量の調節には

第14章 体液の恒常性

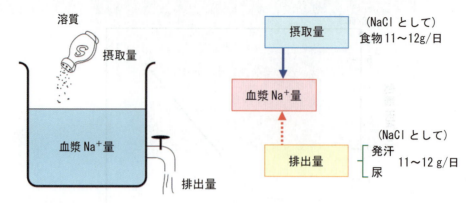

出典）名津井悌次郎「新版生理学」p.214 真興交易医書出版部 1993 一部改変

図14.9 1日に体内に出入りするNa^+量

副腎皮質ホルモンであるアルドステロンが重要な働きをしている。アルドステロンは腎臓の遠位尿細管および集合管に作用し、Na^+の再吸収を促すホルモンである。基本的には、血漿Na^+量の上昇は、アルドステロンの分泌を抑制し、Na^+の尿中排泄量を増加させて、血漿Na^+量を正常に戻すフィードバックである。逆に、血漿Na^+量が減少するとアルドステロン分泌が促進して、Na^+の尿中排泄量を減少させ、血漿Na^+量を正常に戻す。しかしながら、アルドステロンの分泌は、血漿量の調節のような、血漿量→浸透圧→浸透圧受容器→ADHという単純な経路ではない。直接、アルドステロンの分泌を刺激するのは**レニン-アンジオテンシン系**と血漿K^+量である。

レニン-アンジオテンシン系は、血圧の調節に関与するホルモンである。腎臓の血圧が低下すると、腎臓の糸球体近接装置からレニンが血中に放出される。レニンは血中のアンジオテンシノーゲンをアンジオテンシンⅠに変える。アンジオテンシンⅠは肺などに存在するアンジオテンシン変換酵素によりアンジオテンシンⅡになる。アンジオテンシンⅡは血管収縮物質として作用し、血圧を上昇させる。一方では、アンジオテンシンⅡは副腎皮質に作用しアルドステロンの分泌を促す。

血漿K^+量の増加もアルドステロンの分泌刺激となる。血漿K^+量が増加するとアルドステロンが分泌され、腎尿細管においてNa^+の再吸収とK^+の分泌を促進させて血中K^+量を低下させる。このようにアルドステロンは血漿K^+量の調節機構にも組み込まれている。

次に血漿Na^+量の調節機構を**図14.10**を参考にみていく。塩分の高い食事を摂った場合、血漿Na^+量が増加する。血漿Na^+量が増加すると浸透圧濃度が上がり、浸透圧受容器の興奮により口渇感・飲水およびADHの分泌が促される。これにより血漿量が増加し、浸透圧濃度はもとに戻ることになる。血漿量の増加、すなわち血液量の増加は血圧の上昇を引き起こすため、腎動脈圧も増加していく。腎臓の血圧上

3 体液浸透圧の調節機構

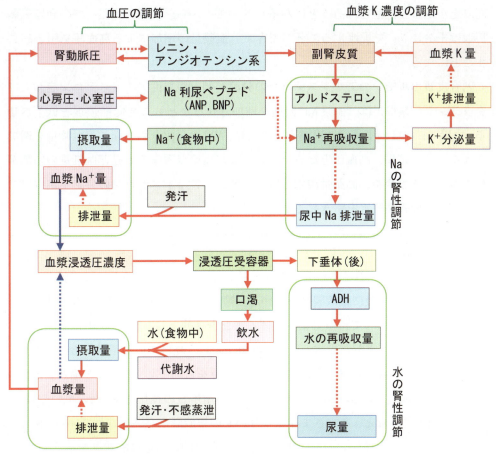

実線は矢印の方向へ増加あるいは促進を、破線は矢印の方向へ減少あるいは抑制することを示す。血漿量の調節、血圧の調節、血漿 K^+ 濃度の調節および血漿 Na^+ 濃度の調節のフィードバックが知恵の輪のようにつながっている。

出典）名津井悌次郎「新版生理学」p.214　真興交易医書出版部　1993　一部改変

図 14.10　血漿浸透圧濃度の調節機構

昇によってレニン分泌は低下し、アンジオテンシンⅡの産生も減少する。これによりアルドステロンの分泌が抑えられ、腎での Na^+ 再吸収の低下、すなわち Na^+ の尿中排泄量の増加が起こり、血漿 Na^+ 量がもとのレベルに低下する。また、血圧上昇は、心房圧および心室圧の上昇を引き起こし、これにより心房性 Na 利尿ペプチド（ANP）や心室から脳性 Na 利尿ペプチド（BNP）が分泌される。ANP および BNP は血管拡張作用および腎での Na^+ 再吸収を抑制する。したがって、これらの NA 利尿ペプチドによっても腎の Na^+ 排泄量が増加することになる。このように血漿 Na^+ 量の調節には、血漿量調節、血圧調節、血漿 K^+ 量調節のフィードバックが組み込まれており、長い経路のフィードバックである。このため、多量の水を飲んだ場合、余分の水は約 2～3 時間で排泄されるが、多量の Na^+ を摂取した場合は余分の Na^+ は 24 時

間以上かかって排泄されることになる。このことから、長期にわたっての食塩過剰摂取は十分にNa^+を排泄することができず、血漿量の増加による**高血圧**を引き起こすことになる。

　副腎皮質ホルモンのアルドステロンの分泌過剰（原発性アルドステロン症およびクッシング症候群）は、血漿Na^+濃度を増加させるとともに血漿K^+濃度を低下させる。血漿Na^+濃度の上昇は血漿浸透圧の上昇、ADHの分泌を引き起こし血漿量を増加させる。その結果、高血圧となる。このように血漿浸透圧の上昇と血漿量の増加が起こっている場合を、高張性溢水という。逆に、アルドステロンの分泌不足（アジソン病）は低張性脱水を引き起こす。

コラム　輸液

　輸液とは、身体に不足する水分やさまざまな成分を補給するために静脈内に投与することで、一般に輸液製剤を用いる。輸液製剤は「静脈内などを経て体内に投与することによって治療効果を上げることを目的とした容量50 mL以上の注射剤であって、水・電解質異常の是正・維持または、経口摂取が不能あるいは不良なときのエネルギー代謝、タンパク代謝の維持を目的とした製剤」と輸液製剤協議会では定義している。したがって、含まれる電解質の種類や量、糖の種類や量、アミノ酸の種類など、さまざまな組み合わせの輸液製剤が開発されている。例えば、高カリウム血症においては心停止など生命に関わる危機的状況を招くので、カリウムを排出できない高度の腎臓障害があるときにはカリウムフリー（カリウムを含まない）液を用いる。手術や出血で細胞外液が不足したときには電解質の浸透圧が体液とほぼ同じ等張液を、エネルギー補給と同時に細胞内液を含む全体に水分を補給したいときには5%グルコース液を用いるなど、患者の状況・病態にあわせて適切な輸液が選択、実施される。

---

4 体液 [H^+] と pH

4.1 水素イオン濃度と pH

　血漿の水素イオン濃度（[H^+]）はきわめて低く維持されており、動脈血では40 nmol/L（ナノモル；10^{-9}mol/L）と非常に小さい値である。このように小さい数値を簡単に表すために、**pH**（ピーエイチ；水素イオン濃度指数；power of hydrogen ion concentration）という値が使われている。

$$[H^+] = 1.0 \times 10^{-pH} \text{ mol/L}$$

ここで両辺の対数（常用対数）をとると、
$$\log[H^+] = \log(1.0 \times 10^{-pH})$$
$$pH = -\log[H^+]$$

動脈血の $[H^+] = 40\ \text{nmol/L}$ を pH で表わすと、次のようになる。

$$pH = -\log[H^+] = -\log(40 \times 10^{-9}) = -(\log40 + \log10^{-9}) = -1.60 + 9 = 7.40$$

ヒトの安静状態での正常範囲は動脈血漿で pH＝7.40±0.05 である。[H$^+$] で表すと 40±5 nmol/L になる。この濃度を血漿中にある他の電解質と比較してみると、きわめて薄い濃度の狭い範囲に維持されていることがわかる。例えば [Na$^+$]＝145 mmol/L（ミリモル；10^{-3}mol/L）、[Cl$^-$]＝105 mmol/L であるから、[H$^+$] はこれらの100 万分の 1 になる。血液の pH がこの変動範囲を超え、7.35 以下になった状態を**アシドーシス**（acidosis）、7.45 以上になった状態を**アルカローシス**（alkalosis）という。どちらの状態においても、障害は中枢神経系、心臓血管系、腎臓、内分泌系と全身に現れることになる。ヒトが生存できる血液 pH の下限は 7 近く、上限は 8 近くになる（図 14.11）。

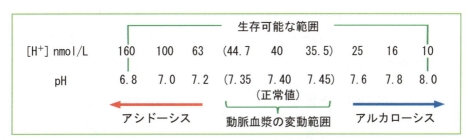

図 14.11 アシドーシスとアルカローシス

4.2 酸と塩基

酸（acid）とは、水溶液中で水素イオン（H$^+$）を解離することのできる物質（プロトン供与体）のことであり、**塩基**（base）とは、H$^+$ と結合できる物質（プロトン受容体）のことである。このことから、酸、塩基および H$^+$ の間には次のような可逆的な平衡関係が成り立つ。

$$酸 \underset{結合}{\overset{解離}{\rightleftarrows}} 塩基 + H^+$$

ここで、塩酸や硫酸などは解離が強く、反応が右方に進んでいるので強酸という。逆に、炭酸や乳酸などは解離が弱いので反応が左方に進んでいるので弱酸という。

4.3 緩衝作用

水溶液に少量の強酸あるいは強アルカリを加えたとき、溶液の [H$^+$] の変化は溶

液の種類によって違ってくる。その変化を小さくする能力を**緩衝能**（buffer capacity）という。溶液に緩衝能を与える物質は弱酸とその塩基（これを共役塩基とよぶ）であり、この1対の弱酸と塩基を緩衝系（buffer system）という。緩衝液は次のように緩衝作用（buffer action）を示す（図14.12）。

弱酸とその塩基の共存する溶液に塩酸などの強酸をmmolの単位で加えたとき、強酸に由来したH⁺（mmol）の大部分は塩基（mmol）と結合し、酸になり溶液中より消失する。この結果、溶液のH⁺はnmolの量でわずかに増えるだけである。すなわち、もともと存在するH⁺の100万倍（mmol）ものH⁺を溶液に加えても、溶液のH⁺はわずかにnmolの変化に留まる。

同様に水酸化ナトリウムなどの強塩基をmmolの単位で溶液に加えたとき、溶液中に由来したOH⁻（水酸化イオン；mmol）は溶液中のH⁺と強力に結合してH₂Oになる。しかし、溶液中にはnmolのH⁺しかないので、弱酸を解離してmmolのH⁺を生じさせ多量のOH⁻と結合させてH₂Oになる。すなわち、多量のOH⁻を溶液に加えても、溶液のH⁺はnmol程度のわずかな変化に留まることになる。

以上のように、なんらかの原因で溶液中の[H⁺]が急激に増減した場合、溶液の緩衝系はH⁺の変化を打ち消す方向に反応が進み、H⁺の変化を小さく抑える。この働きが、**緩衝作用**である。

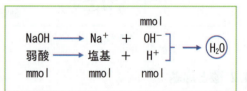

図14.12　緩衝作用

4.4　血液の緩衝系

図14.13に示すように、バケツに入れた水に塩酸（HCl）を加えpHを測定すると、pHは少量で大きく低下する。同じ量の血液に同じようにHClを加えると、pHは加えたHCl量に応じてわずかに低下する。これに対し、同じ体液量をもつ生体にHClを注入したときにはpHはほとんど変化しない。これは、血液自体が緩衝能をもっていること、生体がさらなる緩衝能をもっていることを示している。

緩衝能の大きさは、溶液1Lに強酸（あるいは強塩基）をΔB（mmol）加え、溶液のpHがΔpH変化した場合、次の式で表される。

$$緩衝価(\beta) = \Delta B / \Delta pH$$

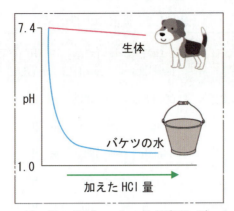

After Pitts R.F.Harvey Lect.48 172(1952〜53)
図 14.13 水および生体に HCl を加えたときの pH の変化

血液中の緩衝系とその β を表 14.2 に示した。血液の全緩衝価は約 30 mmol/L・pH になる。これは、pH＝7.4（[H$^+$]＝40 nmo/L）の血液 1 L に 30 mmol の H$^+$ を加えると pH は 6.4（[H$^+$]＝400 nmol/L）になることを意味している。これに対し、蒸留水（pH＝7.0）1 L に 30 mmol の H$^+$ を加えると、蒸留水の pH＝$-\log(30 \times 10^{-3})$＝1.5 にまで低下することになる。このことから、血液の緩衝能がきわめて大きいことがわかる。また、血液の緩衝系のうち、ヘモグロビン緩衝系の緩衝価は全緩衝価の約 2/3 を占めることから、赤血球数あるいはヘモグロビンの含有量が変化すると血液の緩衝能に大きな影響を及ぼすこととなる（表 14.2）。

また、表 14.2 では緩衝系を**重炭酸塩緩衝系**と非重炭酸塩緩衝系に大別してある。これは、重炭酸塩緩衝系が他の緩衝系と異なった特徴として次のことがあげられるからである。

① 重炭酸塩緩衝系の酸に相当する CO$_2$ は呼吸によって、塩基に相当する HCO$_3^-$ は腎臓によって調節される。すなわち、重炭酸塩緩衝系の化学的緩衝価は小さい（表 14.2）が、呼吸機能および腎機能によって CO$_2$ および HCO$_3^-$ の排泄量は調節されるので、生理的緩衝価は著しく大きくなる。

② CO$_2$ は全身の至るところで大量に産生され、血液を介して肺胞からたえず排泄されている。重炭酸塩緩衝系は他の緩衝系に比べて、CO$_2$ や HCO$_3^-$ の濃度が短時間に変化しやすい。

③ 血液のような複合緩衝系では、どれかひとつの緩衝系について、その酸か塩基の量を簡単に知ることができれば、すなわち、一番変化の激しい重炭酸塩緩衝系の CO$_2$ と HCO$_3^-$ の濃度を測定すれば、それによって他のすべての緩衝系の動きもおおよそ推定することができる。このことから、実際の検査では血漿 pH、PCO$_2$、[HCO$_3^-$] が測定されているわけである（コラム参照）。

第14章　体液の恒常性

表 14.2　血液中の緩衝系

	[酸]　⇌　[塩基] ＋ [H+]　化学的緩衝価（β）			
	(mmol/L)	(mmol/L)	(mmol/L)	mmol/(L·pH)
（Ⅰ）重炭酸塩緩衝系（血漿）	CO_2+H_2O ⇌	HCO_3^- ＋	H^+	2.2
（Ⅱ）非重炭酸塩緩衝系	HA ⇌	A^- ＋	H^+	
リン酸（血漿）	$H_2PO_4^-$ ⇌	HPO_4^{2-} ＋	H^+	2.2
タンパク質（血漿）	Pr·H ⇌	Pr^- ＋	H^+	4.2
ヘモグロビン（赤血球）	Hb·H ⇌	Hb^- ＋	H^+	21.2

血液の化学的緩衝価（β）：合計　約30

出典）名津井俤次郎「新版生理学」p.231　真興交易医書出版部　1993　一部改変

コラム　緩衝液の pH

　酸 HA とその塩基 A⁻ の共存する緩衝液では、次の可逆的平衡が成り立っている。

$$[HA] \rightleftarrows [A^-] ＋ [H^+]$$

ここで解離度 K は次の式で表される。

$$K=\frac{[A^-][H^+]}{[HA]}$$

この式を対数にし、次のように整理する。

$$-\log[H^+]=-\log K+\log\frac{[A^-]}{[HA]}$$

ここで $-\log[H^+]=pH$ であり、$-\log K=pK$ で置き換えると、次の式になる。

$$pH=pK+\log\frac{[A^-]}{[HA]}$$

これをヘンダーソン・ハッセルバルヒ（Henderson-Hasselbalch）の式という。したがって、緩衝溶液の pH は塩基と酸の濃度比 $[A^-]/[HA]$、つまり酸と塩基の量の釣り合いによって決まる。だから、pH の調節のことをしばしば**酸塩基平衡**（acid-base balance）といういい方もしている。

---

5 血液 [H+] の調節機構

　代謝の結果、種々の酸が細胞内で産生される。その中で最も多いのが CO_2 あり、揮発性酸とよばれ 1 分間に約 9 mmol も産生されている。組織から出てきた CO_2 は図

5 血液[H⁺]の調節機構

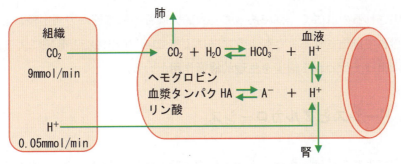

図14.14　体内で産生された酸の排出過程

14.14に示すように血液中に入り血液循環によって肺に運ばれ、体外へ排出される。また、CO_2以外の代謝産物、すなわち不揮発性物質である強酸もわずか（0.05mmol/min）ではあるがたえず生じている。

　物理的に溶解しているCO_2は血漿中でH_2Oと反応して、H_2CO_3（炭酸）になり、さらにHCO_3^-（重炭酸イオンあるいは炭酸水素イオン）とH^+を解離する。H_2CO_3の状態は不安定で少量なので、省略する場合が多い。CO_2が増加したときには、CO_2は増加した量だけH^+を解離するので、重炭酸塩系は緩衝系でなく、H^+の供給源となる。CO_2由来のH^+は非重炭酸塩緩衝系の塩基と結合することで、緩衝される（図14.14）。この血液が肺に到達するとHCO_3^-とH^+を結合させてCO_2を産生し肺へ排出する。ここでは排出された分だけH^+が減少するので、非重炭酸塩緩衝系の酸を解離することで、緩衝される。組織で産生された不揮発性の強酸も血液中でH^+を解離する。これは重炭酸塩緩衝系および非重炭酸塩緩衝系の塩基と結合して、弱酸に変えられる。腎臓では、不揮発性の強酸由来のH^+を排出することで、重炭酸塩緩衝系および非重炭酸塩緩衝系の酸を解離し、塩基とH^+をもとに戻す。

　このように、組織で生じたCO_2や不揮発性の強酸は常に血液中に入ってきてmmol単位のH^+を遊離するが、これらは直ちに血液緩衝系の塩基と結合して弱酸に変えられる。このことから、血液中に遊離のH^+として残るのは、nmol単位という産生量の100万分の1ときわめてわずかになる。つまり、血液中に緩衝系が存在することで[H^+]の変動が小さく抑えられている。これを血液による**化学的緩衝作用**という。しかし、一旦弱酸に変えてもその中に含まれているH^+をなんらかの形で体外に排出しないかぎり、血液緩衝系の塩基はまもなくなくなるはずである。

　血液の緩衝系によって生じた弱酸は、図14.14に示してあるように、2つの経路から体外へ排出される。ひとつは揮発性物質の排出器官である肺からCO_2として排出される。他のひとつは、不揮発性物質の排出器官である腎臓から弱酸として体外に排出される。ただし、第13章で述べたように血液の緩衝系に由来した弱酸がその

第14章　体液の恒常性

まま排出されるのはごく一部であって、大部分は腎の尿細管内で滴定酸および NH_4^+ に変えられて排出される。このように肺による CO_2 の排出機能と腎臓による H^+ の排出機能によって行われる緩衝を**生理的緩衝作用**という。

6 アシドーシスとアルカローシス

　細胞内で生じた酸は、血液によって化学的緩衝作用を受け、その後肺ならびに腎臓の排泄による生理的緩衝作用を受ける。細胞内での酸の産生、血液中での緩衝、肺ならびに腎臓の排泄の経路の中でいずれかの機能に異常があると、血液の［H^+］は正常範囲を逸脱してくる。すなわちアシドーシス、あるいはアルカローシスになる。これら［H^+］の異常を引き起こす原因には肺の CO_2 排出機能（呼吸機能）の異常によるものと、これ以外によるものの 2 つに大別される。

6.1 呼吸性アシドーシスと呼吸性アルカローシス

　呼吸器の障害で肺胞換気量が低下すると肺胞からの CO_2 排出量が組織で産生される CO_2 量よりも少なくなるので、血液中の CO_2 は次第に蓄積してくる。このときの重炭酸塩緩衝系の反応は右の方に進み、［HCO_3^-］および［H^+］の増加（pH の低下すなわちアシドーシス）を引き起こす（図 14.15 左上）。

　したがって、**呼吸性アシドーシス**（respiratory acidosis）は、低換気などで動脈血 PCO_2 が上昇する疾患で引き起こされる。具体的には、肺気腫、喘息、睡眠時無呼吸症候群、肺水腫などである。逆に、肺胞換気量が異常に増加した場合には肺胞からの CO_2 排出量が組織で産生される CO_2 量よりも多くなるので、血液の CO_2 は減少してくる。このときの重炭酸塩緩衝系の反応は左の方へ進み、［HCO_3^-］および［H^+］の減少（pH の上昇すなわちアルカローシス）を引き起こす（図 14.15 右上）。したがって、**呼吸性アルカローシス**（respiratory alkalosis）は、過換気などで動脈血 PCO_2 が低下する疾患で引き起こされる。具体的には、過換気症候群、発熱、高地への登山などである。

6.2 代謝性アシドーシスと代謝性アルカローシス

　呼吸機能以外の原因で、血液 pH が正常範囲を超えた場合を**代謝性アシドーシス**（metabolic acidosis）あるいは**代謝性アルカローシス**（metabolic alkalosis）という。呼吸性アシドーシス、アルカローシスの場合も、その原因となる CO_2 は代謝に由来した物質であるから、非呼吸性アシドーシス（nonrespiratory acidosis）あ

404

6 アシドーシスとアルカローシス

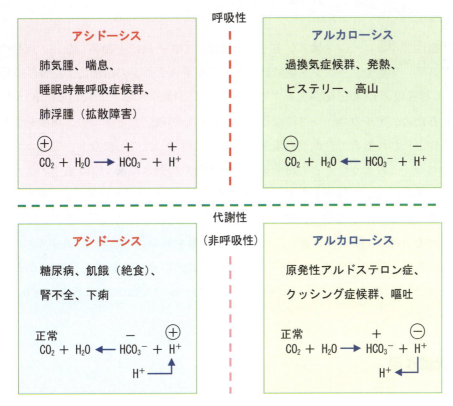

⊕⊖は原因となる物質の増減を表し、＋－は結果として増減した物質を表す。

図 14.15　血液［H^+］の異常と血中 CO_2、HCO_3^-、H^+の増減

るいは非呼吸性アルカローシス（nonrespiratory alkalosis）とよぶ方が適当である。

　代謝性アシドーシスは、不揮発性の酸が体内に異常に増加することが原因になる。例えば、糖尿病のときのケトン体[*1]の増加や、激しい筋運動の際に生ずる乳酸の増加などである。また、激しい下痢が続いた場合大量の HCO_3^- が体外に失われるので、血液中の酸の量は相対的に増加したことになり、アシドーシスになる。腎不全などの腎機能の障害で、不揮発性酸の排出量が低下したときにもアシドーシスになる。このようなときの血液緩衝系の動きは図 14.15 左下のようになり、反応は左に進む。ここで増加した H^+ は HCO_3^- と結合するので、HCO_3^- は低下する。また、CO_2 も増加するが、呼吸機能が正常であれば、増加した CO_2 は直ちに排出されるので、血液 CO_2 は正常に保たれる。同じアシドーシスでも呼吸性のアシドーシスでは PCO_2 が上昇し HCO_3^- の上昇が起こるのに対し、代謝性アシドーシスでは PCO_2 は正常で HCO_3^- の低下

[*1]　**ケトン体**：アセト酢酸、ヒドロキシ酪酸、アセトンをあわせた総称で H^+ を解離する。糖分解によるエネルギー供給が十分でない場合、脂肪を分解してエネルギーを産生するようになり、その過程でケトン体がつくられる（第 12 章参照）。

が起こる。

代謝性アルカローシスはアシドーシスに比べて、それほど頻発しない。原発性アルドステロン症やクッシング症候群では、アルドステロンの増加により腎尿細管でNa^+の再吸収とK^+の分泌が促進する。血中のK^+が減少すると、代わりにH^+が排泄されるため、アルカローシスになる。激しい嘔吐が続いたときには、塩酸を含む胃内容物が失われるので、血液の塩基は相対的に増加したことになり、アルカローシスになる。このようなときの血液重炭酸塩緩衝系の動きは図14.15右下のように右の方へ進む。ここで減少したH^+を補うためにCO_2の水和反応が起こり、HCO_3^-とH^+を解離することになるので、HCO_3^-は増加する。また、CO_2は低下するが、呼吸機能が正常であれば、換気量を低下させてCO_2排出量を減少させるので、血液CO_2は正常に保たれる。同じアルカローシスでも呼吸性のアルカローシスではPCO_2が低下しHCO_3^-の低下が起こるのに対し、代謝性アルカローシスではPCO_2は正常でHCO_3^-の増加が起こる。

7 代償作用

呼吸性あるいは代謝性の異常によりアシドーシスやアルカローシスが起こると、生体では血液$[H^+]$の変化を小さくするような反応が起こる。これを**代償作用**とよび、呼吸機能の障害が原因であれば、腎臓がこれを代償するようになるし、腎臓の機能障害であれば呼吸機能が代償する。もし$[H^+]$の異常の原因が、呼吸と腎臓のいずれでもない場合は、呼吸と腎臓の機能がともに異常な$[H^+]$を正常へと戻すように作用する。

呼吸性アシドーシスの場合は、血液$[HCO_3^-]$が増加している状態であるが、腎臓においてHCO_3^-の再吸収を増加させて、さらに血液$[HCO_3^-]$を増加させることで重炭酸塩緩衝系の反応が左に進みpHを正常方向に戻す。呼吸性アルカローシスの場合は、腎臓においてHCO_3^-の再吸収を減少させて、さらに血液$[HCO_3^-]$を減少させることで重炭酸塩緩衝系の反応が右に進みpHを正常方向に戻す。しかしながら、腎臓による代償作用の速度は遅く、そして血漿のpHが正常値の方向へ戻るにつれて、$[HCO_3^-]$の変化の速度も小さくなるので、血漿のpHはなかなか正常値へ戻らない。

代謝性アシドーシスの場合は、不揮発性酸の増加によって$[H^+]$が上昇している状態である。H^+の増加は、呼吸の化学受容器を刺激することになるので、換気量を増加させる。その結果、CO_2が低下するため、重炭酸塩緩衝系の反応が左にいくことでpHを正常方向に戻す。HCO_3^-は減少しているが、さらに低下することになる。代

謝性アルカローシスの場合は、酸の喪失によって［H^+］が低下している状態である。H^+の低下は、呼吸の化学受容器を抑制することになるので、換気量は低下する。その結果、CO_2が上昇するため、重炭酸塩緩衝系の反応が右にいくことで pH を正常方向に戻す。HCO_3^-は増加しているが、さらに増加することになる。呼吸性の代償作用は速く、分の単位で生ずる。しかしながら、血液 pH が正常値の方向に戻るにつれて、［H^+］の変化量が小さくなるから、呼吸刺激（抑制）量も小さくなるので、血漿の pH はなかなか正常値へ戻らない。代謝性の異常が腎機能障害によるのでなければ、代償作用は腎臓によっても行われる。

コラム　ヘンダーソン・ハッセルバルヒの式による酸塩基平衡状態の把握

　ヘンダーソン・ハッセルバルヒの式を血漿中の重炭酸塩緩衝系に適用することで、体内の他の酸塩基状態も推測することができる。

$$pH = pK + \log \frac{[HCO_3^-]}{[CO_2]}$$

　重炭酸塩緩衝系 pK の値は正常体温 37℃で 6.1 である。重炭酸塩緩衝系の酸に相当する［CO_2］は血漿に物理的に溶解している CO_2 の濃度（mmol/L）で、これは血漿の PCO_2 に正比例する（ヘンリーの法則）。CO_2 の溶解定数 α は 0.03 mmol/L・mmHg であるので、［CO_2］＝ αPCO_2 となるから上の式は次のようになる。

$$pH = 6.1 + \log \frac{[HCO_3^-]}{[0.03 \cdot P_{CO_2}]}$$

　ここで、動脈血漿の正常値 $PCO_2 = 40$ mmHg、塩基である［HCO_3^-］＝24 mmol/L を式に入れると、［CO_2］＝0.03×40＝1.2 mmol/L となり、pH は 7.40 になる。

　現在ではヘンダーソン・ハッセルバルヒの式の 3 つの変数である pH、［HCO_3^-］そして PCO_2 をコンピュータ上に入力することで血液の酸塩基平衡の状態を簡単に解析できるが、従来より、グラフを用い視覚的に把握する方法がとられてきた。これは 3 つの変数の内ひとつをグラフ上に表すものである。図 14.16 はそのひとつの例であり pH－［HCO_3^-］のグラフという。ヨコ軸は pH を、タテ軸は［HCO_3^-］の値を表し、グラフ中に PCO_2 の一定値（等高線）を示してある。実際に採取した血液の pH と PCO_2 を測定し、これを pH－［HCO_3^-］のグラフ上にプロットすることによって、他の血液緩衝系の動きのみならず生理的緩衝作用である呼吸と腎臓の機能についても推定できるようになる。

　例えば、呼吸性アシドーシスの場合、PCO_2 の増加が原因で、［HCO_3^-］は pH の

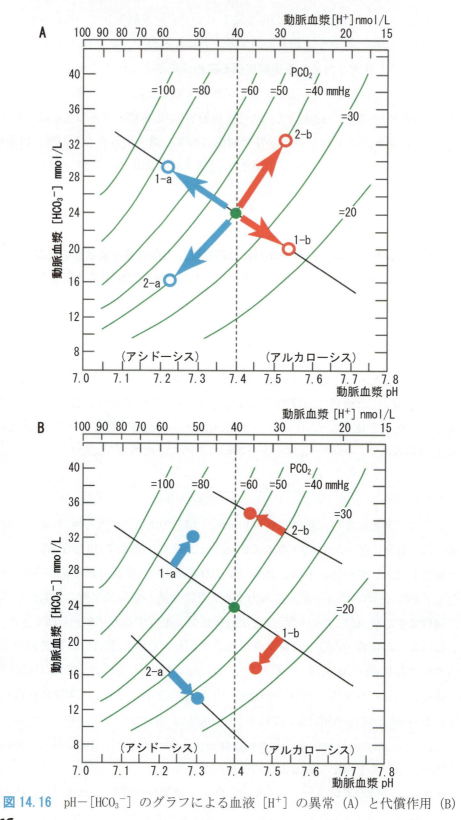

図 14.16 pH−[HCO_3^-] のグラフによる血液 [H^+] の異常 (A) と代償作用 (B)

低下に対してほぼ直線的に増加する。急性の呼吸性アシドーシスの場合、グラフ上の 1-a 点方向に進むことになる（図 14. 16 A）。呼吸性アシドーシスが続くと腎機能が正常である場合には代償作用が起こり、尿中への H^+ 排出量が増加するとともに HCO_3^- の再吸収量が増えるので、血漿の［HCO_3^-］が増加しているにもかかわらずさらに増加していく（図 14. 16 B、1-a の点から PCO_2 等高線上を⇒の方向）。これにより pH は正常方向に戻っていく。逆に、呼吸性アルカローシスの場合、PCO_2 の低下が原因となり、［HCO_3^-］は pH の低下に対してほぼ直線的に減少してくる。図中の 1-b 点方向に進むことになり、値をプロットするとこの線上に位置することになる（図 14. 16 A）。

　重炭酸塩緩衝系では PCO_2 に比例して［HCO_3^-］と［H^+］は同量増減するが、H^+ の大部分は非重炭酸塩緩衝系によって緩衝されるため、［H^+］の変化は nmol/L の変化に抑えられる。したがって、1-a 点と 1-b 点を結ぶ線の傾きは、非重炭酸塩緩衝系の緩衝値を示すことになる。呼吸性アルカローシスが続いた場合には、腎臓で HCO_3^- の再吸収量が減少するので、血漿の［HCO_3^-］が減少しているにもかかわらずさらに減少していく（図 14. 16 B、1-b の点から PCO_2 等高線上を⇒の方向）。これにより pH は正常方向に戻っていく。

　一方、代謝性アシドーシスの場合、不揮発性酸の増加によって増加した H^+ を緩衝するため、HCO_3^- と非重炭酸塩緩衝系の塩基が減少する。このとき、PCO_2 は正常に維持されるため、グラフ上では $PCO_2 = 40$ mmHg の等高線上を［HCO_3^-］が減少する（図 14. 16 A、2-a 点）方向に進むことになる。代謝性アシドーシスになった場合、呼吸機能が代償作用を行う。代謝性アシドーシスでは血漿の PCO_2 は正常の 40 mmHg であるため、PCO_2 の呼吸刺激量は正常と変わらないが、［H^+］が正常よりも増加しているため、これが化学受容器を介して呼吸を刺激するので血漿の PCO_2 は低下してゆく（図 14. 16 B、2-a の点からの⇒の方向）。これにより pH は正常方向に戻っていく。代謝性アルカローシスの場合は、不揮発性酸の減少により［HCO_3^-］が増加する。グラフ上では $PCO_2 = 40$ mmHg の等高線上を［HCO_3^-］が増加する（図 14. 16 A、2-b 点）方向に進むことになる。これらの代謝性アルカローシスの場合にも呼吸機能が代償作用を行う。アルカローシスでは［H^+］が正常よりも低下しているから、これが呼吸を抑制するので血漿の PCO_2 は上昇してゆく（図 14. 16 B、2-b の点から⇒の方向）。これにより pH は正常方向に戻っていく。［H^+］の異常が腎臓以外の障害であれば、代償作用は腎臓によっても行われる。

　呼吸による代償作用の速度は速く、分の単位であるが、腎臓による代償作用の

第14章　体液の恒常性

速度は遅く時間・日の単位である。ただし、これらの代償作用が生じても、根本的原因を取り除かない限り、血漿の pH はなかなか正常値へ戻らない。

問　題

A.　多肢選択問題

1　成人の体重に占める体液の割合で最も高いのはどれか。

　a.　血 漿　　　b.　間質液　　　c.　細胞内液　　　d.　リンパ液

2　血漿と等張のブドウ糖溶液の濃度はどれか。

　a.　5%　　　b.　10%　　　c.　20%　　　d.　50%

3　健常な成人の体重における水分の割合に最も近いのはどれか。

　a.　20%　　　b.　40%　　　c.　60%　　　d.　80%

4　細胞外液に比べて細胞内液で濃度が高いのはどれか。

　a.　カルシウム　　　b.　ナトリウム　　　c.　カリウム　　　d.　クロール

5　水・電解質の調節で正しいのはどれか。

　a.　循環血漿量の減少はレニンの分泌を増加させる。

　b.　抗利尿ホルモン〈ADH〉は尿浸透圧を低下させる。

　c.　過剰な飲水は血中ナトリウム濃度を上昇させる。

　d.　アルドステロンは腎からのカリウム排泄を減少させる。

6　血液の pH 調節に関わっているのはどれか。**2 つ選べ。**

　a.　胃　　　b.　肺　　　c.　心 臓　　　d.　腎 臓　　　e.　膵 臓

7　酸塩基平衡の異常と原因の組合せで正しいのはどれか。

　a.　代謝性アルカローシス ―― 下痢

　b.　代謝性アシドーシス ―― 嘔吐

　c.　代謝性アシドーシス ―― 慢性腎不全

　d.　呼吸性アシドーシス ―― 過換気症候群

8	呼吸性アシドーシスを来すのはどれか。

a. 飢餓　　b. 過換気　　c. 敗血症　　d. CO_2ナルコーシス　　e. 乳酸アシドーシス

9	Aさん（34歳、女性）は、気管支喘息で定期的に通院をしている。朝から喘息発作があり呼吸困難が生じたため、救急外来を受診した。

経皮的動脈血酸素飽和度〈SpO_2〉95％、動脈血液ガス分析（room air）で動脈血酸素分圧〈PaO_2〉90 Torr、動脈血二酸化炭素分圧〈$PaCO_2$〉55 Torr、pH 7.30、HCO_3^- 25 mEq/L であった。

Aさんの状態で考えられるのはどれか。

a. 呼吸性アシドーシス

b. 呼吸性アルカローシス

c. 代謝性アシドーシス

d. 代謝性アルカローシス

10	Aちゃん（生後1カ月、男児）は、2日前から嘔吐があり、昨日は噴水様嘔吐が5回あったため外来を受診し入院した。Aちゃんは体重4,200 g、体温36.8℃、呼吸数36/分、心拍数120/分である。眼球結膜に黄染を認めない。上腹部に腫瘤を触知する。Aちゃんの血液検査データは、赤血球540万/μL、Ht 45％、白血球10,100/μL、血小板58.6万/μL、アルブミン4.4 g/dL、Na 140 mEq/L、K 3.5 mEq/L、Cl 92 mEq/L、動脈血 H 7.48 であった。

Aちゃんは入院時にも胃液様の嘔吐が見られた。Aちゃんの現在の状態で考えられるのはどれか。

a. 代謝性アシドーシス

b. 呼吸性アシドーシス

c. 代謝性アルカローシス

d. 呼吸性アルカローシス

解答

(1) c (2) a (3) c (4) c (5) a (6) b, d (7) c (8) d (9) a (10) c

B. 記述式問題

(1) 細胞内外に多く含まれる電解質とその働きについて説明せよ。

(2) 体液量に影響を及ぼす因子をあげ、それぞれがどのように影響を及ぼすか説明

第14章　体液の恒常性

せよ。

(3) 食塩（NaCl）の摂取過剰と高血圧の関係について述べよ。

(4) 糖尿病時の体液浸透圧、体液水素イオン濃度、尿の組成について説明せよ。

(5) 原発性アルドステロン症（アルドステロン分泌過剰）のときの血漿 Na 濃度、血漿 K 濃度、血液 pH および血圧について説明せよ。

(6) 血液中の緩衝物質をあげよ。

(7) アシドーシスとアルカローシスになる原因を説明せよ。

(8) アシドーシスとアルカローシスになった場合の代償作用を説明せよ。

内分泌

第**15**章

第15章 内分泌

　人体の構成要素は細胞である。細胞が集まって組織そして器官を構成する。各器官は分化した細胞から構成される。例えば、脳は神経細胞とグリア細胞からなる。また、下垂体は内分泌細胞の集合体である。身体内の諸器官が情報交換しながら活動することにより正常な人体機能が営まれる。情報の伝達は主に2つの系で行われる。自律神経を主とした神経系と内分泌系である。この2つの系は間脳の視床下部で統合されている。神経系の情報伝達は末梢神経系を介して行われる。内分泌系はホルモンとよばれる化学物質が情報分子となり標的器官（細胞）に情報を伝える。内分泌系は生体恒常性の維持、発育・成長および性の分化・生殖を調節する（図 15.1）（表 15.1）。

　体を構成する細胞は細胞外液に浸されている。すなわち細胞外液は体内において細胞が生きる環境になっており、内部環境（体内の環境）といわれる。細胞が正常に機能するには、内部環境が一定の状態に保たれていることが必須である。これを**生体恒常性（ホメオスタシス**（homeostasis）**）** という。生体恒常性は多くの器官が協調して働くことによって維持される。内部環境について具体的に考えてみよう。ヒトの体温は37℃前後に維持されている。寒い冬でも暑い夏でも深部体温は一定である。例えば、寒さに触れると甲状腺から甲状腺ホルモンが分泌され代謝を高めて熱産生を上げる。体液量、電解質濃度、グルコース濃度などもある範囲で一定に保たれている。血圧も一定に維持されている。この機能が崩れた状態が病気である。また、ヒトは胎児期に性分化（男女）し思春期に性成熟に達し生殖能力を獲得する。これらに関しても内分泌系が中心的な役割を演じている。以上から、内分泌系の機能は、**個体の発育・成長・維持と生殖の遂行（種の維持）** であるといえる。

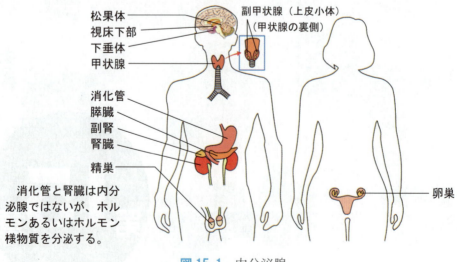

図 15.1　内分泌腺

第15章　内分泌

表15.1　内分泌器官とホルモン

	ホルモン名	主な作用	化学構造
松果体	メラトニン(melatonin)	概日リズムの形成	アミノ酸誘導体
視床下部	成長ホルモン放出ホルモン(GHRH)	成長ホルモン(GH)分泌の促進	ペプチド
	ソマトスタチン(SS)	成長ホルモン(GH)分泌の抑制	ペプチド
	甲状腺刺激ホルモン放出ホルモン(TRH)	甲状腺刺激ホルモン(TSH)分泌の促進	ペプチド
	副腎皮質刺激ホルモン放出ホルモン(CRH)	副腎皮質刺激ホルモン(ACTH)分泌の促進	ペプチド
	性腺刺激ホルモン放出ホルモン(GnRH)	卵胞刺激ホルモン(FSH)・黄体形成ホルモン(LH)分泌の促進	ペプチド
	プロラクチン抑制ホルモン(PIH：ドーパミン(DA))	プロラクチン分泌の抑制	アミノ酸誘導体
下垂体前葉	成長ホルモン(GH)	タンパク質の同化促進、骨細胞・筋細胞などの増殖	ペプチド
	甲状腺刺激ホルモン(TSH)	甲状腺ホルモン(T_3, T_4)分泌の促進	ペプチド
	副腎皮質刺激ホルモン(ACTH)	糖質コルチコイド・副腎アンドロゲンの合成・分泌の促進	ペプチド
	卵胞刺激ホルモン(FSH)	女性：卵胞発育、エストロゲン分泌の促進、男子：精子形成	ペプチド
	黄体形成ホルモン(LH)	女性：エストロゲン・プロゲステロン分泌の促進、排卵誘発・黄体形成、男子：テストステロン分泌の促進	ペプチド
	プロラクチン(prolactin)	乳汁産生の促進(催乳)	ペプチド
下垂体後葉	バソプレシン(AVP、抗利尿ホルモン(ADH)ともいう)	腎集合管における水の再吸収の促進	ペプチド
	オキシトシン(OT)	子宮収縮、射乳(乳汁の射出)	ペプチド
甲状腺	サイロキシン(T_4)、トリヨードサイロニン(T_3)	基礎代謝の維持・亢進、成長・成熟の促進	アミノ酸誘導体
	カルシトニン(calcitonin)	骨吸収の抑制、血漿 Ca^{2+}濃度の低下	ペプチド
副甲状腺	副甲状腺ホルモン(PTH、パラサイロイドホルモン)	骨吸収の促進、血漿 Ca^{2+}濃度の上昇、活性型ビタミンD_3の生成	ペプチド
心臓	心房性ナトリウム利尿ペプチド(ANP)	腎集合管における Na^+の再吸収抑制＝利尿	ペプチド
	脳性ナトリウム利尿ペプチド(BNP)	腎集合管における Na^+の再吸収抑制＝利尿	ペプチド
胃	ガストリン(gastrin)	胃酸分泌の促進	ペプチド
	グレリン(ghrelin)	成長ホルモン分泌の促進、食欲亢進	ペプチド
小腸	コレシストキニン(CCK)	胆汁分泌の促進、膵液(膵酵素)分泌の促進	ペプチド
	セクレチン(secretin)	胃液分泌の抑制、膵液(HCO_3^-)分泌の促進	ペプチド
	GLP-1	インスリン分泌の促進	ペプチド
	GIP	インスリン分泌の促進、胃酸分泌・胃運動の抑制	ペプチド

第15章　内分泌

表15.1　内分泌器官とホルモン（つづき）

小腸		VIP	平滑筋弛緩、膵液(HCO$_3^-$)・インスリン分泌の促進	ペプチド
		PACAP	平滑筋弛緩、インスリン分泌の促進	ペプチド
		P物質(substance P)	小腸運動の促進	ペプチド
		モチリン(motilin)	腸管の蠕動運動促進	ペプチド
膵臓（膵島）	α細胞 (A細胞)	グルカゴン(glucagon)	血糖上昇（グリコーゲン分解・糖新生の促進）	ペプチド
	β細胞 (B細胞)	インスリン(insulin)	血糖低下（細胞へのグルコース取り込みの促進、グリコーゲン合成・脂肪合成の促進）	ペプチド
	δ細胞 (D細胞)	ソマトスタチン(SS)	インスリン・グルカゴン分泌の調節	ペプチド
副腎皮質		糖質コルチコイド(glucocorticoid、主にコルチゾール)	糖新生促進、抗炎症作用	ステロイド
		電解質コルチコイド （アルドステロン aldosterone）	腎におけるNa$^+$の再吸収・K$^+$排泄の促進	ステロイド
		副腎アンドロゲン(androgen)	性ホルモンとして作用	ステロイド
副腎髄質		アドレナリン(A)	心機能亢進、気管支拡張、血糖上昇	アミノ酸誘導体
		ノルアドレナリン(NA)	血管収縮、血圧上昇	アミノ酸誘導体
腎臓		レニン(renin)	アンジオテンシンⅠの生成（酵素として作用）：レニン・アンジオテンシン・アルドステロン系の活性化	ペプチド
		エリスロポエチン(erythropoietin)	骨髄での赤血球新生の促進	ペプチド
精巣		テストステロン(testosterone)	胎生期の性分化、男性第2次性徴、精子形成	ステロイド
卵巣		エストロゲン(estrogen)	女性第2次性徴、卵胞の発育促進、子宮内膜の増殖、乳腺の発育促進	ステロイド
		プロゲステロン(progesterone)	妊娠の維持、基礎体温の上昇	ステロイド
胎盤		ヒト絨毛性性腺刺激ホルモン(hCG)	妊娠黄体の維持、胎盤(絨毛)におけるエストロゲン・プロゲステロン産生を刺激	ペプチド
脂肪組織		レプチン(leptin)	食欲抑制、エネルギー代謝亢進	ペプチド
		アディポネクチン(adiponectin)	脂肪組織から分泌される生理活性物質の1つ。インスリン作用の増強など	ペプチド

　視床下部、心臓、胃、小腸、腎臓、胎盤は内分泌器官ではないが、内分泌細胞を有しホルモンあるいはホルモン様物質を分泌する。腎から分泌されるレニンはホルモンではなく酵素であるが、レニン・アンジオテンシン・アルドステロン系を活性化することによって血圧を正常範囲に維持している（第9章参照）。

ACTH:adrenocorticotropic hormone. ADH:anti-diuretic hormone. ANP:atrial natriuretic peptide. AVP:arginine vasopressin. BNP：brain natriuretic peptide. CCK：cholecystokinin. CRH：corticotropin releasing hormone. DA：dopamine. FSH：follicle stimulating hormone. GH：growth hormone. GHRH：growth hormone releasing hormone. GIP：glucose-dependent insulinotropic peptide. GLP-Ⅰ：glucagon-like peptide-1. GnRH：gonadotropin releasing hormone. hCG：human chorionic gonadotropin. LH：luteinizing hormone. OT：oxytocin. PACAP：pituitary adenylate cyclase activating polypeptide. PTH：parathyroid hormone. T$_3$：triiodothyronine. T$_4$：thyroxine. TRH :thyrotropin releasing hormone. TSH :thyroid stimulating hormone. SS :somatostatin. VIP：vasoactive intestinal polypeptide.

1 ホルモン

　内分泌器官は内分泌細胞からなる。内分泌細胞はホルモンを産生し細胞外に放出する。多くのホルモンは血流によって運ばれ標的器官（標的細胞）に作用する。これを一般に**内分泌（エンドクリン（endocrine））** という。血流を介さずに局所で働く場合には局所ホルモンといわれる。近くの細胞に作用することを**傍分泌（パラクリン（paracrine））** といい、分泌した細胞自身に作用することを**自己分泌（オートクリン（autocrine））** という。

　ホルモンは "刺激するもの" あるいは "よび覚すもの" を意味するギリシャ語に由来する。ホルモンは、①内分泌腺（細胞）で分泌（産生・放出）され、②血流によって運ばれ特定の標的器官（細胞）に作用し、③少量で特異的効果を現す。Baylissと Starling によるホルモンの発見（1902 年）以来、多くのホルモンが発見され、また局所ホルモンやサイトカイン（主に免疫系で働く情報伝達物質の総称）などの生理活性物質も次々と発見されてきている。その結果、上記の 3 つの定義を満たさないものも知られるようになった。例えば、脳は中枢神経系を構成する器官であり内分泌器官とはみなされないが、視床下部の特定のニューロンは視床下部ホルモンを分泌する。腎臓は排泄器官であるが、エリスロポエチンという物質を分泌し、造血を促進する。心臓は心房性ナトリウム利尿ペプチド（ANP）を分泌し利尿を促進する。消化管は消化管ホルモンを分泌し、消化管の分泌と運動を調節する（第 11 章）。すなわち、ホルモンを分泌するのは内分泌器官の細胞だけではなく、その他の器官に存在する内分泌細胞からも分泌されるのである。

1.1 ホルモンの種類と受容体

　ホルモンは化学構造から 3 つに大別される。①アミノ酸からつくられる**アミノ酸誘導体ホルモン**、②アミノ酸のペプチド結合でつくられる**ペプチドホルモン**、③コレステロールからつくられる**ステロイドホルモン**である。ステロイドホルモンとチロシン誘導体である甲状腺ホルモンは脂溶性であり、細胞膜を通過し細胞内で作用する。その他のホルモンは水溶性なので細胞膜を通ることができない。そのために細胞外から作用する（図 15.2、図 15.3、図 15.4）。

　アミノ酸誘導体ホルモン（甲状腺ホルモンを除く）とペプチドホルモンは生成されたあと、分泌小胞（secretory vesicle）（直径 100 nm 以上の小胞）内に貯蔵され、開口放出[*1]（exocytosis）で細胞外に放出される。ホルモンを開口放出する内分泌

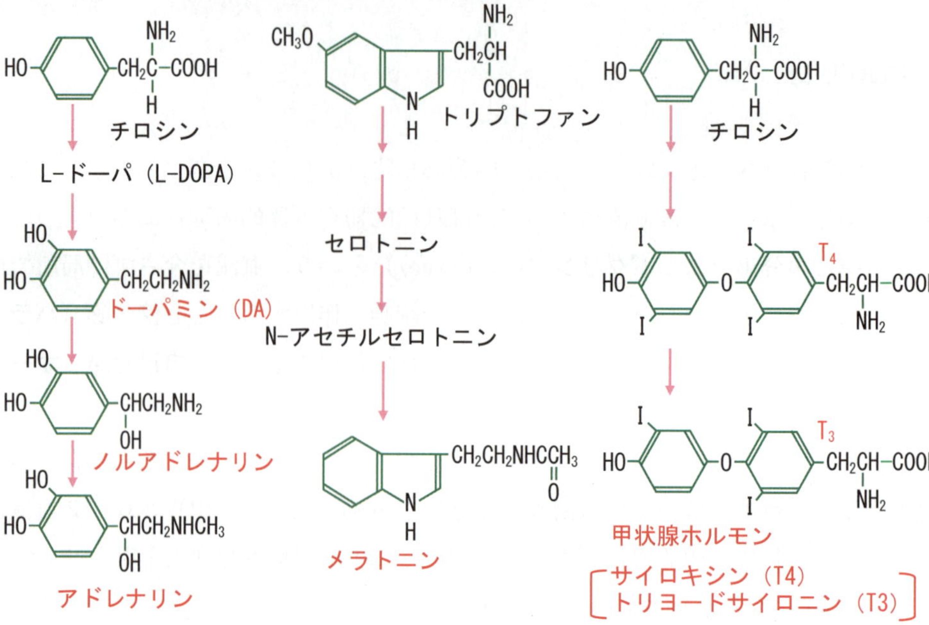

第15章 内分泌

ドーパミン、ノルアドレナリン、アドレナリンはチロシンから酵素反応で合成される。メラトニンも同様にトリプトファンから合成される。チロシンとトリプトファンはアミノ酸の一種である。甲状腺ホルモンの生合成は、サイログロブリンというタンパク質が関わり、複雑な過程を経る。基本的には2分子のチロシンが結合してできる。T_4は分子内に4つのヨウ素（I）をもち、T_3は3つのヨウ素をもつ。図にはアミノ酸とホルモンの構造式を示す。ホルモンの名前は赤字で示す。

図15.2 アミノ酸誘導体ホルモンの生合成

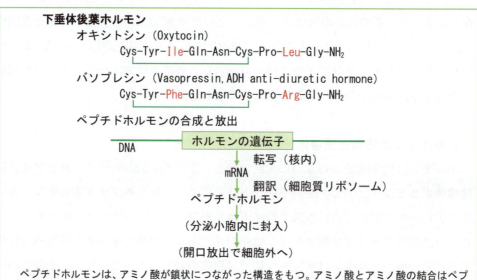

ペプチドホルモンは、アミノ酸が鎖状につながった構造をもつ。アミノ酸とアミノ酸の結合はペプチド結合である。多種類のペプチドがあるが、それは構成するアミノ酸の数と種類の違いによる。例えば、上に示したオキシトシンとバソプレシンは、どちらも9個のアミノ酸からなるが、2個のアミノ酸（赤字）が異なる。また、視床下部ホルモンのソマトスタチンは14個のアミノ酸から、GHRHは44個のアミノ酸からなり、構成するアミノ酸の種類も数も異なる。

図15.3 ペプチドホルモンの構造と生合成

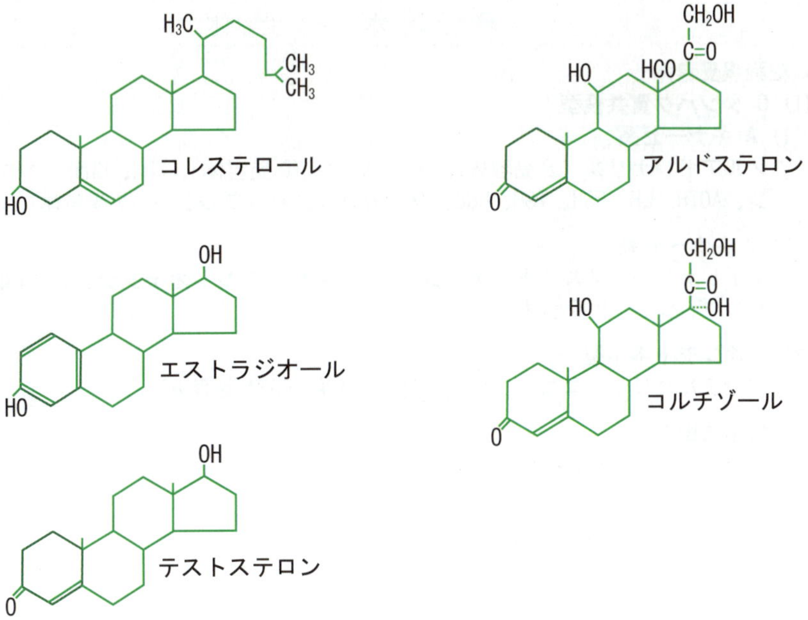

1　ホルモン

　ステロイドホルモンは、コレステロールからステロイド合成系酵素の働きによってつくられる。コレステロールと代表的なステロイドホルモンの構造を示す。エストラジオールはエストロゲンのひとつであり、テストステロンはアンドロゲンのひとつである。

図 15.4　ステロイドホルモンの構造

細胞は興奮性細胞であり、ニューロンや筋細胞と同じように活動電位を発生する。すなわち、これらの内分泌細胞も膜電位依存性の Na^+、 K^+、Ca^{2+} チャネルを発現している。細胞が脱分極すると膜電位依存性 Ca^{2+} チャネルが開き、細胞外から細胞内に Ca^{2+} が流入し、Ca^{2+} 依存性の開口放出が起こり、ホルモンが放出される。一方、脂溶性のステロイドホルモンや甲状腺ホルモンは分泌小胞に貯蔵されることなく、生成されると直ちに細胞膜を通過し細胞外に放出される。

　放出されたホルモンは血流で運ばれ標的器官（細胞）に作用する。標的細胞には特定のホルモンと特異的に結合する受容体がある（**表 15.2**）。ホルモンは受容体と結合し、作用を発揮する。受容体には細胞膜に発現している**細胞膜受容体**と細胞内に存在する**核内受容体**（細胞内受容体ともいう）がある。細胞膜受容体はペプチドホルモンや水溶性のアミノ酸誘導体ホルモンと結合する。細胞膜受容体には GTP 結合タンパク質（G タンパク質）と共役した G タンパク質共役型とチロシンキナーゼ[*2]やグアニル酸シクラーゼと共役した酵素共役型がある。

＊1　開口放出：小胞内に蓄えられたホルモンや神経伝達物質が細胞外に放出される機構。小胞体の膜と細胞膜が融合することにより、小胞体の内容物が細胞外に放出される。ホルモンを含有する小胞を分泌小胞、神経伝達物質を含む小型の小胞をシナプス小胞という。
＊2　チロシンキナーゼ：タンパク質分子のチロシン残基を特異的にリン酸化する酵素。

419

第15章　内分泌

表 15.2　ホルモン受容体

■細胞膜受容体
(1) G タンパク質共役型
　1) A キナーゼ系
　　ノルアドレナリン（β受容体）、ドーパミン（D_2受容体）、CRH、GHRH、ソマトスタチン、ACTH、LH、FSH、TSH、hCG、グルカゴン、バソプレシン（V_2受容体）

　2) C キナーゼ系
　　アドレナリン、ノルアドレナリン（α_1受容体）、アンジオテンシンII、TRH、GnRH、バソプレシン（V_1受容体）

(2) イオンチャネル型
　　アセチルコリン（ニコチン性受容体）、GABA（$GABA_A$受容体）

(3) 酵素共役型
　1) チロシンキナーゼ系
　　インスリン、IGF-I

　2) グアニル酸シクラーゼ系
　　ANP

■核内受容体
　　ステロイドホルモン、甲状腺ホルモン

G タンパク質共役型受容体には、①ホルモンが結合すると G タンパク質が活性化され、cAMP[*3]合成を促進し、A キナーゼ[*4]を活性化するもの、②cAMP 合成を抑制するもの、および③イノシトール三リン酸（IP_3）合成とジアシルグリセロール（DG）の生成を促進し、細胞内のカルシウム動員と C キナーゼ[*5]を活性化するものがある。これらの違いは、受容体と共役する G タンパク質の違いによる。すなわち、特定のホルモンは特定の G タンパク質共役型受容体と結合し、G タンパク質の種類に応じた細胞内情報伝達系を活性化し、標的細胞に特異的な反応を引き起こす。

　一方、**酵素共役型受容体**では、ホルモンと受容体が結合することによってチロシンキナーゼやグアニル酸シクラーゼが活性化され、標的細胞に特異的な反応を引き起こす。また、脂溶性の甲状腺ホルモンやステロイドホルモンの受容体である**核内受容体**は、ホルモンと結合し核内の DNA に作用し、遺伝子発現を調節することによって、酵素などの発現量を調節する（**図 15.5**、**図 15.6**、**図 15.7**）。

[*3] **cAMP**：環状アデノシン一リン酸（cyclic adenosine monophosphate）アデニル酸シクラーゼという酵素の作用で ATP からつくられる。cAMP は A キナーゼを活性化する。重要な細胞内情報伝達物質のひとつである。

[*4] **A キナーゼ**：プロテインキナーゼ A、PKA ともいう。cAMP で活性化されるタンパク質リン酸化酵素。

[*5] **C キナーゼ**：プロテインキナーゼ C、PKC ともいう。ジアシルグリセロール（DG あるいは DAG と略す）や Ca^{2+}で活性化されるタンパク質リン酸化酵素。なお、一部のもの（新型 PKC）は Ca^{2+}では活性化されず、DG でのみ活性化される。

1　ホルモン

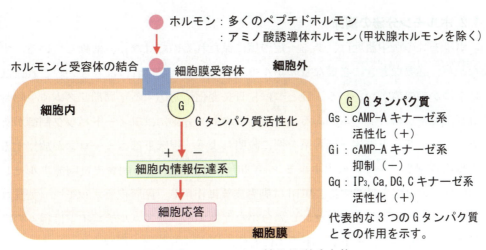

図15.5　Gタンパク質共役型受容体

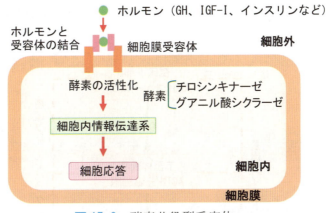

図15.6　酵素共役型受容体

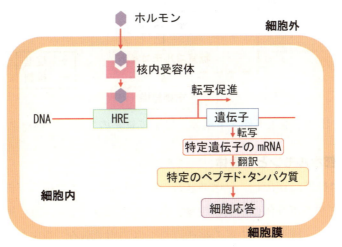

HRE（hormone response element）：ホルモン応答配列（ホルモン応答要素ともいう）
HREは受容体の種類ごとに異なる。DNAは核内に存在するが、図では核膜を省略。

図15.7　脂溶性ホルモン（ステロイドホルモン、甲状腺ホルモン）の作用機構

1.2 ホルモン分泌の調節

　ホルモンの血中濃度は、ある一定の値に保たれるのではなく、変動している。すなわち、必要なときに必要な量のホルモンが放出されなければならない。これにはいくつかの機構がかかわる。ひとつは、日長変化に対応する年周期リズムや生物時計が支配する概日リズムがある。また、ホルモン分泌には**フィードバック制御**がある。視床下部ー下垂体ー副腎系を例に説明しよう。視床下部ニューロンが放出する副腎皮質刺激ホルモン放出ホルモン（CRH）は下垂体からの副腎皮質刺激ホルモン（ACTH）の分泌を促進する。ACTHは副腎皮質に作用し、副腎皮質ホルモン（糖質コルチコイド、副腎アンドロゲン）の分泌を促進する。糖質コルチコイドは種々の組織に作用するが、視床下部と下垂体にも作用し、ACTH分泌を抑制する。このように下位ホルモンが上位ホルモンの分泌を抑制する機構を負のフィードバック機構という（図15.8）。逆に下位ホルモンが上位ホルモンの分泌を促進する機構もあり、正のフィードバックという。

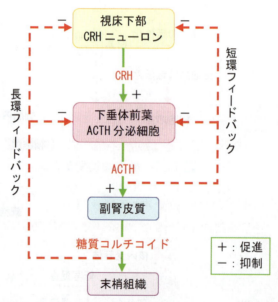

図15.8　視床下部ー下垂体ー副腎皮質系のフィードバック制御

1.3 視床下部ホルモンと下垂体

　視床下部は間脳に存在し、自律神経系の統合を行う。また視床下部の下に垂れ下がる形で存在する下垂体は前葉、中葉、後葉からなり（図15.9）、視床下部と密接に関係している。成人では中葉の発達は悪く痕跡的である。視床下部ホルモンは特定の視床下部ニューロンによって産生・放出され、前葉の機能を調節する。後葉には特定の視床下部ニューロンの軸索が伸びており、軸索末端から後葉ホルモンが放

出される。これが視床下部－下垂体系であり、神経系と内分泌系の統合される場である（図 15.9）。

視床下部には**視床下部ホルモン**（向下垂体ホルモンともいう）を産生するニューロンが数種類存在する。現在までに知られている視床下部ホルモンは、副腎皮質刺激ホルモン（ACTH）放出ホルモン（CRH）、ゴナドトロピン放出ホルモン（GnRH）、甲状腺刺激ホルモン(TSH)放出ホルモン(TRH)、成長ホルモン(GH)放出ホルモン(GHRH)、GH 抑制ホルモン（ソマトスタチン）、プロラクチン抑制ホルモン（PIH）であり、これらはすべて視床下部の特定のニューロンで産生される。これらのニューロンは軸索を正中隆起[*6]に送り、軸索末端から血中に視床下部ホルモンを放出する。視床下部ホルモンは、**下垂体門脈系**を介して、**下垂体前葉・中葉**に運ばれて**下垂体細胞**のホルモン分泌を調節する（図 15.10）。PIH であるドーパミン（DA）はアミノ酸誘導体ホルモンであるが、その他の視床下部ホルモンはペプチドホルモンである。

CRH は前葉の ACTH 分泌細胞（コルチコトローフ）に作用し、ACTH 分泌を促進する。その作用は、細胞膜に存在する CRH 受容体に CRH が結合し、cAMP-A キナーゼ系を活性化することによる。**ACTH** は副腎皮質に作用し、**副腎皮質ホルモン**（糖質コルチコイド、副腎アンドロゲン）の合成を促進する。その作用は、ACTH が細胞膜の ACTH

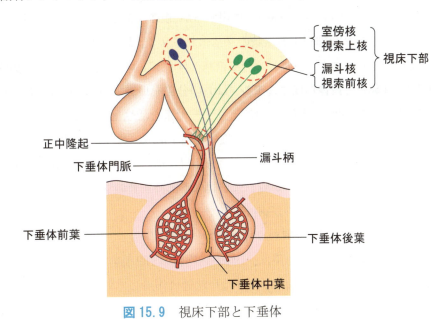

図 15.9　視床下部と下垂体

[*6]　**正中隆起**：脳の正中底部に位置し、視床下部ホルモン産生ニューロン（GnRH ニューロン、CRH ニューロンなど）の軸索が投射しており、軸索末端から視床下部ホルモンが放出される。放出されたホルモンは血流で下垂体前葉に運ばれる。すなわち、正中隆起と下垂体前葉は下垂体門脈でつながっている。また、下垂体後葉ホルモン産生ニューロン（オキシトシンニューロンとバソプレシンニューロン）の軸索は正中隆起を通過して下垂体後葉に投射している。

第15章 内分泌

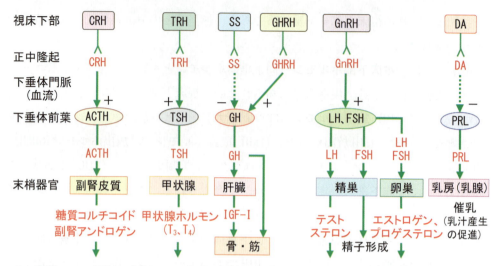

図 15.10 視床下部－下垂体前葉系

視床下部ホルモンは、それぞれのニューロンの細胞体で産生され、軸索輸送で末端まで運ばれ、放出される。例えば、GHRH は GH 分泌を促進し、SS（ソマトスタチン）は抑制する。

受容体と結合し、細胞内 cAMP 濃度を上昇し、A キナーゼを活性化することによる。糖質コルチコイドは全身の組織に作用するが、視床下部と下垂体前葉にも作用し CRH 分泌と ACTH 分泌を抑制する（負のフィードバック、図 15.8）。

　GnRH は前葉のゴナドトロピン分泌細胞（ゴナドトローフ）に作用し、**卵胞刺激ホルモン（FSH）** と **黄体形成ホルモン（LH）** の分泌を促進する。その作用は、細胞膜の GnRH 受容体に GnRH が結合し、IP_3-C キナーゼ系を活性化することによる。FSH は卵胞の発育、エストロゲンの分泌（女性）と精子形成（男性）を刺激する。LH は排卵の誘発、黄体形成、プロゲステロンの分泌（女性）とアンドロゲンの分泌（男性）を刺激する。エストロゲンが脳および視床下部に正負のフィードバックをかけることが知られているが、その詳細は不明である。

　TRH は前葉の TSH 分泌細胞（サイロトローフ）に作用し、**甲状腺刺激ホルモン（TSH）** の分泌を促進する。その作用は、TRH が細胞膜の TRH 受容体を介して、IP_3-C キナーゼ系を活性化することによる。TSH は甲状腺に作用し、甲状腺ホルモンの分泌を促進する。TSH は、細胞膜の TSH 受容体を介して、主に cAMP-A キナーゼ系を活性化する。甲状腺ホルモンは広範な組織に作用するが、脳と下垂体にも作用する。

　GHRH は前葉の GH 分泌細胞（ソマトトローフ）に作用し、GH 分泌を促進する。この作用も細胞膜の GHRH 受容体を介した cAMP-A キナーゼ系の活性化である。GH は骨や筋肉などに作用し身体の成長を促進する。さらに GH は肝臓に作用し**インスリン様**

成長因子-I（insulin-like growth factor-I：IGF-I）の分泌を促進する。GH作用の多くはIGF-Iを介するものである。

ソマトスタチンは前葉のソマトトローフに作用し、GHの分泌を抑制する。その作用は、ソマトスタチンが細胞膜のソマトスタチン受容体を介してcAMP産生を抑制することによる。

プロラクチンの分泌はドーパミン（DA）によって持続的に抑制されている。DAは、細胞膜のDA受容体を介してcAMP産生を抑制し、プロラクチン分泌を抑えている。したがって、視床下部ニューロンからのドーパミン（DA）放出が低下すると、脱抑制の仕組みによってプロラクチン分泌が促進される。

(1) 下垂体後葉ホルモンと中葉ホルモン

下垂体後葉からは**バソプレシン**と**オキシトシン**が分泌される（図15.11）。下垂体前葉とは異なり、視床下部室傍核と視索上核に細胞体が存在するバソプレシンニューロンとオキシトシンニューロンは軸索を後葉に伸ばして（図15.9）、軸索末端からそれぞれのホルモンを放出する。血漿浸透圧の上昇が刺激になりバソプレシンが放出される。バソプレシンは血流で運ばれ腎臓の集合管に作用し、水の再吸収を促進する。その結果、尿量は減り、体内の水分量は保持される。バソプレシンは、抗利尿ホルモン（antidiuretic hormone：ADH）ともいわれる。腎臓においては、バソプレシンは集合管細胞膜のバソプレシン受容体に結合し、cAMP-Aキナーゼ系を活性化し、水チャネルを合成する。オキシトシンの作用は乳腺での射乳と子宮平滑筋の収縮（分娩時）である。射乳反射は乳頭への吸引刺激で起こる。オキシトシンは、乳腺細胞のオキシトシン受容体を介して、IP_3-Cキナーゼ系を活性化する。

下垂体中葉からはメラニン細胞刺激ホルモン（MSH）が分泌される。ヒトではMSH分泌量は少なく、生理作用も不明である。

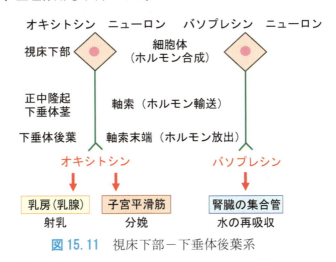

図15.11　視床下部－下垂体後葉系

（2） 成長ホルモン

ヒト成長ホルモン（GH）は 191 個のアミノ酸からなる単純タンパク質ホルモン（糖鎖がつくなどの修飾を受けていない）であり、下垂体前葉のソマトトローフで合成され血中に放出される。GH は骨や筋などの全身の組織に作用し、成長とタンパク質同化を促進する。また、GH は肝臓に作用し**インスリン様成長因子（IGF）**の分泌を促進する。IGF は全身の組織に作用し、成長とタンパク質同化を促進する。IGF-I と IGF-II の 2 種類が知られているが、GH 依存性に分泌されるのは IGF-I である。

GH の成長促進作用が著明に現れる組織は長骨骨端の軟骨である。この作用によって身長が伸びる。軟骨以外にも、GH は骨格筋などの多くの組織で細胞増殖を促進する。GH の増殖促進作用の多くは IGF-I を介している。特に、軟骨細胞では IGF-I が主要な役割を演じている。

GH の作用は成長促進だけではなく、中間代謝の調節も行う。GH は強力なタンパク質同化作用をもつ。すなわちタンパク質合成を促進し、成長に必要なタンパク質を準備する。内臓、骨格筋、皮膚および結合組織などが GH に反応して肥大する。GH は視床下部にも作用し、GHRH の分泌を抑制しソマトスタチンの分泌を促進する。その結果、GH 分泌を抑制すると考えられる（負のフィードバック）。また、IGF-I も視床下部と下垂体に作用し、負のフィードバックをかけていると考えられる。

成長ホルモンは細胞膜の GH 受容体と結合し作用を発揮する。GH 受容体は後述のプロラクチン受容体と共通の構造をもち、チロシンキナーゼの活性化を介して特定の遺伝子の転写を調節する。

GH の分泌は思春期に最高に達し、その後は、血中の GH と IGF-I の濃度は徐々に減少する。つまり思春期に GH 分泌が増すことで身長が伸びる。下垂体での GH 産生には甲状腺ホルモンが必須である。したがって、甲状腺機能低下症では GH の分泌が低下する。GH の分泌低下は小人症（dwarfism）を、分泌過剰は巨人症（gigantism）を起こす。また、思春期以降（骨端線閉鎖後）に GH 分泌が過剰に起こる場合には先端巨大症（acromegaly）を起こす。

（3） プロラクチン

プロラクチン（PRL）は下垂体前葉で分泌されるホルモンである。199 個のアミノ酸からなる単純タンパク質ホルモンであり、分子構造、受容体、作用機構、分泌調節など多くの点で成長ホルモンと類似している。

プロラクチンの作用は乳汁産生促進（催乳）である。思春期に卵巣から分泌されるエストロゲンによって乳腺が発達し、脂肪が蓄積して乳房が肥大する。妊娠中にエストロゲンとプロゲステロンが乳腺に作用し、乳汁産生の準備をする。分娩後、

プロラクチンは乳腺上皮細胞の増殖を促し、乳汁産生を促進する。プロラクチンは視床下部にも作用し、ドーパミン（DA）の分泌を促進し、下垂体前葉からのプロラクチン分泌を抑制する。すなわち、負のフィードバックである。プロラクチンの分泌刺激は乳児の吸乳である。

(4) ACTHと副腎皮質ホルモン

副腎は腎臓の上にかぶさる形で存在する内分泌器官である。**皮質**と**髄質**に分かれ、皮質は外側から球状層、束状層、網状層の三層構造になっており、**ステロイドホルモン**を分泌する。ACTHは束状層と網状層の細胞に作用し、**糖質コルチコイド**（glucocorticoid）と**副腎アンドロゲン**の産生を促進する。球状層の細胞は**電解質コルチコイド**（アルドステロン（aldosterone））を産生する。髄質の細胞は**アドレナリンとノルアドレナリン**を産生する（図15.12）。

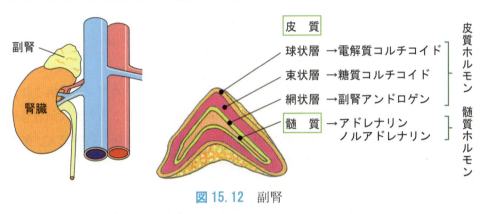

図15.12 副腎

ACTHは下垂体前葉で分泌されるペプチドホルモンである。39個のアミノ酸からなり分子量は4,500である。ACTHの血中濃度には概日リズムがあり、早朝に高く、夕方に低くなる。また、ストレス負荷で上昇する。ACTHは、細胞膜のACTH受容体を介して、cAMP-Aキナーゼ系を活性化し、糖質コルチコイド（束状層の細胞）と副腎アンドロゲン（網状層の細胞）の合成を促進する。

副腎皮質ホルモンは**糖質コルチコイド、副腎アンドロゲン、電解質コルチコイド**の3種類があり、生命維持に必須である。以下にその作用を要約する。

糖質コルチコイドの作用は、糖代謝の調節、抗炎症作用および許容作用である。

①糖質コルチコイドは筋細胞に作用してグルコースの取り込みを抑え、タンパク質分解を促進しアミノ酸を産生する。脂肪組織ではグルコースの取り込みを抑制し、中性脂肪の合成を抑制し、脂肪酸とグリセロールの細胞外への放出を促進する。これらのアミノ酸、脂肪酸、グリセロールは肝臓に運ばれてグルコースに変換される。このような機構で、糖質コルチコイドは糖新生を促進し血糖値を維持するとともに、

グリコーゲン合成を促進し余分のグルコースを貯蔵する。

②糖質コルチコイドは炎症を抑える作用（抗炎症作用）があり、薬（デキサメタゾンなど）としても使用されている。しかし、ストレスなどによる長期間の過剰分泌は胸腺やリンパ組織を萎縮し、免疫反応を抑制する（コラム参照）。

③糖質コルチコイドは種々の代謝反応に許容作用（permissive action）を示す。例えば、アドレナリンによる産熱反応、脂肪分解の促進および血圧上昇には少量の糖質コルチコイドが必要である。ただし、糖質コルチコイドそのものがこれらの反応を起こすのではなく、アドレナリンの作用を顕著に増強する許容作用である。

糖質コルチコイドの過剰分泌は、筋タンパク質の分解促進、体脂肪の再分布（背中に脂肪が沈着するなど）、高血糖、高血圧、免疫力の低下などを来す（クッシング症候群（Cushing's syndrome））。一方、糖質コルチコイドとアルドステロンの分泌低下でアジソン病（Addison's disease）が起こる。主な症状は、低血糖、精神衰弱、食欲不振、悪心、嘔吐などである。また、アルドステロン分泌の低下により血中のK^+濃度の増加とNa^+濃度の減少を来す。

副腎アンドロゲンは、末梢組織でテストステロンやエストロゲンに変換され、性ホルモン作用を発揮する。ステロイド合成系酵素の欠損で起こる先天性副腎過形成では、副腎アンドロゲンが過剰に分泌される。女性仮性半陰陽（陰核肥大、男性化症状）の原因である。男性では思春期早発症の原因となる。

電解質コルチコイド（アルドステロン）の分泌は、血液中のアンジオテンシンⅡ（angiotensinⅡ）の作用で促進される。体液量が減少し腎動脈の血圧が下がると腎臓からレニンが分泌される。レニンとアンジオテンシン変換酵素の作用でアンジオテンシノゲンからアンジオテンシンⅡが生成される。アンジオテンシンⅡは副腎皮質に作用し、アルドステロン分泌を促進する。アルドステロンは腎臓の集合管に作用し、Na^+の再吸収とK^+の排出を促進する。Na^+の再吸収は水の再吸収を伴うので、体液量が増加し、血圧が上がる。これら３つのホルモンはレニン-アンジオテンシン-アルドステロン系を構成する。アンジオテンシンⅡは血管にも作用し強力な昇圧作用を示す。また、中枢神経系にも作用し、血圧を上げ、飲水行動を促し、バソプレシン（抗利尿ホルモン、ADHともいう）とACTHの分泌を促進する。

1.4 副腎髄質ホルモン

副腎髄質は交感神経節が内分泌器官に変化したものである。したがって、分泌するホルモンは**アドレナリン**（1901年に高峰譲吉と上中啓三が副腎髄質から抽出、結晶化した）と**ノルアドレナリン**である。分泌刺激は交感神経節前線維の終末から放

出されるアセチルコリンである。副腎髄質細胞の細胞膜にはニコチン性アセチルコリン受容体が存在する。この受容体はイオンチャネル型受容体で、受容体分子がイオンチャネルの構造をもっており、アセチルコリンが結合するとNa^+とK^+を透過するチャネルが開き、細胞を脱分極させる。その結果、膜電位依存性Ca^{2+}チャネルが活性化し、細胞内のCa^{2+}濃度が上昇して、アドレナリンなどの放出（開口放出）が促進される。

副腎髄質ホルモンの作用は交感神経の作用と本質的に同じであり、アドレナリンが主役を演じる。アドレナリンは、心臓に作用して心拍数を増加し、心拍出力を増強する。アドレナリンは、肝臓にも作用してグリコーゲン分解を促進し血糖値を上げる。一方、消化器系と泌尿生殖系に関しては、その活動を抑制する。いわゆる交感神経活動亢進の状態をつくり出す。

1.5 甲状腺刺激ホルモンと甲状腺ホルモン

甲状腺は、気管上部の前面にあり、蝶のような形をしている。背面の両側に2対の**副甲状腺**（上皮小体ともいう）がついている。甲状腺は濾胞細胞とそれに囲まれた濾胞および傍濾胞細胞からなる（図15.13）。**甲状腺ホルモン**は濾胞腔内で生成され、濾胞細胞に取り込まれる。甲状腺刺激ホルモンは、92個のアミノ酸からなるαサブユニットと110個のアミノ酸からなるβサブユニットで構成される糖タンパク質である。甲状腺刺激ホルモンの作用で、2種類の甲状腺ホルモン（**サイロキシンT_4とトリヨードサイロニンT_3**）が濾胞細胞から放出される。甲状腺ホルモンはチロシンから合成され、分子内にヨウ素（ヨード）を有する（図15.2）。甲状腺は1日当たり120μgのヨウ素を取り込み、80μgがT_3、T_4の形で分泌される。傍濾胞細胞はカルシトニンを分泌する（後述の2.2 カルシウム代謝 参照）。

甲状腺ホルモン（T_3、T_4）は全身の諸器官に作用する。甲状腺ホルモンは、細胞内受容体と結合し、遺伝子の転写活性を調節する。転写調節を受けるタンパク質は組織によって異なり、その作用は多岐にわたるが、大きくまとめれば、成長と成熟の

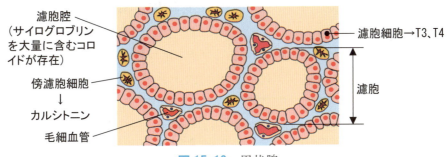

図 15.13 甲状腺

促進と基礎代謝の維持・促進である。

甲状腺ホルモンの作用機構を以下に要約する。

①甲状腺ホルモンは心臓、肝臓および脂肪組織においてアドレナリン受容体（β受容体）数を増加し、アドレナリン作用を増強すると考えられている。心臓では心筋の収縮力を増強し、心拍数を増加する。心機能の亢進である。脂肪組織では脂肪分解が促進され、肝臓ではグリコーゲン分解が増加する。

②甲状腺ホルモンは腸管での糖の吸収を促進する。そのために甲状腺機能亢進症では食後に高血糖を起こすことがあるが、インスリンの作用ですぐに正常値に戻る。

③甲状腺ホルモンはNa^+-K^+ATPase[*7]活性を上昇し、ATP 消費を促進する。その結果、グルコースの有酸素的代謝による ATP 合成が促進される。すなわち、甲状腺ホルモンによる酸素消費量（O_2 consumption）の増加と基礎代謝率の上昇が引き起こされる。さらに、①と③の作用により熱産生が増大する。また、甲状腺ホルモンは正常な発育に必須である。例えば、新生児の甲状腺機能低下症では、生後 3 カ月以内に甲状腺ホルモンの補充療法を開始しないと、クレチン症（cretinism；低身長、知能・精神発達の遅れ）を発症する。

成人での甲状腺機能低下では間質液の貯留による浮腫（粘液水腫（myxedema））、代謝率低下を来す。一方、甲状腺ホルモンの過剰分泌は基礎代謝率の上昇を来す（バセドウ病（Basedow's disease）。

1.6 膵臓と糖代謝

膵臓は消化液を分泌する外分泌機能とホルモンを分泌する内分泌機能をもつ。膵臓には内分泌細胞からなる**膵島（ランゲルハンス島）**が 100 万〜200 万個あり、内分泌機能を担う。直径は $100\,\mu m$ である。膵島には 3 種類の内分泌細胞が存在する。**インスリンを分泌する B（β）細胞、グルカゴンを分泌する A（α）細胞、ソマトスタチンを分泌する D（δ）細胞**である。インスリンとグルカゴンは肝臓などに作用し、糖代謝を調節する。ソマトスタチンは、傍分泌により A（α）細胞や B（β）細胞に作用し、グルカゴンとインスリンの分泌を抑制する（**図 15.14**）。

(1) インスリン

インスリンは 51 個のアミノ酸からなるペプチドホルモンで、分子量は 5,800 である。膵島の B（β）細胞で産生され、血中に放出される。食物摂取によって分泌が

[*7] **Na^+-K^+ATPase**：Na^+-K^+ポンプともいう。細胞膜に存在し、ATP 分解のエネルギーを使って Na^+を細胞内から細胞外に輸送し、同時に K^+を細胞外から細胞内に輸送するポンプである。この働きにより細胞内のイオン環境が維持されている。生体が消費する ATP の約 1/3 は Na^+-K^+ATPase の駆動のために使われている。

1 ホルモン

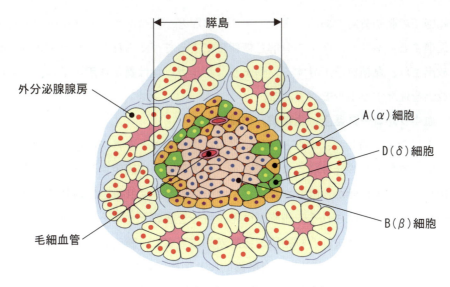

図 15.14 膵島（ランゲルハンス島）

増大し、血糖値を下げる作用がある。インスリン分泌を促進する機構は複雑であるが、重要なのは以下の3つである。①**血中グルコース濃度（血糖値）の上昇。**②**消化管ホルモン。**小腸から分泌される **GLP-1** (glucagon-likepeptide-1) と **GIP** (glucose-dependent insulinotropic peptide) が知られている。③自律神経によるもので、**副交感神経（迷走神経）**による刺激である。これらの機構によりインスリンの分泌が調節され、血糖値は、食後でも基礎値の 90 mg/dL から 130 mg/dL にしかならない。

　インスリンは、細胞膜のインスリン受容体に結合し、チロシンキナーゼの活性化を介して、種々の機能を発揮する。インスリンは、筋細胞と脂肪細胞に作用し、細胞内へのグルコース取り込みを促進する。また、肝細胞を含む全身の組織に作用して、グリコーゲン合成、タンパク質合成、脂肪合成を促進する。すなわち、インスリンは、糖質、タンパク質、脂肪の合成・貯蔵を促進する**同化ホルモン**である。

(2) グルカゴン

　グルカゴンは 29 個のアミノ酸からなるペプチドホルモンで、分子量は 3,485 である。膵島の A（α）細胞で産生され、血中に放出される。インスリンとは逆に、グルカゴンは、低血糖時に分泌が増加し、血中グルコース濃度が上昇すると減少する。また、交感神経、副交感神経（迷走神経）、いずれの刺激でも、グルカゴン分泌は増大する。

　グルカゴンは、標的細胞の G タンパク質共役型受容体に結合し、cAMP-A キナーゼ系を活性化して、作用を発揮する。主な作用は、肝細胞でのグリコーゲン分解と脂

431

肪細胞での脂肪分解である。また、アミノ酸などからのグルコース生成（糖新生）を促進する。グリコーゲンの分解と糖新生によってつくられたグルコースは、血中に放出され、血糖値を上昇する。つまり、グルカゴンは**異化作用**を示し、エネルギー放出を促進するホルモンである。

(3) 血中グルコース濃度（血糖値）の調節

　ヒトは食事を通して、生存と活動に必用なエネルギーを得ている。食物のエネルギーは、緑色植物の光合成によってグルコース分子内に固定された太陽エネルギーに由来する。消化管から吸収されたグルコースは、主に肝細胞に取り込まれてグリコーゲンの形で貯蔵される。細胞がエネルギーを必要とするとき、血液中のグルコースが細胞に取り込まれ、細胞質で無酸素的にピルビン酸・乳酸まで代謝され（解糖）、その後、ミトコンドリアで有酸素的に H_2O と CO_2 に分解され、ATPが産生される（TCA回路、酸化的リン酸化）。すなわち、グルコース分子のエネルギーをATP分子の形に変えて、細胞が必要とするエネルギーを供給しているのである。このように、グルコースは最も重要なエネルギー源である。事実、細胞外には一定量のグルコースが常に存在し、細胞が必要なときには、いつでもグルコースを取り込むことができるようになっている。ヒトの血糖値は、空腹時の 90 mg/dL から食後の 130 mg/dL と狭い範囲に維持されている。長期絶食でも 60 mg/dL にしかならない。いくつかのホルモンが関与する血糖値調節機構がそれを可能にしている。概略を図15.15に示す。

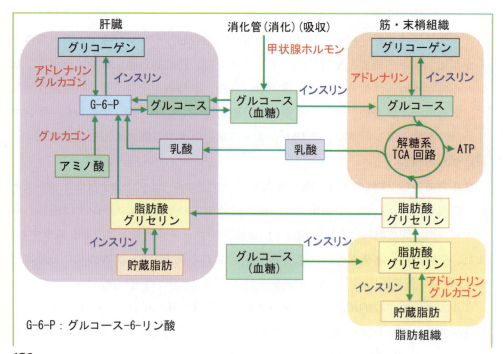

G-6-P：グルコース-6-リン酸

> アドレナリン、グルカゴン、インスリンは膜受容体に結合し、細胞内情報伝達系を介して、作用を発現する。例えば、インスリンは、膜受容体に作用することによって、酵素の活性や合成量を変化させる。それによって糖代謝に影響する。図には、最終的に影響を受ける過程（部位）を示している。これらのホルモンが細胞内に入って直接に作用するのではない。
>
> アドレナリン・グルカゴン：グリコーゲンの分解・脂肪分解の促進。グルカゴンは筋肉ではグリコーゲンの分解作用を示さない。
>
> 甲状腺ホルモン：腸管での糖吸収の促進
>
> インスリン：細胞の糖取り込み促進、グリコーゲン合成・脂肪合成の促進

図 15.15 糖代謝と血糖値の調節

2 骨とカルシウム代謝

2.1 骨とカルシウム

　骨は骨格を形成するとともに、脳や肺、心臓などの重要な器官を保護し、また、筋肉・腱・靱帯とともに関節を形成して運動器としても機能している。また、骨髄（赤色骨髄）は、赤血球、白血球などの血液細胞を生成する（造血機能）。さらに、骨には人体のカルシウム（Ca）の 99%が、そしてリン（P）の 85%が存在し、カルシウムとリンの貯蔵庫の役割をし、それらの代謝に重要な役割を担っている。

　Ca^{2+} はホルモンや神経伝達物質の開口放出や筋収縮に必須であり、それ以外にも種々の細胞機能に関与している重要なイオンである。リンは ATP などの核酸に含まれ、エネルギー代謝と遺伝に不可欠である。また、リン酸緩衝系として体液の pH 調節にもかかわる。

　骨はリン酸カルシウムを多量に含む特殊な組織である。リン酸カルシウムと膠原線維からなる骨間質には、破骨細胞、骨芽細胞と骨細胞が存在する。骨芽細胞が骨形成を促進し、破骨細胞が骨吸収を促進することによって骨の更新が行われる。成長期には IGF-I と成長ホルモン（GH）の作用で、長骨の骨端の軟骨細胞が増殖し、成長する。骨は加えられる力（負荷）に応じて強度を増す。運動すれば太くなり、麻痺あるいは寝たきりになると細くなる。骨格筋も同様である。

2.2 カルシウム代謝

　血清中のカルシウム濃度は、2.25〜2.5 mM に厳密に調節されている。**副甲状腺**（parathyroid）から分泌される**副甲状腺ホルモン（パラサイロイドホルモン（parathyroid hormone：PTH））** と**ビタミン D_3** は、血清中カルシウム濃度を上昇させる。

甲状腺から分泌されるカルシトニンは、カルシウム濃度を下げる働きがあるが、生理的条件下ではその作用は弱い。

副甲状腺ホルモン（PTH）は 84 個のアミノ酸からなるペプチドホルモンで、分子量は 9,424 である。甲状腺の背面に存在する 4 つの副甲状腺から分泌される。血清中カルシウム濃度が低下すると分泌が亢進する。PTH は骨に作用して、骨吸収を促進し、骨からのカルシウムとリンの放出を促進する。また、腎臓の遠位尿細管・集合管に作用して、カルシウムの再吸収を促進し、リンの排泄を増す。腎臓では、さらに、活性型ビタミン D_3 の生成を促す。活性型ビタミン D_3 は腸管からのカルシウムとリンの吸収を促進させる。

カルシトニン（calcitonin）は甲状腺の傍濾胞細胞から分泌されるペプチドホルモンである。32 個のアミノ酸からなり、分子量は 3,418 である。ヒトでは、生理的条件下では弱い作用しか示さないが、投与すると血清カルシウム濃度を低下させる。カルシトニンは骨に作用し、骨吸収を停止し、骨からのカルシウムとリンの放出を抑える。腎臓ではカルシウムの排泄を促進させる。

カルシウム代謝にかかわるその他のホルモンは、**成長ホルモン**、**IGF-I**、**甲状腺ホルモン**、**性ホルモン**である。成長ホルモンと IGF-I は、成長期に骨端軟骨の増殖を促進する。成人では、骨の更新を促進する。甲状腺ホルモンは成長ホルモン合成を促進し、間接的に骨代謝にかかわる。性ホルモンは思春期における成長を促進する。また、思春期末期には、エストロゲン作用で骨端線が閉鎖し、成長が止まる。閉経後に骨粗鬆症（osteoporosis）の発症頻度が高くなることから、骨代謝に性ホルモンが関与することは間違いないが、その詳細はよくわかっていない。

3 生殖とホルモン

ヒトは受精卵から始まり、細胞分裂と分化を繰り返して胎児、新生児、そして思春期を経て成人になる。思春期に生殖能力を獲得し、男性は精子を、女性は卵子をつくる能力を獲得する。

性交により女子の膣内に精液が射出（射精）され、精子が子宮を通って卵管に達し、卵子と出会い受精する。受精卵は子宮に下り、子宮内膜に着床・発育し、胎児になる。妊娠 40 週で分娩を迎える（出産）。これらすべての過程で、内分泌系は重要な働きをしている。

3.1 精子形成

男性の生殖器は**精巣、精巣上体、精管、射精管、尿道**と付属する**精嚢、前立腺、尿道球腺**からなる（図 15.16、図 15.17）。精巣（睾丸）には、長い管の**精細管**と間質細胞（ライディヒ細胞（Leydig cell））が存在する。精細管の内壁面には精祖細胞とそれを支えるセルトリ細胞（Sertoli cell）がある。分裂を繰り返す精祖細胞の一部が精母細胞、精子細胞と分化し、精子になる（図 15.18）。生殖器は胎児期に分泌される**テストステロン**（男性ホルモンのひとつ）の作用で男性型に分化する。テストステロンの影響を受けない場合は女性型となる。思春期になると下垂体前葉から黄体形成ホルモン（LH）が分泌され、精巣の間質細胞に作用してテストステロンの分泌を促進する。テストステロンは全身の組織に作用して男性特有の体型をつくり、陰嚢、陰茎、前立腺、精嚢などの副生殖器も成熟する（第二次性徴）[*8]。また、下垂体前葉から分泌される**卵胞刺激ホルモン**（FSH）は精細管に作用して**精子形成**を促進する。精子は精巣上体管－精管－射精管と輸送され、最終的に精嚢、前立腺からの分泌物と混合され、精液となって尿道から射精される。性交・射精に至る性行動の発現にもアンドロゲン（男性ホルモンの総称）が必須である。精子の形成は思春期に始まり、ほぼ一生にわたって持続する。1日当たり3,000万個ほどつくられ、1回の射精で1～3億個の精子が放出される。陰茎の勃起は陰茎海綿体と尿道海綿体の充血によって起こる。

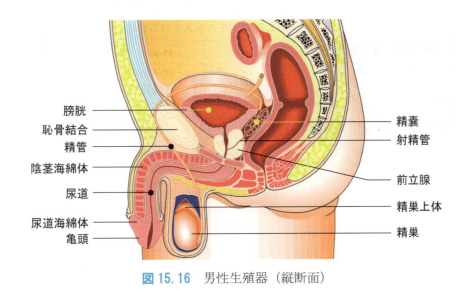

図 15.16　男性生殖器（縦断面）

[*8] ライディッヒ細胞から放出されたテストステロンは、そのまま作用することもあるが、多くの場合は標的細胞内の5α-還元酵素の働きで、より強力なジヒドロテストステロン（dihydrotestosterone：DHT）に変換され作用する。

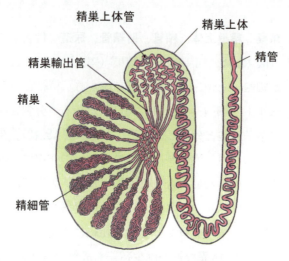

図 15.17　精巣と精巣上体

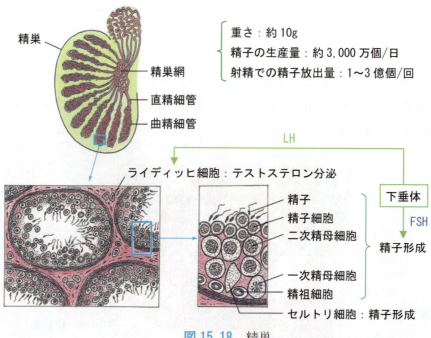

図 15.18　精巣

3.2　卵子の形成と排卵

　女性の生殖器は、**卵巣**、**卵管**、**子宮**、**腟**、**腟前庭**と付属する**大前庭腺（バルトリン腺）**からなる（図 15.19）。男性と同様に、胎児期に生殖器の性分化が起こり、思春期に第二次性徴が起こる。女性の第二次性徴には**エストロゲン（卵胞ホルモン）**と**プロゲステロン（黄体ホルモン）**が不可欠である。下垂体前葉からの FSH が卵巣の原始卵胞に作用し、発育・成熟させる（図 15.20）。発育を始めた卵胞からはエス

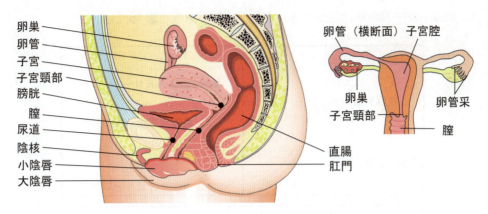

図 15.19　女性生殖器（縦断面）

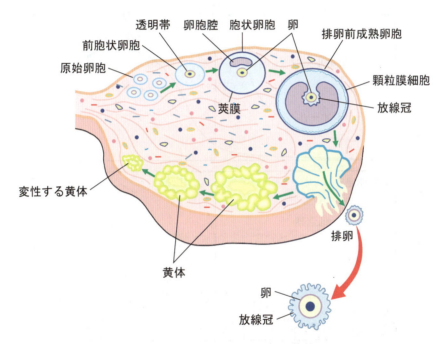

図 15.20　卵巣での卵胞発育と黄体化

トロゲンが分泌される。次に下垂体前葉からLHが分泌され成熟卵胞に作用し、卵胞膜が破れて卵子が放出される（排卵）。卵子は卵管に入り、精子の到着を待つ。排卵の終わった卵胞は**黄体**となり、プロゲステロンを分泌する。プロゲステロンは視床下部に作用し、排卵後の高体温期（女性の基礎体温）を引き起こす。排卵は思春期に始まり閉経まで続く。ヒトの場合、排卵は約4週間に一度の割合で起こる。これを性周期あるいは月経周期という。性周期に伴って血中のエストロゲン濃度とプロゲステロン濃度が変動する。この2つのステロイドホルモンの作用で子宮内膜が肥厚と脱落を繰り返す。肥厚して受精卵の着床に備えるのである。妊娠しない場合に

は、肥厚した子宮内膜は脱落する。これが月経である（図 15.21）。

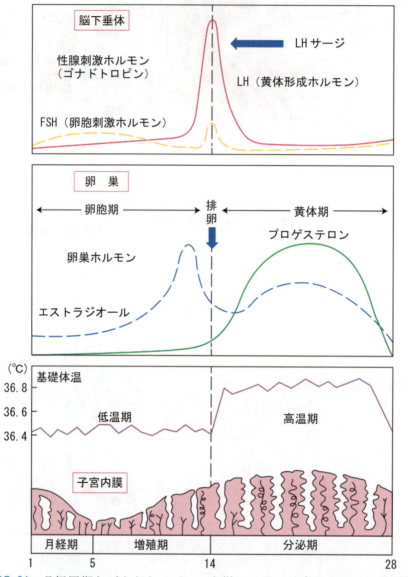

図 15.21 月経周期とゴナドトロピン、卵巣、ステロイドホルモン、基礎体温、子宮内膜の変化

3.3 妊娠と分娩

卵管で受精した**受精卵**は細胞分裂を繰り返しながら数日かけて子宮に到達する。その間に受精卵は**胚盤胞**（胞胚）になり、肥厚した子宮内膜に着床し発育を続ける（図 15.22）。着床後に**胎盤**が形成され、母体血との間で物質交換が行われるようになる。すなわち胎盤を介して、胎児は栄養素や酸素を母体の血液から受け取り、炭酸ガスや不要となった代謝産物などを母体血に渡しているのである。妊娠中は血中

のエストロゲンとプロゲステロンの濃度は高い値に保たれており、これによって妊娠が維持されている。妊娠の初期は黄体からのエストロゲンとプロゲステロンが主であるが、妊娠 8 週以降には胎盤からのエストロゲンとプロゲステロンが役割を担う。

最終月経から約 280 日（40 週）で分娩が始まる。分娩開始の機序はよくわかっていないが、**分娩**には子宮で産生される**プロスタグランジン**と下垂体後葉から放出される**オキシトシン**が重要である。プロスタグランジンは子宮平滑筋を収縮させる。陣痛の開始から分娩までの間にオキシトシンの分泌が高まり、子宮平滑筋を強力に収縮し、分娩を促進する（第 17 章参照）。出産後すぐに授乳が始まる。妊娠中に**プロゲステロン**と**エストロゲン**の作用で発達した乳腺に下垂体前葉からの**プロラクチン**が作用し、乳汁産生を促進する（催乳）。また、新生児による乳頭への吸引刺激によって**オキシトシン**の分泌が亢進し、射乳が起こる（射乳反射）。

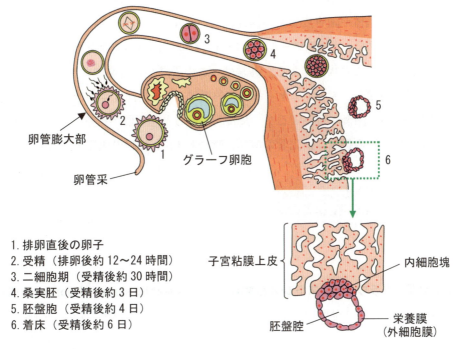

1. 排卵直後の卵子
2. 受精（排卵後約 12〜24 時間）
3. 二細胞期（受精後約 30 時間）
4. 桑実胚（受精後約 3 日）
5. 胚盤胞（受精後約 4 日）
6. 着床（受精後約 6 日）

図 15.22 排卵、受精、着床

コラム　ストレス反応と心的外傷後ストレス症候群（PTSD）

ストレス反応を引き起こす刺激をストレッサー（ストレス因子）という。ストレッサーにはさまざまなものがある。熱、寒冷、傷や病気による痛み、大量出血などの他に、恐怖、不安、怒りなどの情動もストレッサーである。例えば入院中の患者は、病気による苦痛などに加えて不安や恐怖を抱くことがあり、大きなス

トレス反応を示す。Selye（1936）は、これを汎適応症候群と名付けて、初期の警告反応期、ストレッサーに抵抗する抵抗期、抵抗によって体が疲弊した疲弊期の3段階に分類した。

警告反応期は、ストレッサーに対する初期の応答で、主に交感神経による速い反応である。心血管系の亢進、気管拡張、瞳孔散大、グリコーゲン分解・脂肪分解・糖新生の亢進による血糖値の上昇が起こる。さらに副腎髄質からのアドレナリン・ノルアドレナリンの分泌も増加する。いわゆる、交感神経活動亢進状態になる。軽度の切り傷で痛む状態や試合（スポーツ）前の緊張した身体状態がこれにあたる。

スポーツの試合では、終われば体はもとの状態に戻るし、切り傷は1日もすれば痛みは引く。しかし、大けがや病気の痛み、および精神的なストレスが長期間かかる場合には、身体は抵抗期に入る。ここでは、内分泌系が主に働く。特に、視床下部－下垂体－副腎皮質系が活性化し、コルチゾール（糖質コルチコイド）の分泌が亢進する。コルチゾールは血糖値を上げる作用と炎症を抑える作用がある。慢性疲労はこの状態である。通常は、この段階から回復に向かう。

抵抗期が継続し、さらに悪化すると疲弊期に入る。高濃度コルチゾールは一定期間であれば、回復に寄与するが、長時間になると悪影響が出る。つまり、筋肉の消耗、免疫系の抑制、消化管の潰瘍、膵島B（β）細胞の機能喪失などが起こり、回復を妨げる状態になる。この状態になると回復には長期間を要し、ときに死に至ることもある。

ストレスと関係した疾患に胃潰瘍、潰瘍性大腸炎、腸管過敏症、高血圧、喘息、片頭痛、不安、抑うつなどがある。

心的外傷（トラウマ）後ストレス症候群(posttraumatic stress disorder：PTSD)

身体的・精神的に過度なストレスを受けた場合に、その影響が長期間持続する現象をいう。例えば、戦争体験、性的・肉体的虐待、虐殺の目撃、自然災害（大地震、津波、洪水など）などの恐怖は長く残り、夢に見ることもある。また、忘れかけても何かの拍子に思い出し、恐怖が増強されることもある（フラッシュバック）。心的外傷後ストレス障害には、脳の辺縁系を構成する扁桃体が関与する。

問　題

A. 多肢選択問題

1　標的細胞の細胞膜に受容体があるのはどれか。

　a. 男性ホルモン　　　　　b. 甲状腺ホルモン

　c. 糖質コルチコイド　　　d. 甲状腺刺激ホルモン

2　臓器と産生されるホルモンの組み合わせで正しいのはどれか。

　a. 膵　臓 —— グルカゴン　　　　b. 副腎 —— プロラクチン

　c. 腎　臓 —— アルドステロン　　d. 脳下垂体 —— インクレチン

　e. 視床下部 —— テストステロン

3　ホルモンとその産生部位の組み合わせで正しいのはどれか。

　a. エリスロポエチン —— 膵　臓　　b. アドレナリン —— 副腎皮質

　c. 成長ホルモン —— 視床下部　　　d. レニン —— 腎　臓

4　AはBの分泌を刺激するホルモンであると仮定する。ネガティブ・フィードバック機構を表すのはどれか。

　a. Bの増加によってAの分泌が増加する。

　b. Bの増加によってAの分泌が減少する。

　c. Bの減少によってAの分泌が減少する。

　d. Bの変化はAの分泌に影響を及ぼさない。

5　副腎皮質ステロイドの作用はどれか。

　a. 体重の減少　b. 血糖の低下　c. 血圧の低下　d. 免疫の促進　e. 炎症の抑制

6　ホルモンとその作用の組み合わせで正しいのはどれか。

　a. バソプレシン —— 利尿の促進

　b. オキシトシン —— 乳汁産生の促進

　c. テストステロン —— タンパク合成の促進

　d. アルドステロン —— ナトリウムイオン排泄の促進

第15章　内分泌

7　状態とそれによって分泌が促進されるホルモンの組み合わせで正しいのはどれか。

  a.　血糖値上昇 —— 成長ホルモン

  b.　血清カルシウム値低下 —— カルシトニン

  c.　ヨード摂取過剰 —— 甲状腺ホルモン

  d.　ナトリウム摂取不足 —— アルドステロン

8　血液中のカルシウムイオン濃度が低下した際に、ホルモン分泌量が増加するのはどれか。

  a.　膵 島　　b.　甲状腺　　c.　下垂体　　d.　副腎皮質　　e.　副甲状腺

9　甲状腺ホルモンの分泌が亢進した状態の身体所見について正しいのはどれか。2つ選べ。

  a.　徐 脈　　　b.　便 秘　　　c.　眼球突出　　　d.　皮膚乾燥　　　e.　手指振戦

10　女子の第二次性徴に最も関与するホルモンはどれか。

  a.　エストロゲン

  b.　オキシトシン

  c.　成長ホルモン

  d.　甲状腺ホルモン

  e.　テストステロン

解答

(1) d　(2) a　(3) d　(4) b　(5) e　(6) c　(7) d　(8) e　(9) c, e　(10) a

B.　記述式問題

(1) 糖質コルチコイドの主な作用を3つあげ、各々について簡潔に説明せよ。

(2) 甲状腺ホルモンの主な作用を4つあげ、各々について簡潔に説明せよ。

(3) 核内受容体に結合するホルモンの種類とその特徴を記せ。

(4) ホルモン分泌のフィードバック制御について、ACTHを例にして説明せよ。

(5) 糖代謝に関与するホルモンとその作用の概要を記せ。

(6) ストレス反応の概要を記せ。

体温の調節

第16章

第16章　体温の調節

　体内では生命機能の根幹を担うさまざまな化学反応が起こっており、その大部分は酵素反応である。こうした反応の効率は温度によって大きく影響を受け、体温が数度変動しただけで生命機能の不調を来し、命を失うこともある。生命を維持するために生体は、体温を一定に保つための仕組みを備えている。また、感染が起こったときには体温を積極的に上げ、発熱という反応を起こす。これは、体内に侵入した病原体の増殖を抑える生体防御の反応である。本章では、体温とその測定法について概説し、生体に備わった体温調節と感染時に起こる発熱の仕組みについて解説する。

1 体温とは

1.1 核心温と外層温

　体温は、身体のどの部位で測定するかによって大きく異なる。図16.1に示すように、身体の内部の温度が高く、身体の表面に近づくほど温度は低くなる。また、身体の内部の温度は、環境の温度が変動しても大きくは変化しないが、身体の表面に近い部分の温度は、環境温度の変化によって強く影響を受ける。身体内部の温度の変化しにくい部分を**核心部**（core）とよび、その温度を**核心温**（core temperature）とよぶ。一方、環境温度の影響を受けて温度が変動しやすい部分を**外層部**（shell）とよび、その温度を**外層温**（shell temperature）とよぶ。

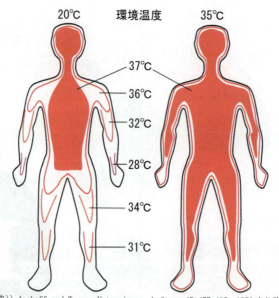

出典)) Aschoff and Wever, Naturwissenschaften, 45:477-485, 1958 より改変
図16.1　生体内部の温度分布とその環境温度による影響

核心部には中枢神経系（脳と脊髄）が含まれる。中枢神経系の神経細胞の活動は温度変化による影響を非常に強く受け、脳の神経機能の低下は生体機能全般の不全につながる。したがって、核心部のなかでも中枢神経系の温度を一定に保つことが体温調節機能の主要な目的であるといえる。また、核心温をモニターすることが患者の状態を把握するうえでも重要となる。しかし、核心部の温度を測定しても、例えば、脳と直腸の温度では0.3℃程度の差がある。このように、核心部の部位によっても温度は異なり、ひとつの身体部位を測定するだけで核心温を正確に知ることはできない。したがって、実験では、核心温に近い温度として、鼓膜温、食道温、直腸温などを測定することが多い。こうした温度を**深部体温**（deep body temperature）として扱うこともあるが、これは身体の深い部分の温度という意味であり、この部分は核心部と外層部を含むので、必ずしも核心温と同義ではない。しかし、一般的にいう体温は、深部体温をさすことが多い。

1.2 検温

臨床的な検温（いわゆる体温測定）では、**腋窩温**（脇の下の温度）、**舌下温**（口腔温）、**耳温**を測定する。これらの身体部位は外層部であり核心部ではない。したがって、測定部位の温度を核心部の温度に近づけるため、正しい方法で測定することが重要である。

腋窩温や舌下温の測定の場合、核心温に近づけるため、体温計の感温部を正しい位置にあて腋窩や口腔を完全に密閉しなければならない。これらの測定では、開始後、平衡値に達するまでにある程度の時間がかかる（図16.2）。腋窩で10〜30分、口腔で3〜5分の測定時間を取ることが必要である。こうした測定時間を短縮するた

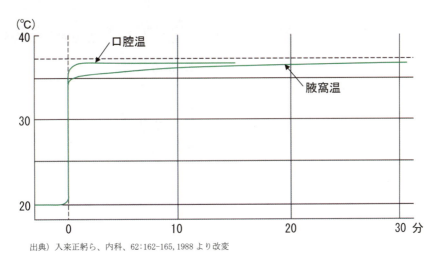

出典）入来正躬ら、内科、62：162-165, 1988 より改変

図16.2 口腔温と腋窩温のサーミスタ測定開始後（腔閉鎖後）の経過曲線

めに、検温に予測式電子体温計を用いることがある。これは、短時間に測定して得られた温度変化の経過曲線をもとに、平衡に達する温度を予測している。しかし、予測式電子体温計を用いた場合でも、正しい方法で測定しなければ、予測の過程で測定誤差が増幅され、実測値と大きく異なる予測値が出てしまうことに留意することが必要である。

耳温は耳式体温計を用いて測定される。脳温の指標として、鼓膜の温度を直接測定することがあるが、鼓膜を損傷する危険を伴う。そこで開発されたのが、赤外線耳式体温計である。これは、鼓膜より放射される赤外線量を測定することで鼓膜の温度を求める。赤外線耳式体温計は、短時間で測定を行うことができるため、乳幼児の検温などに用いられるが、正確に鼓膜温を測定するためには、センサー部の角度や位置を正しく外耳道へ挿入する必要がある。ちなみに、腋窩温は口腔温、鼓膜温より 0.2〜0.5℃低く、直腸温より 0.8〜0.9℃低い。

1.3 核心温の限界

核心温が 5〜6℃上昇して 42℃程度になると、さまざまな生命機能が障害され、生存がおびやかされるようになる。感染による発熱によって核心温が 42℃に達することはまれだが、熱射病や脳障害などによって 42℃を超えることがある（図 16.3）。

核心温が上昇したときに最も深刻な障害が生じるのは脳である。脳の温度が 42℃

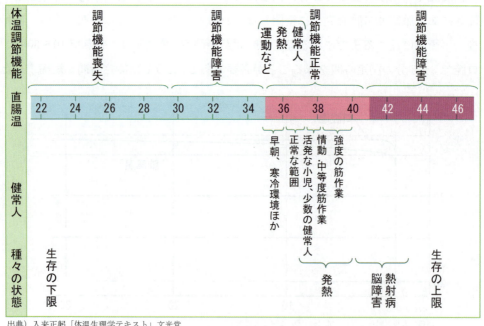

出典）入来正躬「体温生理学テキスト」文光堂

図 16.3 健常人および種々の状態における直腸温と体温調節機能

を超えると、脳浮腫、小出血、うっ血、変性などが起こり、多くの場合、体温を低下させてもその障害が消失することはない。また、脳は多くの生体調節に機能するため、こうした障害は生命維持機能の低下、さらには停止につながる。核心温が45℃を超えると、タンパク質の変性などが生じるようになり、細胞の壊死が起こる。この状態では、長くは生存できない。

　このように、核心温における生存の上限は約45℃であるが、下限は23℃程度であり、健常者の場合、正常な核心温から10℃以上低下しても生存は可能である。しかし、核心温が数度低下してもやはり、生体機能に障害をもたらす。例えば、核心温が30℃近くまで低下すると、体温調節機能が障害され、ふるえなどの熱産生反応が起こらなくなるため、一層の核心温の低下をもたらし、ついには脳機能が障害され、意識が消失する。また、心臓の興奮伝導系が作動しなくなり、心機能不全に陥り、やがて死に至る。

2 体温のリズム

2.1 概日リズム（circadian rhythm）

　体温は約24時間周期で変動する。健常人では、朝から昼にかけて上昇し、夕方に最も高くなる。その後、低下し、午前4時頃に最も低くなる（図16.4）。1日の中での体温の温度差は、1.0～1.5℃程度である。

　こうした約24時間周期の概日リズムの形成には、さまざまな環境因子や社会的因

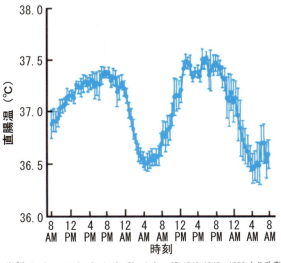

出典）Scales et al., J. Appl. Physiol., 65:1840-1846, 1988 より改変

図16.4　健常人における直腸温の概日リズム

子がかかわる。例えば、昼夜の明暗周期は概日リズム形成に強い影響を与える。目から入る光の刺激が概日リズムを形成する脳のメカニズムに作用するためである。また、社会的な活動に伴う活動レベル（運動や休息）の周期的変動も概日リズム形成に影響する。こうした外的因子を取り除き、昼夜変化や温度変化のない実験室で時計なしの生活をすると、ヒトの場合、約25時間周期の体温変動を示すようになる。したがって、生体には25時間周期のリズムを形成する仕組みが備わっているが、外的な環境因子や社会的因子に起因するリズムに同調することで、24時間周期の概日リズムを示すのである。

2.2 概月リズム (circalunar rhythm)

約1カ月周期の体温変動が、女性の月経周期に同調してみられる。男性では認められない。月経周期前半の卵胞期の体温は低く、排卵を境に体温が0.5℃程度上昇する。この高体温期は月経周期後半の黄体期に持続するが、月経が始まると体温は低下する。（第15章参照）こうした体温の概月リズムを目安として排卵日を知る方法は、避妊法に利用されている。

3 熱の移動

成人1日の基礎代謝量は男性で約1,500 kcal、女性で約1,200 kcalであるが、その大部分は最終的に熱となる。しかし、それだけのカロリーの熱が体内で産生されても体温が上昇してしまわないのは、常に体から熱が環境中へ失われているからである（図16.5）。体表面から環境中への熱の移動には、非蒸散性熱損失と蒸散性熱損失に分けられる。

3.1 非蒸散性熱損失

非蒸散性熱損失（nonevaporative heat loss）の様式には、**放射**（radiation）、**伝導**（conduction）、**対流**（convection）がある。放射は、体と直接接触していない物体

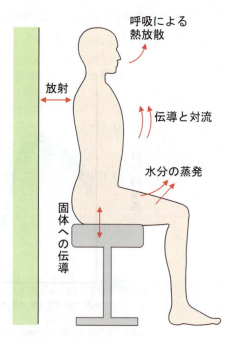

図16.5 体表面からの熱の移動

との間で熱エネルギーが電磁波として移動する現象である。体表面積が大きいほど放射によって失われる熱量は大きくなる。一方、伝導は体と直接接触している固体、液体、気体との間で起こる熱の移動であり、熱エネルギーは熱振動として高温側から低温側へと伝わる。熱伝導の量は接触面積ならびに両者の温度差に比例して大きくなる。また、空気に比べて水の熱伝導率が大きいため、空気中よりも水中の方が伝導によって奪われる熱の量は大きくなる。したがって、事故などで低温の水中に入ると、すぐさま低体温になって生命の危険にもつながる。

体表面付近の空気（水中では水）が伝導によって温められると、密度が小さくなって上昇し、対流が起こる。この流体の動きによって熱が運び去られる。流体自体に動き（強制対流）がある場合（例えば、風など）、熱放散はさらに大きくなる。したがって、体温へ影響を与える環境因子として、環境温度だけでなく、風量も考慮する必要がある。

3.2 蒸散性熱損失

蒸散性熱損失（evaporative heat loss）は、皮膚中の水分が皮膚表面から蒸発する際に気化熱として体熱が奪われる現象である。こうした現象は感じることがないので**不感蒸散**（insensible perspiration；不感蒸泄ともいう）とよばれる。不感蒸散は皮膚以外に、呼吸気道内面の粘膜や唾液の蒸発によっても起こる。不感蒸散に対して、積極的に熱を放散させるために皮膚に汗を分泌させ、蒸散性熱損失を促進させる反応が、後に述べる発汗である。こうした蒸散性熱損失の量は、空気中の湿度が高いほど小さくなる。

4 体温調節反応

生体は、環境との間で起こる熱の移動によって体温に受動的な影響を受ける一方、そうした影響を緩和する方向に体温を積極的に調節することで恒常性の維持、ひいては生命の維持を実現する。体温を調節するために生体が積極的に起こす反応は、**自律性体温調節反応**（autonomic thermoregulatory response）と**行動性体温調節反応**（behavioral thermoregulatory response）に分けることができる。

4.1 自律性体温調節反応

自律性体温調節反応（図 16.6）は、意志や意識とは関係なく、生体が自律的に起こす反応である。熱をつくる反応（**熱産生**あるいは**産熱**（thermogenesis））と熱を

第16章 体温の調節

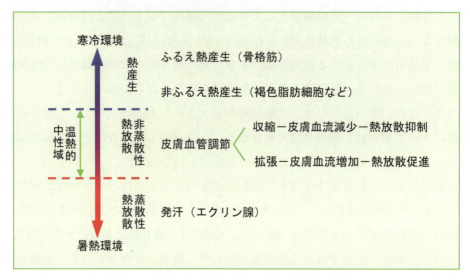

図 16.6 環境温度に応じた自律性体温調節反応

体外へ放散する反応（**熱放散**（heat dissipation））に大別できる。熱産生反応としては、骨格筋のふるえや代謝性（非ふるえ）熱産生があげられる。熱放散反応はさらに、**蒸散性熱放散反応**と**非蒸散性熱放散反応**に分けられ、蒸散性熱放散反応としては発汗、非蒸散性熱放散反応としては皮膚血流の調節、立毛が含まれる。

(1) 皮膚血管反応（cutaneous vasomotor response）

　生体が積極的に熱産生や蒸散性熱放散を行わなくても体温を維持できるような環境温度の温度域（thermoneutral zone；**温熱的中性域**という）にある場合、皮膚血流の調節だけで体温維持が可能である。皮膚血流は、主に、皮膚血管の細動脈と動静脈吻合の平滑筋を支配する交感神経によって調節される。この交感神経は常時活動しており、その活動（tonus；**トーヌス**とよぶ）のレベルを脳からの指令により微調整することによって、血管径を調節し、皮膚血流量を制御している。

　熱放散を防ぐ必要のあるとき（寒冷環境にいるときなど）には、脳からの指令によって交感神経活動が高まる。それによる平滑筋の収縮によって血管径が小さくなり、皮膚血流が低下するので、体表面からの体熱の放散が抑制される。一方、熱の放散を促す必要のあるとき（暑熱環境にいるときなど）には交感神経活動が低下し、平滑筋が弛緩、血管径が拡張することによって皮膚血流が増加するので、体表面からの体熱の放散が促進される（図 16.7）。

　このように、温熱的中性域での熱放散反応は、主に交感神経性皮膚血管収縮神経の活動低下を通じた血管平滑筋の弛緩によって起こるが、ヒトの場合、温熱的中性域を上回る環境温度（つまり発汗が起こる温度）では、皮膚血管を積極的に拡張さ

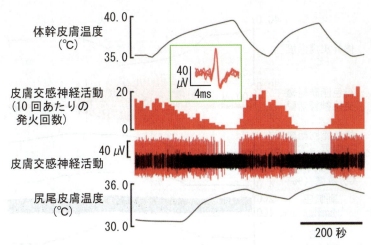

後肢足底の皮膚を支配する腓腹神経の交感神経単一線維より発火活動（挿入図）を記録。交感神経活動の抑制によって皮膚血管が拡張し、血流が増加するため尻尾の皮膚温度が上昇する。

出典）Nakamura and Morrison, Proc. Natl. Acad. Sci. USA, 107:8848-8853, 2010 より改変）

図 16.7　ラット体幹部の皮膚加温によって抑制される皮膚交感神経のトーヌス

せる神経も機能する。この血管拡張神経は、汗腺を支配するものであり、発汗時にそこから放出される因子が血管に作用することによって能動的血管拡張が起こるものと考えられているが、その因子が何であるかはわかっていない。

(2) 非ふるえ熱産生 (nonshivering thermogenesis)

体内では、筋肉の運動や化学反応などの副産物として熱が常時産生されている。しかし、環境温度が温熱的中性域よりも低下すると、こうした基礎的な熱産生や皮膚血管の収縮による熱放散抑制だけでは体温の低下を防ぐことができなくなり、積極的な熱の産生が起こるようになる。

環境温の低下によってまず亢進するのが、**非ふるえ熱産生**である。環境温度に関係なく、生命活動全般に伴う基礎代謝によって生じる熱の産生も非ふるえ熱産生に含めるが、環境温の低下によって亢進するのは、積極的な体温調節性非ふるえ熱産生である。体温調節性非ふるえ熱産生が生じるのは、主に、褐色脂肪組織（brown adipose tissue）であり、これは交感神経の活性化を介した反応である（図 16.8）。褐色脂肪組織は、ラットやウサギなどの齧歯類に多く、ヒトでも新生児の身体に多く分布する（図 16.9）。この理由としては、新生児や小型のほ乳類の体表面積が体容積に比べて大きいために体熱が奪われやすく、積極的に熱産生を行う必要があるからだと考えられる。ヒト新生児の褐色脂肪組織は成長に伴って退縮するが、成人になっても、鎖骨上部や脊椎傍部に残り、寒冷刺激によって熱を産生することが確認されている（図 16.9）。

第16章 体温の調節

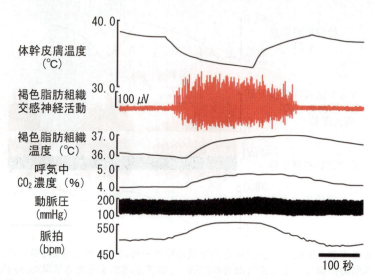

交感神経活動の上昇に伴い、褐色脂肪組織温度と脈拍が上昇する。代謝が上昇するため、呼気中の二酸化炭素濃度も上昇する。

出典）Nakamura and Morrison, Am. J. Physiol., 292:R127-R136, 2007 より改変

図 16.8 ラット体幹部の皮膚冷却によって惹起される褐色脂肪組織の交感神経活動

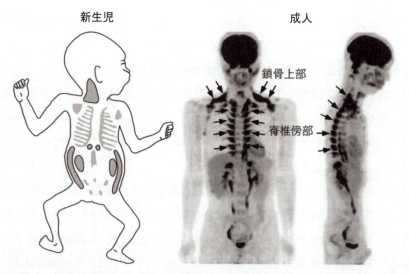

成人の図は、放射性標識したブドウ糖誘導体、フルオロデオキシグルコースを投与し、寒冷刺激を行った際の組織集積を PET-CT スキャンによって画像化したもの。

出典）(Merklin, Anat. Rec., 178:637-645, 1974 と Saito et al., Diabetes, 58:1526-1531, 2009 より改変)

図 16.9 新生児と成人体内における褐色脂肪組織の分布

(3) ふるえ熱産生 (shivering thermogenesis)

環境温が低下すると、骨格筋において体温調節性の筋緊張が起こり、さらに低下すると、ふるえ（シバリング）が起こる（図 16.10）。ふるえは、骨格筋が周期的に

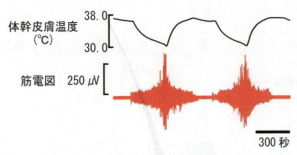

出典) Nakamura and Morrison, J. Physiol., 589:3641-3658, 2011 より改変

図 16.10 ラット体幹部の皮膚冷却によって惹起される骨格筋のふるえ（項部筋群における筋電活動の上昇）

収縮することによって熱を発生させる不随意運動であり、体性運動神経を介した反応である。拮抗筋も同期して収縮するため、外部に対して仕事をせず、収縮エネルギーが熱となる。ふるえは全身のすべての骨格筋で同じように起こるわけではなく、特に、顎、四肢、胸筋、背筋に強く現れる。

(4) 発汗（sweating もしくは perspiration）

環境温度が温熱的中性域よりも高くなると、皮膚血管の拡張による非蒸散性熱放散だけでは体温上昇を防ぐことはできなくなり、蒸散性熱放散が亢進する。ヒトの蒸散性熱放散反応としては温熱性（体温調節性）発汗（thermoregulatory sweating）が起こる。既に述べたように、空気中の湿度が高いと、蒸散性熱放散（熱損失）の量は小さくなり、積極的な熱放散が難しくなる。梅雨時期に熱中症が増加するのはこのためである。ラットやマウスでは温熱性発汗は起こらず、唾液の分泌が盛んになる。分泌した唾液を身体表面に塗布するのである。また、イヌは舌を出し、浅く速い呼吸（パンティング）をすることで、呼吸気道からの熱放散を促進する。いずれも、体表面の水分が蒸発する際、気化熱として体熱が奪われることで熱放散を行う反応である。

発汗は精神的緊張によっても起こるが、これを精神性発汗（emotional sweating）とよび、温熱性発汗と区別される。精神性発汗は手掌や足裏で起こり、これらの部位を湿らせてグリップをよくすることで、天敵から逃げやすくするという、祖先からの進化上の名残であると考えられる。

汗腺には**エクリン腺**（eccrine gland）と**アポクリン腺**（apocrine gland）の2種類がある（図 16.11）。エクリン腺はほぼ全身に分布し、温熱性発汗と精神性発汗の両方に機能する。有毛皮膚におけるエクリン腺の分布は毛孔（毛穴）とは関係なく、皮膚の小じわの溝に開口するため、分泌された汗は小じわを伝わって広がり、蒸散しやすい構造となっている。精神性発汗の起こる手掌や足裏の無毛皮膚におけるエ

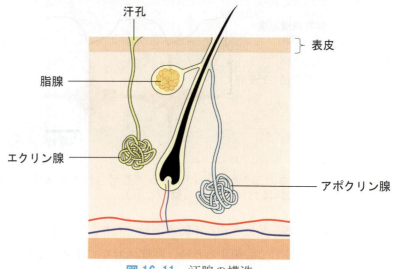
図 16.11 汗腺の構造

クリン腺は、指紋などの土手（皮膚隆線）上に開口することから、グリップをよくするという精神性発汗の意義にかなっている。一方、アポクリン腺は毛孔に開口し、温熱性発汗には関与しない。主に、腋窩、乳輪、会陰部などに分布することから、性行動と関連すると考えられている。

汗腺は交感神経の支配を受けるが、神経終末から放出される神経伝達物質はアセチルコリンである。

4.2 行動性体温調節反応

行動性体温調節反応は、意志に基づいて意識的に行う行動であり、例えば、体温の維持に適した温度環境に移動するという行動だけではなく、「寒いのでコートを羽織る」、「暑いので冷房のスイッチを入れる」などの行動も含まれる。

5 自律性体温調節のメカニズム

体温は、主に、脳からの神経調節によって制御される。脳内の視床下部吻側部に位置する視索前野（視束前野；preoptic area）に**体温調節中枢**（thermoregulatory center）が存在し（図 16.12）、ここから、骨格筋、褐色脂肪組織、皮膚血管などの体温調節効果器への指令を発する。体温調節のための適切な指令を発するためには、身体内および環境の温度に関する情報が体温調節中枢に入力される必要がある。こうした温度情報をもとに、体温調節中枢は、体温を維持するうえで必要な指令を末梢の体温調節効果器へ出力する（図 16.13）。

5 自律性体温調節のメカニズム

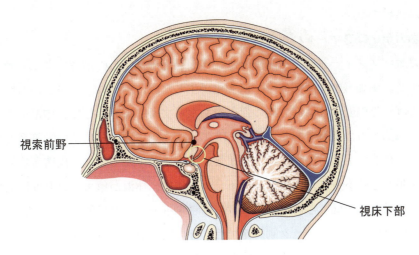

図 16.12　ヒト脳における視索前野の位置

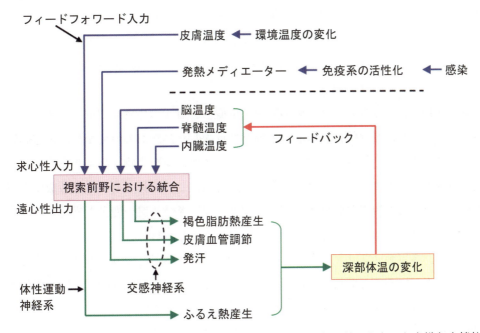

視索前野はさまざまな入力を統合し、恒常性を保つという目的にかなった多様な末梢効果器反応を惹起するための指令を出力する。

図 16.13　体温調節中枢である視索前野を中心とした体温調節システム

5.1 体温調節の 2 つの制御様式

　自律性体温調節システムには、体温調節中枢を中心とした、**ネガティブフィードバック**（負のフィードバック；negative feedback）と**フィードフォワード**（feedforward）の 2 つの制御様式があり、これらがともに機能して、始めて体温の精微な

調節が実現する。

(1) ネガティブフィードバック制御

　ネガティブフィードバック制御とは、体温調節中枢からの指令によって効果器反応が生じ、体温（特に深部体温）に変化が生じた際に、それが望ましい温度から逸脱すれば、その変化とは逆方向の変化をもたらす反応を惹起して、体温を望ましい温度に調節する仕組みである。図16.13に示すように、ループ状の制御系となる。例えば、体温が上昇した際には、望ましい温度に低下するまで、皮膚血流の増加と発汗を生じさせる。また、体温が低下した際には、体温が望ましい温度に上昇するまで、皮膚血流を低下させて熱の放散を抑制する一方、熱産生を亢進させる。

　ネガティブフィードバック制御系では、身体内の温度、特に深部体温の感知が必要となる。深部体温を感知する細胞として最もよく知られているのは、視索前野や前視床下部に分布する**温度感受性ニューロン**（thermosensitiv neuron）である。温度感受性ニューロンには、局所の組織温の上昇によって発火頻度が上昇する温ニューロン（warm-sensitiv neuron）と、組織温の低下によって発火頻度が上昇する冷ニューロン（cold-sensitiv neuron）の2種類があるが、温ニューロンの方が多く存在することが知られている。

　視索前野を含めた視床下部は脳の底部に位置し、血流の豊富な部位である。したがって、こうした脳部位は、核心部の温度を反映した動脈血の温度変化による影響を受けやすく、深部体温の感知に適している。また、実験動物を用いた実験において、視索前野の温度を低下させると熱産生反応が生じ、上昇させると熱放散反応が生じることから、視索前野は体温調節中枢として、深部体温の変動を常時モニターし、それに基づいた体温調節反応の指令を発することがわかる。

　しかし、ネガティブフィードバック制御では、深部体温が変動して始めて体温調節反応を惹起することが可能となる。したがって、この制御様式のみでは、深部体温がある程度変動することは避けられない。こうしたネガティブフィードバック制御の欠点を補うのが、次に述べるフィードフォワード制御である。

(2) フィードフォワード制御

　体温調節におけるフィードフォワード制御は、環境温の変化を皮膚の温度受容器で感知し、その情報をいち早く体温調節中枢へ伝達することで、環境温の変化によって深部体温が変動してしまう前に体温維持反応を惹起する仕組みである。例えば、寒い冬の日に屋外に出ると即座にブルッと震えるのは、寒冷環境に身をさらすことで体温が低下してしまう前にふるえを起こすことで積極的に熱を産生するフィードフォワード反応である。このような仕組みのおかげで、環境温度が大きく変動して

も、内臓や脳を含めた核心部の温度はほとんど影響を受けず、ほぼ一定に保つことができる（図 16.14）。

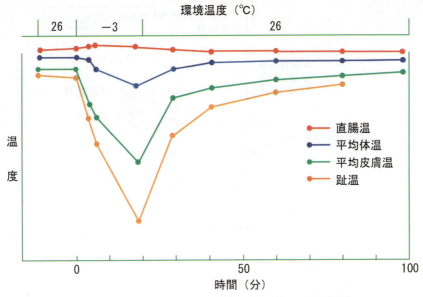

図 16.14 環境温度の変動による体温への影響

　では、皮膚の温度受容器で感知した温度情報がどのようにして脳内の体温調節中枢へ伝達されるのであろうか。ラットを用いた最近の研究の結果、皮膚の温度受容器から一次求心性線維によって脊髄の後角へ伝達される温度感覚情報は、二次感覚ニューロンによって橋とよばれる脳領域に存在する外側結合腕傍核（lateral parabrachial nucleus）へ伝達され、そこから別のニューロンによって視索前野へ伝達されることがわかった（図 16.15）。この経路によって伝達される温度情報は、痛みを伴わない温度域の温覚と冷覚である。また、意識のうえで「温かい」「冷たい」などと知覚するための感覚情報を伝達する経路は、脊髄後角から視床を経て大脳皮質へと至る経路であり、体温のフィードフォワード制御のための温度感覚経路とは異なる。

　このように、フィードフォワード制御の仕組みによって、環境温度が大きく変動しても深部体温を一定に保つことができる。しかし、例えば、熱い食べ物や冷たい飲み物を摂取したときや、強度の運動を行い体内で多量の熱が産生されたときなどは、皮膚の温度に影響がないまま深部体温が変動する。このような場合には、ネガティブフィードバックの仕組みが働き、深部体温をもとの温度に戻そうとする体温調節反応が起こる。

第16章 体温の調節

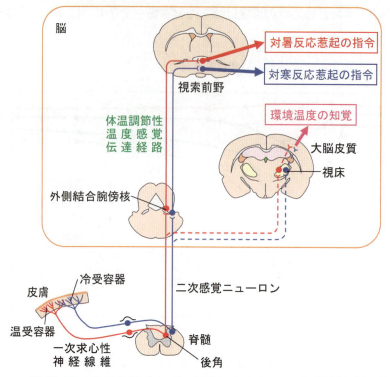

図 16.15 体温調節ならびに知覚にかかわる温度感覚伝達経路

5.2 体温調節中枢からの指令伝達メカニズム

　視索前野の体温調節中枢は、皮膚の温度受容器から伝達される環境温度の情報や、温度感受性ニューロンなどが感知する深部体温の情報をもとに、恒常性を維持するうえで最も適切な体温調節反応を惹起するための指令を末梢の体温調節器官へ発する。実験動物を用いた研究から、視索前野からの自律性体温調節の指令を伝達する仕組みが解明されつつある（図 16.16）。

　この遠心性の指令伝達において重要な役割を果たすのが、視索前野から尾側部の脳部位を抑制する下行性伝達ニューロンである。例えば暑熱環境では、このニューロンからの下行性抑制のトーンが上昇することによって、皮膚血管や褐色脂肪組織を支配する交感神経の活動が抑制されるため、皮膚血流が増加することで熱放散が促進され、非ふるえ熱産生は抑制される。また、体性運動神経を介したふるえも起こらない。一方、寒冷環境では、このニューロンからの下行性抑制のトーンが低下し、皮膚血管や褐色脂肪組織を支配する交感神経の活動が上昇する。そのため、皮膚血流が減少することで熱放散が抑制され、非ふるえ熱産生は亢進する。また、体性運動神経を介したふるえ熱産生も惹起される。

　視索前野の下行性抑制ニューロンが抑制する脳部位として知られているのは、視

床下部の背内側核（dorsomedial hypothalamic nucleus）や延髄の縫線核（medullary raphe nuclei）の一部である。こうした脳部位のニューロンを活性化すると、皮膚血管収縮、褐色脂肪組織熱産生、骨格筋のふるえなどが起こることがわかっている。

延髄の縫線核には**プレモーターニューロン**（premotor neuron）が分布し、体温調節反応を惹起する脳の指令を脊髄の**交感神経節前ニューロン**（sympathetic preganglionic neuron）や運動神経（motor neuron）へ伝達する。交感神経節前ニューロンは、神経節を介して、それぞれ支配する効果器へ興奮性の信号を伝達することで体温調節反応を惹起する。運動神経は骨格筋へ信号を伝達し、ふるえ熱産生を惹起する。

発汗を指令するメカニズムについてはまだ不明な点が多い。

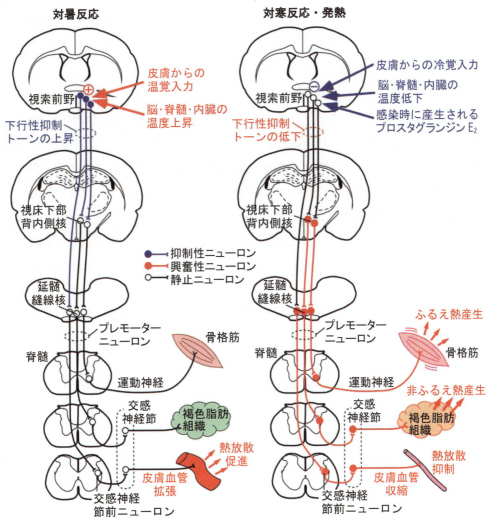

図 16.16　視索前野からの体温調節反応指令伝達メカニズム

6 発熱

発熱（fever ; 熱発とよばれることもある）とは、感染が要因となって生じる積極的な体温上昇であり、暑熱環境などで受動的に生じる高体温状態である**うつ熱**（heat accumulation）とは異なる。

6.1 発熱とうつ熱

発熱は、感染による免疫系からの信号を受け、体温調節中枢である視索前野から体温を上昇させる指令が発せられることによって生じる。一方、うつ熱は、環境中の著しい暑熱などによって生じる深部体温の上昇であり、視索前野が体温を低下させるための指令を出し、対暑反応が惹起されているにも関わらず体温上昇を防ぐことができない状態である。脱水や心機能低下などによって発汗が起こりにくくなり、体内に熱がこもる状態をさすこともある。

図 16.17 に示すように、うつ熱では体温調節システムにおける深部体温の設定レベルが変化しないまま体温が上昇してしまうため、皮膚血管拡張（体熱の放散の促進）や発汗を惹起することで深部体温を設定レベルに戻そうとする。意識があれば、服を脱いだり、涼しい場所を探すなどの体温調節行動も起こす。強度のうつ熱によって、身体の適応能力を超える程度の高体温症（hyperthermia）の状態になると、**熱中症**（heatstroke）とよばれる身体の障害が生じる。

一方、発熱では、感染によって深部体温の設定レベルが上昇するため、発熱期には、寒冷環境で生じる反応と同様、皮膚血管の収縮（体熱の放散の抑制）、非ふるえ熱産生、ふるえ熱産生が起こり、深部体温が設定レベルまで上昇する。この状態では、通常は快適に感じる環境温度を寒く感じるようになり、厚着をしたり、より温かい場所を好むようになる。その後、感染が終息すると、深部体温の設定レベルが感染前の状態に戻るため、皮膚血管拡張や発汗を惹起し、高過ぎる体温を設定レベルに戻す。この解熱期では、薄着になる、冷たい水を飲むなど、体温の低下を促進するような体温調節行動を取ることが多い。

6.2 発熱の生理的意義

発熱には、体内に侵入した病原体の増殖至適温度域よりも深部体温を上昇させることで、病原体の増殖を抑制する効果がある。また、深部体温の上昇は、免疫細胞の活性化につながるため、発熱は体温調節システムを駆動することによって生じる

生体防御反応であるといえる。しかし、高温の発熱は脳組織に障害をもたらすことがあるため、適切に解熱剤を使用して過度の発熱を防ぐことは、感染症の治療において重要である。

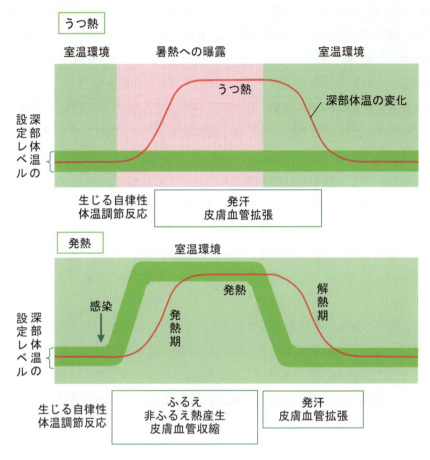

体温調節システムにおける深部体温の設定レベルが、うつ熱では変化しないが、発熱では変化することに注意。

図 16.17　うつ熱と発熱の違い

> **コラム　心理ストレスで体温が上昇する**
>
> 　大事な試験の前には脈拍が速くなり、血圧が上昇し、そして、体温が上昇する—こうした反応はストレス性自律生理反応とよばれ、試験の前でなくても、私達が緊張したり、心理ストレスを受けたときに生じるものである。ストレス性自律生理反応は野生環境で生息する哺乳動物でも生じる。例えば、天敵に狙われた際には、こうした生理反応を惹起することによって脳や筋肉のパフォーマンスを向上させ、「闘争か逃走か（fight or flight）」という危機的な状況を切り抜けるの

に役立つ。しかし、現代社会で生きる人間は、複雑な社会心理ストレスを抱えることが多く、長期的な心理ストレスはさまざまなストレス疾患の原因となる。なかでも、心理ストレスが原因で体温が上昇し、平熱を上回る高体温となる心因性発熱（psychogenic fever）は、慢性的なストレスが原因となることが多く、症状が何カ月も続くこともある。心因性発熱の患者は、熱産生のためにエネルギーを多く消費するため、強い疲労感を訴えることが多いが、感染性の発熱とは異なり、解熱剤が効かないため治療が困難である。発熱を訴えて病院を受診し、さまざまな診断検査をしたにもかかわらず、その原因が特定できない「不明熱」の患者のうち、約半数が心因性発熱であったという臨床報告もあり、現代社会において心因性発熱で苦しむ患者は多い。

　心因性発熱が生じる仕組みは脳の中にあると考えられてきたが、その実体は知られてはいなかった。しかし、ラットを用いた最近の研究によって、心理ストレスが熱産生を指令する脳内の神経伝達システムを駆動することが原因で心因性発熱が生じることが明らかとなった。ラットに心理ストレスを与えると、交感神経系が活性化されることにより褐色脂肪組織で熱が産生され、それによって体温が上昇する。

　しかし、脳内へ微量の薬物を注入することによって、視床下部の背内側核や延髄の縫線核の神経伝達を阻害すると、ストレスを与えても熱産生や体温上昇が起こらなくなった（図 16.18）。視床下部背内側核のニューロンの中には延髄縫線核へ軸索を伸ばすものが存在するが（図 16.16）、心理ストレスを受けたラットでは、このニューロンが活性化していることもわかった。

　こうした実験結果から、心理ストレスを受けたときに脳内で生み出される「ストレス信号」が、視床下部背内側核から延髄縫線核への神経伝達を活性化することにより、プレモーターニューロンから交感神経系への指令伝達が活性化され、褐色脂肪組織での熱の産生が生じる結果、体温が上昇するという仕組みが明らかになった。しかし、脳内でストレス信号が生み出される仕組みはわかっていない。

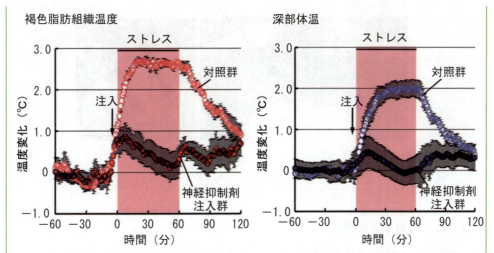

図16.18 心理ストレスによる褐色脂肪熱産生と体温上昇

6.3 発熱のメカニズム

　感染が起こると、免疫細胞からインターロイキン（interleukin）などのサイトカイン類（cytokines）が放出され、それが脳血管の内皮細胞に作用する。それによって、内皮細胞内で**プロスタグランジンE_2**（prostaglandin E_2）という脂質メディエーターを産生する酵素群が転写誘導される。内皮細胞で産生されたプロスタグランジンE_2が、脳の実質内に拡散し、視索前野のニューロンに作用することが引き金となって、末梢効果器への体温上昇反応の指令が発せられる（図16.16）。解熱剤として用いられる、アスピリンなどの**非ステロイド性抗炎症剤**（NSAIDとよばれることがある）は、プロスタグランジンE_2の合成酵素のひとつであるシクロオキシゲナーゼ（cyclooxygenase）を阻害することでプロスタグランジンE_2の産生を抑制し、その効果を発揮する。

　視索前野には、プロスタグランジンE_2の受容体をもつニューロンが分布している（図16.19）。最近の研究によって、これらのニューロンは、視床下部の背内側核や延髄の縫線核を抑制する下行性伝達ニューロンであることが示唆されている。プロスタグランジンE_2が受容体に結合すると、このニューロンによる下行性抑制のトーンが減弱し、その結果、皮膚血管の収縮や熱産生が起こるのではないかと考えられている（図16.16）。

第16章　体温の調節

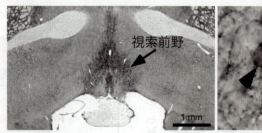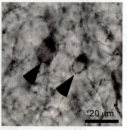

出典）Nakamura et al., Neurosci. Lett., 260:117-120, 1999 より改変

図 16.19　ラット視索前野におけるプロスタグランジン E_2 受容体の分布

> **コラム　温罨法と冷罨法**
>
> 　罨法とは、身体の一部を温めるまたは冷やすことにより血流、筋、神経系に作用して、疼痛の緩和あるいは心地よさや精神的安楽を与える援助技術である。温めることを温罨法、冷やすことを冷罨法という。特に発熱時に氷枕や保冷剤、湿タオル等で頭部を冷やすことは代表的な冷罨法であるが、目的は快刺激であり、高熱であっても悪寒を感じている場合は、体温調節中枢がさらに高体温になるよう設定されて身体反応を起こしていることがあるので、患者が希望しない限り無理に冷やすべきではない。また、保冷剤や氷の直接接触による凍傷、湯たんぽや使い捨てカイロによる低温やけどを起こさないよう、適切な使用と観察が必要である。さらに温めることによる血流の促進が出血や炎症の助長とならないか、冷やすことによる循環障害が有害とならないかなど、罨法を行う部位や病態によるデメリットも考慮して実施を判断する必要がある。

問　題

A. 多肢選択問題

1　体温を調節しているのはどれか。

a. 橋　　b. 小脳　　c. 中脳　　d. 視床下部

2　体温で最も高いのはどれか。

a. 腋窩温　　b. 口腔温　　c. 鼓膜温　　d. 直腸温

3 冷たい川に飛び込んだ時に、急激に体温が低下する原因で正しいのはどれか。

a. 対流による体熱の放散

b. 放射による体熱の放散

c. 熱伝導による体熱の放散

d. 代謝による熱エネルギー産生の低下

e. 骨格筋における熱エネルギー産生の低下

4 低体温から回復するための生体の反応はどれか。

a. 発汗　　　b. ふるえ　　　c. 乳酸の蓄積　　　d. 体表面への血流増加

5 体温のセットポイントが突然高く設定されたときに起こるのはどれか。

a. 立毛　　　b. 発汗　　　c. 代謝抑制　　　d. 皮膚血管拡張

6 体温の調節機構で正しいのはどれか。

a. 体温の調節中枢は脳幹にある。

b. 体温が上昇すると、骨格筋は収縮する。

c. 体温が上昇すると、汗腺は活性化される。

d. 体温が低下すると、皮膚の血流は増加する。

7 体温に影響しないのはどれか。

a. 運動　　　b. 食事　　　c. ふるえ　　　d. 不感蒸泄　　　e. 精神性発汗

8 体温について正しいのはどれか。

a. 成人は小児に比べ高い。

b. 夕方に高値となる日周期がある。

c. 総熱産生の大部分は肝臓で行われる。

d. 褐色脂肪組織での熱産生は成人で見られない。

9 人の体温調節について正しいのはどれか。2つ選べ。

a. 皮膚血流量を増加させて体温を上げる。

b. 運動による発汗は熱放散のシステムである。

c. 体温が低下したときには筋肉を収縮させ、熱を発生させる。

d. 発熱するときには発汗する。

e. 腋窩温は直腸温より高い。

第16章　体温の調節

10　発熱作用がないのはどれか。

a. インターロイキン1

b. プロスタグランジン E_2

c. 温ニューロン活動促進

d. 交感神経活動増大

解答

(1) d　(2) d　(3) c　(4) b　(5) a　(6) c　(7) e　(8) b　(9) b,c　(10) c

B. 記述式問題

(1) 暑熱環境で体温が上昇したときに生体で生じる反応と障害について述べよ。

(2) 非蒸散性熱損失について説明せよ。

(3) 自律性体温調節におけるフィードフォワードとフィードバック機構について
説明せよ。

(4) 自律性体温調節の効果器反応を駆動する神経系の種類の違いについて述べよ。

(5) 解熱時に見られる発汗の発生要因について考察せよ。

成長と老化

第17章

第17章 成長と老化

　人体の構成要素は細胞であり、細胞が集まって組織・器官が形成されているが、そのすべては、受精卵という一つの細胞から始まる。受精卵から始まり、成長、老化を経てすべての組織細胞が死に至るまでのプロセスをライフコースという。最近、医学の視点でも、患者や病気を診る際、症状の発症「後」だけを診るのではなく、その個人の発達期からその症状が認められるまでの経緯をライフコースという時間軸の中で捉える考え方が提唱され、ライフコース・アセスメントの重要さが広く認められてきている。

　看護を学ぶうえでも、成長と加齢に伴う変化を学ぶことは、個別化されたケアの提供、予防ケアと健康教育、心理社会的サポート、ケアの連続性の保持、尊厳のあるケアにつながると考えられる。例えば、成長と加齢は個人ごとに異なり、生活の各段階で異なる健康ニーズが生じるため、看護師がこれらの段階を理解していれば、より適切な健康管理、疾患の予防、および治療計画を立てることができるし（個別化されたケアの提供）、特定の年齢に関連する健康リスクの理解は、その予防措置を講じ、患者やその家族に健康教育を提供することにつながるであろう（予防ケアと健康教育）。また、成長と加齢には心理社会的な側面も伴うため、看護師がこれを理解していれば、患者が直面する可能性のある感情的、社会的課題に対処するためのサポートを提供できる可能性も見えてくる。患者の一生を通じて看護ケアが提供される場合、成長と加齢の過程を理解することは、ケアの連続性を確保し、生涯にわたる疾病管理や健康維持を支援するために不可欠となってくる。老年期における特有のニーズに対しても、加齢に伴う身体的、認知的変化を理解していることは、高齢者に尊厳のあるケアを提供するために有益であると考えられる。

　本章では、個人のライフコースを、形態学的・生理学的に説明する。個体のライフコースの最初にある「受精から出生」までのプロセスは、母性看護や助産領域においてはその外的環境である母体の観点から「妊娠と出産」と記述されることが多い。しかし、本章では、あくまで母体を受精卵が出生するまでの発育環境として捉え、個体（胎芽・胎児）の観点から記述することとした。

1 ヒトのライフコース

　人間の生存可能な期間は最長で130年ともいわれ、そのライフコースを通じて、生体は絶えず年を重ね変化していく。個体の成長とは、形態学的に身体の各単位の重量や大きさがそれぞれ増加し、生理機能的に成長する現象をいう。本章では便宜上、ライフコースを次の9つのステージに分けた。出生前の個体は、①受精卵（発

生0日＝妊娠第2週）から胎芽（〜発生6週＝妊娠第8週）、②胎児（〜出生）とよばれるステージであり、成長の場は母体である。出生後は、その成長時期に応じて、③新生児期（出生〜28日頃）、④乳児期（〜12カ月）、⑤幼児期（〜6歳頃）、⑥学童期（〜13歳頃）、⑦青年期（〜24歳頃）、⑧成人期（〜65才頃）、⑨老年期（65歳以降）などに分けられる。それぞれの時期は分断されたものではなく、移行期も含めて、受精から死に至るまでの連続性（continuity）があることはいうまでもない。また、成長の度合いは、各器官によって異なり（図17.1）、発生過程によっても異なる（図17.2）

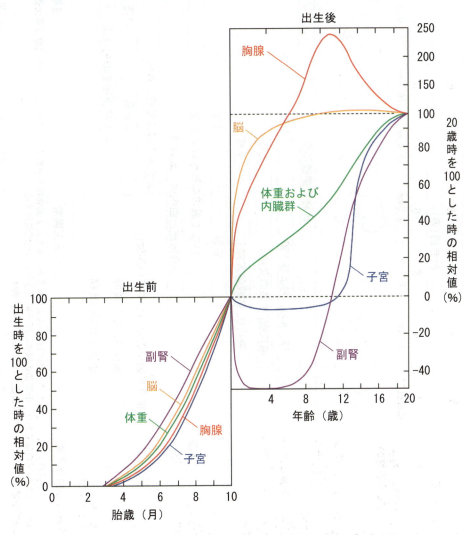

図17.1 体重と器官重量の出生前と出生後の成長

第17章 成長と老化

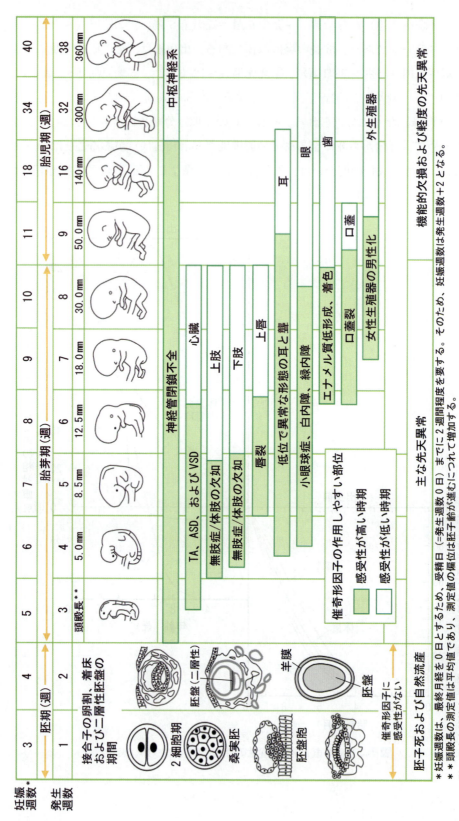

図17.2 出生前発達と器官形成の臨界期（発生週＝胎齢で表示）

2 受精から着床まで（＝母体の妊娠成立まで）

2.1 先体反応から受精まで

　卵巣より排卵された**二次卵母細胞**は、排卵後約12〜24時間の間に卵管に入り、卵管膨大部で精子の到着を待つ（図15.22 参照）。一方、射精直後には受精能力のない精子も、24〜48時間の膣・子宮・卵管を移動する過程で、先端を覆っている細胞膜上の糖タンパクや脂質などが酵素反応によって除去されることによって、受精能力を得ていく。

　卵子の周囲には、顆粒膜細胞がつくる**放線冠**と**透明体**という厚い保護膜がある。そのため、受精能力を得た精子は、先体から酵素を放出して保護膜を融解し、精子が卵子に入りやすくする。これを**先体反応**（acrosome reaction）という。精子が、尾を大きく鞭状に動かして透明層を通過して卵子に入ると、表層顆粒からリソソーム酵素が放出されて透明帯構造が変化し、別の精子が入れなくなる。これを**透明帯反応**という。

　一方、精子が入った二次卵母細胞は減数分裂を再開して卵子となり、その核は**雌性前核**とよばれる。その雌性前核に、精子の核を含む頭部（**雄性前核**）が、アクロシン（acrosin）タンパク質分解酵素を分泌して卵黄膜を消化しながら向かって進んでいき、融合すると受精（fertilization）が完了する（図17.3）。

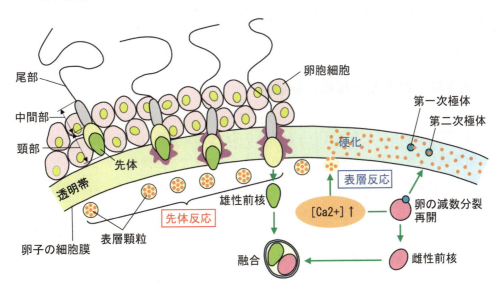

出典) Mader S., Windelspecht M.: Human Biology 17th ed. p359, Figure 18.1 より改変

図17.3　受精

2.2 受精から着床まで

受精卵には動く能力はないため、卵管壁にある内皮細胞の絨毛の運動により輸送される。移動している間、受精卵は全体の大きさは変えずに細胞分裂を繰り返し、細胞の数を増やしていく。これを**卵割**という。最初の卵割は受精後約30時間に起こり、その後数回の卵割を経て**桑実胚**（受精後約3日）となり、**胚盤胞**（受精後約4日）となった頃に子宮に達する。受精後約6〜7日後に胚盤胞を包む透明帯が剥がれて子宮内膜に侵入して**着床**（implantation）を開始し、受精後10〜12日頃に子宮内膜内に完全に埋没して着床が完了する（**図15.22** 参照）。

受精から出生までの個体の発生・成長期間（発生週数）は、**受精日**を0日目として起算される。以前は、28日（4週）を1カ月と数えたが、現在は週数で表すのが一般的である（**図17.2**）。発生週数は、**胎齢**と表されることもあり、本章では、個体のライフコースに焦点をあてるため、以後は胎齢を中心に表すこととする。

2.3 妊娠の成立

母体は、受精卵が着床することで、**妊娠**が成立する。妊娠期間を表す場合、月経周期を基準とするため、**最終月経開始日**を0日として起算される。母体の妊娠週数は、個体（子）の発生週数よりおよそ2週多くなる（**図17.2**）が、臨床においては、最終月経開始日（妊娠週数0日）の方が、体内で起こっている受精日（発生週数0日＝胎齢0日）より確定しやすいため、妊娠週数が用いられることがほとんどである。正常な妊娠期間は40週（胎齢38週）とされ、妊娠期間280日目を出産予定日として設定する。

3 胎芽期と胎児期＝母体の妊娠期

受精卵が着床してから器官のもとがつくられる胎齢6週（妊娠8週）未満の期間を**胎芽期**といい、胎齢6週（妊娠8週）から出生までを**胎児期**という。また、胎芽期から胎齢9週（妊娠11週）頃までは、重要な器官が形成されるため、**器官形成期**ともよばれる。

受精卵が子宮に着床して発育を遂げるために必要な、**羊膜（卵膜）**、**胎盤**、**臍帯**などの器官は、**胎児付属物**とよばれる。胎児は、肺ではなく胎盤でガス交換を行う。

3.1 胎児付属物

(1) 卵膜

子宮内の胎芽・胎児を覆う膜で、胎芽由来の2層と母親由来の1層とがあわさった3層からなり、外側から**脱落膜**（母親の子宮内膜由来）、**絨毛膜**（胎芽の栄養胚葉由来）、**羊膜**（胎芽の外胚葉由来）である。羊膜の中には**羊水**が満たされる。

(2) 胎盤の成長と機能

1) 胎盤の成長

受精卵が母体の子宮内膜に着床すると、卵の一部が子宮内膜に入りこみ、その位置で胎盤の形成が始まる。胎盤の**絨毛膜有毛部**（胎児由来）と**基底側脱落膜**（母体由来）の間には、**胎盤腔**とよばれる空間が生じ、子宮動脈からの母体の血液で満たされる。胎児由来の血管は無数に枝分かれをし、その胎盤腔内の血液に向かって細い絨毛を伸ばす（図17.4）。胎盤は妊娠16週頃に完成し、出生時には大きさが直径20 cm、厚さ3 cmで重さは500 gほどである。胎児娩出期に体外に排出される（後産）。

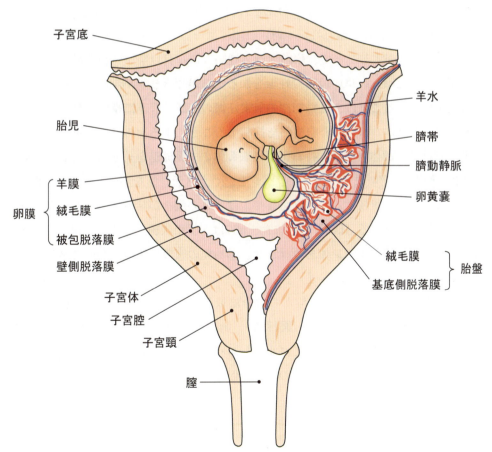

出典) Mader S.S., Windelspecht M: Human Biology 17th ed. p364 Fig.18.3 より一部改変

図17.4 胎児附属物　卵膜・胎盤・臍帯

第17章　成長と老化

2）胎盤の機能1：母児間の物質交換

胎児は、胎盤を介して母体の血液から栄養素や酸素を吸収し、老廃物や二酸化炭素を母体の血液へ排出する。胎児の絨毛の壁には胎児側と母体側に由来する**栄養膜細胞**が取り巻き、胎児と母体のガス交換はこの栄養膜細胞を通して行われる。栄養膜細胞は肺胞上皮細胞より厚いため、出生後の肺呼吸に比べてガス交換の効率は低い。また、母体中の栄養や免疫グロブリンなどは胎盤を通過して胎児に至る。

3）胎盤の機能2：妊娠期に必要なホルモンの産生

胎盤で産生される主なホルモンには、**ヒト絨毛性性腺刺激ホルモン**（human chorionic gonadotropin：hCG）、ヒト胎盤ラクトゲン（hPL）ともよばれる**ヒト絨毛性ソマトマンモトロピン**（human chronic somatomammotropin：hCS）、**副腎皮質刺激ホルモン放出ホルモン**（corticotropin-releasing hormone：CRH）、ステロイドホルモンの**プロゲステロン**、**エストロゲン**が分泌される。

hCGの産生は、受精後7日目頃から始まって指数的に増加し、胎齢5～6週（妊娠第7～8週）をピークとして血中に分泌され、出産後、胎盤が娩出されるまで続く（**図17.5**）。hCGは、胎齢2週（妊娠4週）目頃には母体の尿中に排泄され始めるため、尿中のhCGを検査することで、胎齢3週（妊娠5週）目以降（月経開始予定日から一週間経過した頃）の早い段階で妊娠を知ることができる。早期に妊娠を知り、医療機関を受診することは、妊娠初期の異常妊娠の診断と管理に役立つ[*1]。

hCGは、①母体の卵巣の卵胞成熟を抑制することによる次の妊娠の抑制、②妊娠前期における、黄体機能の維持および妊娠黄体の成長促進を司どる。成長した妊娠黄体は、妊娠12週頃まではエストロゲンとプロゲステロンを産生し、子宮内膜の状態を保って妊娠を維持するが、妊娠後半では、この働きが胎盤に移行するため妊娠黄体は急激に萎縮する（**図17.6**）。また、hCGは、③甲状腺を刺激して甲状腺の機能を亢進して甲状腺ホルモン値を上昇させ、④胎児の複数の組織においてステロイドホルモン産生を促進する（後述）。

hCGの減少後、妊娠後期に胎盤からの分泌量が増えていくのが、**ヒト絨毛性ソマトマンモトロピン（hCS）**である（**図17.5**）。胎児にグルコースを優先的に送るため、母体のインスリン作用と拮抗してグルコース吸収を抑制する。また、母体のエネルギー不足を防ぐため、遊離脂肪酸の放出を促進し、母体のエネルギー源にする（**図17.7**）。

[*1] 多くの妊娠検査薬は、hCGが妊娠4週目頃には尿中に検出されることに基づくが、エストロゲンとプロゲステロンの濃度も妊娠期に増加し、尿中に排泄されるので、これらのホルモンやその代謝産物も妊娠検査に利用される。

3 胎芽期と胎児期＝母体の妊娠期

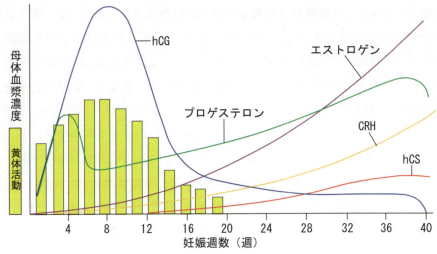

出典）佐久間康夫監訳「カラー図解よくわかる生理学の基礎 第1版」p305 図B メディカル・サイエンス・インターナショナル より一部改変
図 17.5 妊娠期間中の血漿ホルモン量の変化

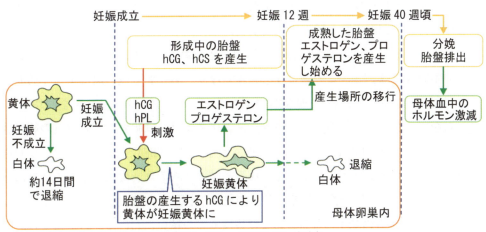

出典）開道貴信「3ステップ解剖生理学」南江堂，2022．p260 図7 より一部改変
図 17.6 胎盤および母体におけるホルモン産生

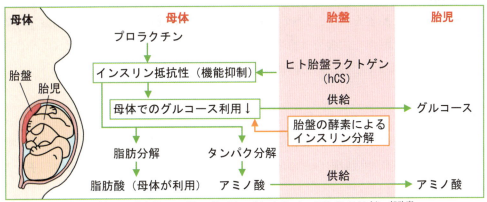

出典）Koeppen, B.M. and Stanton, B.A: Berne and Levy Physiology, 8th ed. Elsevier, 2023. Fig44.36 より一部改変
図 17.7 母体と児のエネルギー使用

475

第17章　成長と老化

　胎盤から分泌される**副腎皮質刺激ホルモン放出ホルモン（CRH）**は、胎児下垂体からのACTH分泌を促進することによって、胎児の副腎皮質の成人層（永久層）でのコルチゾール産生を増加させる。このコルチゾールはさらにCRH分泌を促進するため正のフィードバックが生じる。CRHは、胎児の肺の発達と、胎児の副腎皮質の胎児層（生後は髄質皮膜となる）におけるデヒドロエピアンドロステロン（DHEA）およびデヒドロエピアンドロステロン硫酸（DHEA-S）の産生も促進する。また、胎盤のCRHは、母体において、出産のホルモン性調節において重要な役割を果たすといわれている。母体の血漿CRH濃度は妊娠の12週から指数関数的に増加するが、この増加速度は妊娠期間を規定し、速いほど早産に、晩期産では緩徐であることが知られている。また、胎盤のCRHによる母体の副腎皮質刺激ホルモン（ACTH）産生の促進により、副腎皮質ホルモン値（特にアルドステロンおよびコルチゾール）が上昇し、母体の浮腫の一因となることが知られている。

　ステロイドホルモンは、他の内分泌器官と異なり、その産生にはそれぞれ必要な前駆体を母体の副腎皮質と胎児の副腎皮質から提供されなければならない。このステロイド生合成における協調関係は、**胎児─胎盤単位**とよばれている（**図17.8**）。胎児の副腎皮質は、ときに腎臓よりも大きくなり、胎児層と成人層によって構成される。**図17.8**に示したとおり、胎盤はコレステロールとプレグネノロンを取り込み、これらをプロゲステロンの産生に使う。プロゲステロンは胎児の副腎皮質の胎児層に輸送されたあと、DHEAとDHEA-Sに変換される。このDHEAとDHEA-Sは胎盤へ輸送され、ここでエストロゲン産生に使われる。プロゲステロンは男性胎児の精巣においてテストステロンに変換される。前述のhCGの作用④には、胎児の副腎皮質におけるDHEAとDHEA-Sの産生の促進、および男性胎児の精巣におけるテストステロン産生の促進などが含まれる。

(3) 臍帯

　臍帯は胎児と胎盤を結び、2本の**臍動脈**と1本の**臍静脈**が通っている。胎盤で母体より吸収された酸素や栄養分は臍帯を通って胎児に運ばれ、胎児の不要なCO_2や代謝産物は臍帯を通って胎盤から母体に運ばれる。

3.2 胎芽期

　胎生各期における胎児の形態を**図17.2**にまとめた。胎芽期は胎齢6週（妊娠8週）未満であり、薬物や放射線などの胎児に奇形を引き起こす因子（**催奇形性因子**）の影響を受けやすい。

　胚盤胞が着床し、子宮内膜に取り込まれると、胚結節の細胞が分化し、中空のあ

る胞胚となる。胞胚は原腸陥入を経て、外胚葉と内胚葉の二胚葉となり、さらにその二胚葉間に中胚葉が形成され、いわゆる**三層性胚盤（三胚葉）**となる（**図17.9**）。この三胚葉からさまざまな器官形成が起こるが、それぞれの器官の分化の始まりを原基という（胎芽期のうち、胚葉がつくられるまでの時期を前胚葉期とよぶこともあり、その際の胎芽は原基ができる時期の個体をさす）。各器官の原基の発生する時期は定まっており、**臨界期**とよばれる。三胚葉のうち、**外胚葉**は外皮系、腺組織、中枢神経、特殊感覚器などに、**中胚葉**は筋・骨格、心臓、血管などに、**内胚葉**は消化器系、泌尿器・生殖器系に分化する（**図17.9**）。

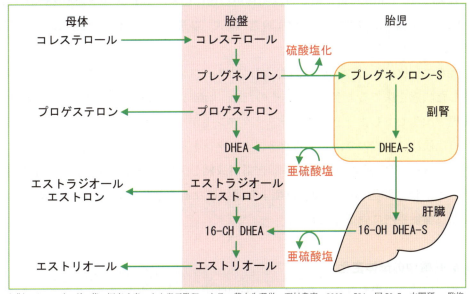

出典）バーン／レヴィ著, 坂東武彦, 小山省三監訳：カラー基本生理学, 西村書店, 2003. p524 図 50-7, 本間研一 監修：標準生理学, 第 9 版, 医学書院, 2019. p1061 図 74-4 より一部改変

図 17.8 母体、胎盤および胎児におけるホルモン産生（胎児―胎盤単位）

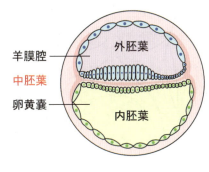

胚葉	各胚葉から生じる組織
外胚葉	皮膚（表皮）、毛髪、爪、歯のエナメル質、乳腺・唾液腺、脳・脊髄・脳神経、網膜や内耳の感覚上皮など
中胚葉	皮膚（真皮）、骨格、骨格筋、心筋、各種平滑筋、腎臓・生殖器、心臓・胸膜・腹膜など
内胚葉	消化器・呼吸器の粘膜上皮、呼吸器の上皮、肝臓、胆嚢、膵臓など

出典）Mader S.S., Windelspecht M: Human Biology 17th ed. McGraw Hill, 2022. p365 Fig.18.5 より一部改変

図 17.9 初期胚の三胚葉から生じる組織

3.3 胎児期

胎齢6週目（妊娠8週目）から出生までの期間を**胎児期**といい、胎児心拍は、超音波検査を行うと胎齢3〜4週（妊娠5〜6週）より確認することができる。胎児は、胎齢8週には、眼・鼻・口が発生し、手足の指も明瞭になるのでヒトの外観に近づく。胎児心音は胎齢10週（妊娠12週）頃からほぼ全例で聴取できるようになる。胎齢14週（妊娠16週）頃には、胎盤が完成し、筋系の活動や心臓の拍動も強くなる。外陰部により性別の区別も可能になる。胎児の呼吸様運動（胸郭の動き）は、胎齢14週（妊娠16週）前後より観察できるようになる。

胎齢18週（妊娠20週）頃からは発育が急速に進み、胎齢26週（妊娠28週）には内臓の形や働きが成熟する。胎齢30週（妊娠32週）ではまだ皮下脂肪は少なく皮膚にはしわが残る。

胎齢32〜34週（妊娠34〜36週）頃に肺サーファクタントが産生され、肺胞が拡張した状態を保てるようになる。そのため、胎齢34週以前に早産により超低出生体重児で出生してしまうと、肺サーファクタントが不足し肺胞が虚脱する新生児呼吸窮迫症候群になるので、人工肺サーファクタントを投与する必要が生じる。

胎齢38週（妊娠40週）には各器官系が成熟し、出生を迎える。胎児の骨盤内の位置は、胎齢28週（妊娠30週）頃より頭位になることが多く、妊娠36週頃には、児頭は骨盤腔内に固定される。

3.4 妊娠中の母体変化

胎児に成長の場を与える母体も、妊娠期間中にさまざまな変化を生じる。ここでは母体を中心に説明するため、胎齢ではなく**妊娠週数**で記述する。

(1) 子宮

子宮は妊娠中に容積や重さを増し、妊娠末期では大きさは5倍、重さは15倍、容量は500倍になる。子宮底の位置は徐々に上がり、妊娠36週（胎齢34週）で胸骨剣状突起あたりまで達し、最高位となる。妊娠40週（胎齢38週）では胎児の頭の位置が下がるため、子宮頸は短くなり、腹腔内での子宮底の位置も下がる（図17.10）。容積や重さを増やした子宮は、周辺の組織を圧迫するため、母体の生理にも影響が出る。代表的な

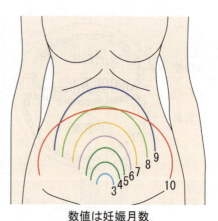

数値は妊娠月数
図 17.10 妊娠中の子宮の変化

ものとしては、胃の圧迫による胸焼け、膀胱圧迫による頻尿、大腸圧迫による便秘などがある。

(2) 身体変化

母体の体重は妊娠中に増加する。図17.11に示したとおり、妊娠20週（胎齢18週）で4kg、妊娠40週（胎齢38週）で11kg程度増えるが、胎児やその付属物の重さを除くと、母体のみの体重増加は6kg程度となる。母体の皮膚には色素沈着や妊娠線の形成が見られる。母体の乳腺は、妊娠6週に血管の増加が見られ、妊娠10週（胎齢8週）頃から肥大し、妊娠末期の重さは2～3倍になる（図17.12）。乳輪にはモンゴメリー腺とよばれる皮脂腺が発達して皮脂を分泌し、乳頭を保護する。体温は、妊娠成立後も、黄体ホルモンによって高温相を維持するが、妊娠15週頃から次第に低下する。

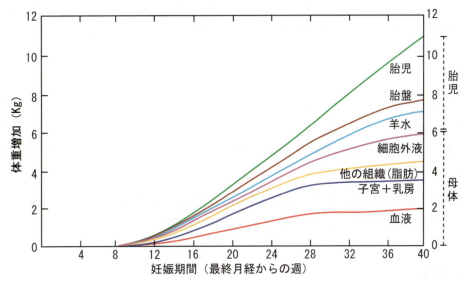

出典）バーン／レヴィ著，坂東武彦，小山省三監訳：生理学，第3版，西村書店，1996. p853 図51-29 より一部改変

図 17.11　正常妊娠中における母体の体重増加のパターン

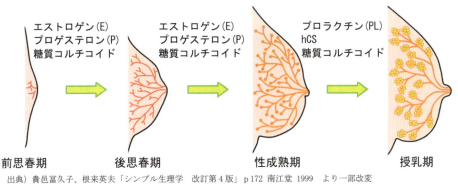

出典）貴邑冨久子，根来英夫「シンプル生理学 改訂第4版」p172 南江堂 1999 より一部改変

図 17.12　思春期から授乳期に至るまでの乳房の変化

第17章　成長と老化

(3) 血液の変化

母体の血液量は、妊娠8週（胎齢6週）を過ぎて急激に増え、妊娠28〜36週（胎齢26〜32週）では1.5L増加する。母体の血漿量は妊娠24〜36週（胎齢26〜32週）で40〜50％増え、妊娠32週頃にピークを迎える。母体の赤血球量は少し増えるが血漿ほど増えないためヘマトクリット値は減少する。妊娠中は、月経による失血はないものの、貯蔵鉄のほとんどが胎児発育に消費されるため、**鉄欠乏性貧血**になりやすい。

(4) ホルモンの役割変化

妊娠初期（妊娠4〜6週頃）には、**つわり**とよばれる食欲不振・吐き気・嘔吐などの症状が見られる。その原因は多説あるが、黄体ホルモン（プロゲステロン）増加による体内ガス貯留が吐き気・不快感を感じさせる説、エストロゲン・プロゲステロン・hCGが嘔吐中枢を刺激する説、などがあげられている。多くは妊娠16週までに消失するが、栄養障害が伴う重症なものは**悪阻**（おそ）といい、加療が必要なこともある。

また、妊娠後期になると、分娩への準備に向かってホルモンの役割が変化する。まず、これまで子宮収縮を抑制し妊娠維持に働いていたプロゲステロンの分泌が減少することにより、子宮収縮抑制が解かれていく。一方、胎盤からのエストロゲン分泌の急激な増加により、子宮収縮が促進される。子宮が収縮する際には、子宮底にあるペースメーカー細胞からの自発的な収縮インパルスが、約2 cm/秒の速度で子宮筋層全体に広がっていくことにより、胎児を子宮底から子宮口に向けて送り出すための動きを生み出す[*2]。乳房発達は、エストロゲンの分泌増加に加えて、プロラクチン分泌の増加によっても促され、分娩の準備が整っていく。

4 分娩

4.1 分娩と出生

(1) 分娩

妊娠40週（胎齢38週）前後に子宮は激しい収縮（**陣痛**）を開始する。子宮の激しい収縮により、胎児、および胎児付属物（胎盤、臍帯、卵膜、羊水など）が排出される。これを**分娩**とよび、分娩時には、多様な内分泌調節が行われる（**図17.13**）。

胎児が産道を下降し始めると、子宮頸部が強く伸展されることによって神経反射性に母体の下垂体後葉からオキシトシン分泌が増大し、子宮筋を一層収縮させる（正

[*2]：早産の治療に使用されるリトドリン塩酸塩（ウテメリン）は、β2-アドレナリン受容体を刺激してcAMPを増加させ、子宮収縮を抑制することが知られている。

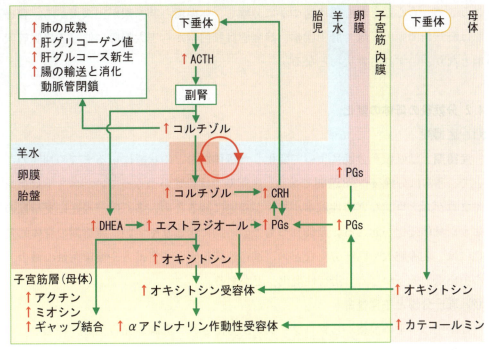

図 17.13　分娩時の内分泌調節

のフィードバック）。オキシトシンは、子宮内膜におけるプロスタグランジン（PGs）の生成も促進するので、プロスタグランジンの作用によっても子宮収縮は強まる。子宮のプロスタグランジンは胎盤に移行し、副腎皮質刺激ホルモン放出ホルモン（CRH）となり、胎児の下垂体からの副腎皮質刺激ホルモン放出を促す。胎児の副腎からはコルチゾルが分泌されることによって、肺呼吸などの出生後に備えた体内変化が促進される。また、胎児の副腎からの DHEA は胎盤においてエストラジオールとなり、オキシトシン生成が促される。

胎盤娩出後、胎盤で産生されていたエストロゲン、プロゲステロンの分泌は急激に低下するが、産後 4 日には卵巣から分泌され始め、非妊娠時に戻る。また、分娩後は、母体の腹腔内圧の減少やエストロゲンの減少に加えて心房性ナトリウム利尿ペプチドが分泌亢進されることにより、利尿が進み、尿量が著しく増加する。

(2) 出生

胎児期は特徴的な**胎児循環**をもっている（図 9.29 参照）。出生後、新生児が産声を上げて肺呼吸を始めると、肺血管が開いて肺血流量が増える。続いて卵円孔は生後数分で機能しなくなり、2〜3 日で閉鎖して**卵円窩**というくぼみに変わる。また動脈管も生後半日程度で収縮し、2〜3 週間で閉鎖して**動脈管索**という索状物になる。

第17章 成長と老化

こうして、右心系と左心系は速やかに分離し、体循環と肺循環が出来上がる。臍静脈は肝鎌状間膜の下縁で肝円索輪、静脈管は肝円索から下大静脈に伸びる静脈管索輪となり、いずれも索状物となる。

4.2 分娩後の母体の変化

(1) 産褥期

産褥期とは妊娠・分娩によって変化した母体がもとの状態に戻るまでの期間のことで、通常は分娩後6～8週間である。産褥期では胎盤がつくっていたエストロゲンやプロゲステロンなどの性腺ホルモンが急速に減るため、多くは一過性に更年期のような身体変化が起こる。産後うつもこの時期に起こりやすい。産褥期の身体的変化には、乳腺肥大や乳汁分泌などの「進行性変化」と子宮復古や循環血量の減少、心拍出量の低下などの「退行性変化」とがある。

(2) 乳汁分泌と子宮復古

妊娠中は下垂体前葉からプロラクチンが分泌され、**乳腺**が発育する。妊娠中の乳汁分泌は、胎盤から分泌されるエストロゲン、プロゲステロンで抑制されているが、分娩後はエストロゲン、プロゲステロンが低下するために、**プロラクチン**により乳汁合成・分泌が促進される。また、プロラクチンは、内側視索前野に抑制的に働き、性腺刺激ホルモン分泌細胞からの黄体ホルモンや卵胞刺激ホルモンの分泌が抑制されることにより、卵巣からの排卵を抑制する。さらに、プロラクチン分泌は、新生児の乳輪への吸啜刺激による弓状核ドーパミンニューロンの抑制により、プロラクチン分泌抑制をしているドーパミン分泌が減少するために、量が増加し、乳房における乳汁合成と卵巣における排卵抑制が促進・維持される。新生児の乳輪刺激は、下垂体後葉からのオキシトシン分泌を促し、射乳が起きる（図17.14）。オキシトシンは、子宮筋に働いて収縮を促し、子宮収縮作用もあり、子宮復古も促進される（図17.13）。子宮が非妊娠時の大きさに戻るのは産褥4～6週頃になる。

5 個体の成長

成長とは、形態的に身体の各臓器の大きさや重量が増加したり、機能的に成熟していく現象をさす。先に述べたとおり、成長の度合いは各器官や発育の時期によって異なる。また、「成長期」といった場合は、幼児期・学童期・思春期をさすことが多い。

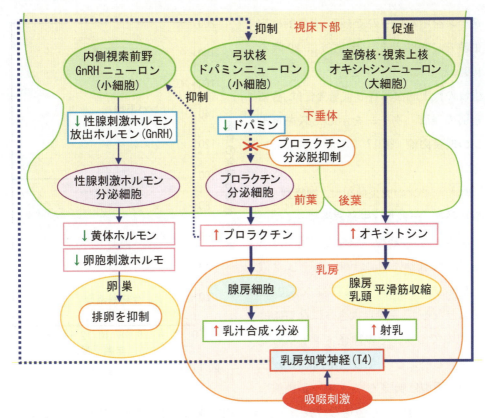

出典) Berne and Levy Physiology, 8th ed. Elsevier, 2023, Fig. 44.38 より一部改変

図 17.14　乳汁分泌

5.1 身長・体重の経時的変化

　胎児の身長/体重は、胎齢8週に約3cm/約16g、胎齢14週頃に約16cm/約100g、胎齢22週に約30cm/約650g、胎齢30週には約40cm/約1,500g、胎齢38週では約50cm/3,000gとなり、出産を迎える。

　出生後、身長および体重の増加は、S字型曲線を描く。すなわち、新生児期の成長率の大きさに比べて、学童期では少し緩慢になり、思春期に再び大きくなる。身長については、3歳頃までの「第一発育急進期」の変化が最も大きく、8歳頃まで1年に5〜6cm程度の伸長を見せる。その後、学童期後半〜思春期の「第二発育急進期（思春期スパート）」に、再び著しい伸びを示し、成人のレベルに達して安定する。女子は男子より2年ほど第二発育急進期が早い。

5.2 各器官系の成長パターン

　身体の各器官の成長度合いは、器官によって異なる発育パターンを示す。図17.1に示した発育曲線は、出生前および出生後の年齢における体重と器官重量の成長パ

ターンを示したものである。出生前は出生時を100％とし、出生後は20歳を100％としたパターンとなっている。出生後の代表的な器官の重量変化は、各器官別の発育パターンを示した**スキャモンの成長曲線**（図17.15）を反映している。

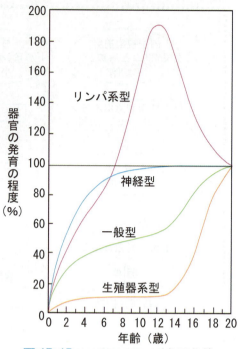

図 17.15　スキャモンの成長曲線

スキャモンの成長曲線は、**神経型・リンパ系型・一般型・生殖器系型**の4型に分類される。**神経型**は脳などが当てはまる。脳は、乳幼児期に急速に発達し、2歳には成人の80％、6歳には成人の約90％となるが、完全な大きさになるのは18歳頃であり、その神経ネットワークが発達し終えるのは20代半ば頃である。**リンパ系型**は胸腺・リンパ腺・扁桃腺などで、出生直後から急速な成長をし、学童期で成人の2倍程度に達したのちは成人に至る間に退縮する。**一般型**はS字型で、体重、内臓群（胃腸、肺、心臓）、骨、筋、血液量があてはまり、1〜4歳と思春期で著しい発達を示す。**生殖器系型**は、子宮などがあてはまり、学童期まではほとんど停滞しているが思春期以降は急速に発達する。

特殊なパターンを示すのは、**副腎**である（図17.1）。前述のとおり、胎児の副腎皮質は、ステロイドホルモン生成に重要な役割を果たすため、胎児期には腎臓ほどに大きくなる。出生後は、胎盤からの多量の副腎皮質刺激ホルモン放出ホルモン（CRH）がなくなるために一時重量が減少するが、8歳頃からは、個体の脳下垂体の成長に伴って副腎皮質刺激ホルモン放出ホルモン（CRH）が生成されることにより、急激に再成長する。

5.3　器官系の発達と成長

器官系の発達と成長を本書で扱われた器官系の順にまとめた。

(1) 神経系の発達と成長（第2章、第3章）

胎齢2週から神経系の形成が始まり、胎齢3週に神経管が閉じ、胎齢4週には大脳半球が形成され始め、胎齢7週には大脳半球が左右に分かれて、脳神経や感覚神

経が形成される。胎齢9週には小脳が形成され始め、胎齢10週で髄鞘化が始まり、胎齢11週で脊髄が脊柱管の長さまで伸長する。胎齢21週頃には視覚や聴覚に関する脳の部分が活動的になり、睡眠サイクルも見られるようになる。大脳皮質に電気的活動が認められるようになるのは胎齢24週頃からで、この時期から生後数カ月まで脳は急激に増大する（脳の成長スパート）。胎齢37週になる頃には、大脳皮質の表面積が増大し、出生時の脳細胞は1000億に達するといわれている。

　生後の脳の量的な変化は、大脳皮質の厚みによるものが大きい。大脳皮質の平均の厚みは10歳前後でピークを迎え、その後は減少していく。領域別にみると、7歳頃に一次感覚野、8歳頃に一次視覚野、9〜10歳頃に頭頂後頭皮質がピークを迎える。前頭葉では、9歳頃に一次運動野が、10歳頃に補足運動野が、10.5歳頃に帯状回などがピークに達する。

　高次神経機能の発達のうち、**知能**は経験が増えるにしたがって、年齢とともに発達していく。問題解決能力の発達は、1歳頃は模索的に思考錯誤を繰り返すことにより解決するが、この試行錯誤の記憶から、徐々に見通すことができるようになる。5歳から15歳にかけて急激に知能が発達する。**記憶**は5歳までには大人のレベルに達するといわれている。ただし、記憶の保持機能が未発達のため、5歳頃までの記憶は失われやすい。例えば、漢字を覚えたとしても繰り返し使用しない限り、忘れてしまう。**言語**は人間が人為的に作り出した記号であるので、人間は幼い時から徐々にこれを習得していくことになる。脳の発達に伴い、最初は意味のないただの発声が、次第に何かの要求を示すなどの意味をもつようになる。個人差はあるが、早い子では1歳頃からママやパパなど、実際に意味のある言葉が発せられるようになり、その後も増加し続ける。2歳頃から簡単な文も作れるようになる。語彙や表現が豊かになり、習得した言語を使ってさまざまな知識を得るようになる。

　出生直後の睡眠は、ウルトラディアンリズムという3時間ごとの睡眠覚醒リズムが観察され、内因性リズムと外的刺激である太陽の光が同調しながら成長する。生後2カ月頃からは昼間起きて夜眠るという**サーカディアンリズム**が現れ、1歳頃に昼行性の睡眠パターンが確立される。

(2) 感覚器官の発達と成長 （第4章）

　感覚機能は脳重量の増加に伴って発達し、比較的早く成熟する。胎齢17週には、**触覚・温痛覚**が発達し、**味覚**や**聴覚**も働き始める。そのため、胎児は、体内で母親の血流の音や母体の体の外部からの音に反応できるようになる。一方、**視覚**は、胎齢24週頃にようやく光を感じるようになる。

　出生後の**聴覚**は、新生児・乳児早期には、ある程度大きな刺激に対して、Moro反

射などの原始反射が認められるが、大脳皮質の発達に伴って聴覚反射は次第に抑制され、より高次元の行動反応に置き換えられていく。音の感度も発達し、3カ月では会話程度（60 db）、1歳ではかなり小さな音（20 db）に対する反応も見られるようになる。

視覚は生後2週間頃の新生児では視力は0.03程度と非常に弱いが、単眼固視、6カ月頃の中心窩固視に伴って視覚が向上し、1歳頃から眼球運動・調節・視覚認知などが急激に発達していき、7歳以降は平均1.2に達する。

味覚は、乳児期に飲んだミルクの味の違いや、乳児期以降の食生活がその後の味覚の嗜好に大きい影響を与えるといわれている。例えば、6カ月児において甘味を日常的に飲んだ児は、飲まなかった児より甘味溶液を好むことが知られている。

(3) 筋・運動の発達と成長 （第5章、第6章）

胎齢2週で体節が出来始め、5週で椎体と肋骨が完成したのち、骨と筋が形成され始める。胎齢10週にはすべての関節が完成し、この頃から筋が急激に増大し、運動神経が形成し始めるため反射運動も見られるようになる。胎齢14週には手足を活発に動かすようになり、神経の髄鞘化に伴い協調運動を示すようになる。胎齢19週には耳小骨が硬くなりバランス感覚が育ち始め、蹴る・宙返りといったより複雑な動きができるようになる。胎齢21週には反射がさらに発達し、胎齢23週には指をしゃぶれるようになる。胎齢28週を過ぎると筋組織が完成してくる。胎齢34週には、より協調した運動が行われるようになり、原始反射も発達する。

出生後、乳児は、母親にだきついたりお乳を吸うなど生まれつき備えている原始行動（原始反射）を示すが、成長とともに随意運動を学んでいく。中枢神経系は、脊髄から脳幹、間脳、大脳と、順次機能の発達が進むが、運動機能もそれに伴い首が座り（3〜4カ月頃）、自立歩行（1歳頃）、走る（2歳頃）と、次第に発達していく。3〜4歳頃から外界の変化に対応する運動能力が発達し始め、5歳くらいに急激に向上する。この頃までの運動は多種類の運動を安全確実に行えるように、試行錯誤を繰り返すことで、小脳系が確立していく。

背筋力や垂直飛びなどの運動機能は幼少期から発育に応じてバランスよく使うことによって順調に発達する。筋力は、男女ともに15〜20歳頃まで急速に伸びてピークに達し、その後徐々に低下する。どの年齢層においても全身の筋力と関連があることが知られている握力について見てみると、男性の握力は25〜34歳、女性の握力は35〜44歳でピークに達することがわかる（図17.16）。なお、使わない神経回路や使わない骨格筋は、成長途中であっても順次機能が低下するため、老若男女問わず、運動機能の維持には運動の継続が不可欠である。

5 個体の成長

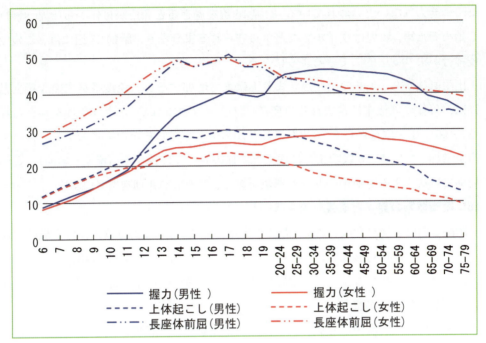

出典）スポーツ庁「令和4年度体力・運動能力調査」より作成

図 17.16 加齢に伴う握力（kg）・上体起こし（回）・長座体前屈（cm）の変化

(4) 血液機能の発達 （第7章）

胎齢4週過ぎから卵黄嚢の中に原子赤血球が現れ、毛細血管を取り囲んだ血島とよばれる塊の中で形成される。初期の原始赤血球は、核を有し、胎児型ヘモグロビン（HbF）を含む。胎児型ヘモグロビンは、成人型と比較して高い酸素親和性をもち、絨毛管腔内の酸素分圧の低い血中からも、効率的な酸素の受け取りを可能にしている（図17.17）。胎児の肝臓は、胎齢5週頃から造血を始め10週頃までに主たる造血の場となる。肝臓で産生される血球はさまざまな血球成分へと分化することができるようになる。また、骨髄内でも胎齢10週頃から血球産生が始まり、27週頃には、肝臓や脾臓での造血は残るものの、ほとんどの血液が骨髄でつくられるようになる（図7.2参照）。血液凝固や線溶ができるようになるのは、胎齢10週頃と考えられている。

(5) 生体防御機能の発達 （第8章）

胎齢3週に脾臓が見え始め、5週にはリンパ組織が形成され始める。胎齢10週頃に肝臓、胸腺、脾臓でつくられる白血球は、感

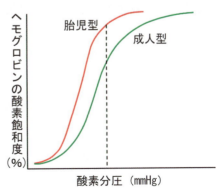

図 17.17 胎児型と成人型ヘモグロビンの酸素解離曲線

487

染防御能力はないといわれている。胎齢16週を過ぎると免疫が母体から胎児へ移行し始めるため、胎児はウイルスなどから守られるようなり、胎齢27週には、この免疫移行がより効率的にできるようになる。

出生直後から、IgMの生産が始まり1歳まで増加するが、免疫系が未熟な新生児には、母体の乳汁中に含まれる免疫グロブリン（主にIgA）により免疫を与えられる。IgGも出生直後から6〜8カ月は乳汁から受け継がれるが次第に減少し、自己生産が増加していき、8歳頃までに成人と同様のレベルに達する（図8.9参照）。乳幼児期には成人よりも血中のリンパ球数が多く、T細胞やB細胞も多い。

(6) 循環器系の発達と成長 （第9章）

胎齢2週に心管が形成され、3週には血流が発生する。胎齢5週末には心臓の発達が完了し、大血管も形成され、拍動が開始される。胎齢13週頃には超音波で心音を聞けるほどに心拍が強くなる。胎齢31週になると肺への血液供給が完成し、出生後のガス交換の準備が整う。

生後数時間で、卵円孔と動脈管は機能的に閉鎖し、肺循環が開始される。心臓の容量は出生時で40 cm³ほどで、体重の増加とともに2歳までに460 cm³（約500 mLペットボトル1本分程度）まで増える。心筋の発達も未成熟で1回拍出量も少なく出生時は約5 mL程度であるため、新生児は心拍数を120〜160回/分程度に増加させて循環を維持するが、血圧は低い。1回拍出量はその後、2歳で20 mL、12歳で60 mL、思春期で成人とほぼ同じ80 mL程度になっていく。安静時の心拍数は2歳から12歳にかけて著しく減少していき、学童期の1分間の脈拍数は80〜90、16〜17歳で成人とほぼ同じ70回程度になっていく。その頃には、心臓の重量は男性320 g、女性240 g、心臓の容量も600〜800 cm³と成人とほぼ等しくなる。

(7) 呼吸器系の発達と成長 （第10章）

胎齢5週に食道の原基から肺の形成が始まり、胎齢12週頃に肺は分岐と分裂を続け、肺内では粘液が生成され、胎齢14週には細気管支が形成され始める。胎齢20週には出生後のガス交換のために血流と肺胞の膜が薄くなる。胎齢32週には**肺サーファクタント**が産生され始める。呼吸運動としては、胎齢7週に横隔膜が完成したのち、胎齢10週を過ぎると胎児が吸気・呼気の運動を始め、胎齢14週には呼吸様運動やしゃっくりをするようになり、36週になると出生後の呼吸リズム（30〜60回/分程度）が形成される。

新生児は、腹式呼吸が中心で、その数は多い。これは、呼吸に関わる筋の発達が未熟であること、胸郭の構造において肋骨が水平に走行し肋間が狭いこと、胸腔が狭く1回の換気量が少ないこと、などに起因する。また、母乳を飲みながら呼吸を

する必要があるため、鼻呼吸を行っていることが多い。半年ほど経つと、体幹の筋活動が増加してくるため、肋骨が下方に下がり徐々に深い呼吸が出来始める。

学童期になると胸式呼吸も行われ、1分間の呼吸数は18〜20に落ち着く。

(8) 消化器系の発達と成長 （第11章）

胎齢3週に胃が形成され始め、胎齢6週に直腸が、胎齢8週に小腸と消化管が腹腔内に入る。胎便は、胎齢9週にでき始め、胎齢15週頃大腸に到達する。胎齢18週には肛門括約筋が十分に機能するようになる。胎齢29週頃の胎児は、羊水を0.5L/日飲むようになり、胃を40分ごとに膨らませたりしぼませたりするようになる。胎齢30週には食物の消化ができるほど消化管が発達し、肝臓も胎齢36週には代謝機能が成熟する。

新生児の胃の容量は50 mLほどだが、1歳までに急速に成長し250 mLほどになる。乳児期初期には噴門部の括約筋が弱く、嘔吐しやすい。未発達な消化管粘膜は、免疫グロブリンのような小さなタンパク質を取り込めるため、乳汁中に含まれるIgAやIgGを腸管から吸収することには有利である。その後、離乳食が進むにつれて腸管の平滑筋および腸管粘膜が発達して、成人と同様の消化・吸収ができるようになる。

(9) 代謝の発達 （第12章、第16章）

胎児の基礎代謝は母体に依存しているが、出生後は体内の蓄積と栄養摂取が重要になる。新生児の重要なエネルギー源は脂質であり、出生前に蓄えた褐色脂肪における非ふるえ熱産生が、新生児の体温を保つ重要な役割を果たす。寒冷ストレスによって分泌をされた甲状腺ホルモンが褐色脂肪に作用し、ミトコンドリアの酸化的リン酸化を活性化することにより熱産生を増大させる。出生後、1日当たりの必要なエネルギーは、新生児で120 kcal/kg/日、1歳では700 kcal/kg/日となる。小児は体表面当たりの基礎代謝が成人に比べ高く、それによる熱生産が高い。新生児や幼若乳児は視床下部の体温調節中枢や発汗機能、末梢血管機能が未熟なため、体温調節は不安定である。夏などは高体温になりやすいため、熱中症などへの注意が必要である。一方で、新生児では、体重に比して体表面積が大きいことに加え、皮下脂肪が少なく筋の発達も不十分なため、低体温にもなりやすい。基礎代謝基準値は年齢が若いほど高いが、体重を乗じて算出すると青年期が最も高くなる。

(10) 泌尿器系の発達と成長 （第13章、第14章）

胎齢3週に尿管原基（のちの腎臓）が発生し始め、胎齢6週には膀胱と尿道が形成され始める。胎齢7週には膀胱と直腸が分離し、胎齢8週に尿の産生が始まる。胎齢10週になると膀胱が30分ごとに膨満・収縮を繰り返すようになり、胎齢11週頃から、それまで胎盤が行っていた体液バランスの調節機能を少しずつ担い始める

ようになる。胎齢34週には、胎児の1日の尿の産生量は、体重の1/4〜1/3にまで達する。膀胱容積は、胎齢29週に10mL、胎齢36週では40mLに達する。水分に関しては羊水に尿として排出し、それを飲み込む水分の循環があり、体内の代謝産物に関しては胎盤を介して母体へ排出する。

(11) 内分泌系の発達と成長（第15章）

　膵臓は、胎齢3週頃から発生し、胎齢9週にはインスリンの産生を始め、その他の機能も大体4歳頃に完成するといわれている。甲状腺は、胎齢6週に舌の根元から頸部に移動したのち、胎齢11週頃に甲状腺ホルモンを産生し始め、胎齢18週頃に完成する。胎齢21週頃になると、胎児の代謝が上昇し、出生後にエネルギーを生産し体温保持を行う褐色脂肪を蓄え始める。副腎は、胎齢22週になると、出生後のストレスに対するステロイドホルモンを分泌するようになり、生後8歳くらいで基本構造がほぼ完成する。また、下垂体は、胎齢5週頃に前葉と後葉が結合して発生し、胎齢28週には成長ホルモンを分泌し始める。

　生殖器は、胎齢5週に生殖堤が出来始め、胎齢17週までに、男性胎児では精巣が、女性胎児では卵巣が発達する。これを第一次性徴という。男性では胎児期と新生児期に一過性の男性ホルモン分泌が起こる（図17.18）。その後生殖機能は長い間ほとんど成長しないが、思春期に突然急速に発達・成熟し、機能的にも成人のレベルに達する。思春期へ入る年齢は個人差があるが、女性では10歳頃、男性では12歳頃から始まる。思春期は、視床下部からの性腺刺激ホルモン放出ホルモンの分泌が促進することによって始まる。性腺刺激ホルモン放出ホルモンによって、下垂体からの性腺刺激ホルモンの分泌が増加する。性腺刺激ホルモンは、女性では卵巣の卵胞からの女性ホルモンの分泌を起こし、男性では精巣の間質細胞からの男性ホルモンの分泌を起こす（図15.18、図15.21 参照）。性ホルモンは、生殖器を発達・成長させるとともに、肉体的・精神的にも男性あるいは女性の特徴を発達させる。これを第二次性徴という。女性では乳房や骨盤が発達する。乳房の発達が始まってから2〜3年後に月経が始まる。男性では体毛の成長、声変わり、筋肉の発達など、さまざまな変化が起こる。またこの時期は男女ともに身長が急速に伸び、顔の表情などさまざまな身体部位の発達も進んで、次第に成人的特徴を呈するようになる。

　エストロゲンは強力な骨芽細胞刺激作用で、アンドロゲンはタンパク質合成促進作用で、それぞれ骨基質の形成を促進する。特にエストロゲンは仮骨中心の形成を早めて発育を促し、骨端線閉鎖を促進して骨の成熟を促す作用がある。男性の血清テストステロンと女性の尿中エストロゲンのライフコースにおける変化を図17.18にまとめた。

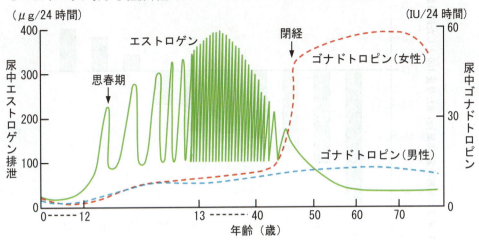

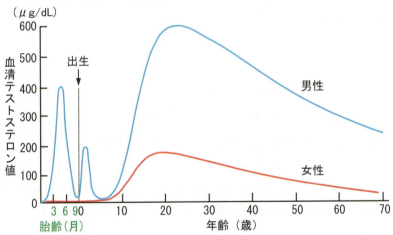

図 17.18 性ホルモンおよびゴナドトロピン濃度の加齢変化

6 個体の加齢・老化に伴う変化

　個体の生理的機能年齢は、前節までに示した通り、若齢期には実年齢と比較的よく一致するが、加齢に伴って格差が拡大し、大きな個人差を生じる。多くの生理機能が20歳前後でピークを迎え、30歳頃からすべての臓器で機能低下を来し始め、性ホルモンの分泌低下により、50歳前後から更年期障害のために心身の不調を来すことがある。組織学的に見ると、ほとんどすべての生体組織で実質細胞の数が減少し、その重量は低下する（図17.19）。

　老化は、時間の経過に伴い、細胞・組織・器官の機能が徐々に衰える生物学的現

第17章 成長と老化

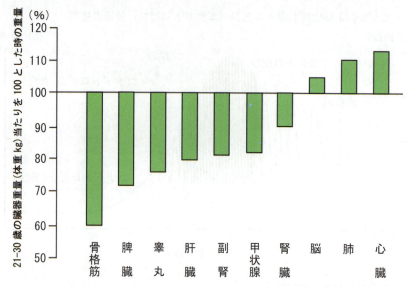

出典）深井喜代，佐伯由香，福田博之：新看護生理学，南江堂，2008.，p411，図19-2より一部改変

図 17.19 老齢（71歳以上）における臓器重量の変化

象であり、生理学的老化と病的老化に分けられる。生理学的老化とは、すべての細胞や組織で見られる形態的・機能的変化で、生体内に内在する機構によって進行し、時間の経過に依存した不可逆的退行性の変化である、と定義されている。**図17.20**に示した生理的変化は、生理学的老化の概念に基づくものである。

　30歳を100として加齢に伴う生理的機能の低下の割合を見ると、70～80歳で基礎代謝・細胞内水分量・神経伝導速度は8割程度に保たれているが、心係数（心拍出量/体表面積）・肺活量・腎臓の糸球体濾過量は6割程度、最大換気量は4割にも低下しており、全体として、呼吸器系、循環器系、免疫系、内分泌系で機能低下が大きいことがわかる。

　一方、病的老化は、特定の疾患や健康状態の悪化による機能の低下をさす。受精卵または個体が、その誕生から死までのライフコースの中で、個体を取り巻くさまざまな外的環境要因によって生理学的老化過程が修飾された結果、もたらされるものである。老化過程を促進させる主な外的要因としては、**自然環境要因**（気温など）、**物理学的要因**（放射線、X線、紫外線など）、**化学的要因**（ダイオキシンや有害化学物質など）、**生物学的要因**（病原性微生物など）、そして**不健全な食生活**や**栄養的要因**などがあげられる。

　化学的要因の中には、治療薬も含まれることがあり、その服用によっても老化過程に影響を及ぼし得ることにも留意すべきである。病的老化は、予防または治療可能な状態とも考えられる。

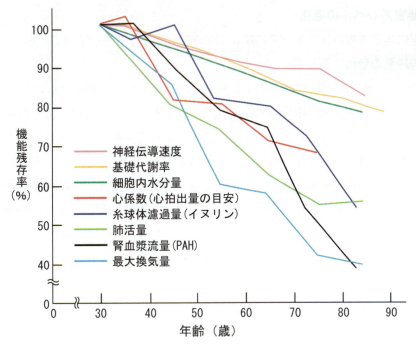

出典）岡田隆夫：カラーイラストで学ぶ集中講義　生理学，改訂第2版，メジカルビュー社，2014．p286 図3より一部改変

図 17.20　加齢に伴う生理的変化

6.1 細胞レベルの老化

　細胞老化とは、細胞が分裂できる回数の限度に達し、分裂を停止して増殖できない状態をいう。染色体末端にはテロメアとよばれる繰り返し配列の構造があり、分裂のたびに短くなる。**テロメア**は、一定の長さになると細胞分裂できなくなるため、老化に関与していると考えられている。

6.2 組織レベルの老化

　加齢に伴い、さまざまな組織で共通な変化が認められるようになる。**DNAエラー**による異常なタンパク質合成とその排除機構の低下、脂肪の浸潤や沈着（心臓・肝臓・腎臓など）、神経細胞にも多く見られる**アミロイドの沈着**、過酸化脂質由来の**リポフスチンの沈着**、血中カルシウム塩の沈着・凝集による石灰の異常沈着、細胞内タンパク質の減少に伴うコラーゲン繊維の相対量の増加（1割増）、コラーゲンの異常架橋などが起こる。これらは、組織に形態的・機能的変化をもたらし、体内代謝に影響する。例えば、**動脈血管へのコレステロール沈着**や結合組織の増殖に石灰沈着等が加わることにより発症する動脈硬化や、異常なタンパク質合成や排除機構の低下に免疫応答機能の低下が重なることにより発症する自己免疫疾患などが考えられる。

6.3 器官系レベルの老化

以下に本書で扱われた器官系の順に加齢・老化による生理的学的変化をまとめた。

(1) 神経系の老化 （第2章、第3章）

脳は、一般的に30歳代頃から少しずつ萎縮が始まり、加齢とともに進行し、90歳までに、その重量と体積の約20%を失うといわれている。萎縮の速さや程度は個人差によるところが大きく、また、脳の部位によっても差がみられる。特に前頭葉や側頭葉は加齢に伴う萎縮が目立つ部分と考えられている。しかし、高度なイメージング技術を用いた研究によると加齢に伴う脳機能の低下は、神経細胞の減少だけが原因ではなく、脳内の化学反応の変化や炎症の亢進も主因となることが知られてきている。

機能面でも、多様な高次神経機能は、機能により加齢変化が大きく異なる。一般的な判断力や洞察力を測る知能テストによると、一般的な知能にはあまり変化がない。しかし、例えば、前頭葉の機能を測るウィスコンシン・カード・ソーティングテスト（指示の切り替えに伴う応答の切り替え速度を測り、柔軟性や対処力の変化を測る）や計算力などは、加齢とともに衰える傾向がある。他にも、側頭葉深部の海馬が司る新しいことを覚える能力は加齢に伴って低下しやすい。

キャッテル（Cattel, R, B）は、知能を流動性知能と結晶性知能に分類し、前者は情報処理能力や学習効率などのスピードや柔軟性を必要とする知能を、後者は言語能力や一般常識など、経験を通じて学習される知能とした。図17.21は、流動性知能と結晶性知能の加齢変化を示している。流動性知能は20代をピークに下降するが、結晶性知能は50歳前後まで増加が続き、成人後期にピークを迎えることになる。

睡眠は、加齢に伴うメラトニン分泌の低下などの自律神経系の変化などの影響で、睡眠開始が遅延、かつ起床時間が早まるため睡眠時間が減少する。また、途中覚醒が増加するため睡眠効率が低下し、日中の午睡が増加傾向となる。

(2) 感覚系の老化 （第4章）

老化に伴い、ほとんどの感覚機能が衰える。**嗅覚**は、他の感覚機能低下に比べて自覚しにくいことが指摘されているが、80歳を超えると、鼻上皮細胞数の低下によって感覚が著しく低下し、約15%の人が無嗅覚症になる。**視覚**では、40歳くらいから、水晶体の弾性低下や毛様体筋の緊張性低下により遠近調節の能力が低下し、老眼となる。また、暗順応も低下するため、暗闇でものが見えにくくなる。白内障の原因である水晶体混濁の所見は、80歳以上では100%に達するほどであり、加齢とともに視覚は障害される。**味覚**では、味蕾減少によって、特に塩味感覚が低下する（表17.1）。**聴覚**では、50歳を過ぎると、ほとんどの人は感覚細胞減少や伝音機能の

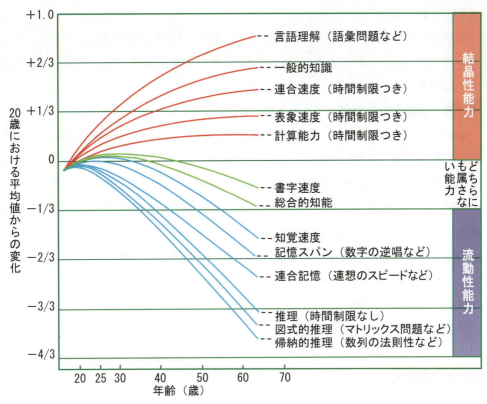

図 17.21 認知機能の加齢変化（結晶性能力と流動性能力）

表 17.1 味覚閾値（％）の加齢に伴う変化

	15～29 歳	30～44 歳	45～59 歳	60～74 歳	75～89 歳
甘味（ショ糖）	0.540	0.522	0.604	0.979	0.914
塩味（食塩）	0.071	0.091	0.110	0.270	0.310
酸味（酢）	0.0022	0.0017	0.0021	0.0030	0.0024
苦味（塩酸 kinine）	0.000321	0.000267	0.000389	0.000872	0.000930

表中の数値は％（W/V）表示で、味を認識できる最低の水溶液濃度を表す。

出典）Cooper RM, Bilash I, and Zubek JP: The effect of age and taste sensitivity. J Gerontol 14:56-58, 1959

低下により、徐々に高音域（高い周波数）から聴力の低下が起こってくる（加齢性難聴）。このため、個人の声を識別したり、集団での会話を理解したりすることが難しくなる。**皮膚感覚**については、触覚・振動感覚・温冷覚が低下するが、痛みに対する感受性については諸説あり研究が待たれるところである。**平衡感覚**も低下するため、とっさの体動変化の制御に支障を来すようになり、転倒の危険性が増加する。**内臓反射**も弱まり、のどの渇きや空腹感も減弱するため、自覚症状なく脱水が進行

第17章　成長と老化

することがある。

　寒冷刺激の知覚低下に加えて、皮下脂肪の減少、皮膚血管運動反応の低下、エクリン汗腺数の減少、熱産生機能の低下などにより**体温調節能**は低下する。このことは、高齢者は熱中症にかかりやすい一因となっている。

(3) 筋・運動器系の老化 （第5章、第6章）

　運動機能は、成人期に入る頃には加齢に伴い低下していく。一般に速筋が遅筋に比して衰えが早いため、跳躍するような瞬発力を要する迅速な運動能力は低下が著しく、歩行のような運動では低下の度合いが少ない。

　加齢により筋肉量と筋肉機能（筋力または身体能力）の両方が低下することを**サルコペニア**といい、転倒・骨折と密接に関連している。筋肉量の低下は、筋再生能力の低下による筋線維の減少や筋線維の萎縮が原因で特に速筋線維（第5章2.8参照）で著しい傾向にある。サルコペニアの対策としては、遅筋線維が働く歩行運動に加え、速筋線維が働く筋力トレーニングを行うことが推奨される。サルコペニアは移動機能低下（ロコモティブシンドローム）の原因でもあり、日常生活動作（Activities of daily living：**ADL**）を維持するためにもその予防は重要である。

(4) 血液の老化 （第7章）

　腎機能の低下に伴い、赤血球の入れ替わりが遅くなり、血液中のヘモグロビン濃度も減少するため、高齢者では貧血になりやすい。

(5) 生体防御機能の老化 （第8章）

　高齢になると、免疫システムの多くの機能が低下する。健康な免疫系は通常、感染症や毒素、そして少なくとも一部のがんから全身を守っているので、その機能の低下により、がんの発症率は高まる。

　胸腺はT細胞の成熟に重要な部位であるが、思春期になると、胸腺は退縮し始め、徐々に小さくなり、最終的には脂肪と結合組織に置き換わる。60歳の成人の胸腺の大きさは5%程度となり、その結果、高齢者のT細胞生成能力は低下し、新しい抗原に対するT細胞応答能は低下する。また、B細胞における抗体産生能力も低下するため、高齢者に対する予防接種では、その効果も低下する。ただし、血中の免疫グロブリンの量は減少しない。なぜなら、自己細胞・組織に対する抗体の産生が亢進するためであり、このことは、高齢者は自己免疫疾患を発症しやすいことにつながる。

　しかし、すべての免疫機能が加齢とともに低下するわけではない。自然免疫の一部であるナチュラルキラー細胞は自然免疫系の一部であるが、加齢による変化はほとんどないことが知られている。

(6) 循環器系の老化 （第9章）

　血管の平滑筋は、動脈の中間層にある弾性線維が加齢とともに架橋が進み硬くなって弾性を失う（図17.22）。さらに、動脈硬化による血管の内径の減少も加わり血管抵抗が高まるため、安静時の収縮期血圧は、加齢とともに上昇していく傾向にある。また、動脈硬化などに伴い、脳動脈では脳梗塞、心臓の冠状動脈では狭心症や心筋梗塞（虚血性心疾患）、腎動脈では虚血性腎症、四肢の動脈では閉塞性動脈硬化症などさまざまな疾患になりやすくなる。

　心筋の収縮力も加齢に伴い弱くなり、心筋はその減少する強度を補うために肥

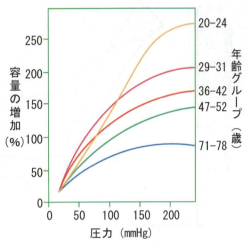

圧力増加に伴う血管容量増加の度合いは、加齢に伴い小さくなっており、血管壁の弾性の低下を示唆している。

図17.22 ヒトの剖検標本における大動脈の圧力－容量関係の加齢変化

大するが、負荷がかかった際の心拍出量は加齢とともに低下する。最大心拍数も減少し、ストレスがかかった後に心拍数と血圧が通常の安静時のレベルに戻るまでに時間を要するになる。この心臓機能低下の一因は、血液が心臓弁から逆流したり、弁の柔軟性が低下したりするためと考えられている。

(7) 呼吸器系の老化 （第10章）

　安静時の一回換気量は成人と高齢者の間にほとんど差はないものの、最大換気量は低下し、肺も加齢とともに弾性が低下し、肺活量が減少して残気量が増加するため、若年時に比べ息切れがしやすくなる。息を吐き出す力が衰え、進行性に気流制限が生じる疾患は、慢性閉塞性肺疾患（COPD）とよばれ、その罹患率は年齢とともに上昇する。高齢化に伴い、COPDによる死亡数は右肩上がりに上昇している。

(8) 消化器系の老化 （第11章）

　消化器系では、歯の摩耗や欠落による咬合不全や嚥下障害、唾液の分泌減少に伴う虫歯や歯周病の増加、消化管の平滑筋弾性の低下による消化管蠕動運動の減弱、排泄機能不全などが起こる。また、消化管付属器である肝臓への血流が減少し、薬物や毒素の代謝効率が低下するため、薬物動態の把握には注意を要する。肝臓や膵臓などの消化腺組織も衰えるため、消化酵素等の分泌量や活性の低下（図17.23）が起こる。そのため、消化に要する時間とエネルギーが増加し、食後に傾眠傾向を強く示すようになる。他の要因としては、食後は、血液が腸管膜動静脈にシフトす

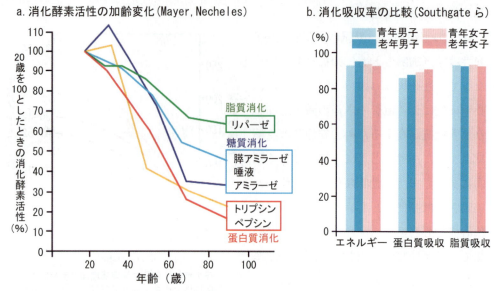

図17.23 消化酵素の活性と消化吸収率の加齢変化

ることで起こる食後低血圧があげられる。しかし、消化吸収率に関しては加齢変化が認められない。

(9) 代謝の老化 (第12章)

体表面積当たりの基礎代謝率は成長期に急激に低下し、その後、年齢とともに低下し続ける（図17.24）。これは、代謝活性の低い脂肪組織が全身的に増加することや代謝活性の高い筋組織が減少することなどに起因する。加齢に伴う生体の活性組織量の減少や食事エネルギー摂取量の減少は、基礎代謝を低下させる原因となる。体重当たりの基礎代謝量は、20歳代に比べ、70歳男性では約16％、女性では約10％程度低下する。一般に、活性組織当たりの基礎代謝量は、高齢者や運動習慣のない人では低値を示すことが報告されている。

タンパク質代謝は、加齢に伴い、総体タンパク質代謝に占める骨格筋タンパク質代謝の割合は低下し、内臓器タンパク質代謝の割合が相対的に高まる。

エネルギー代謝は、加齢に伴い、ブドウ糖負荷時のインスリン分泌量の減少、インスリン受容体の数や感受性が低下して耐糖能が低下し、一般に空腹時の血糖値は上昇する。また、体脂肪量の増加は組織のインスリン受容体の数や結合能、すなわち感受性を低下させ、インスリンを介した細胞内へのグルコースの取り込みやアミノ酸の輸送を低下させる。さらに食物繊維の摂取不足は糖の吸収を促進して、急な血糖値の上昇をもたらす。

代謝の亢進に関与する甲状腺ホルモンのサイロキシンの代謝回転率は20歳から

80歳の間に約50％低下する。しかし、甲状腺刺激ホルモン（TSH）による甲状腺の応答能は高齢者でも低下していない。このことから、サイロキシン代謝回転率の加齢低下は、甲状腺機能の低下というより、むしろ骨格筋など末梢活性組織量の減少に起因するサイロキシン要求量の低下に対応したものといえる。

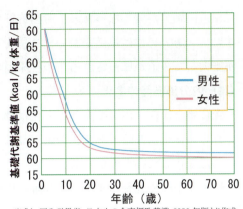

出典）厚生労働省 日本人の食事摂取基準 2020年版より作成

図17.24 基礎代謝基準値の加齢変化

脂質代謝については、一般に体脂質の割合は加齢に伴い増加する。骨格筋では中性脂肪は減少するが、リン脂質は早期から、コレステロールは中年期から、それぞれ増加する。これに対して、皮膚のコレステロールは加齢とともに減少する。脳や腎臓ではいずれの脂質も加齢に伴い増加するが、心臓での増加は比較的軽度である。大動脈ではエステル型コレステロールの増加が顕著で粥状（アテローム）動脈硬化の原因となる。

一般に、血清総コレステロール値は加齢に伴って上昇するが、これは外因性の食事コレステロール摂取量の増加、生活活動強度の低下やエネルギー消費量の減少による内因性合成の増大と関係する。

カルシウム代謝については、ビタミンDとカルシウムの不足は、成人では骨軟化症（骨の不完全な石灰化）をもたらす。これに対して、典型的な加齢性疾病である骨粗しょう症は、骨気質のコラーゲンとカルシウム量が減少することによる骨委縮が特徴的で、形態的な異常は少ないが、骨重量が減少し、骨折を多発させる。骨粗しょう症患者では尿中カルシウム排泄は正常または増加する。20歳頃にピークを示した骨密度は、その後加齢に伴って減少し、高齢期、特に閉経期以降の女性において骨折を多発させる（第12章コラム参照）。カルシウム出納の維持に必要な食事カルシウムは成人の体重量比 7〜10 mg/kgBW に比べて高齢者では 10〜18 mg/kgBW と高値である。

(10) 腎臓・体液の恒常性の老化 （第13章、第14章）

腎臓は血液で満たされた組織であるが、加齢に伴い大きさも小さくなり、血管も細くなって血液供給も減少するため、老廃物をろ過する効率が低下する。最も大切な機能である体液バランスの維持、特に塩分と水分のバランスを維持することが難しくなり、高齢者は若年者よりも早く脱水症状を起こすようになる。

排尿機能の衰えには、形態の違いから性差が生じる。女性は尿道が短く、閉経後

に尿道閉鎖力が弱くなったり、骨盤底筋が弱くなったりするため尿失禁を起こしやすい。一方、男性は尿道が長いため尿失禁は起こしにくいが、加齢に伴って前立腺が肥大して尿道が圧迫されるため排尿困難を起こしやすい。

(11) 内分泌機能の老化 （第15章）

免疫系と同様、ホルモン系の老化は身体の多くの器官に影響を及ぼす。しかし、これらの変化は複雑であり、分泌が加齢とともに減少するもの、増加するもの、あるいは変化しないものがある。

性ホルモンや成長ホルモンは加齢に伴って分泌が低下する。また、メラトニン分泌も加齢に伴い低下するため、入眠への導入が障害される。

一方、アドレナリンやノルアドレナリン、副甲状腺ホルモン、肝臓からのヘパトカインは加齢に伴って分泌が上昇する。アドレナリンやノルアドレナリンは交感神経系を賦活化し、血圧上昇などを引き起こす。副甲状腺ホルモンの上昇は、高カルシウム血症を引き起こし、**骨粗しょう症**や尿路結石の誘因となる。ヘパトカインの一種であるセレノプロテインPは骨格筋に作用して運動抵抗性（運動を行ってもその効果を無効にしてしまう）を起こすため、高齢者の運動効果を減弱させてしまう。

加齢によってほとんど分泌量が変化しないものは、インスリンや甲状腺ホルモン、副腎皮質ホルモンなどがある。インスリンは、分泌は安定しているが、細胞のインスリン感受性が低下するようになるため、空腹時グルコース値は50歳以降、10年ごとに約10 mg/dLずつ上昇する。

(12) 生殖系の老化 （第15章、第17章）

男性ホルモンのレベルは20代で最も高い。30歳を過ぎると、テストステロンは1年に約1%ずつ減少する。テストステロンレベルが極端に低いと、性欲減退につながり、過度な体重増加、筋肉量の減少、骨粗しょう症、一般的な疲労、うつ病などが起こる。さらには、**メタボリックシンドローム**のリスクファクターにもなる（図17.25）。テストステロン補充療法もあるが前立腺肥大、にきびやその他の皮膚反応、赤血球の過剰産生などの副作用がある。

閉経とは、女性の一生において、卵巣と子宮の周期が停止する期間である。閉経は、通常45～55歳の間に起こる。卵巣が、下垂体前葉から分泌される性腺刺激ホルモンに反応しなくなり、エストロゲンもプロゲステロンも分泌されなくなる。エストロゲンのネガティブフィードバック作用の減少により、ゴナドトロピン（特に卵胞刺激ホルモン：FSH）の分泌が亢進する（図17.18a）。FSHの過剰により更年期障害（顔面紅潮や大量の発汗）が、卵巣ホルモンの欠乏により骨粗しょう症や腹圧性尿失禁などが起こる。これらの症状を緩和するために、女性ホルモン補充療法（HRT）

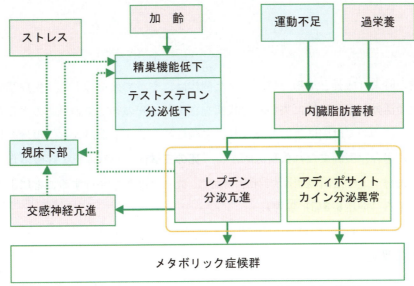

出典）辛島千恵子編著：人間発達とライフサイクル，2020．理工図書，p214，図 8.3 より一部改変

図 17.25　男性のメタボリックシンドロームの発症病理

が日常的に処方されていたが、2002年の大規模調査により長期的には、HRTは予防するよりも多くの健康問題を引き起こすことが明らかになったため、現在は長期的なHRT処方は推奨されていない。

　一般に、女性は男性より長生きであるが、その理由としてエストロゲンが女性の心血管障害をある程度予防していることが一因と考えられている。

7 個体レベルの老化

　加齢による身体機能・認知機能の低下に伴い、食事・排泄・入浴・移動などの日常生活動作（ADL）が低下する。高齢者が要介護状態に陥る過程には意図しない衰弱、筋力の低下、活動性の低下、認知機能の低下、精神活動の低下など健康障害を起こしやすい脆弱な状態（中段階的な段階）を経ることが多く、これらの状態を日本老年医学会は「**フレイル**」として提唱している。

　フレイルは、要介護状態につながる中間的段階とされており、その概念を理解することと予防の重要性を認識しておく必要が医療従事者に求められている。前述のサルコペニアは、フレイルの原因のひとつといわれており、低栄養状態がサルコペニアにつながり、活力低下、身体機能低下を誘導し、活動度、消費エネルギー量の減少、食欲低下をもたらし、さらなる栄養状態の悪化を招くという負のサイクルが構築されるため、注意が必要である。

8 死

受精の時より成長と加齢を遂げてきた個体は、やがて死を迎える。生理学的な死は、生命活動が不可逆的に失われた状態をさすが、死の判定を誰がどのような基準で行うかについては国によって異なり、多分に社会的な要素が入る。現代の日本では多くの場合、医師または歯科医師が、「**死の三徴候（心臓停止・呼吸停止・対光反射消失）**」という基準を用いて死を判定し、死亡診断書を発行することによって死が確定する（後述 **8.3**(3) 参照）。

8.1 死の受容

人は死を予告されたとき、どのようにそれを受容するのであろうか。アメリカの精神科医キューブラ・ロスは、個人が死を受容するまでのプロセスを、否認、怒り、取引、抑うつ、受容の 5 段階に分けて捉えることを提唱した。心理学的内容ではあるが、看護において死の看取りは重要な要素であるため、個体の連続的変化のひとつとして以下にまとめる。

① 第 1 段階：否認

自分が死ぬことを知って大きな衝撃を受け、現実とは受け止められない段階

② 第 2 段階：怒り

なぜ自分がこんな目に遭うのかと、怒りがこみ上げる段階

③ 第 3 段階：取引

延命できるよう人や神にすがり、取引しようとする段階

④ 第 4 段階：抑うつ

取引が無駄と知り運命に失望して、抑うつ状態になる段階

⑤ 第 5 段階：受容

希望を捨てる一方、自分の置かれた死にゆく状況を受け入れる段階

8.2 臨死期の生体の変化

いよいよ死がついた個体には、以下に示すような特徴的な生理的変化が生じる。

(1) バイタルサインの変化

血圧や血中酸素飽和度は測定ができなくなる。バイタルサインのうち、呼吸・循環・血圧・意識に現れる変化を**表17.2**にまとめた。臨死期では徐々に血圧が低下するため、橈骨動脈、大腿動脈、頸動脈の順で脈の触知ができなくなっていく。

表17.2 臨死期のバイタルサインの変化

バイタルサイン	主な変化
呼　　吸	チェーンストークス呼吸、下顎呼吸
循　　環	動脈触知不可、四肢チアノーゼの出現
血　　圧	血圧低下（測定不可）
意　　識	意識レベルの低下、傾眠傾向、せん妄の出現

(2) 乏尿もしくは無尿

　臨死期が近づくと、経口摂取ができない状態が続き、心機能・腎機能の低下によって、腎虚血状態となり尿がつくられないことによって起こる。排水機構が停止している状態のため、補液の継続は全身浮腫を引き起こすため注意が必要である。

(3) 死前喘鳴

　呼吸時に「ゴロゴロ」「ゼイゼイ」といった音が聞かれ、気道内分泌物の貯留によって生じるが、「痰」とは異なるため、吸引による改善は見込まれない。終末期のがん患者の約35%で出現するといわれている。

8.3 死を含む状態

(1) 植物状態

　植物状態とは、脳損傷により大脳の機能が停止し意識はないが脳幹の機能が保たれ自発呼吸が維持されている状態で、脳死とは脳幹機能が維持される点で異なる。

(2) 脳死

　脳死とは、すべての脳機能が停止し、生命維持装置で循環や呼吸が人為的に維持されている状態をいう。日本の臓器移植法では、臓器提供する意思がある場合に限って脳死をヒトの死とする。脳死判定の前提条件は、基質的脳障害により深い昏睡で無呼吸であること、原疾患がCTなどで診断されていること、適切な治療でも回復の見込みが全くないこと、とされる。脳死は、以下の判定基準が満たされている必要がある。①深い昏睡　②両眼瞳孔径4 mm以上　③対光反射などの脳幹反射消失　④脳波平坦　⑤自発呼吸消失　⑥上記①〜⑤が揃った場合に、6時間以上（小児は24時間以上）経過を診て変化がないこと。一方、15歳未満、知的障害などで本人の意思表示ができない者、脳死に似た状態になり得る状態の者は除外される。

(3) 心臓死 （死の三大徴候の一つ。一般的な「死」と同義）

　心臓停止が診られる死のこと。脳死と対比させ、特に心臓死ということがあるが、心臓停止は、死の3徴候（心臓停止・呼吸停止・対光反射消失）の中に含まれるた

第17章　成長と老化

め、一般的な死と同義で使われることが多い。死の三大徴候は、それぞれその中枢である延髄、延髄〜橋、中脳（あわせて脳幹）の機能停止を示唆する。死亡診断は医師によって行われる。

（4）細胞死

細胞死とは細胞の損傷が修復不能となって細胞が死ぬことをいい、壊死やアポトーシスなど多様に分類される。壊死はネクローシスともいい、細胞が不可逆的な損害を受けて死に至ることで、炎症が生じ得る。アポトーシスは古い細胞を新しい細胞に置き換えるために細胞がプログラム化された死を来すことで、炎症は生じない。アポトーシスは胎児の指の間に見られる水かきの部分が脱落する際などにみられる。

個体が死を迎えると、細胞レベルでのガス交換も止まり、次第に細胞死が進んでいく。

8.4　死後の生体の変化

個体が死を迎えてから2時間ほど経つと、生体では生きているときには起こらない化学反応が起こり、関節が動かなくなり、筋が硬直する。この現象を死後硬直という。初めに硬直するのは顎関節で、順に身体中の筋が硬直し始め、12時間ほど経つと全身にまで硬直が及ぶ。その後、死後30時間から40時間程度で硬直は徐々に解け始め、死後90時間後には完全に解ける。

死後硬直は、いくつかの分子変化が織りなす複雑なメカニズムにより生じるが、主な反応は、心肺停止により筋への酸素の供給が絶たれ、ATPが産生されなくなることによって起こる。ATPはアクチンとミオシンの結合（架橋）をはずす働きがあり（第5章参照）、一度収縮した筋はATP不足のため弛緩できなくなり、収縮したままの硬直状態になる。その後タンパク質が変性すると硬直が解ける。

9　健康フロンティアとホメオスタシス

厚生労働省は、2024年度からの第3次健康21プランにおいて「すべての国民が健やかで心豊かに生活できる持続可能な社会の実現」をビジョンと掲げた。そのビジョン実現のため、3つの柱として「個人の行動と健康状態の改善」「社会環境の質の向上」「ライフコースアプローチを踏まえた健康づくり」を掲げ、その結果として「健康寿命の延伸と健康格差の縮小」を実現していくことを基本的な方向と定めている。

本書で見てきたとおり、身体的健康は、適切なホメオスタシスの維持に大きく依

9 健康フロンティアとホメオスタシス

存しており、その正常なメカニズムや破綻による影響を学ぶことは、ライフコース全体の健康維持や疾病からの回復に役立つと思われる。特に、食事と運動は個人でコントロールできる要素が大きいため、よい健康習慣をライフコースの早いうちから身につけることは、健康寿命を延ばすことに大きく貢献すると考えられる。

コラム JCS（ジャパンコーマスケール）とヒトのライフコース

意識は、人間の生命活動における重要な指標のひとつであり、意識レベル（覚醒度）と認識機能の2つの要素で捉えることができる。両方が正常に保たれた状態を**意識清明**といい、どちらか一方または両方とも障害された場合を**意識障害**という。

意識障害が認められる人は、脳幹出血による生命の危機にあったり、脳の不可逆的な損傷を有していることも多いため、通常の看護現場においても、患者の意識のアセスメントは日常的に行われている。

意識障害の程度や経時的変化を客観的に評価するため、病状を誰でも把握できる指標として頻用されるもののひとつに、**ジャパンコーマスケール（JCS）**がある。JCSは、覚醒度に主眼をおき、意識レベルと意識内容を同時に評価するもので、まず覚醒の程度によって3段階（1桁・2桁・3桁）に分類し、さらにそれぞれを3段階に分類することにより、合計9段階の3−3−9方式となっている。JCSはアセスメントする手順も評価基準も決まっているため、簡便でわかりやすいが、学生は各段階を記憶するのに苦労するようである。

そこで本コラムでは、JCSの9段階について、各scaleの指標となる反応が、「脳のどこの活動」であり、ヒトのライフコースにおいて「いつ獲得されていくか」、という視点で新たに眺めてみることとした。

まず、脳の活動を見てみると、意識は、**大脳皮質**と**上行性網様体賦活系**により維持されていることが知られている。上行性網様体賦活系は、脳幹網様体や視床の非特殊核、視床下部までを含めた経路であり、末梢からの感覚刺激などの入力を受け、大脳皮質を覚醒状態にする（図 17.26 a）。このため、脳幹・間脳（視床）・大脳皮質のいずれかが障害された場合、意識障害が起こり得る。

表 17.3 に記したとおり、JCSの各scaleの評価が「脳のどこの活動」の評価であるかを見ていくと、まず、「開眼の状態」を見ることにより、意識を司る大脳皮質系と上行系網様体賦活系の2系統状態が大雑把にわかる（表 17.3 a）。次に、9つの分類に必要な脳の活動を見てみると、下位scale（Ⅲ-300）から上位のscale（Ⅰ-10）に向けて、概ね中枢神経系の下位（脊髄）から上位（大脳皮

505

a 意識の場

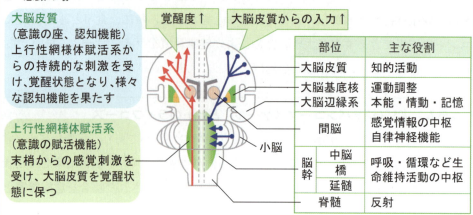

b 脳の機能地図（抜粋）

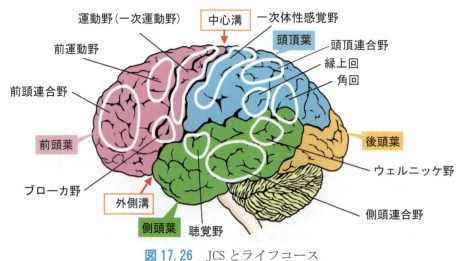

図 17.26　JCS とライフコース

質）へと活動を評価していることがわかってくる（図 17.26 b、表 17.3 b）。このことは、JCS を用いることにより、その人の中枢神経系のどのレベル（部位）に障害があるかを、ある程度予測できることを意味する。

さらに、中枢神経系は、基本的に「下位（脊髄）から上位（大脳皮質）」へとその発達が進んでいくので、JCS を各 scale の指標となる反応が「いつ獲得されていくか」、という視点で見てみると、表 17.4 に示したとおり、下位の scale から上位の scale に向けて、ヒトのライフコースを追うように獲得されていく傾向があることに気づく。

例えば、Ⅲ-300 の「痛み刺激の反応がない」ことを、「痛み刺激への反応はいつから現れるのか」という視点で見ると、胎児の痛覚は、胎齢 17 週頃から発達し始め、26 週頃には痛みを感じていると考えられている。同様に見ていくと、

9　健康フロンティアとホメオスタシス

表 17.3　ジャパン・コーマ・スケールと脳の部位

A　3つの stage（Ⅰ～Ⅲ）と意識中枢の状態

JCS の Scale		意識を維持する2系統の状態	
Ⅰ	自発開眼している	大脳皮質△	脳幹網様体○
Ⅱ	刺激すると覚醒する	大脳皮質▲	脳幹網様体△
Ⅲ	刺激しても覚醒しない	大脳皮質×	脳幹網様体▲

B　9つの stage と脳機能

		ジャパン・コーマ・スケール		評価している脳の部位	
		scale	評価している生理機能	区分	脳の部位
自発開眼	Ⅰ-1	意識清明だが今ひとつはっきりしない	高度な認知・判断能力	大脳皮質	全体のネットワーク
	Ⅰ-2	見当識障害がある	想起	大脳皮質	側頭葉
			時間認知・記憶	大脳皮質 大脳辺縁系	右側頭葉 海馬（時間細胞）
			空間認知・記憶	大脳辺縁系	海馬（場所細胞）
	Ⅰ-3	自分の名前、生年月日がいえない	自己認知	大脳皮質	右側腹側運動前野
			記憶・想起	大脳辺縁系	海馬
刺激に対して開眼可（Ⅱ）	Ⅱ-10	普通の呼び掛けで容易に開眼する。合目的な運動（右手を握れ、離せ）をするし、言葉も出るが間違いが多い	運動言語能	大脳皮質	前頭葉ブローカ野など
			左右認知	大脳皮質	頭頂葉
			感覚言語能	大脳皮質	大頭葉ウェルニッケ野など
			随意運動	大脳皮質	連合野→錐体路
			聴覚刺激→覚醒	脳幹	橋：脳神経Ⅷ→脳幹網様体
	Ⅱ-20	大きな声または体をゆさぶると開眼する	感覚言語能→随意運動	大脳皮質	感覚言語神経路→連合野→錐体路
			姿勢変化→覚醒	脳幹	中脳：姿勢中枢
			強い聴覚刺激→覚醒	脳幹	橋：脳神経（蝸牛神経）Ⅷ
	Ⅱ-30	痛み刺激を加えつつ、呼び掛けを繰り返すと、かろうじて開眼する	覚醒＝上行性網様体賦活系は機能	脳幹・間脳	脳幹網様体→視床→（大脳皮質）
			開眼＝上眼検挙筋・前頭筋が収縮	脳幹	中脳：脳神経Ⅲ、橋＝脳神経Ⅶ
			反復聴覚刺激→開眼	脳幹	橋：脳神経Ⅷ
			痛み刺激（眼窩上切痕）→覚醒	脳幹	橋：脳神経V_1
			痛み刺激（親指爪床）→覚醒	脊髄	頚髄：脊髄神経C6
			痛み刺激（胸骨中心）→覚醒	脊髄	胸髄：脊髄神経T4
刺激に対して開眼不可（Ⅲ）	Ⅲ-100	痛み刺激に対して払いのけるような動作をする	痛み刺激→触空間認知→忌避反応	大脳皮質	一次感覚野→一次運動野
	Ⅲ-200	痛み刺激で少し手足を動かしたり顔をしかめたりする	痛み刺激→表情筋の運動反射	脳幹	橋反射（表情筋：脳神経Ⅶ）
			痛み刺激→四肢の運動反射	脊髄	脊髄反射（四肢）
	Ⅲ-300	痛み刺激に反応しない	痛覚反応なし	脊髄	脊髄反射消失

507

表17.4 ジャパン・コーマ・スケールとライフコース

JCS の scale		ヒトのライフコース	
		ヒトの成長	時　期
自発開眼（Ⅰ）	Ⅰ-1	ほぼ日常生活を営める	12～13 歳頃（Ames, L. B）
	Ⅰ-2	何月何日がわかる	6～8 歳頃（Ames, L. B）
		自分の場所がわかる	3 歳頃
	Ⅰ-3	自分の誕生日がいえる	5～6 歳頃
		自分の名前がいえる	2 歳 10 カ月頃（村井）
刺激に対して開眼可（Ⅱ）	Ⅱ-10	左右がわかる	4 歳 6 カ月頃
		合目的な運動をする	1 歳 6 カ月頃
		文を話す	1 歳 6 カ月頃
	Ⅱ-20	簡単な命令に応じる	生後 6 カ月頃
		姿勢反射	生後 6 カ月頃
		随意運動が始まる	生後 2 カ月頃
	Ⅱ-30	目を開く	胎齢 26 週頃
		意識が芽生える	胎齢 20 週頃
		耳が聞こえる	胎齢 14 週頃
刺激に対して開眼不可（Ⅲ）	Ⅲ-100	触られた身体部位がわかる	胎齢 24 週頃
	Ⅲ-200	表情筋を使い始める	原始反射 胎齢 15 週頃～生後 5 カ月
		刺激に対して反射運動を起こす	原始反射 胎齢 6 週頃～生後 2 カ月
	Ⅲ-300	痛覚の発現	胎齢 17 週～（成熟 26 週）

　私たちは、Ⅲ-200 の「脊髄反射（原始反射）」は胎齢 6 週頃、「橋反射（原始反射）」は胎齢 15 週頃、Ⅲ-100 の「一時体性感覚野」等は胎齢 24 週頃に獲得してきたのである。

　ⅡとⅠも同様で、胎齢 14 週頃～26 週頃にⅡ-30 の「聴覚」「意識」「開眼」を、生後 6 カ月にⅡ-20 の「間脳（視床）の発達」「姿勢反射」を、生後 1 年 6 カ月頃に、Ⅱ-10 の「呼び掛けの内容を理解し反応」することができるようになり、生後 2 歳 10 カ月～6 歳頃にⅠ-3 の「自分の誕生日や生年月日が」いえるようになり、生後 3 歳から 8 歳にかけてⅠ-2 の「時間認識や空間認識」を発達させ、中学生になること、すなわち生後 12 歳～13 歳頃にⅠ-1 の「日常生活が規制できる」状態まで成長してきたのである。一見覚えにくい JCS の各 scale も、まずは中枢神経系の発生してきた順に評価している部位を理解し、次に、自分が獲得してきた能力の順番にその内容を落とし込むことにより、単なる暗記項目の域を脱し、真に自分のものとなってくるのではないだろうか。本コラムが学生の理解の一助となれば幸いである。

問　題

A.　多肢選択問題

1　妊娠に伴う母体の生理的変化とその時期の組み合わせで正しいのはどれか。

a.　体温が低下する。—— 妊娠 5 週頃

b.　乳房が緊満する。—— 妊娠 15 週頃

c.　つわりが軽減する。—— 妊娠 11 週頃

d.　循環血液量が最大になる。—— 妊娠 32 週頃

2　胎児と胎児付属物について正しいのはどれか。**2 つ選べ。**

a.　妊娠 4 週では、Doppler〈ドプラ〉法で胎児心音が聴取できる。

b.　妊娠 12 週では、胎盤が完成している。

c.　妊娠 24 週では、胎児の呼吸様運動が見られる。

d.　妊娠 26 週では、胎児の胎位は固定している。

e.　妊娠 36 週では、肺胞内に十分な肺表面活性物質が分泌されている。

3　産褥期の生理的変化で正しいのはどれか。

a.　児が乳頭を吸啜することによってオキシトシンが分泌される。

b.　子宮が非妊娠時の大きさに戻るのは分娩後約 2 週である。

c.　分娩後は一時的に尿量が減少する。

d.　プロゲステロンが増加する。

4　児の吸啜刺激によって分泌が亢進し、分娩後の母体の子宮筋の収縮を促すのはどれか。

a.　オキシトシン　b.　プロラクチン　c.　テストステロン　d.　プロゲステロン

5　成人期において基礎代謝量が最も多い時期はどれか。

a.　青年期　　　b.　壮年前期　　　c.　壮年後期　　　d.　向老期

6　更年期の女性で増加するのはどれか。

a.　卵胞刺激ホルモン〈FSH〉　　　b.　テストステロン

c.　プロラクチン　　　　　　　　d.　エストロゲン

第17章　成長と老化

---

7 老年期の身体的な特徴で正しいのはどれか。

a. 尿量の増加

b. 味覚の感度の向上

c. 体温調節能の低下

d. 外来抗原に対する抗体産生の亢進

---

8 加齢に伴い老年期に上昇するのはどれか。

a. 腎血流量　　b. 最大換気量　　c. 空腹時血糖　　d. 神経伝導速度

---

9 30歳を100%とした生理機能と比較して、老年期において機能の残存率の平均値が最も低下するのは次のうちどれか。

a. 基礎代謝率　　b. 最大換気量　　c. 細胞内水分量　　d. 神経伝導速度

---

10 臨死期の身体的変化はどれか。

a. 尿量が増加する。

b. 全身の筋肉が硬直する。

c. 不規則な呼吸が出現する。

d. 頸動脈が触れなくなった後、橈骨動脈が触れなくなる。

解答

(1) d　(2) c,e　(3) a　(4) a　(5) a　(6) a　(7) c　(8) c　(9) b　(10) c

B. 記述式問題

(1) 看護において、ヒトの成長および加齢による変化を学ぶ意義を述べよ。

(2) ヒトの出生（分娩）におけるオキシトシンの機能について説明せよ。

(3) 各器官の成長による変化について、各器官系の違いに留意してまとめよ。

(4) 各器官の加齢による変化について、各器官系の違いに留意してまとめよ。

(5) 老化とは何かを定義し、2つの老化過程について具体例をあげて説明せよ。

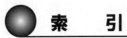

索引

数字

ギリシャ数字
Ⅰ型アレルギー ……………… 224
Ⅱ型アレルギー ……………… 225
Ⅲ型アレルギー ……………… 225
Ⅳ型アレルギー ……………… 225

1
1型糖尿病 …………………… 348
1秒量 ………………………… 276
1秒率 …………………… 276, 277
1回拍出量 …………………… 245
1回呼吸気量 ………………… 274
1回換気量 …………………… 274

2
2型糖尿病 …………………… 348
2,3-ジホスホグリセリン酸 … 287

和文

あ
アイソザイム ………………… 19
アウエルバッハ神経叢 …… 66, 304
アクアポリン ………………… 388
悪性貧血 ……………………… 193
悪玉コレステロール ………… 344
アクチン ……………………… 140
アクチンフィラメント ……… 137
アジソン病 …………………… 428
アシドーシス ………… 346, 399, 404
アストログリア ……………… 57
アセチル CoA ………… 339, 341, 343
アセチルコリン ……… 48, 315, 320
アセチルコリンエステラーゼ… 48
アデニン ……………………… 10
アデノシン一リン酸 ………… 332
アデノシン二リン酸 ………… 331
アデノシン三リン酸 … 17, 138, 331
アトウォーターの係数 ……… 332
アドレナリン ……… 46, 64, 427, 428
アドレナリン作動性線維 …… 154
アドレナリン受容体 ………… 65
アブミ骨 ……………………… 125
アポクリン腺 ………………… 453
アポタンパク質 ……………… 203
アミノ酸誘導体ホルモン …… 417

アミロイドの沈着 …………… 493
アルカローシス …………… 399, 404
アルドステロン
　　　………… 370, 392, 396, 427
アルファ波 …………………… 82
アルブミン …………………… 198
アレルギー …………………… 224
アレルゲン免疫療法 ………… 228
アロディニア ………………… 111
アンジオテンシンⅡ ……… 397, 428
アンジオテンシン系 ………… 257
暗順応 ………………………… 123
安静時振戦 …………………… 176
アンドロゲン ………………… 435

い
イオンチャネル ……………… 30
異化 …………………………… 331
異化作用 ……………………… 431
閾値 …………………………… 95
閾膜電位 ……………………… 35
胃相 …………………………… 316
一塩基多型 …………………… 20
一次運動野 ………………… 76, 170
一次運動野の体部位再現 …… 171
一次凝集 ……………………… 196
一次視覚野 …………………… 77
一次性能動輸送 ……………… 7
一次体性感覚野 …………… 77, 101
一次痛 ………………………… 107
逸脱酵素 ……………………… 356
一般型 ………………………… 484
遺伝子 ………………………… 12
遺伝子異常 …………………… 19
イヌリン ……………………… 378
意味記憶 ……………………… 88
イリタント受容器 …………… 290
飲水中枢 ……………………… 395
インスリン …………………… 430
インスリン様成長因子 ……… 426
インスリン様成長因子-Ⅰ …… 424
インターフェロン …………… 214
インターロイキン ………… 215, 463
咽頭相 ………………………… 310
インパルス …………………… 33

う
ウィスコンシン・カード・ソーティ
　ングテスト ………………… 494
ウェルニッケ野 ……………… 76
ウエルニッケ脳症 …………… 354
羽状筋 ………………………… 136
うつ熱 ………………………… 460
ウラシル ……………………… 10
運動神経 ……………………… 56
運動前野 ……………………… 170
運動単位 …………………… 138, 160
運動ニューロン ……………… 69
運搬 RNA …………………… 13
運搬体 ………………………… 6

え
栄養膜細胞 …………………… 474
腋窩温 ………………………… 445
液性免疫 …………… 194, 202, 216
エクササイズ ………………… 335
エクソサイトーシス ………… 9
エクリン腺 …………………… 453
エコノミー症候群 …………… 254
エストロゲン
　　　………… 426, 436, 439, 474, 476
エネルギー代謝 ……………… 498
エネルギー代謝率 …………… 335
エピソード記憶 ……………… 86
エピネフリン ………………… 64
エフェクターT細胞 ………… 218
エリスロポエチン …………… 189
遠位尿細管 …………………… 366
塩基 …………………………… 399
塩基対 ………………………… 12
嚥下 …………………………… 310
エンケファリン …………… 48, 111
遠心性運動 …………………… 149
遠心性神経 …………………… 56
遠心性の作用 ………………… 108
延髄 …………………………… 70
延髄吻側腹内側部 …………… 111
エンドクリン ………………… 417
エンドルフィン ……………… 111

お
横隔神経 ……………………… 274
横隔膜呼吸 …………………… 274
黄体 …………………………… 437

511

索 引

黄体形成ホルモン	424
黄体ホルモン	436
黄疸	190
嘔吐中枢	317
黄斑	121
オートクリン	417
オーバーシュート	33, 35, 36
オキシトシン	425, 439, 482
オキシヘモグロビン	284
悪阻	480
遅い痛み	107
オッディの括約筋	321
オピオイド	48
オプソニン作用	222
オリーブ	70
オリゴデンドログリア	57
温罨法	464
温痛覚	485
温点	98
温度感受性ニューロン	456
温ニューロン	456
温熱性発汗	453
温熱的中性域	450
オンライン制御	179

か

外因子	193
下位運動中枢	164
概月リズム	448
開口放出	42, 417, 429
外肛門括約筋	325
外呼吸	268
介在板	234
概日リズム	72, 447, 448
外層温	444
外層部	444
外側運動制御系	170
外側結合腕傍核	457
外側膝状体	123
回腸	317
外転神経	59
解糖系	339
外尿道括約筋	381
海馬	80
外胚葉	477
咳反射	292
解剖学的死腔	277
回盲弁	317
外リンパ	125
カイロミクロン	203, 343
化学的緩衝作用	403
化学的要因	492

蝸牛管	125
蝸牛神経核	126
核	10
核鎖線維	164
核酸	10
拡散	188
核心温	444, 447
核心部	444
核袋線維	164
拡張期血圧	247
核内受容体	419, 420
角膜	119
核膜孔	10
下垂体後葉	425
下垂体前葉	423
下垂体中葉	423
下垂体門脈系	423
ガストリン	48, 315
仮性疼痛反応	113
顎下腺	309
脚気	354
滑車神経	59
褐色脂肪	490
褐色脂肪組織	451
活性型ビタミンD	352
活動張力	147
活動電位	33
滑面小胞体	9
括約筋	304
カテーテル	255
カテコールアミン	47
カハールの介在細胞	66
花粉症	228
鎌状赤血球症	193
硝子体	119
カリウム	357
カリウム平衡電位	32
顆粒球	194
カルシウム	357
カルシウム代謝	499
カルシトニン	434
カルシトニン遺伝子関連ペプチド	108
カルバミノヘモグロビン	288
カルボキシペプチダーゼ	318
感覚受容器	94
感覚神経	56, 94
感覚神経終末	96
換気閾値	298
換気率	275
感作	111
幹細胞	20

間質液	184, 388
間質細胞	435
緩衝価	400
冠状循環	261
緩衝能	400
間接ビリルビン	190
関節リウマチ	215
間接路	173
杆体	119, 121
関電極	238
間脳	72
顔面神経	59
関連痛	109

き

記憶	485
器官形成期	472
気胸	272
基質準位のリン酸化	343
偽足	196
基礎代謝	333
基礎代謝量	333, 334
拮抗支配	61
基底側脱落膜	473
企図振戦	179
希突起膠細胞	57
キヌタ骨	125
キネステジア	106
機能的残気量	275
キモトリプシン	318
逆説睡眠	83
キャッスル因子	193
吸引	309
嗅覚	494
嗅覚野	119
球形嚢	125, 127
嗅細胞	118
吸収	304
球状核	178
嗅上皮	118
嗅神経	57
求心神経	94
求心性運動	149
求心性神経	56
急性減圧症候群	297
急性骨髄性白血病	198
急性白血病	198
急性リンパ性白血病	198
吸息	271
急速眼球運動	83
吸息ニューロン	293
嗅脳	80

索　引

橋	70
橋核	178
胸式呼吸	274
強縮	146
胸腺	210
協調運動障害	179
胸部誘導	237, 238
強膜	119
虚血性心疾患	242, 261
巨人症	426
巨赤芽球性貧血	193, 355
キラーT細胞	214
筋委縮	151
近位尿細管	366
近距離反射	121
筋原線維	136
筋節	137
筋線維	135
筋線維束	136
筋層	304
緊張性支配	62
筋肥大	152
筋紡錘	104, 164

く

グアニン	10
空間的加重	49, 97
空腸	317
クエン酸回路	143, 339, 341, 342
くしゃみ反射	292
駆出期	244
クスマウル型呼吸	296
屈曲反射	166
クッシング症候群	398, 428
クッパー細胞	190
クラウゼ終棍	98
クラススイッチ	219
グリア細胞	56
クリアランス試験	378
グリコーゲン	337
クリスマス因子	200
グルカゴン	430, 431
グルクロン酸抱合	190
グルコース	142
くる病	352
クレアチニン	378
クレアチンリン酸	142
クレチン症	430
クロスプレゼンテーション	214
グロブリン	198
クロマチン	10
クワシオルコル	338

け

形質細胞	219
楔状束核	101
系統	3
頸動脈小体	289
経肺圧	278
血液型抗原	191
血液凝固因子	353
血液凝固カスケード	201
血液－脳関門	263
血管外遊出	194
血球	184
血色素	185
血漿	184, 198, 388
血漿膠質浸透圧	198
血漿タンパク質	198
血漿トロンボプラスチン前駆物質	200
血小板	196
血小板因子	196
血小板血栓	196
血小板減少性紫斑病	196
血小板栓子	196
血小板無力症	196
血清	198
血栓	199
血糖	339
血餅	199
血友病A	201
血友病B	201
ケトアシドーシス	346
ケトーシス	346
ケトン体	404
ゲノム	15
ゲノム編集	15, 16
ケモカイン	224
減感作療法	228
嫌気的解糖	142
言語	485
原始反射	486
原発性アルドステロン症	398
原発性高血圧	250

こ

高アンモニア血症	342
高閾値機械受容器	107
高エネルギー化合物	331
好塩基球	194, 212
効果器	4
後角	69
交感神経系	61
交感神経節前ニューロン	459

好気的解糖過程	143
好気的リン酸化	299
口腔相	310
高血圧	398
抗血清	198
抗原	213
抗原抗体反応	191
抗原提示細胞	195, 213
後根	60, 69
後根神経節	69
虹彩	119
交叉性伸展反射	166
抗酸化剤	352
好酸球	212
恒常性	4
甲状腺刺激ホルモン	424
甲状腺ホルモン	429
膠質浸透圧	390
酵素共役型受容体	420
高体温症	460
好中球	194, 211
高張液	388
行動性体温調節反応	449
後頭葉	74
高尿酸血症	18
高比重リポタンパク質	343
興奮	33
興奮性シナプス	43
興奮性シナプス後電位	43
興奮性シナプス電位	151
興奮性伝達物質	43
興奮性ニューロン	43
興奮伝導系	235
興奮頻度	146
抗利尿ホルモン	372
交連線維	80
コール酸	320
後過分極電位	34
呼吸運動	271
呼吸商	332
呼吸性アシドーシス	404
呼吸性アルカローシス	404
呼吸性代償	298
呼吸中枢	292
呼吸比	332
黒質	172
後索核	101
鼓室階	125
呼息	271
呼息ニューロン	293
個体	3
五大栄養素	331

索　引

骨髄‥‥‥‥‥‥‥‥‥ 185, 210
骨髄幹細胞‥‥‥‥‥‥‥‥ 185
骨髄系前駆細胞‥‥‥‥‥‥ 186
骨粗しょう症‥‥‥ 358, 434, 500
骨軟化症‥‥‥‥‥‥‥‥‥ 352
コドン‥‥‥‥‥‥‥‥‥‥‥ 14
小人症‥‥‥‥‥‥‥‥‥‥ 426
後腹側内側核‥‥‥‥‥‥‥ 101
固有感覚‥‥‥‥‥‥‥‥‥ 104
コラーゲン線維‥‥‥‥‥‥ 196
コリン作動性神経‥‥‥‥‥‥ 64
コルサコフ症候群‥‥‥‥‥‥ 87
ゴルジ腱器官‥‥‥‥ 104, 165
ゴルジ体‥‥‥‥‥‥‥‥‥‥ 9
コルチ器‥‥‥‥‥‥‥‥‥ 125
コレシストキニン‥‥‥‥ 48, 320
コレステロール‥‥‥‥‥‥ 352
コロイド浸透圧‥‥‥‥‥‥ 390
コロトコフ音‥‥‥‥‥‥‥ 250

さ

サーカディアンリズム‥‥ 72, 485
サーファクタント‥‥‥ 270, 280
差閾‥‥‥‥‥‥‥‥‥‥‥‥ 95
催奇形性因子‥‥‥‥‥‥‥ 476
最高血圧‥‥‥‥‥‥‥‥‥ 247
最終月経開始日‥‥‥‥‥‥ 472
臍静脈‥‥‥‥‥‥‥‥‥‥ 476
サイズの原理‥‥‥‥‥‥‥ 151
再生経路‥‥‥‥‥‥‥‥‥‥ 17
再生不良性貧血‥‥‥‥‥‥ 193
臍帯‥‥‥‥‥‥‥‥‥ 472, 476
最大酸素摂取量‥‥‥‥‥‥ 298
最低血圧‥‥‥‥‥‥‥‥‥ 247
臍動脈‥‥‥‥‥‥‥‥‥‥ 476
サイトカイン‥‥‥‥‥ 214, 223
再分極‥‥‥‥‥‥‥‥‥‥‥ 34
細胞‥‥‥‥‥‥‥‥‥‥‥‥ 2
細胞外液‥‥‥‥‥‥‥‥‥ 388
細胞骨格‥‥‥‥‥‥‥‥‥‥ 9
細胞死‥‥‥‥‥‥‥‥‥‥ 504
細胞傷害性 T 細胞‥‥‥‥‥ 216
細胞傷害性 T リンパ球‥‥‥ 218
細胞性免疫‥‥‥‥‥ 194, 2166
細胞内液‥‥‥‥‥‥‥‥‥ 388
細胞膜‥‥‥‥‥‥‥‥‥‥‥ 6
細胞膜受容体‥‥‥‥‥‥‥ 419
サイロキシン T_4‥‥‥‥‥ 429
作業記憶‥‥‥‥‥‥‥‥‥‥ 86
鎖骨下静脈‥‥‥‥‥‥‥‥ 263
サブスタンス P‥‥‥‥‥‥ 108
サルコペニア‥‥‥‥‥ 496, 501

サルコメア‥‥‥‥‥‥‥‥ 137
サルベージ経路‥‥‥‥‥‥‥ 17
酸‥‥‥‥‥‥‥‥‥‥‥‥‥ 399
酸化的リン酸化‥‥‥‥‥‥ 343
酸化ヘモグロビン‥‥‥‥‥ 188
残気量‥‥‥‥‥‥‥‥‥‥ 275
三叉神経‥‥‥‥‥‥‥ 59, 101
三叉神経主知覚核‥‥‥‥‥ 101
産褥期‥‥‥‥‥‥‥‥‥‥ 482
三尖弁‥‥‥‥‥‥‥‥ 234, 244
三層性胚盤‥‥‥‥‥‥‥‥ 477
酸素化‥‥‥‥‥‥‥‥‥‥ 188
酸素解離曲線‥‥‥‥‥ 188, 285
酸素負債‥‥‥‥‥‥‥‥‥ 145
三大栄養素‥‥‥‥‥‥‥‥ 330
散瞳‥‥‥‥‥‥‥‥‥‥‥ 121
産熱‥‥‥‥‥‥‥‥‥‥‥ 449
三胚葉‥‥‥‥‥‥‥‥‥‥ 477
三半規管‥‥‥‥‥‥‥ 125, 127

し

シータ波‥‥‥‥‥‥‥‥‥‥ 82
耳温‥‥‥‥‥‥‥‥‥‥‥ 445
視蓋脊髄路‥‥‥‥‥‥‥‥ 169
視覚‥‥‥‥‥‥‥ 485, 486, 494
視覚的アナログスケール‥‥ 112
耳下腺‥‥‥‥‥‥‥‥‥‥ 309
弛緩期‥‥‥‥‥‥‥‥‥‥ 242
弛緩期血圧‥‥‥‥‥‥‥‥ 247
時間的加重‥‥‥‥‥‥‥ 49, 97
子宮‥‥‥‥‥‥‥‥‥ 436, 478
糸球体‥‥‥‥‥‥‥‥‥‥ 366
糸球体濾過量‥‥‥‥‥ 369, 378
軸索‥‥‥‥‥‥‥‥‥‥‥‥ 28
軸索反射‥‥‥‥‥‥‥‥‥ 108
シクロオキシゲナーゼ‥‥‥ 463
自己分泌‥‥‥‥‥‥‥‥‥ 417
視細胞‥‥‥‥‥‥‥‥‥‥ 121
脂質異常症‥‥‥‥‥‥ 344, 345
脂質代謝‥‥‥‥‥‥‥‥‥ 499
思春期スパート‥‥‥‥‥‥ 483
視床‥‥‥‥‥‥‥‥‥‥‥‥ 72
視床下核‥‥‥‥‥‥‥ 72, 172
歯状核‥‥‥‥‥‥‥‥‥‥ 178
視床下部‥‥‥‥‥‥‥‥‥‥ 72
視床下部ホルモン‥‥‥‥‥ 423
視床後腹側内側核‥‥‥‥‥ 101
視床上部‥‥‥‥‥‥‥‥‥‥ 72
茸状乳頭‥‥‥‥‥‥‥‥‥ 115
視神経‥‥‥‥‥‥‥‥‥‥‥ 58
雌性前核‥‥‥‥‥‥‥‥‥ 471
耳石‥‥‥‥‥‥‥‥‥‥‥ 127

耳石器‥‥‥‥‥‥‥‥‥‥ 127
自然環境要因‥‥‥‥‥‥‥ 492
自然免疫‥‥‥‥‥‥‥ 194, 210
持続性支配‥‥‥‥‥‥‥‥‥ 62
室頂核‥‥‥‥‥‥‥‥‥‥ 178
質問紙法‥‥‥‥‥‥‥‥‥ 113
至適長‥‥‥‥‥‥‥‥‥‥ 147
自動体外式除細動器‥‥‥‥ 241
自動能‥‥‥‥‥‥‥‥‥‥ 154
シトシン‥‥‥‥‥‥‥‥‥‥ 10
シナプス‥‥‥‥‥‥‥‥‥‥ 29
シナプス間隙‥‥‥‥‥‥‥‥ 29
シナプス後膜‥‥‥‥‥‥‥‥ 29
シナプス小胞‥‥‥‥‥‥‥‥ 42
シナプス前膜‥‥‥‥‥‥‥‥ 29
シナプス前抑制‥‥‥‥‥‥‥ 45
シバリング‥‥‥‥‥‥‥‥ 452
紫斑病‥‥‥‥‥‥‥‥‥‥ 196
視放線‥‥‥‥‥‥‥‥‥‥ 123
射精管‥‥‥‥‥‥‥‥‥‥ 435
ジャパンコーマスケール‥‥ 505
収縮期‥‥‥‥‥‥‥‥‥‥ 242
収縮期血圧‥‥‥‥‥‥‥‥ 247
自由神経終末‥‥‥‥‥‥‥‥ 98
縦走筋‥‥‥‥‥‥‥‥‥‥ 304
収束あるいは収斂‥‥‥‥‥‥ 50
収束投射説‥‥‥‥‥‥‥‥ 109
重炭酸イオン‥‥‥‥‥ 189, 288
重炭酸塩緩衝系
‥‥‥‥‥‥ 401, 403, 406, 407, 409
十二指腸‥‥‥‥‥‥‥‥‥ 317
終脳‥‥‥‥‥‥‥‥‥‥‥‥ 74
終板‥‥‥‥‥‥‥‥‥‥‥ 138
終末消化‥‥‥‥‥‥‥‥‥ 321
終末細動脈‥‥‥‥‥‥‥‥ 251
充満期‥‥‥‥‥‥‥‥‥‥ 244
絨毛膜‥‥‥‥‥‥‥‥‥‥ 473
絨毛膜有毛部‥‥‥‥‥‥‥ 473
縮瞳‥‥‥‥‥‥‥‥‥‥‥ 121
主細胞‥‥‥‥‥‥‥‥‥‥ 314
樹状細胞‥‥‥‥‥‥‥ 195, 213
樹状突起‥‥‥‥‥‥‥‥‥‥ 28
受精日‥‥‥‥‥‥‥‥‥‥ 472
受精卵‥‥‥‥‥‥‥‥‥‥ 438
受動輸送‥‥‥‥‥‥‥‥ 6, 323
腫瘍壊死因子‥‥‥‥‥‥‥ 215
受容器‥‥‥‥‥‥‥‥‥‥‥ 4
受容体‥‥‥‥‥‥‥‥‥‥‥ 6
受容変換部位‥‥‥‥‥‥‥‥ 96
順応‥‥‥‥‥‥‥‥‥‥‥‥ 97
上位運動中枢‥‥‥‥‥ 164, 168
漿液性唾液‥‥‥‥‥‥‥‥ 309

514

消化	304	腎単位	365	精細管	435
小膠細胞	57	伸張反射	105, 164	静止張力	147
蒸散性熱損失	448, 449	陣痛	480	静止膜電位	31
蒸散性熱放散反応	450, 453	心的外傷後ストレス症候群	440	星状膠細胞	57
脂溶性ビタミン	350	心電図	236	生殖器系型	484
小腸	317	心電図誘導法	239	精神性発汗	453
小脳	73	浸透	387	精巣	435
小脳半球	177	浸透圧	387	精巣上体	435
小胞体	9	浸透圧受容器	394	成体幹細胞	20
漿膜	304	浸透圧濃度	387	生体恒常性	414
静脈管	262	心拍出量	245	静的運動	148
静脈還流量	245	心拍数	237	精嚢	435
静脈血	188	新皮質	74	正のフィードバック機構	5
静脈弁	254	深部体温	445	生物学的要因	492
食事誘発性熱産生	334	心ベクトル	239	生理学的死腔	277
触点	98	心房	234	生理的緩衝作用	404
食道相	312	心房収縮期	244	赤芽球	186
植物状態	503	真毛細血管	250	赤核脊髄路	169
触誘発性疼痛	111			脊髄	101
女性ホルモン補充療法	500	**す**		脊髄視床路	109
触覚	485	膵アミラーゼ	318	脊髄小脳	177
徐波睡眠	83	膵液	318	脊髄神経	60, 101
自律神経系	56	錘外筋	104	脊髄神経節	69
自律性体温調節システム	455	推算糸球体濾過量	380	脊髄反射	164
自律性体温調節反応	449	推尺異常	179	脊髄膀胱中枢	381
視力	486	髄鞘	37	セクレチン	316, 320
シルビウス裂	74	水晶体	119	舌咽神経	59
侵害刺激	107	水素イオン濃度指数	398	舌下温	445
侵害受容器	107	膵臓	430	舌下神経	60
新型コロナウイルス感染症	14	錐体	70, 119, 121	舌下腺	309
新型コロナウイルスワクチン	14	錐体交叉	70	赤血球	186
心起電力ベクトル	239	錐体路	70, 169	節後線維	62
神経型	484	膵島	430	節前線維	62
神経筋接合部	138	錘内筋	104	絶対不応期	36
神経膠細胞	56	錘内筋線維	164	セルトリ細胞	435
神経支配比	138, 160	水分平衡	394	セロトニン	46, 47
神経障害性疼痛	111	睡眠時無呼吸症候群	84, 297	全か無かの法則	35
神経性炎症	108	水溶性ビタミン	350	潜函病	297
神経伝達物質	42	数字分類	40	前根	60, 69
神経伝導速度	38	スキャモンの成長曲線	484	栓状核	178
神経ペプチド	108	スターリングの仮説	252	線条体	172
腎血漿流量	367	スターリングの心臓の法則		染色体異常	19
腎血流量	367		148, 245	先体反応	471
心周期	237, 242	ステュアート因子	199	善玉コレステロール	344
心室	234	ステロイドホルモン	417, 427, 476	全張力	147
腎小体	365	ストレス反応	439	前庭階	125
新生経路	17	スパイクタンパク質	14	前庭小脳	177
新生児呼吸窮迫症候群	280	スパイロメーター	274	前庭神経核	177
腎性糖尿病	375	スポーツ貧血	193	前庭脊髄反射	169
腎臓	364			前庭脊髄路	169
心臓血管中枢	256	**せ**		先天性代謝異常	19
心臓死	503	生活習慣病	345	蠕動運動	306, 318, 380
		精管	435		

前頭葉･･････････74
前頭連合野･･････････79
セントラルドグマ･･････････14
全肺気量･･････････275
前房水･･････････119
前立腺･･････････435

そ

臓器感覚･･････････106
双極細胞･･････････121
造血幹細胞･･････････21, 185
造血前駆細胞･･････････186
増高単極肢誘導･･････････237, 238
桑実胚･･････････472
相対不応期･･････････36
僧帽細胞･･････････119
僧帽弁･･････････234, 244
相補的塩基対･･････････12
側頭葉･･････････74
側頭連合野･･････････79
側方抑制･･････････51
組織･･････････3
組織因子･･････････200
組織プラスミノーゲン活性化因子
　･･････････201
咀嚼･･････････309
側角･･････････69
ソマトスタチン･･････････425, 430
粗面小胞体･･････････9

た

第Ⅰ脳神経･･････････57
第Ⅱ脳神経･･････････58
第Ⅲ脳神経･･････････58
第Ⅳ脳神経･･････････59
第Ⅴ脳神経･･････････59
第Ⅵ脳神経･･････････59
第Ⅶ脳神経･･････････59
第Ⅷ脳神経･･････････59
第Ⅸ脳神経･･････････59
第Ⅹ脳神経･･････････59
第Ⅺ脳神経･･････････59
第Ⅻ脳神経･･････････60
第Ⅰ誘導･･････････238
第Ⅱ誘導･･････････238
第Ⅲ誘導･･････････238
ターナー症候群･･････････19
第一次性徴･･････････490
第一発育急進期･･････････483
体温調節性発汗･･････････453
体温調節中枢･･････････454
体温調節能･･････････496
胎芽期･･････････472

体幹失調･･････････178
対光反射･･････････121
対向流系･･････････374
対向流増幅系･･････････374
胎児型ヘモグロビン･･････････487
胎児期･･････････472, 478
胎児循環･･････････481
胎児－胎盤単位･･････････476
胎児付属物･･････････472
代謝･･････････331
代謝水･･････････393
代謝性アシドーシス･･････････404, 405
代謝性アルカローシス･･････････404, 406
体循環･･････････232
代償作用･･････････406
大食細胞･･････････195
体性神経系･･････････56
大前庭腺･･････････436
大腸･･････････324
多遺伝子異常･･････････19
大動脈小体･･････････289
大動脈弁･･････････234, 244
第二次性徴･･････････490
第二発育急進期･･････････483
大脳･･････････74
大脳基底核･･････････74, 172
大脳小脳･･････････178
大脳皮質･･････････74
胎盤･･････････438, 472, 473
胎盤腔･･････････473
対比の増強･･････････97
対流･･････････448
胎齢･･････････472
ダウン症候群･･････････19
唾液･･････････309
唾液アミラーゼ･･････････309
唾液分泌反射･･････････117
脱分極･･････････33
脱抑制･･････････52
脱落膜･･････････473
多能性幹細胞･･････････21
単一遺伝子異常･･････････19
短期記憶･･････････86
単球･･････････195
探査電極･･････････238
炭酸脱水酵素･･････････189, 288, 377
胆汁酸塩･･････････320
胆汁色素･･････････320
単収縮･･････････146
炭水化物･･････････307
淡蒼球･･････････172
タンパク質エネルギー栄養障害

　･･････････337
タンパク質代謝･･････････498

ち

チアノーゼ･･････････189, 285
チェーン・ストークス型呼吸･･････････296
腟･･････････436
腟前庭･･････････436
知能･･････････485
緻密部･･････････172
チミン･･････････10
着床･･････････472
チャネル･･････････6
中位核･･････････178
中間径フィラメント･･････････9
中心窩･･････････121
中心管･･････････69
中心小体･･････････10
中枢･･････････4
中枢神経系･･････････56
中枢性化学感受領域･･････････294
中枢性睡眠時無呼吸･･････････84
中枢パターン発生器･･････････168
中性脂肪･･････････337
中脳･･････････70
中脳水道中心灰白質･･････････111
中胚葉･･････････477
虫部･･････････177
中和作用･･････････221
腸胃反射･･････････313
聴覚･･････････485, 494
長期記憶･･････････86
腸相･･････････310, 316
超低比重リポタンパク質･･････････343
超低密度リポタンパク質･･････････203
跳躍伝導･･････････38
直接ビリルビン･･････････190
直接路･･････････173
貯蔵鉄･･････････190
陳述記憶･･････････86
チン小帯･･････････119

つ

痛覚過敏･･････････111
痛点･･････････98
痛風･･････････18
ツチ骨･･････････125
つわり･･････････480

て

低アルブミン血症･･････････198
低タンパク血症･･････････198
低張液･･････････388

索 引

低比重リポタンパク質・・・・・・・・ 343	動脈血・・・・・・・・・・・・・・・・・・・・・・・ 186	二次凝集・・・・・・・・・・・・・・・・・・・・ 196
低密度リポタンパク質・・・・・・・・ 203	動脈血管へのコレステロール沈着	二次止血・・・・・・・・・・・・・・・・・・・・ 199
テーラーメイド医療・・・・・・・・・・・・20	・・・・・・・・・・・・・・・・・・・・・・・・・・・・ 493	二次性能動輸送・・・・・・・・・・・・・ 7,8
デオキシコール酸・・・・・・・・・・・・ 320	透明帯反応・・・・・・・・・・・・・・・・・・ 471	二次痛・・・・・・・・・・・・・・・・・・・・・・ 107
デオキシヘモグロビン・・・・・・・・ 284	透明体・・・・・・・・・・・・・・・・・・・・・・ 471	二重支配・・・・・・・・・・・・・・・・・・・・・61
デオキシリボース・・・・・・・・・・・・・10	同名半盲・・・・・・・・・・・・・・・・・・・・ 123	二重らせん構造・・・・・・・・・・・・・・・10
デオキシリボ核酸・・・・・・・・・・・・・10	等容性弛緩期・・・・・・・・・・・・・・・・ 244	二次卵母細胞・・・・・・・・・・・・・・・・ 471
適応免疫・・・・・・・・・・・・・・・・・・・・ 210	等容性収縮期・・・・・・・・・・・・・・・・ 243	日常生活動作・・・・・・・・・・ 496,501
適刺激・・・・・・・・・・・・・・・・・・・・・・・94	トーヌス・・・・・・・・・・・・・・・・ 62,450	二点識別閾・・・・・・・・・・・・・・・・・・・99
テストステロン・・・・・・・・・・・・・・ 435	ドーパミン・・・・・・・・・・・・・・ 46,47	乳酸閾値・・・・・・・・・・・・・・・・・・・・ 298
テタヌス・・・・・・・・・・・・・・・・・・・・ 146	ドーパミンニューロン 173,175	乳腺・・・・・・・・・・・・・・・・・・・・・・・・ 482
鉄 ・・・・・・・・・・・・・・・・・・・・・・・・ 359	特異動的作用・・・・・・・・・・・・・・・・ 334	乳糜管・・・・・・・・・・・・・・・・・・・・・・ 323
鉄欠乏性貧血・・・・・・・・・ 193,480	特殊感覚エネルギーの法則・・・・・・94	ニューロン・・・・・・・・・・・・・・・・・・・28
手続き記憶・・・・・・・・・・・・・ 86,88	特殊心筋・・・・・・・・・・・・・・・・・・・・ 235	尿管・・・・・・・・・・・・・・・・・・・・・・・・ 380
デヒドロエピアンドロステロン	トラウマ・・・・・・・・・・・・・・・・・・・・ 440	尿管原基・・・・・・・・・・・・・・・・・・・・ 489
・・・・・・・・・・・・・・・・・・・・・・・・・・・・ 476	トランスフェリン・・・・・・・・・・・・ 190	尿細管・・・・・・・・・・・・・・・・・・・・・・ 365
デヒドロエピアンドロステロン硫	トリアシルグリセロール 337,343	尿素回路・・・・・・・・・・・・・・・・・・・・ 342
酸・・・・・・・・・・・・・・・・・・・・・・・・・・ 476	トリプシン・・・・・・・・・・・・・・・・・・ 318	尿道・・・・・・・・・・・・・・・・・・・・・・・・ 435
デルタ波・・・・・・・・・・・・・・・・・・・・・83	トリプトファン・・・・・・・・・・・・・・ 354	尿道球腺・・・・・・・・・・・・・・・・・・・・ 435
テロメア・・・・・・・・・・・・・・・・・・・・ 493	トリヨードサイロニン T_3・・・ 429	尿崩症・・・・・・・・・・・・・・・・ 372,395
電解質コルチコイド・・・・・・・・・・ 427	努力性肺活量・・・・・・・・・・・・・・・・ 276	妊娠・・・・・・・・・・・・・・・・・・・・・・・・ 472
電気心軸・・・・・・・・・・・・・・・・・・・・ 240	トル様受容体・・・・・・・・・・・・・・・・ 215	妊娠週数・・・・・・・・・・・・・・・・・・・・ 478
電気的二重層・・・・・・・・・・・・・・・・・32	トロポニン・・・・・・・・・・・・・・・・・・ 138	
電子伝達系・・・・・・・・・ 339,341,342	トロポミオシン・・・・・・・・・・・・・・ 138	**ぬ**
転写・・・・・・・・・・・・・・・・・・・・・・・・・13	トロンビン・・・・・・・・・・・・・・・・・・ 199	ヌクレオチド・・・・・・・・・・・・・ 10,17
伝達物質作動性 Cl^- チャネル・・・43	貪食作用・・・・・・・・・・・・・・・・・・・・ 211	
伝達物質作動性 Na^+ チャネル・・・33		**ね**
伝導・・・・・・・・・・・・・・・・・・・・ 38,448	**な**	ネガティブフィードバック
伝令 RNA ・・・・・・・・・・・・・・・・・・・13	ナイアシン・・・・・・・・・・・・・・・・・・ 354	・・・・・・・・・・・・・・・・・・・・・・・・・・・・ 455
	内因子・・・・・・・・・・・・・・・・・・・・・・ 193	ネガティブフィードバック制御
と	内因性オピオイド・・・・・・・・・・・・ 111	・・・・・・・・・・・・・・・・・・・・・・・・・・・・ 456
同化・・・・・・・・・・・・・・・・・・・・・・・・ 331	内因性鎮痛系・・・・・・・・・・・・・・・・ 111	熱産生・・・・・・・・・・・・・・・・・・・・・・ 449
同化ホルモン・・・・・・・・・・・・・・・・ 431	ナイーブキラー T 細胞・・・・・・・・ 214	熱中症・・・・・・・・・・・・・・・・・・・・・・ 460
動眼神経・・・・・・・・・・・・・・・・・・・・・58	ナイーブヘルパー T 細胞・・・・・・ 214	熱放散・・・・・・・・・・・・・・・・・・・・・・ 450
瞳孔括約筋・・・・・・・・・・・・・・・・・・ 121	内肛門括約筋・・・・・・・・・・・・・・・・ 325	ネフローゼ症候群・・・・・・・・・・・・ 369
瞳孔散大筋・・・・・・・・・・・・・・・・・・ 121	内呼吸・・・・・・・・・・・・・・・・・・・・・・ 268	ネフロン・・・・・・・・・・・・・・ 365,380
糖質コルチコイド・・・・・・・・・・・・ 427	内在神経系・・・・・・・・・・・・・・・・・・ 304	粘液性唾液・・・・・・・・・・・・・・・・・・ 309
等尺性収縮・・・・・・・・・・・・・・・・・・ 148	内耳神経・・・・・・・・・・・・・・・・・・・・・59	粘膜層・・・・・・・・・・・・・・・・・・・・・・ 304
投射線維・・・・・・・・・・・・・・・・・・・・・80	内臓脂肪症候群・・・・・・・・・・・・・・ 338	
糖新生・・・・・・・・・・・・・・・・ 342,346	内臓痛覚・・・・・・・・・・・・・・・・・・・・ 106	**の**
等張液・・・・・・・・・・・・・・・・・・・・・・ 388	内臓反射・・・・・・・・・・・・・・・・・・・・ 495	脳回・・・・・・・・・・・・・・・・・・・・・・・・・74
等張性運動・・・・・・・・・・・・・・・・・・ 148	内側運動制御系・・・・・・・・・・・・・・ 170	脳幹・・・・・・・・・・・・・・・・・・・・・・・・・70
頭頂葉・・・・・・・・・・・・・・・・・・・・・・・74	内尿道括約筋・・・・・・・・・・・・・・・・ 381	脳幹網様体・・・・・・・・・・・・・・・・・・・70
頭頂連合野・・・・・・・・・・・・・・・・・・・79	内胚葉・・・・・・・・・・・・・・・・・・・・・・ 477	脳幹網様体賦活系・・・・・・・・・・・・・70
動的運動・・・・・・・・・・・・・・・・・・・・ 148	内部環境・・・・・・・・・・・・・・・・・・・・・・2	脳溝・・・・・・・・・・・・・・・・・・・・・・・・・74
動的平衡・・・・・・・・・・・・・・・・・・・・ 386	内分泌・・・・・・・・・・・・・・・・・・・・・・ 417	脳死・・・・・・・・・・・・・・・・・・・・・・・・ 503
糖尿病・・・・・・・・・・・・ 346,347,375	内リンパ・・・・・・・・・・・・・・・・・・・・ 125	脳脊髄液・・・・・・・・・・・・・・・・・・・・・68
洞房結節・・・・・・・・・・・・・・・・・・・・ 235	ナチュラルキラー細胞	脳相・・・・・・・・・・・・・・・・・・ 310,316
動静脈酸素較差・・・・・・・・・・・・・・ 299	・・・・・・・・・・・・・・・・・・・・・・ 194,212	脳塞栓症・・・・・・・・・・・・・・・・・・・・ 196
動脈圧受容器・・・・・・・・・・・・・・・・ 258	ナトリウム・・・・・・・・・・・・・・・・・・ 357	能動輸送・・・・・・・・・・・・・・・・ 6,322
動脈管・・・・・・・・・・・・・・・・・・・・・・ 262		脳波・・・・・・・・・・・・・・・・・・・・・・・・・82
動脈管索・・・・・・・・・・・・・・・・・・・・ 481	**に**	脳梁・・・・・・・・・・・・・・・・・・・・・・・・・74
	ニコチン性受容体・・・・・・・・・・・・・65	ノーベル医学生理学賞・・・・・・・・・21

517

索　引

ノルアドレナリン
・・・・・・・・・・・・・・・・・ 46, 47, 427, 428
ノルアドレナリン作動性神経
・・・・・・・・・・・・・・・・・・・・・・・・・・・・・・・・64
ノルエピネフリン・・・・・・・・・・・・・・・64
ノンレム睡眠・・・・・・・・・・・・・・・・・・・83

は

パーキンソン病・・・・・・・・・・・・・ 175
ハーゲマン因子・・・・・・・・・・・・・ 200
肺・・・・・・・・・・・・・・・・・・・・・・・・・・・ 270
背外側橋被蓋・・・・・・・・・・・・・・・ 111
肺活量・・・・・・・・・・・・・・・・・・・・・・ 275
肺コンプライアンス・・・・・・・・・・ 278
肺サーファクタント・・・・・・・・・・ 488
肺循環・・・・・・・・・・・・・・・・ 232, 260
肺伸展受容器・・・・・・・・・・・・・・・ 290
肺動脈弁・・・・・・・・・・・・・・ 234、244
排尿筋・・・・・・・・・・・・・・・・・・・・・・ 380
排尿反射・・・・・・・・・・・・・・・・・・・・ 382
排尿反射中枢・・・・・・・・・・・・・・・ 381
肺の圧容積関係・・・・・・・・・・・・・ 278
肺の弾性圧・・・・・・・・・・・・・・・・・・ 272
灰白質・・・・・・・・・・・・・・・・・・・・・・・69
胚盤胞・・・・・・・・・・・・・・・・ 438, 472
排便反射・・・・・・・・・・・・・・・・・・・・ 326
肺胞・・・・・・・・・・・・・・・・・・ 269, 270
肺胞換気量・・・・・・・・・・・・・・・・・ 277
肺胞気・・・・・・・・・・・・・・・・・・・・・・ 270
肺胞毛細血管ブロック・・・・・・・・ 284
白質・・・・・・・・・・・・・・・・・・・・・・・・・69
薄束核・・・・・・・・・・・・・・・・・・・・・・ 101
破骨細胞・・・・・・・・・・・・・・・・・・・ 195
播種性血管内凝固症候群・・・・・ 202
バセドウ病・・・・・・・・・・・・・・・・・・ 430
バソプレシン・・・・・・・・・ 48, 392, 425
パチニ小体・・・・・・・・・・・・・・・・・・・98
発火頻度・・・・・・・・・・・・・・・・・・・ 146
発汗・・・・・・・・・・・・・・・・・・・・・・・・ 453
白血球・・・・・・・・・・・・・・・・・・・・・ 194
白血病・・・・・・・・・・・・・・・・・・・・・ 198
発散・・・・・・・・・・・・・・・・・・・・・・・・・50
発熱・・・・・・・・・・・・・・・・・・・・・・・・ 460
バビンスキー反射・・・・・・・・・・・・ 167
パペッツ回路・・・・・・・・・・・・・・・・・87
速い痛み・・・・・・・・・・・・・・・・・・・ 107
パラアミノ馬尿酸・・・・・・・ 376, 379
パラクリン・・・・・・・・・・・・・・・・・・ 417
パラサイロイドホルモン・・・・・・ 433
パルスオキシメーター・・・・・・・・ 286
バルトリン腺・・・・・・・・・・・・・・・・ 436
反回・・・・・・・・・・・・・・・・・・・・・・・・・51

反回神経・・・・・・・・・・・・・・・・・・・・・59
半透膜・・・・・・・・・・・・・・・・・・・・・ 387
パントテン酸・・・・・・・・・・・・・・・・ 356
半保存的複製・・・・・・・・・・・・・・・・・12

ひ

非運動性身体活動によるエネル
ギー消費・・・・・・・・・・・・・・・・・・ 334
ビオー型呼吸・・・・・・・・・・・・・・・ 296
被殻・・・・・・・・・・・・・・・・・・・・・・・ 172
非活動性侵害受容器・・・・・・・・ 107
非呼吸性アシドーシス・・・・・・・ 404
非呼吸性アルカローシス・・・・・ 405
皮質脊髄路・・・・・・・・・・・・・・・・・ 169
非重炭酸塩緩衝系　 401, 403, 409
尾状核・・・・・・・・・・・・・・・・・・・・・ 172
微小管・・・・・・・・・・・・・・・・・・・・・・・9
非蒸散性熱損失・・・・・・・・・・・・・ 448
非蒸散性熱放散反応・・・・・・・・ 450
ヒス束・・・・・・・・・・・・・・・・・・・・・ 235
ヒスタミン・・・・・・・・・・・・・・・・ 46, 315
非ステロイド性抗炎症剤・・・・・ 463
脾臓・・・・・・・・・・・・・・・・・・ 185, 210
ビタミン A・・・・・・・・・・・・・・・・・・ 351
ビタミン B$_1$・・・・・・・・・・・・・・・・ 354
ビタミン B$_{12}$・・・・・・・・・・・・・・ 356
ビタミン B$_2$・・・・・・・・・・・・・・・・ 354
ビタミン B$_6$・・・・・・・・・・・・・・・・ 355
ビタミン C・・・・・・・・・・・・・・・・・・ 356
ビタミン D・・・・・・・・・・・・・・・・・・ 352
ビタミン E・・・・・・・・・・・・・・・・・・ 352
ビタミン K・・・・・・・・・・・・・・・・・・ 353
ビタミン K 依存性凝固因子・・・ 201
ビタミン M・・・・・・・・・・・・・・・・・・ 186
必須アミノ酸・・・・・・・・・・・・・・・ 342
ヒト絨毛性腺刺激ホルモン
・・・・・・・・・・・・・・・・・・・・・・・・・・ 474
ヒト絨毛性ソマトマンモトロピン
・・・・・・・・・・・・・・・・・・・・・・・・・・ 474
ヒト成長ホルモン・・・・・・・・・・・ 426
皮膚感覚・・・・・・・・・・・・・・・・・・・ 495
皮膚血管反応・・・・・・・・・・・・・・ 450
皮膚分節・・・・・・・・・・・・・・・・・・・・60
非ふるえ熱産生・・・・・・・・・・・・・ 451
非抱合型ビリルビン・・・・・・・・・ 190
標準肢誘導・・・・・・・・・・・・ 237, 238
ビリベルジン・・・・・・・・・・・・・・・・ 190
ピリミジン塩基・・・・・・・・・・・・・・・10
ビリルビン・・・・・・・・・・・・・・ 190, 320
ピルビン酸・・・・・・・・・・・・・・・・・ 339

ふ

ファゴソーム・・・・・・・・・・・・・・・・ 211

ファゴリソソーム・・・・・・・・・・・・ 211
ファンデルワールス力・・・・・・・・ 221
フィードバック機構・・・・・・・・・・・・・5
フィードバック制御・・・・・・・・・・ 422
フィードフォワード・・・・・・・・・・ 455
フィードフォワード制御 456, 457
フィブリノーゲン・・・・・・・・・・・・ 198
フィブリン・・・・・・・・・・・・・・・・・・ 199
フィロキノン・・・・・・・・・・・・・・・・ 353
フェイススケール・・・・・・・・・・・ 112
フェリチン・・・・・・・・・・・・・・・・・・ 190
不応期・・・・・・・・・・・・・・・・・・・・・・36
フォン・ヴィレブラント因子・・ 196
不可欠アミノ酸・・・・・・・・・・・・・ 342
不活性化ゲート・・・・・・・・・・・・・・36
不可避的水分損失量・・・・・・・・・ 394
不感蒸散・・・・・・・・・・・・・・ 394, 449
不感蒸泄・・・・・・・・・・・・・・・・・・・ 449
不関電極・・・・・・・・・・・・・・・・・・・ 238
副交感神経系・・・・・・・・・・・・・・・・61
副甲状腺・・・・・・・・・・・・・・・・・・・ 429
副甲状腺ホルモン・・・・・・ 433, 434
腹式呼吸・・・・・・・・・・・・・・ 274, 488
副腎・・・・・・・・・・・・・・・・・・ 427, 484
副腎アンドロゲン・・・・・・・・・・・ 427
副神経・・・・・・・・・・・・・・・・・・・・・・59
副腎髄質・・・・・・・・・・・・・・・・・・・ 428
副腎皮質刺激ホルモン・・・・・・・ 422
副腎皮質刺激ホルモン放出ホルモ
ン・・・・・・・・・・・・・・ 422, 474, 476
副腎皮質ホルモン・・・・・・・ 423, 427
複製・・・・・・・・・・・・・・・・・・・・・・・・12
浮腫・・・・・・・・・・・・・・・・・・・・・・・ 253
プチアリン・・・・・・・・・・・・・・・・・・ 309
物理学的要因・・・・・・・・・・・・・・ 492
プラスミノーゲン・・・・・・・・・・・・ 202
プラスミノーゲン活性化抑制因子
・・・・・・・・・・・・・・・・・・・・・・・・・・ 202
プラスミン・・・・・・・・・・・・・・・・・・ 201
プリン塩基・・・・・・・・・・・・・・・・・・・10
ふるえ熱産生・・・・・・・・・・・・・・・ 452
プルキンエ線維・・・・・・・・・・・・・ 235
フレイル・・・・・・・・・・・・・・・・・・・ 501
プレモーターニューロン・・・・・ 459
ブローカ野・・・・・・・・・・・・・・・・・・76
ブロードマン領野・・・・・・・・・・・・74
プロゲステロン
・・・・・・・・・・・ 426, 436, 439, 474, 476
プロコンバーチン・・・・・・・・・・・ 200
プロスタグランジン・・・・・ 439, 481
プロスタグランジン E$_2$ ・・・・・ 463
プロトロンビン・・・・・・・・・・・・・・ 199

518

索 引

プロトロンビン時間	201
プロトンポンプ	314
プロラクチン	426, 427, 439, 482
分化	185
分時肺胞換気量	277
分節運動	306, 318
分泌小胞	417
分娩	439, 480

へ

平滑筋	134
平均電気軸	240
閉経	500
平衡感覚	495
平行筋	136
平衡砂	127
平衡斑	127
閉塞性睡眠時無呼吸	84
ベータ波	82
ヘーリング・ブロイエル反射	67, 290
壁在血栓	196
壁細胞	314
ベッツの錐体細胞	75
ヘパリン	201
ペプシン	313
ペプチドホルモン	417
ヘマトクリット値	185
ヘム核	186
ヘモグロビン	186, 284, 349
ベル・マジャンディーの法則	69
ペルオキシソーム	9
ヘルパー T 細胞	214, 216
辺縁皮質	74
ヘンダーソン・ハッセルバルヒの式	407
ペントース	10
扁桃体	81
ヘンネマンのサイズの原理	162
弁別閾	99
片葉小節葉	177
ヘンリーの法則	407
ヘンレの係蹄	366

ほ

膀胱	380
抱合型ビリルビン	190
傍糸球体装置	368
房室結節	235
放射	448
紡錘状筋	136
放線冠	471

傍虫部	177
胞胚	438
傍分泌	417
傍濾胞細胞	429, 434
ボーア効果	188, 286
ボーマン嚢	366
ホールデン効果	288
補酵素	17
補足運動野	170
補体	211
ホメオスタシス	4, 414
ポリモーダル受容器	107
本態性高血圧	250
翻訳	14

ま

マイクロフィラメント	9
マイスナー小体	98
マイスネル神経叢	66, 304
マギル疼痛質問紙	113
膜消化	321
膜侵襲複合体	211
膜電位	31
膜電位依存性 K^+ チャネル	33
膜電位依存性 Na^+ チャネル	33
マクロファージ	195, 210, 211
末梢神経系	56
マトリックス	8
マラスムス	338
慢性骨髄性白血病	198
慢性白血病	198
慢性閉塞性肺疾患	497
慢性リンパ性白血病	198

み

ミエリン鞘	37
ミオシン	140
ミオシンフィラメント	137
味覚	485, 486, 494
味覚性発汗	117
味覚相	310
ミクログリア	57
味細胞	115
味神経	115
水チャネル	371
ミトコンドリア	8, 339, 341
脈圧	247
味蕾	115

む

無顆粒球	194
無髄神経	37
無髄線維	37

ムスカリン性受容体	65
無痛症	107
無痛無汗症	108

め

明順応	123
迷走神経	59
メタ細動脈	251
メタボリックシンドローム	338, 345, 500
メッツ	335
メトトレキサート	355
メナキノン	353
メモリー B リンパ球	222
メモリー細胞傷害性 T 細胞	222
メモリーヘルパー T 細胞	222
メルケル盤	98
免疫	194
免疫寛容	224
免疫グロブリン	219
免疫チェックポイント阻害薬	227

も

盲点	121
網膜	119
毛様体小帯	119
網様体脊髄路	169
網様部	172
文字分類	40
モダリティ	94
モノアミン	46, 47

や

夜盲症	351

ゆ

有郭乳頭	115
有髄神経	37
有髄線維	37
雄性前核	471
遊離脂肪酸	143
輸液	398
輸出細動脈	366
輸入細動脈	366

よ

溶血性貧血	193
葉酸	186, 355
葉状乳頭	115
羊水	473
羊膜	472, 473
容量血管	253

519

索 引

抑制性シナプス・・・・・・・・・・・・・・43
抑制性シナプス後電位・・・・・・・・・43
抑制性伝達物質・・・・・・・・・・・・・・43
抑制性ニューロン・・・・・・・・・・・・43
予備吸気量・・・・・・・・・・・・・・・・274
予備呼気量・・・・・・・・・・・・・・・・275

ら

ライディヒ細胞・・・・・・・・・・・・435
卵円窩・・・・・・・・・・・・・・・・・・・481
卵円孔・・・・・・・・・・・・・・・・・・・262
卵割・・・・・・・・・・・・・・・・・・・・472
卵管・・・・・・・・・・・・・・・・・・・・436
卵形嚢・・・・・・・・・・・・・・125, 127
ランゲルハンス細胞・・・・・・・・・213
ランゲルハンス島・・・・・・・・・・430
卵巣・・・・・・・・・・・・・・・・・・・・436
ランビエ絞輪・・・・・・・・・・・・・・37
卵胞刺激ホルモン・・・・・・・424, 435
卵胞ホルモン・・・・・・・・・・・・・436
卵膜・・・・・・・・・・・・・・・・・・・・472

り

リソソーム・・・・・・・・・・・・・・・・9
リパーゼ・・・・・・・・・・・・・・・・318
リボース・・・・・・・・・・・・・・・・10
リボ核酸・・・・・・・・・・・・・・・・10
リボソーム・・・・・・・・・・・・・8, 14
リボソーム RNA・・・・・・・・・・・13
リポタンパク質・・・・・・・203, 343
リポフスチンの沈着・・・・・・・・・493
臨界期・・・・・・・・・・・・・・・・・・477
輪走筋・・・・・・・・・・・・・・・・・・304
リンパ液・・・・・・・・・・・・・・・・184
リンパ球・・・・・・・・・・・・・・・・194
リンパ系型・・・・・・・・・・・・・・484
リンパ系前駆細胞・・・・・・・・・・186
リンパ節・・・・・・・・・・・・・・・・210
リンパ本幹・・・・・・・・・・・・・・263

る

ルッフィニ終末・・・・・・・・・・・・98

れ

冷罨法・・・・・・・・・・・・・・・・・・464
冷点・・・・・・・・・・・・・・・・・・・・98
冷ニューロン・・・・・・・・・・・・・456
レニン-アンジオテンシン-アル
ドステロン系・・・・・・・・・・・・257
レニン-アンジオテンシン系
・・・・・・・・・・・・・・・・・・・・・・396
レニン-アンジオテンシン血管収
縮系・・・・・・・・・・・・・・・・・・257

レム睡眠・・・・・・・・・・・・・・・・83
連合線維・・・・・・・・・・・・・・・・80
連合野・・・・・・・・・・・・・・・・・・78
レンショウ細胞・・・・・・・・・・・・51
レンショウ抑制・・・・・・・・・・・・51

ろ

老化赤血球・・・・・・・・・・・・・・190
ローランド・モリス障害質問紙
・・・・・・・・・・・・・・・・・・・・・・113
肋間神経・・・・・・・・・・・・・・・・274
ロドプシン・・・・・・・・・・・・・・351

わ

ワイドベース歩行・・・・・・・・・・179
ワルファリン・・・・・・・・・・・・201

英文

A

A（α）細胞・・・・・・・・・・・・・・430
abducens nerve・・・・・・・・・・・・59
ABO 式血液型・・・・・・・・191, 192
absolute refractory period・・・36
absorption・・・・・・・・・・・・・・304
accessory nerve・・・・・・・・・・・59
acetylcholinesterase・・・・・・・48
AChE・・・・・・・・・・・・・・・・・・48
acquired immunity・・・・・・・・210
acrosome reaction・・・・・・・・471
ACTH・・・・・・・・・・・・422, 423
active transport・・・・・・・・・・・7
Activities of daily living
・・・・・・・・・・・・・・・・・・・・・・496
acute leukemia・・・・・・・・・・・198
acute lymphoid leukemia・・・198
acute myelogenous leukemia
・・・・・・・・・・・・・・・・・・・・・・198
adaptation・・・・・・・・・・・・・・96
adaptive immunity・・・・・・・・210
Addison's disease・・・・・・・・・428
adenosine diphosphate・・・・・・331
adenosine metaphosphate・・・332
adenosine triphosphate・・・・・・331
adequate stimulus・・・・・・・・・94
ADH・・・・・・・・・・・・・372, 392
ADL・・・・・・・・・・・・・496, 501
ADP・・・・・・・・・・・・・・・・・・331
adrenaline・・・・・・・・・・・・・・64
AED・・・・・・・・・・・・・・・・・・241
aerobic phosphoryration・・・299
afferent nerve・・・・・・・・・56, 94

after-hyperpolarization
potential・・・・・・・・・・・・・・34
albumin・・・・・・・・・・・・・・・・198
aldosterone・・・・・・・・・392, 427
ALL・・・・・・・・・・・・・・・・・・198
allodynia・・・・・・・・・・・・・・111
alveolar ventilation・・・・・・・277
alveolar-capillary block・・・284
alveolus・・・・・・・・・・・・・・・・268
AML・・・・・・・・・・・・・・・・・・198
AMP・・・・・・・・・・・・・・・・・・332
anabolism・・・・・・・・・・・・・・331
anatomical dead space・・・・・・277
angiotensin II・・・・・・・・・・・428
antidiuretic hormone・・・372, 392
antigen・・・・・・・・・・・・・・・・213
antigen presenting cell
・・・・・・・・・・・・・・・・・・195, 213
antiserum・・・・・・・・・・・・・・198
aortic body・・・・・・・・・・・・・289
APC・・・・・・・・・・・・・・・・・・195
aplastic anemia・・・・・・・・・・193
apocrine gland・・・・・・・・・・・453
apoprotein・・・・・・・・・・・・・・203
AQP・・・・・・・・・・・・・・・・・・388
aquaporin・・・・・・・・・・・・・・388
aqueous humor・・・・・・・・・・119
arterial blood・・・・・・・・・・・186
arterial-venous oxygen
difference・・・・・・・・・・・・・・299
association area・・・・・・・・・・・78
ATP・・・17, 138, 140, 142, 331, 339
atrium・・・・・・・・・・・・・・・・234
Auerbach's plexus・・・・・・・・304
autocrine・・・・・・・・・・・・・・417
Automated External
Defibrillator・・・・・・・・・・・241
autonomic nervous system・・・・・56
autonomic thermoregulatory
response・・・・・・・・・・・・・・449
autoregulation・・・・・・・・・・・154
aVF・・・・・・・・・・・・・・・・・・238
aVL・・・・・・・・・・・・・・・・・・238
aVR・・・・・・・・・・・・・・・・・・238
axon・・・・・・・・・・・・・・・・・・28
axon reflex・・・・・・・・・・・・・108

B

B cell・・・・・・・・・・・・・・・・・194
B lymphocyt・・・・・・・・・・・・194
B（β）細胞・・・・・・・・・・・・・・430
basal ganglia・・・・・・・・・74, 172

索 引

basal metabolism 333
Basedow's disease 430
basophil 194, 212
behavioral thermoregulatory response 449
Bell-Magendie's low 69
bicarbonate ion 189
bilirubin 190
biliverdin 190
Biot breathing 296
blind spot 121
blood cell 184
blood clot 199
blood coagulation cascade 201
blood glucose 339
blood group antigen 191
blood pigment 185
blood plasma 388
BM 333
BMI 338
Body Mass Index 338
Bohr effect 188, 286
bone marrow 185, 210
bone marrow stem cell 185
brain stem 70
brown adipose tissue 451
buffer capacity 400

C

carbamino hemoglobin 288
carbon dioxide dissociation curve 288
carbonic anhydrase 189, 288, 377
carboxypeptidase 318
carotid body 289
Castle's intrinsic factor 193
catabolism 331
caudate nucleus 172
CCK 320
cellmediated immunity 216
cellular immunity 194
central canal 69
central nervous system 56
Central Pattern Generator 168
centriole 10
cerebellar hemisphere 177
cerebellum 73
cerebral cortex 74

cerebral embolism 196
cerebrocerebellum 178
cerebrospinal fluid 68
cerebrum 74
CGRP 108
Cheyne-Stokes breathing 296
chief cell 314
cholecystokinin 320
cholinergic nerve 64
Christmas factor 200
chronic leukemia 198
chronic lymphoid leukemia 198
chronic myologenous leukemia 198
chylomicron 203, 343
chymotrypsin 318
circadian rhythm 447
circalunar rhythm 448
CLL 198
CM 343
CML 198
CO_2 解離曲線 288
cold-sensitiv neuron 456
collagen fiber 196
colloid osmotic pressure 390
concentric exercise 149
conduction 38, 448
conduction velocity 38
cone 119
conjugated bilirubin 190
control center 4
convection 448
convergence 50
COPD 497
core 444
core temperature 444
cornea 119
corpus callosum 74
cortico-spinal tract 169
corticotropin-releasing hormone 474
counter current system 374
COVID-19 14
CPG 168
cretinism 430
CRH 422, 423, 474, 476
Cushing's syndrome 428
cutaneous vasomotor response 450
cyanosis 285
cyclooxygenase 463

cytoskeleton 9

D

D (δ) 細胞 430
de novo 経路 17
deep body temperature 445
dendrite 28
dendritic cell 213
dentate nucleus 178
deoxyhemoglobin 284
deoxyribonucleic acid 10
depolarization 33
dermatome 60
DHEA 476
DHEA-S 476
diabetes mellitus 375
diapedesis 194
DIC 202
diencephalon 72
diet induced thermogenesis 334
differential threshold 95
differentiation 185
diffusion 188
digestion 304
direct bilirubin 190
disinhibition 52
disseminated intravascular coagulation 202
DIT 334
divergence 50
DNA 10
DNA エラー 493
dorsal horn 69
dorsal root 60, 69
dorsal root ganglion 69
duodenum 317
dynamic exercise 148

E

eccentric exercise 149
eccrine gland 453
ECF 388
ECG 236
EEG 82
effector 4
efferent nerve 56
Electrocardiogram 236
electroencephalogram 82
emboliform nucleus 178
emotional sweating 453
endocrine 417
endogenous opioids 111

521

endoplasmic reticulum ········· 9
eosinophil ·························· 212
epithalamus ························· 72
EPO ································· 189
EPSP ··························· 43, 151
erythroblast ······················ 186
erythrocyte ······················· 186
erythropoietin ···················· 189
ES 細胞 ······························ 21
Ex ·································· 335
excitatory neuron ················· 43
excitatory neurotransmitter
····································· 43
excitatory postsynaptic
potential ·························· 43
excitatory synapse ················ 43
exocytosis ························· 417
expiration ························· 271
expiratory reserve volume
····································· 275
external respiration ·········· 268
extracellular fluid ··········· 388
extrafusal muscle fiber ······ 104
extrinsic factor ················ 193

F

face scale ························· 112
facial nerve ························ 59
fastigial nucleus ··············· 178
Fechner の法則 ···················· 95
feedforward ······················ 455
ferritin ··························· 190
FEV ································· 276
fever ······························ 460
FFA ································· 143
fibrin ····························· 199
fibrinogen ························· 198
firing rate ························ 146
first pain ························· 107
flocculonodular lobe ········· 177
forced expiratory volume ··· 276
fovea centralis ·············· 121
free nerve ending ·············· 98
frontal lobe ······················ 74
FSH ··························· 424, 435
functional residual volume
····································· 275

G

GFR ································· 369
GH ·································· 426
GHRH ······························ 424
GIP ································· 431

globosus nucleus ················ 178
globulin ··························· 198
globus pallidus ················· 172
glossopharyngeal nerve ········· 59
GLP-1 ······························ 431
glucagon-likepeptide-1 ······ 431
glucose-dependent
insulinotropic peptide ····· 431
glucuronidation ················· 190
GnRH ······························· 424
golgi apparatus ··················· 9
Golgi tendon organ ······ 104, 165
granulocyte ······················ 194
gray matter ······················· 69
GTP 結合タンパク質 ··············· 65
G タンパク質 ························ 65
G タンパク質共役型受容体 ··· 420

H

Hageman factor ··················· 200
HbA1c ·························· 348, 349
HbF ································· 487
hCG ································· 474
hCS ································· 474
HDL ···························· 203, 343
heat accumulation ··········· 460
heat dissipation ·············· 450
heatstroke ························ 460
hematocrit ························ 185
hematopoiesis ··················· 185
hematopoietic progenitor cell
····································· 186
hematopoietic stem cell ···· 185
heme nucleus ······················ 186
hemoglobin ························ 186
hemolytic anemia ················ 193
hemophilia A ······················ 201
hemophilia B ······················ 201
hemopoiesis ······················ 185
heparin ···························· 201
Hering-Breuer ····················· 67
Hering-Breuer reflex ······· 290
high density lipoprotein
····························· 203, 343
homeostasis ················ 4, 414
homonymous hemianopsia ······ 123
HRT ··························· 500, 501
HSC ································· 185
Ht ·································· 185
human chorionic gonadotropin
····································· 474

human chronic
somatomammotropin ··········· 474
humoral immunity··· 194, 202, 216
hyperalgesia ························ 111
hyperthermia ······················ 460
hypertonic solution ········· 388
hypoalbuminemia ·············· 198
hypoglossal nerve ·············· 60
hypoproteinemia ·············· 198
hypothalamus ······················ 72

I

ICF ································· 388
IFN ································· 214
IgA ···························· 220, 488
IgD ································· 220
IgE ································· 220
IGF ································· 426
IGF-I ························· 425, 434
IgG ···························· 221, 488
IgM ···························· 221, 488
IL ·································· 215
ileum ······························ 317
immune tolerance ················ 224
immunity··························· 194
inactivation gate ················ 36
indirect bilirubin··············· 190
inhibitory neuron ··············· 43
inhibitory neurotransmitter 43
inhibitory postsynaptic
potential ························· 43
inhibitory synapse ··············· 43
innate immunity ········· 194, 210
insensible perspiration ··· 449
inspiration ························ 271
inspiratory reserve volume 274
insulin-like growth factor-I
····································· 425
intercostal nerve ··········· 274
interferon························· 214
interleukin ················· 215, 463
internal respiration········· 268
interpositus nucleus········· 178
interstitial cells of Cajal
····································· 66
interstitial fluid ····· 184, 388
intracellular fluid··········· 388
intrafusal muscle fiber······ 104
intrinsic factor·············· 193
ion channel ························ 30
ion-deficiency anemia········· 193
IPSP································· 43

索 引

iPS 細胞 ·········· 21, 22, 23
iris ·········· 119
irritant receptor ·········· 290
ISF ·········· 388
isometric contraction ····· 148
isotonic exercise ·········· 148
isotonic solution ·········· 388

J

jaundice ·········· 190
JCS ·········· 505
jejunum ·········· 317
juxta-pulmonary capillary
receptor ·········· 290
J受容器 ·········· 290

K

kidney ·········· 364
kinesthesia ·········· 106
Korbinian Brodmann ········· 74
Krause end bulb ·········· 98
Kupffer cell ·········· 190
Kussmaul breathing ·········· 296

L

lactate threshold ········· 298
Langerhans cell ·········· 213
large intestine ·········· 324
lateral horn ·········· 69
lateral inhibition ·········· 51
lateral parabrachial nucleus
·········· 457
law of all or none ········· 35
Law of specific sensory
energies ·········· 94
LDL ·········· 203, 343
lens ·········· 119
leukemia ·········· 198
LH ·········· 424, 437
limbic cortex ·········· 74
lipoprotein ·········· 203
low density lipoprotein
·········· 203, 343
lung ·········· 270
lung compliance ·········· 278
lymph ·········· 184
lymph node ·········· 210
lymphocyte ·········· 194
lymphoid progenitor cell··· 186
lysosome ·········· 9

M

MAC ·········· 211

macrophage ·········· 195, 211
macula ·········· 127
macula lutea ·········· 121
maximal oxygen consumption
rate ·········· 298
medial lemniscus ·········· 101
medulla oblongata ·········· 70
megakaryocyte ·········· 196
megaloblastic anemia ······· 193
Meissner's corpuscle ········· 98
Meissner's plexus ·········· 304
membrane attack complex ··· 211
membrane potential ·········· 31
Merkel's disk ·········· 98
mesencephalon ·········· 70
messenger RNA ·········· 13
metabolic acidosis ·········· 404
metabolic alkalosis ·········· 404
Metabolic Equivalents ····· 335
metabolism ·········· 331
METs ·········· 335
midbrain ·········· 70
minute ventilation ·········· 277
mitochondria ·········· 8
monocyte ·········· 195
motor nerve ·········· 56
motor unit ·········· 138, 158
mRNA ·········· 13, 14
mRNA医薬品 ·········· 14
mRNAワクチン ·········· 14
mural thrombus ·········· 196
muscle atrophy ·········· 151
muscle fascicle ·········· 136
muscle fiber ·········· 135
muscle hypertrophy ·········· 152
muscle spindle ·········· 104, 164
myelin sheath ·········· 37
myeloid progenitor cell ··· 186
myofibril ·········· 136

N

Na⁺-K⁺ATPase ·········· 30
Na⁺-K⁺ポンプ ·········· 30, 370
NADH ·········· 339, 341
natural immunity ·········· 210
natural killer細胞 ········ 212
NEAT ·········· 334
negative feedback ·········· 455
negative feedback mechanism
·········· 5
neocortex ·········· 74
nephron ·········· 365

nervus laryngeus recurrens···59
neurogenic inflammation ······ 108
neurotransmitter ·········· 42
neutrophil ·········· 194, 211
NK cell ·········· 194
NK細胞 ·········· 212
nociceptor ·········· 107
node of Ranvier ·········· 37
nonevaporative heat loss··· 448
non-exercise activity
thermogenesis ·········· 334
nonrespiratory acidosis ····· 404
nonrespiratory alkalosis··· 405
nonshivering thermogenesis
·········· 451
noradrenergic nerve ·········· 64
noxious stimulus ·········· 107
nucleus ·········· 10

O

occipital lobe ·········· 74
oculomotor nerve ·········· 58
optic nerve ·········· 58
organ ·········· 3
organ of Corti ·········· 125
organism ·········· 3
osmoreceptor ·········· 394
osmotic concentration ····· 387
osmotic pressure ·········· 387
osteoclast ·········· 195
osteoporosis ·········· 434
otolith organ ·········· 127
Oxygen debt ·········· 145
oxygen dissociation curve
·········· 188, 285
oxygenation ·········· 188
oxyhemoglobin ·········· 188, 284

P

Pacini corpuscle ·········· 98
PAH ·········· 379
PAI-1 ·········· 202
pancreatic juice ·········· 318
Papez回路 ·········· 87
paracrine ·········· 417
paradoxical sleep ·········· 83
parasympathetic nervous system
·········· 61
parathyroid hormone ·········· 433
paravermis ·········· 177
parietal cell ·········· 314
parietal lobe ·········· 74
passive transport ·········· 6

523

索 引

PEM ················· 337, 346	
peripheral nervous system ···56	
peristaltic movement········ 306	
pernicious anemia ········· 193	
peroxisome··················· 9	
perspiration················ 453	
PGs ···················· 481	
pH··················· 398	
phagocytosis··············· 211	
phagolysosome ············· 211	
phagosome ·············· 211	
photoreceptor ············· 121	
phrenic nerve ············· 274	
physiological dead space··· 277	
plasma················· 184, 198	
plasma cell ·············· 219	
plasma colloid osmotic pressure················ 198	
plasma membrane ········· 6	
plasma protein············ 198	
plasma thromboplastin antecedent················ 200	
plasmin ················· 201	
plasminogen ··············· 202	
plasminogen activator inhibitor-1 ················· 202	
platelet ················· 196	
platelet factor ··········· 196	
platelet plug ············· 196	
platelet thrombus ········· 196	
pneumothorax··············· 272	
pons···················70	
positive feedback mechanism 5	
posttraumatic stress disorder ················· 440	
power function··············96	
power of hydrogen ion concentration ············· 398	
PQ 間隔 ················· 236	
premotor area ··········· 170	
premotor neuron ········· 459	
pressure-volume relation ··· 278	
presynaptic inhibition·······45	
primary aggregation ······· 196	
primary motor area········76, 170	
primary sensory area···········77	
primary somatosensory area 101	
primary visual area ···········77	
PRL ···················· 426	
proconvertin··············· 200	
proprioception············ 104	
prostaglandin E_2··············· 463	

protein-energy malnutrition
··················· 337
prothrombin ············· 199
prothrombin time········· 201
pseudopod ············· 196
PTA ···················· 200
PTH ················ 433, 434
PTSD··················· 440
ptyalin ················· 309
pulmonary circulation ····· 232
pulmonary elastic pressure
··················· 272
pulmonary stretch receptor
··················· 290
Purkinje fiber ············· 235
purpura ················· 196
putamen ················· 172
P 波 ················ 236, 237

Q

QRS 群 ········· 236, 237, 240

R

radiation ················· 448
rapid eye movement···········83
RBC ···················· 186
RBF ···················· 367
receptor··················· 4
recurrent ···············51
red blood cell············ 186
referred pain ············· 109
refractory period···········36
relative metabolic rate ··· 335
relative refractory period···36
renal blood flow ········· 367
renal diabetes ············· 375
renal plasma flow········· 367
Renshaw cell············51
Renshaw inhibition···········51
repolarization···········34
residual volume ··········· 275
respiratory acidosis······· 404
respiratory alkalosis ····· 404
respiratory center··········· 292
respiratory compensation··· 298
respiratory movement······· 271
respiratory quotient······· 332
resting membrane potential···31
reticular formation···········70
retina ················· 119
Rh(−) 型 ············· 191
Rh(+) 型 ············· 191
ribonucleic acid············ 10

ribosomal RNA ·················13
ribosome···················· 8
RMR ···················· 335
RNA ···················· 10, 12
rod ···················· 119
RPF ···················· 367
RQ ···················· 332
rRNA···················13
Ruffini ending ···········98

S

SA node ················· 235
saliva···················· 309
saltatory conduction···········38
sarcomere ················· 137
sclera ················· 119
SDA ···················· 334
second pain ············· 107
secondary aggregation ····· 196
secondary hemostasis······· 199
secretin··················· 320
secretory vesicle ··········· 417
segmental movement··········· 306
semicircular canal··········· 127
senescent erythrocyte ····· 190
sensitization ············· 111
sensory nerve ············· 56, 94
sensory receptor terminal ···96
serum ················· 198
shell ················· 444
shell temperature ········· 444
shivering thermogenesis ··· 452
sickle cell anemia··········· 193
silent nociceptor ········· 107
sinoatrial node ············· 235
site of sensory transduction
··················96
size principle··········· 151, 162
sleep apnea syndrome······84, 297
small intestine ············· 317
SNP ···················· 20
somatic nervous system········56
spatial summation ···········49
specific dynamic action····· 334
spinal reflex··············· 164
spinocerebellum ············· 177
spinothalamic tract ········· 109
spleen··················· 185, 210
sports anemia ············· 193
Starling's hypothesis ····· 252
static exercise ············· 148
Stevens のベキ関数 ···············96

索 引

storage ion	190	
stretch reflex	105	
striatum	172	
Stuart factor	199	
ST 部分	237	
substantia nigra	172	
substantia nigra pars compacta	172	
substantia nigra pars reticulate	172	
subthalamic nucleus	72, 172	
supplementary motor area	170	
sweating	453	
sympathetic nervous system	61	
sympathetic preganglionic neuron	459	
synapse	29	
synaptic cleft	29	
synaptic vesicle	42	
system	3	
systemic circulation	232	

T

T cell	194
T lymphocyte	194
taste bud	115
taste cell	115
TCA 回路	143, 341
tectospinal tract	169
telencephalon	74
temporal lobe	74
temporal summation	49
tetanus	146
Tfh 細胞	217
TG	337
Th17 細胞	218
Th1 細胞	217
Th2 細胞	217
thalamus	72
thermoneutral zone	450
thermoregulatory center	454
thermoregulatory sweating	453
thermosensitiv neuron	456
threshold	95
threshold potential	35
thrombacytopenic purpura	196
thrombathenia	196
thrombin	199
thrombus	199
thymus	210
tidal volume	274

tissue	3
tissue factor	200
tissue plasminogen activator	202
TLR	215
TNF	215
Toll-like receptor	215
tonus	450
total lung capacity	275
touch evoked pain	111
tPA	202
transfer RNA	13
transferrin	190
transpulmonary pressure	278
Treg 細胞	218
TRH	424
triacylglycerol	337
trigeminal nerve	59, 101
tRNA	13
trochlear nerve	59
trypsin	318
TSH	424
tumor necrosis factor	215
twitch	146
Type II a	150, 161
Type II b	150, 161
TypeI	150, 161
T 波	236, 237

U

unconjugated bilirubin	190
ureter	380
urinary bladder	380

V

vagus nerve	59
VAS	112
venous blood	188
ventilation ratio	275
ventiration threshold	298
ventral horn	69
ventral root	60, 69
ventricle	234
vermis	177
very low density lipoprotein	203, 343
vestibular nucleus	177
vestibulocerebellum	177
vestibulocochlear nerve	59
vestibulospinal reflex	169
vestibulospinal tract	169
visual analogue scale	112
visual pigment	121

vital capacity	275
vitamin K dependent blood coagulation factor	201
vitreous humor	119
VLDL	203, 343
von Willebrand factor	196
vWF	196

W

warm-sensitiv neuron	456
water balance	394
Weber の法則	95
white matter	69

参考文献

第4章

1) 犬童康弘「先天性無痛無汗症小児内科」40巻p1701〜1707 2008

2) B. Lynn, S. Schutterle, and F. K. Pierau. J. Physiol. (Lond.)494 (2)：587-593, 1996

3) K. Sauerstein, M. Klede, M. Hilliges, and M. Schmelz. J. Physiol. (Lond.) 529：803-810, 2000

4) 倉石泰「痒みの発生機序と鎮痒薬の薬理」日本薬理学雑誌139巻p160-164 2012

5) エリザベス・ロジン（大沢満里子訳）トマトのうま味山口静子監修「うま味の文化・UMAMIの科学」p151-153，丸善、1 999

6) M. Behrens and W. Meyerhof. Gustatory and extragustatory functions of mammalian tastereceptors. Physiol Behav. 105 (1)：4-13, 2011

第5章

1) 二宮石雄、安藤啓司、彼末一之、松川寛二編「スタンダード生理学第２版」文光堂2007

2) 佐藤昭夫、佐藤優子、五嶋摩理「自律機能生理学」金芳堂1995

3) 斉藤満編「循環II 運動時の調節と適応」ナップ2007

4) 岡田泰伸監訳「ギャノング生理学（原書23版）」丸善2010

5) Guyton AC: Textbook of Medical Physiology (8th Edition), W.B. Sounders, 1991.

6) McArdle WD, Katch FI, Katch VL: Exercise Physiology (6th Edition)，LippincottWilliams & Wilkins, 2007.

8) Kandel ER, Schwartz JH, Jessell TM: Principles of Neural Science （4th Edition），McGraw-Hill, 2000.

第9章

1) Waller AD, A demonstration on man of electromotive changes accompanying theheart's beat, J. Physiol (1887) 8:229-34

2) Rivera-Ruiz, M., Cajavilca, C., and Varon, J., Einthoven's string galvanometer: Thefirstelectrocardiograph, Tex Heart Inst J (2008) 35:174-178

3) Goldberger E., A single indifferent, electrocardiographic electrode of zero potentialand a technique of obtaining augmented, unipolar, extremity leads. Am Heart J(1942) 23:483-492

4) Willson FN, et al., The precordial electrocardiogram, Am Heart J (1944) 27:19-85

5) Patterson SW, Piper H, and Starling EH, The regulation of the heart beatJ Physiol(1914) 48:465-513

6) Boron WF, Boulpaep EL, Medical Physiology 第２版(2008),469-473 Saunders 社，ISBN-10: 1416031154

7) Guideline Subcommittee of the WHO-International Society of Hypertension MildHypertension Liaison Committee, 1999 World Health Organization-InternationalSociety of Hypertension guidlines for the management of hypertension, J. Hypertension (1999) 17, 151-183

8) Mancia G and Zanchetti A, One undred years of auscultatory blood pressure:commemorating N. S. Korotkoff, J. Hypretension (2005) 23: 1-2

9) Charkoudian, N., Skin blood flow in adult human thermoregulation:How it works,when it does not, and why, Mayo Clin Proc (2003) 78:603-612

10) Surawicz, B et al., AHA/ACCF/HRS Recommendations for the Standardization andInterpretation of the Electrocardiogram, Circulation (2009) 119: e235-e240, http://circ.ahajournals.org/content/119/10/e235/T1.expansion.html

第10章

1) Merrill EG, Lipski J, Kubin L, Fedorko L, Brain Res. 1983.

2) Ezure K, 1990.

3) Onimaru H, Arata A, Homma I, 1988.

4) Kawai A, Onimaru H, Homma I, J Physiol., 2006.

5) Amiel J. et al., Nat Genet., 2003.

6) Arata A., Respir Physiol Neurobiol., 2009.

7) Smith et al., Science, 1991.

第13章

1) 名津井悌次郎「現代看護学基礎講座3 新版生理学」真興交易医書出版部1993

2) Douglas C. Eaton, John P. Pooler. Vander's Renal Physiology, Eighth Edition, McGrawHill Education. 2013

3) 坂井建夫・河原克雅「人体の正常構造と機能V 腎・泌尿器」日本医事新報社1999

第14章

1) 名津井悌次郎「現代看護学基礎講座3 新版生理学」真興交易医書出版部1993

2) Kinsey Smith、Fluids & Electrolytes A conceptual approach, Churchill Livingstone.1980

3) 北岡建樹「楽しくイラストで学ぶ水・電解質の知識」南山堂1989

4) Davenport HW, The ABC of Acid-Base Chemistry, The University of Chicago Press.1974

5) 黒川清「水・電解質と酸塩基平衡－ Step by Step で考える－」南江堂2003

第16章

1) Aschoff and Wever, Naturwissenschaften, 45:477-485, 1958

2) 入来正躬ら「内科」62:162-65, 1988

3) 入来正躬「体温生理学テキスト」文光堂

4) Scales et al., J. Appl. Physiol., 65:1840-846, 1988

5) 小澤瀞司、福田康一郎「標準生理学第7版」医学書院

6) Nakamura and Morrison, Proc. Natl. Acad. Sci. USA, 107:8848-853, 2010

7) Nakamura and Morrison, Am. J. Physiol., 292:R127-136, 2007

8) Merklin, Anat. Rec., 178:637-45, 1974

9) Saito et al., Diabetes, 58:1526-531, 2009

10) Nakamura and Morrison, J. Physiol., 589:3641-658, 2011

11) Nakamura et al., Neurosci. Lett., 260:117-20, 1999

12) Nakamura, Am. J. Physiol., 301:R1207-1228, 2011

13) Kataoka et al., Cell Metab., 20:346-58, 2014

第17章

1) Barlow, Linda A. 2022. "The Sense of Taste: Development, Regeneration, and Dysfunction." *WIREs Mechanisms of Disease* 14 (3): e1547.

2) バーン・レヴィ「生理学 原著第3版」西村書店, 2003 年

3) コスタンゾ「明解生理学 原著第7版」エルゼビア・ジャパン株式会社, 2023 年

4) 深井 喜代子、佐伯由香、福田博之「新看護生理学テキスト」南江堂, 2008 年

5) 福田恵美子「人間発達学」中外医学社, 2022 年

6) ギャノング「生理学 原著第26版」丸善出版, 2022 年

7) 菱沼典子「看護形態機能学」日本看護協会出版会, 2017 年

8) 菱沼典子「看護につなげる形態機能学」メヂカルフレンド社, 2017 年

9) 石川紀子、中川有加、村越毅「The 分娩」メディカ出版, 2021 年

10) Jiang, Rong-San, and Yi-Fang Chiang. 2023. "Effect of Age and Gender on Taste Function as Measured by the Waterless Empirical Taste Test." *Diagnostics (Basel, Switzerland)* 13 (20). https://doi.org/10.3390/diagnostics13203172.

11) 開道貴信「3 ステップ解剖生理学」南江堂, 2022 年

12) 辛島千恵子「人間発達とライフサイクル」理工図書, 2019 年

13) 茎津智子、守口絵里「Nursing Textbook Series 小児看護学」医歯薬出版株式会社, 2023 年

14) 桑名俊一、荒田明子「生理学」理工図書, 2016 年

15) ムーア「人体発生学 原著第11版」医歯薬出版, 2022 年

16) 永田恭介「ヒトの生物学」原書第5版, 丸善株式会社, 2007 年

(19) 岡田隆夫「集中講義生理学 第3版」メジカルビュー社, 2022 年

(20) 佐久間康夫「カラー図解よくわかる生理学の基礎 第2版」メディカルサイエンスインターナショナル, 2017 年

(21) 鮫島浩、大月恵理子「みえる生命誕生」南江堂, 2022 年

(22) Sylvia S. Mader, Michael Windelspehcht, Humanbiology 17thEd. McGrawHill 社 2023 年

(23) 上田晃、内田さえ、鍵谷方子、原田彰宏「人体の構造と機能 第6版」, 医歯薬出版 2023 年

看護生理学

2024 年 9 月 30 日　初版第 1 刷発行

編著者　桑　名　俊　一

発行者　柴　山　斐呂子

発行所　理工図書株式会社

〒102-0082　東京都千代田区一番町 27-2
電話 03（3230）0221（代表）
ＦＡＸ03（3262）8247
振替口座　00180-3-36087 番
http://www.rikohtosho.co.jp

© 桑名俊一　2024　Printed in Japan　ISBN978-4-8446-0966-7

印刷・製本　丸井工文社

〈日本複製権センター委託出版物〉
＊本書を無断で複写複製（コピー）することは、著作権法上の例外を除き、禁じられています。本書をコピーされる場合は、事前に日本複製権センター（電話：03-3401-2382）の許諾を受けてください。
＊本書のコピー、スキャン、デジタル化等の無断複製は著作権法上の例外を除き禁じられています。本書を代行業者等の第三者に依頼してスキャンやデジタル化することは、たとえ個人や家庭内の利用でも著作権法違反です。

★自然科学書協会会員★工学書協会会員★土木・建築書協会会員